Geriatrische Rehabilitation
im Therapeutischen Team

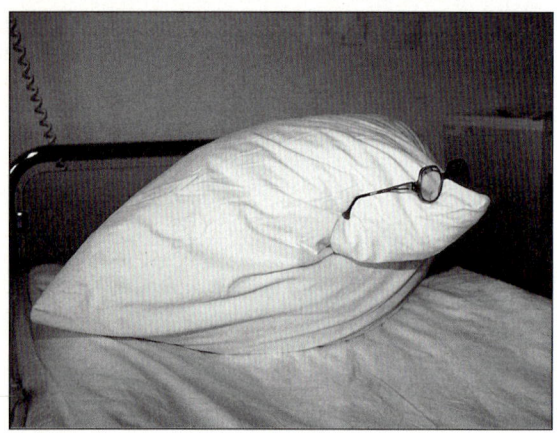

Ein Kissen ist ein Kissen ist ein Kissen?

Unser Leben ist das,
wozu unser Denken es macht.

Die Eigenschaften der Teile können nur in Anbetracht der Dynamik des Ganzen begriffen werden. Im Grunde gibt es überhaupt keine Teile. Was wir als Teil bezeichnen, ist nur ein Muster in einem untrennbaren Gewebe von Zusammenhängen. Fritjof Capra

Geriatrische Rehabilitation im Therapeutischen Team

Martin Runge, Gisela Rehfeld

82 Abbildungen in 154 Einzeldarstellungen,
80 Tabellen

1995
Georg Thieme Verlag Stuttgart · New York

Dr. med. Martin Runge
Ärztlicher Direktor, Geriatrische Klinik Esslingen
Kennenburger Straße 63, D-73732 Esslingen

Gisela Rehfeld
Direktorin pflegerischer und therapeutischer Bereich
Geriatrische Klinik Esslingen
Kennenburger Straße 63, D-73732 Esslingen

Zeichnungen von
Markus Voll, Fürstenfeldbruck

Die Deutsche Bibliothek – CIP-Einheitsaufnahme

Runge, Martin:
Geriatrische Rehabilitation im Therapeutischen Team : 80
Tabellen / Martin Runge ; Gisela Rehfeld. – Stuttgart ; New
York : Thieme, 1995
NE: Rehfeld, Gisela

Wichtiger Hinweis:
Wie jede Wissenschaft ist die Medizin ständigen Entwicklungen unterworfen. Forschung und klinische Erfahrung erweitern unsere Erkenntnisse, insbesondere was Behandlung und medikamentöse Therapie anbelangt. Soweit in diesem Werk eine Dosierung oder eine Applikation erwähnt wird, darf der Leser zwar darauf vertrauen, daß Autoren, Herausgeber und Verlag große Sorgfalt darauf verwandt haben, daß diese Angabe **dem Wissensstand bei Fertigstellung des Werkes** entspricht.
Für Angaben über Dosierungsanweisungen und Applikationsformen kann vom Verlag jedoch keine Gewähr übernommen werden. **Jeder Benutzer ist angehalten**, durch sorgfältige Prüfung der Beipackzettel der verwendeten Präparate und gegebenenfalls nach Konsultation eines Spezialisten festzustellen, ob die dort gegebene Empfehlung für Dosierungen oder die Beachtung von Kontraindikationen gegenüber der Angabe in diesem Buch abweicht. Eine solche Prüfung ist besonders wichtig bei selten verwendeten Präparaten oder solchen, die neu auf den Markt gebracht worden sind. **Jede Dosierung oder Applikation erfolgt auf eigene Gefahr des Benutzers.** Autoren und Verlag appellieren an jeden Benutzer, ihm etwa auffallende Ungenauigkeiten dem Verlag mitzuteilen.

© 1995 Georg Thieme Verlag, Rüdigerstraße 14, D-70469 Stuttgart
Printed in Germany
Satz: Gulde-Druck GmbH, Tübingen, System Macintosh mit Quark XPress 3.31
Druck: Druckhaus Götz, Ludwigsburg

ISBN 3-13-102381-3   1 2 3 4 5 6

Zu den Autoren

Frau G. Rehfeld, Geschäftsführerin und Krankenschwester, leitet seit 1984 den pflegerischen und therapeutischen Bereich, Herr Dr. M. Runge, Theologe und Arzt, ist seit 1991 Ärztlicher Direktor der Klinik.

Sie vertreten in ihrer beruflichen Herkunft Pflege und Medizin und führen alle an der Rehabilitation beteiligten Berufsgruppen zu einer nicht nur formalen Zusammenarbeit. Wissenschaftliches Arbeiten, fachübergreifende Kenntnisse und ein kooperativer Führungsstil sind für sie Voraussetzung für ein erfolgreiches Gelingen der geriatrischen Rehabilitation.

167 Patienten und damit ca. 1500 stationäre Rehabilitationsbehandlungen pro Jahr sowie 5 therapeutische Teams auf 5 Stationen verlangen eine professionelle Umsetzung der Theorien in die Praxis. Seit Jahren arbeiten die Autoren an dieser Umsetzung auch über die Grenzen ihrer Klinik hinaus in der Fort- und Weiterbildung, in politischen Gremien und als Gutachter.

Vorwort

Die Bevölkerungsentwicklung mit einem zunehmenden Anteil an alten und sehr alten Menschen stellt Gesellschaft und Medizin vor neue Aufgaben. In Deutschland wird der Anteil der über 60jährigen an der Bevölkerung von jetzt 20% bis zum Jahr 2025 auf 32,5% ansteigen.

Große Bevölkerungssegmente werden ein hohes Alter erreichen. Ein 65jähriger Mann hat heute in Deutschland eine durchschnittliche Lebenserwartung von ca. 14 Jahren, eine 65jährige Frau eine Lebenserwartung von ca. 18 Jahren.

Wir können damit rechnen, daß 16% der Männer und mehr als ein Drittel der Frauen ihren 85. Geburtstag erleben werden. Die hinzugewonnene Lebenszeit kann aber durch Krankheiten und Behinderungen so stark belastet werden, daß zwar dem Leben Jahre, nicht aber den Jahren Leben hinzugewonnen wird, wie eine gängige Formulierung dieses Dilemmas lautet. Denn die Hälfte bis ein Drittel der hinzugewonnenen Lebenszeit wird ein Leben mit eingeschränkter Selbständigkeit sein, oft ein Leben mit Pflegeabhängigkeit.

Die jetzigen und zukünftigen Alten erwarten eine Medizin und Pflege, die auf ihre Erfordernisse angepaßt ist. Diese Medizin wird die vielfältigen Krankheiten und Behinderungen des alternden Menschen nicht heilen können, sie kann aber mithelfen, im Alter mit den Krankheiten und ihren Folgen ein möglichst selbständiges, beschwerdearmes und würdevolles Leben zu führen.

Das wird nur möglich sein, wenn es gelingt, ein neues Miteinander zwischen Medizin und Pflege zu erreichen. Dies ist eines der wichtigen Anliegen dieses Buches. Unsere Medizin ist in hohem Maße erfolgreich bei der Beherrschung von akuten Krankheiten und Unfällen, aber noch wenig ausgerichtet auf Interventionen, die ein Weiterleben mit Krankheitsfolgen erleichtern.

Wir wollen deutlich machen, daß geriatrische Rehabilitation der etablierten Medizin neue Elemente hinzufügen kann, sie erweitern kann um wesentliche Sichtweisen und Methoden, die bisher allzu beiläufig im Schatten der Akutsituation stehen. Medizin darf ihre Zuständigkeit nicht aufkündigen, wenn Krankheiten in Behinderungen und Pflegebedürftigkeit bleibend enden. So wie unsere Patienten müssen wir lernen, nicht alles am Ideal der Heilung zu messen. Behinderung und Pflegebedürftigkeit sind keine Mißerfolge, vor denen die Medizin oder besser die Mediziner sich mit dem Gefühl der Niederlage abwenden dürfen, sondern sind Aufgaben und Herausforderungen nicht zuletzt für neue Formen der Zusammenarbeit mit anderen Berufsgruppen.

Einer der Autoren ist weiblich. In dieser Formulierung liegt schon das Problem: *der* Autor ist weiblich. Zwei Drittel unserer Patienten sind Frauen. Wir sind uns dessen bewußt, denn Geschlechtsunterschiede spielen in der Geriatrie keine geringe Rolle. Trotzdem sprechen wir im

Text meist von „dem Patienten". Wir tun dies, um sprachlich weniger Probleme zu haben. Wir hoffen, daß aus unseren Texten zu spüren ist, daß wir nicht unbedacht „paternalistisch" denken.

Dankbar erkennen wir an, daß unsere Kenntnisse viele Quellen haben, gerade in einem so dialogreichen und dynamischen Fachgebiet wie der Geriatrie. Das Literaturverzeichnis zählt die wichtigsten schriftlichen Quellen auf, die unzähligen Anregungen in Gesprächen mit Kollegen sind ein ständiger Lernprozeß, den im einzelnen aufzuschlüsseln unmöglich und wohl auch unnötig ist.

Wir bedanken uns bei den Mitarbeitern unserer Klinik für Anregungen und Hilfestellungen bei der spannenden Unternehmung, für den „neuen Wein" der geriatrischen Rehabilitation auch „neue Schläuche" zu finden.

Bei den Mitarbeitern des Thieme-Verlages und vor allem bei „unserer" Lektorin Frau M. Hieber, bei Herrn M. Voll und Herrn K.-H. Fleischmann bedanken wir uns für die menschlich angenehme und fachlich flexible und kompetente Zusammenarbeit.

Esslingen, September 1995   G. Rehfeld und M. Runge

Inhaltsverzeichnis

Einleitung

Die Geriatrie hat in Deutschland drei eigenständige Organisationsformen gefunden: die geriatrische Rehabilitation, die Akutgeriatrie und die Gerontopsychiatrie. Alle drei Formen der Geriatrie behandeln den „geriatrischen Patienten", den wir im 1. Kapitel definieren und beschreiben.

Der geriatrische Patient – wir werden die männliche Form zur Vermeidung sprachlicher Unebenheiten benützen – ist charakterisiert durch Wechselwirkungen zwischen alters- und krankheitsbedingten Veränderungen, die in einer gemeinsamen Endstrecke münden: der reduzierten oder gefährdeten Selbständigkeit im Alltag. In der Bewältigung der funktionellen Alltagsanforderungen liegt das endgültige Maß der Auswirkungen von Altersveränderungen, Krankheit und Behinderung. Typische Alltagsaufgaben wie Essen, Gehen, Sich-Ankleiden und Waschen erfordern ein Zusammenspiel von körperlichen, psychischen und sozialen Fähigkeiten und Bedingungen, die einzeln analysiert werden müssen. Deshalb spielen sich Diagnostik und therapeutische Interventionen nicht nur im körperlichen, sondern gleichermaßen im psychischen Bereich sowie im personellen und materiellen Umfeld ab. Dieser „mehrdimensionale" Zugang zum Patienten gehört zum Kern des geriatrischen Ansatzes. Dabei laufen die pathologischen und therapeutischen Prozesse nicht unverbunden jeweils in einer dieser vier „Dimensionen" ab: das Wesentliche am geriatrischen Patienten sind die multidimensionalen Wechselwirkungen zwischen Altersveränderungen, Krankheiten und Behinderungen.

Aus dieser Betrachtungsweise ergeben sich für alle Organisationsformen der Geriatrie entscheidende Veränderungen des gewohnten medizinischen Denkens und Handelns. Die Abweichungen vom gewöhnlichen stationären (!) Medizinbetrieb sind so gravierend im Hinblick auf Struktur und Ablauf des klinischen Alltags, daß eigene geriatrische Abteilungen angezeigt sind.

Als zentraler struktureller Unterschied mit einer Fülle von praktischen und theoretischen Folgen ist die Arbeit im therapeutischen Team zu sehen. In der Akutmedizin dominiert der ärztliche Bereich den Ablauf der Ereignissse. Das hat neben historischen Gründen auch seine Ursache in den Entscheidungswegen der Akutmedizin. Dort fallen im ärztlichen Bereich die maßgeblichen Entscheidungen für den Patienten.

Dies ist bei rehabilitativen Problemen anders: Wenn es um die Rückführung zur funktionellen Selbständigkeit geht, haben Pflege und funktionell-übende Therapien einen maßgeblichen Anteil an Diagnostik, therapeutischen Interventionen und den anstehenden Entscheidungen. Der Begriff „Teamarbeit" gewinnt in dieser Situation eine reale, im Alltag spürbare Bedeutung und ist nicht nur Worthülse zur Beschwichtigung sozialer Spannungen zwischen Berufsgruppen.

Wir werden die konzeptionellen und praktischen Folgerungen, die sich aus dem Teamgedanken ergeben, für die geriatrische Rehabilitation im Detail darstellen. Die meisten der vorgebrachten Erfahrungen und Argumente sind auch für die Akutgeriatrie gültig, viele gelten ebenso für die Gerontopsychiatrie. Wenn wir die geriatrische Rehabilitation in den Mittelpunkt unserer Darlegungen stellen, hängt dies mit unserem Erfahrungshintergrund und dem gewählten Thema zusammen. Wir meinen nicht, daß die geriatrische Rehabilitation die einzig mögliche Organisationsform der Geriatrie ist. Die meisten Punkte sind unabhängig vom jeweiligen stationären „setting" und sind allgemein auf den geriatrischen Patienten zu beziehen, wo immer er ist und in welcher Phase von Krankheit, Behinderung und Pflegeabhängigkeit er sich auch befindet.

Geriatrische Rehabilitation ist *eine* Variante der Geriatrie. Sie hat sich vielfach bewährt und ist geeignet für einen bestimmten Patiententyp in einer bestimmten Phase des gesundheitlichen Prozesses. Wenn in einem gegliederten System die Wahl zwischen verschiedenen Formen gesundheitlicher Versorgung besteht, ergibt sich die Notwendigkeit von Plazierungsentscheidungen. Die „Plazierung" eines Patienten in die Institution, die für die aktuelle Situation am besten geeignet ist, sollte eine diagnostisch abgesicherte, bewußte Entscheidung sein und nicht blanke Verlegenheitsantwort auf die Frage: „Wohin mit dem älteren Menschen, für den wir nichts mehr tun können?"

Analog zu den Begriffen „Differentialdiagnose" und „Differentialtherapie" kann man von „Differentialplazierung" sprechen. Der Begriff „Differentialdiagnose" meint einen diagnostischen Entscheidungsprozeß zwischen verschiedenen Krankheiten, die als Diagnose in Frage kommen. Parallel dazu ist der Begriff „Differentialtherapie" in Gebrauch gekommen, wenn es um Entscheidungen zwischen verschiedenen Therapieformen geht. In diesem Sinne könnte man von „Differentialplazierung" sprechen, wenn in der geriatrischen Diagnostik (Assessment) geklärt werden muß, welche Organisationsform bzw. Einrichtung aktuell am besten für einen bestimmten Patienten geeignet ist.

Stationäre geriatrische Rehabilitation ist am effektivsten als Teilkomponente in einem vielfältig gegliederten, wechselseitig durchlässigen Gesundheitssystem, in dem ambulante und stationäre Elemente reibungsarm zusammenarbeiten. Damit ein gegliedertes, d. h. zwangsläufig aufgeteiltes Gesundheitssystem nicht die unteilbare Ganzheit und Verwobenheit der Lebensprobleme aus dem Auge verliert, muß ein vernetzendes Denken angestrebt werden und Kenntnissse über die Ziele und Methoden der anderen Fachgebiete vorhanden sein. Je mehr über die Möglichkeiten und Gefahren der geriatrischen Rehabilitation in anderen Gebieten des Gesundheitssystems gewußt und gekonnt wird, desto besser für die geriatrischen Patienten, dessen Schicksal sich nicht selten an den Schnittstellen der einzelnen Abschnitte unseres Gesundheitssystems entscheidet.

Die Grenzen und Verbindungen zu den etablierten klinischen Fächern lassen sich für die geriatrische Rehabilitation leichter darstellen als dies für die Akutgeriatrie möglich ist.

Die bisherigen Erfahrungen mit der geriatrischen Rehabilitation haben in Fachkreisen die Legitimationsfrage positiv beantwortet. Zur geriatrischen Rehabilitation gibt es keine Alternative. Ihre Ziele können und sollen von der Akutmedizin nicht abgedeckt werden, damit ist geriatrische Rehabilitation als Teil unseres Gesundheitssystems fest etabliert. In Deutschland muß sich die Akutgeriatrie zur Zeit noch in höherem Umfang als eigenständig legitimieren neben anderen akutmedizinischen Fächern, neben einer Inneren Medizin mit einem Überwiegen älterer Patienten, neben einer Neurologie, Urologie, Chirurgie, die sämtlich einen großen Anteil ihrer Patienten aus den oberen Alterssegmenten unserer Bevölkerung beziehen.

Wenn wir auf die Abgrenzung zwischen Akutgeriatrie und den etablierten akutmedizinischen Fächern nicht eingehen, ist das nicht ängstliche Neutralität in einem Interessenkonflikt. Es ist schon gar nicht als Gegenargument gegen die Notwendigkeit der Akutgeriatrie zu verstehen. Wir propagieren keine Alternative zwischen Akutgeriatrie und geriatrischer Rehabilitation. Wir sehen hier kein entweder – oder, sondern fordern aus den Erfahrungen geriatrischer Medizin heraus und im Interesse der geriatrischen Patienten beide Formen von Geriatrie. Die geriatrische Rehabilitation braucht und findet in der Akutgeriatrie einen Partner, mit dem zusammen die Schnittstelle zwischen Akutbereich und Rehabilitation überbrückt werden kann. Alles, was in der Rehabilitation Gültigkeit hat, sollte bereits in der Akutphase beginnen.

Vieles kann eine Akutgeriatrie besser und effektiver für den geriatrischen Patienten leisten als die *organorientierte Medizin:* Die Patientenauswahl zur Rehabilitation, die Durchführung der Frührehabilitation, Plazierungsfragen und Verordnung der richtigen Pflege im Spannungsfeld zwischen versorgender und rehabilitativer Pflege.

Die Akutgeriatrie kann auch dringend benötigte neue Organisationsformen in unsere Krankenhäuser tragen. Gerade die für den geriatrischen Patienten unabdingbare Zusammenarbeit zwischen Medizin und Pflege ist in unseren Akutkrankenhäusern dringend verbesserungsbedürftig. Die beiden Fachbereiche sind nicht so organisiert, daß die Möglichkeiten der Pflege voll zur Geltung kommen.

Daß eine gute Zusammenarbeit zwischen Medizin und Pflege ein entscheidendes Kriterium für unsere Patienten ist, belegt die tägliche Erfahrung. Majory Gordon zitiert in ihrem Buch über „Nursing Diagnosis" eine Untersuchung von Knaus u. a. aus dem Jahre 1986. Dabei wurden die Mortalitätsziffern von 5030 Patienten aus den Intensivstationen von 13 Krankenhäusern untersucht. Der wichtigste Faktor, der Unterschiede in der Mortalität bedingte, war die Zusammenarbeit zwischen Ärzten und Pflegepersonal.

Der geriatrische Ansatz kann drei Defizite bzw. Engführungen heutiger Medizin vermeiden:
- die isolierte Betrachtung einzelner Teilkomponenten des Patienten,
- die erdrückende Dominanz medizinisch-technischer Gesichtspunkte bei der Entscheidungsfindung,

– die nur sekundäre Berücksichtigung von Alltagsfunktionen und psychosozialen Gesichtspunkten.

Wir reden keiner technikfeindlichen Sozialromantik das Wort. Medizintechnik ist täglich lebensrettend und unverzichtbar. Wissenschaftliche Begründung medizinischen Handelns ist nötig, wenn nicht der Rückfall in irrationale Scharlatanerie begünstigt werden soll. Der naturwissenschaftliche Ansatz wird aber zu einer inhumanen Engführung, wenn nicht *zusammen mit* den wissenschaftlich erhobenen Fakten die vielfältigen psychosozialen Verknüpfungen und Wertsetzungen gesehen werden, wenn die Folgen der medizinischen Maßnahmen für den Alltag nicht von Anfang an mit in Rechnung gestellt werden und wenn die Selbstbestimmung der älteren Patienten nicht ernstgenommen wird.

Medizin muß die unvermeidliche Spannung zwischen naturwissenschaftlich gesicherten Fakten und Wertung dieser Fakten aus einem autonom bestimmten Lebenszusammenhang heraus bewußt und regelhaft reflektieren. Daß dies geschieht, ist daran abzulesen, ob und wie die älteren Patienten mit ihren individuellen Wertungen und Lebensplanungen Gehör finden und Einfluß auf medizinisches Handeln nehmen können. Hierfür müssen die personellen, zeitlichen und organisatorischen Voraussetzungen verbessert werden.

Diese eher negative Bewertung der Möglichkeit unseres Gesundheistsystems, geriatrische Patienten angemessen zu versorgen, beruht nicht auf subjektiver Beliebigkeit und anekdotischer Schilderung von Einzelfällen. Die Bundesregierung kommt in ihrem ersten Altenbericht zu ganz ähnlichen Einschätzungen und fordert eine eigenständige Geriatrie.

Gelegentlich wird von interessierter Seite vorgebracht, daß eine eigenständige Geriatrie überflüssig ist, vielmehr eine „Geriatrisierung" der gesamten Medizin die Versorgung älterer Menschen verbessern würde. Die geriatrischen Konzepte, Erkenntnisse und Meinungen werden aber in unserem heutigen Gesundheitssystem nicht hinreichend beachtet, und nur in selbständigen geriatrischen Abteilungen sehen wir die Chance, daß sich dies in absehbarer Zeit ändert. Wer anders könnte geriatrische Konzepte gegen verkrustete Strukturen durchsetzen?

Eine dreigegliederte Geriatrie aus Akutgeriatrie, geriatrischer Rehabilitation und Gerontopsychiatrie, untereinander und zu den übrigen Fächern durchlässig, schafft die besten Voraussetzungen für die Hinführung und Begleitung des geriatrischen Patienten zu einer größtmöglichen Selbständigkeit, Beschwerdefreiheit und Würde.

1. Der geriatrische Patient

Definitionen des geriatrischen Patienten

Aus einem älteren Menschen wird ein geriatrischer Patient, wenn durch multiple Krankheiten und Altersveränderungen und den daraus resultierenden Behinderungen die Fähigkeit zur selbständigen Alltagsbewältigung eingeschränkt ist. Verschiedene pathologische Zustände, seien sie nun krankheitsbedingt oder altersbedingt, treten in enge Wechselwirkungen und führen gemeinsam zu körperlichen, psychischen und sozialen Funktionseinschränkungen.

Aus dieser spezifischen Situation ergibt sich die Zweckmäßigkeit einer besonderen Form der Medizin, nämlich der Geriatrie. Geriatrie beansprucht, sich in besonderem Umfang an den Bedürfnissen und Anforderungen älterer Patienten auszurichten. Um diesem Anspruch gerecht zu werden, muß ein möglichst klares Bild davon bestehen, was einen geriatrischen Patienten ausmacht, wie er beschrieben und infolgedessen auch erkannt werden kann.

Die Zentraleuropäische Arbeitsgemeinschaft gerontologischer/geriatrischer Gesellschaften hat im September 1990 den geriatrischen Patienten folgendermaßen definiert:

„Ein geriatrischer Patient ist ein biologisch älterer Patient,
- der durch altersbedingte Funktionseinschränkungen bei Erkrankungen akut gefährdet ist,
- der zur Multimorbidität neigt,
- bei dem ein besonderer Handlungbedarf rehabilitativ, somatopsychisch und psychosozial besteht."
(aus: Erster Altenbericht der Bundesregierung, S. 142).
Wir haben eine Definition formuliert, die in wesentlichen Punkten damit vereinbar ist und einige Konkretisierungen enthält, die sich aus unserer Arbeit in der geriatrischen Rehabilitation ergeben.

Ein geriatrischer Patient ist ein älterer Patient, der durch die Wirkungen und Wechselwirkungen multipler Erkrankungen und Behinderungen in seiner Fähigkeit zur Selbstpflege und selbständigen Alltagsbewältigung eingeschränkt oder bedroht ist. Seine gesundheitliche Situation muß multidimensional erfaßt werden, d. h. Diagnostik und Interventionen müssen die körperliche und die psychische Ebene sowie das personelle und materielle Umfeld in ihren Wechselwirkungen berücksichtigen.

Wenn man diese Definitionen ernst nimmt, ergeben sich für die geriatrische Praxis weitreichende Konsequenzen. Die Abb. 1.1 soll deutlich machen, wie Akutmedizin und rehabilitative Geriatrie als zwei Pole

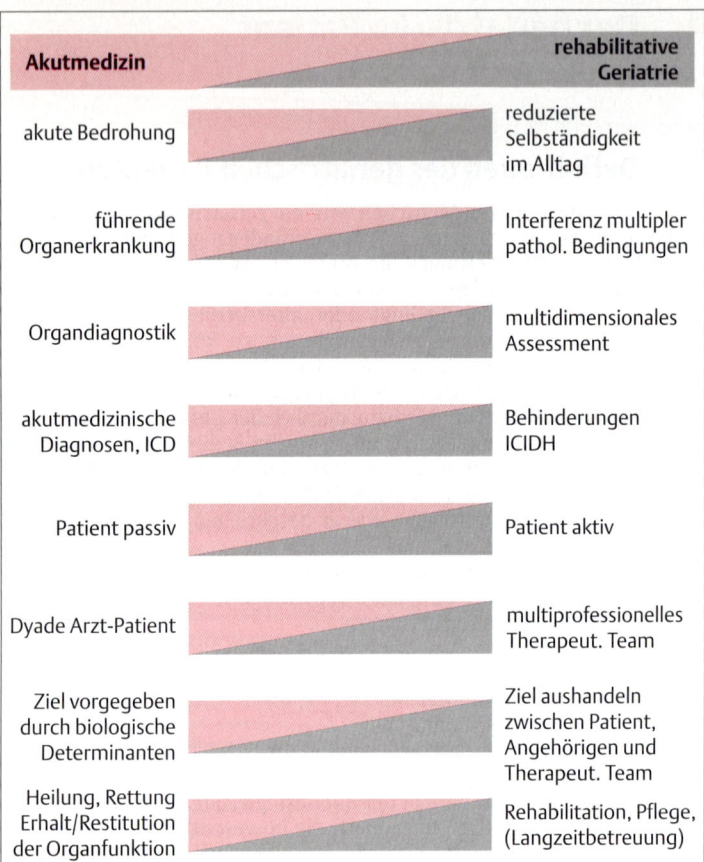

Akutmedizin		rehabilitative Geriatrie
akute Bedrohung		reduzierte Selbständigkeit im Alltag
führende Organerkrankung		Interferenz multipler pathol. Bedingungen
Organdiagnostik		multidimensionales Assessment
akutmedizinische Diagnosen, ICD		Behinderungen ICIDH
Patient passiv		Patient aktiv
Dyade Arzt-Patient		multiprofessionelles Therapeut. Team
Ziel vorgegeben durch biologische Determinanten		Ziel aushandeln zwischen Patient, Angehörigen und Therapeut. Team
Heilung, Rettung Erhalt/Restitution der Organfunktion		Rehabilitation, Pflege, (Langzeitbetreuung)

Abb. 1.1 Akutmedizin und Geriatrische Rehabilitation als Pole eines Kontinuums

eines Kontinuums verstanden werden können. Je klarer man ihre jeweiligen Aufgaben trennt, um so mehr werden sich die erforderlichen Strukturen unterscheiden.

Selbständige Alltagsbewältigung als Bezugspunkt weitet den Aufgabenbereich der Geriatrie über den Rahmen der etablierten Akutmedizin hinaus aus. Die Vielfalt der Probleme erfordert einen multiprofessionellen Zugang. So tritt an die Stelle der dominierenden Zweierbeziehung Arzt-Patient das Beziehungsgeflecht des Patienten und seiner Angehörigen mit dem Therapeutischen Team. Entscheidungsrelevante Erkenntnisse und maßgebliche Interventionen kommen nicht mehr vorwiegend und hauptsächlich aus dem ärztlichen Bereich. Viele Berufsgruppen müssen ihre fachspezifischen Methoden, Kenntnisse und Fertigkeiten aufeinander abgestimmt in den diagnostischen und therapeutischen Prozeß einbringen. Besonders die Pflege rückt aus der Position eines medizinischen Hilfsberufes zu einer fachlichen Eigenständigkeit. Der Patient als autonom handelnder Mensch gibt die Ziele vor, an denen sich Diagnostik und Intervention auszurichten haben.

Profil des geriatrischen Patienten

Um die definitorischen Aussagen zu konkretisieren, haben wir das „Profil des Geriatrischen Patienten" durch folgende Merkmale gekennzeichnet :

- biologisches Alter mit physiologischen Altersveränderungen
- multiple chronische Erkrankungen und multiple funktionelle Einschränkungen in wechselseitiger Beeinflussung
- große intra- und interindividuelle Schwankungsbreite der Normalwerte
- atypische Symptomenpräsentation
- somatisch, kognitiv und affektiv erhöhte Instabilität und verringerte Anpassungsfähigkeit
- fehlende sektorielle Begrenzung eines Organschadens
- kritisch begrenzte Kompensationsfähigkeit
- Gefahr der Fehlanpassung
- reduzierte Spontanrekonvaleszenz
- drohende Immobilisation
- oft unzureichende oder fehlreagierende soziale Unterstützungssysteme
- biographische Krisensituation
- verminderte oder bedrohte Alltagskompetenz und damit
- Notwendigkeit der Rehabilitation und/oder Langzeitbetreuung und Langzeitpflege

Nicht alle diese Merkmale müssen in jedem Einzelfall vorliegen, jeder Patient hat ein bestimmtes Profil, das sich aus mehreren dieser Merkmale in unterschiedlicher Ausprägung zusammensetzt.

Beim älteren Menschen kommt es altersabhängig zu einer allmählichen Verminderung der funktionellen Organreserven. Im Lauf der Zeit haben sich mehrere chronische Krankheiten und Behinderungen angesammelt. Dadurch ist ein fein ausbalanciertes gesundheitliches Gleichgewicht entstanden, das schon durch kleine scheinbar triviale Störungen in einer kaskadenförmigen Reaktion zum Zusammenbruch gelangen kann.

Auf diese spezielle Situation muß die Medizin mit besonderen diagnostischen und therapeutischen Methoden und Organisationsformen reagieren.

Merkmale des geriatrischen Patienten im einzelnen

Eine Betrachtung der einzelnen Punkte soll unsere Auffassung von einer rehabilitativ orientierten Geriatrie erläutern.

Biologisches Alter und die physiologische Altersveränderungen

Das kalendarische Alter allein ist kein ausreichendes Kriterium, um aus einem Menschen einen geriatrischen Patienten zu machen und ihn damit in den Zuständigkeitsbereich der Geriatrie zu holen. Daß Menschen gleichen Alters körperlich und geistig in sehr unterschiedlicher Verfassung sein können, ist tägliche Erfahrung. Wir altern offensichtlich in unterschiedlicher Geschwindigkeit.

Mit dem Altern sind gesundheitliche und funktionelle Einbußen zu verzeichnen.

Die Unterscheidung, welche davon auf Erkrankungen und welche auf „natürliche" Alterungsprozesse zurückzuführen sind, ist manchmal rein akademisch, hat aber in anderen Fällen durchaus praktische Konsequenzen. Natürliche Alterungsprozesse treffen jeden und sind unvermeidlich, Krankheiten und Krankheitsfolgen haben ein bestimmtes Bedingungsgefüge, das vielleicht beeinflußt werden kann.

Tab. 1.1 zeigt durchschnittliche Organveränderungen und Leistungseinbußen, die mit dem Alter einhergehen.

Diese Veränderungen treffen unvermeidlich jeden und beeinflussen die Gesundheit und Funktionsfähigkeit in verschiedenen Lebensvollzügen.

Tab. 1.1   Organfunktionen im 75. Lebensjahr (30. Lebensjahr = 100 %)

Organ	verbliebener Funktionsumfang (%)
Gehirnzirkulation	80
Herzschlagvolumen in Ruhe	70
Anzahl der Nierenglomerule	56
glomeruläre Filtration	69
Anzahl der Nervenfasern	63
Nervenleitungsgeschwindigkeit	90
Anzahl der Geschmacksknospen	35
maximale Sauerstoffaufnahme im Blut	40
Vitalkapazität der Lunge	56
Handmuskelkraft	55
maximale Dauerleistung	70
maximale Spitzenleistung	40
Grundstoffwechsel	84
Gesamtkörperwasser	82

Die „physiologischen" Alterungsvorgänge müssen im Umgang mit älteren Menschen berücksichtigt werden. Ihre Kenntnis ist erforderlich, um Krankheiten abzugrenzen, individuelle Funktionseinbußen abzuschätzen und pflegerisch-therapeutische Maßnahmen zu planen.

Die kalendarische Altersgrenze wird in der Soziologie und Geriatrie oft bei 60 oder 65 Jahren gezogen, viele unterscheiden dann wieder die „alten Alten" über 75 oder über 80 Jahre. Unwiderlegbare Argumente für eine allgemeingültige, scharfe kalendarische Grenze gibt es nicht. Das Leben ist ein Kontinuum mit allmählichen Übergängen. Eine sinnvolle Grenzziehung zwischen den einzelnen Lebensphasen hängt immer vom Betrachter und seinen Aufgaben ab.

Das Alter in einem ersten formalen Schritt als Zeit nach der beruflichen Tätigkeit zu definieren, ist sicher ein sinnvoller Ansatz, allerdings berücksichtigt diese Einteilung die weibliche Biographie einer Hausfrau und Mutter nicht hinreichend.

Das Kriterium „biologisches Alter" gehört also zu den Merkmalen dazu, die den geriatrischen Patienten kennzeichnen. Es muß aber ergänzt werden.

Multimorbidität und multiple Funktionseinschränkungen und ihre Wechselwirkungen

Am häufigsten und schnellsten wird die Multimorbidität als Kennzeichen der geriatrischen Patienten genannt. Multimorbidität bedeutet das gleichzeitige Vorliegen mehrerer chronischer Erkrankungen.

„Alterspolypathie" ist sicher ein treffenderer Ausdruck als „Multimorbidität", weil die klinisch oder durch Obduktion festgestellten „pathologischen Veränderungen" oft nicht als „Morbus" = „Krankheit" bezeichnet werden können. Die Autoren entsprechender Kapitel (vgl. Franke, in Handbuch der Gerontologie, Bd. I, S. 449–470) sprechen denn auch recht wahllos von „Krankheiten", „Diagnosen", „Gebrechen", „Affektionen", „Leiden", „Läsionen", „krankhaften Organveränderungen", „Haupt- und Nebenbefunden" etc.

Alter und Krankheit sind im allgemeinen Bewußtsein eng miteinander verknüpft. Dies spielt besonders eine Rolle beim sogenannten Defizitmodell des Alters. Dieses weit verbreitete Bild vom Alter ist im wesentlichen durch Verschlechterung, Niedergang, Verlust geprägt. Diese Sichtweise vernachlässigt die positiven menschlichen Entwicklungsmöglichkeiten des Alterns. Die stillschweigende Gleichsetzung von Alter und Krankheit ist statistisch jedoch nicht richtig. Die Mehrzahl alter Menschen führt ein Leben, das durch Krankheiten nicht wesentlich eingeschränkt ist. Es gibt keine einzige Erkrankung, die nur im Alter vorkommt, also altersspezifisch ist. Es gibt nur Erkrankungen, die beim alten Menschen so häufig vorkommen, das sie das typische Bild seiner gesundheitlichen Situation prägen.

Je länger jemand lebt, um so größer ist natürlich sein Risiko, sich durch Krankheiten und Unfälle bleibende gesundheitliche Schäden zu-

Tab. 1.2   Multimorbidität im Alter
(nach Howell, 1963, zitiert nach Franke, 1983)

Altersgruppe Jahre	Anzahl der Organdiagnosen
65–69	5,7
70–74	6,4
75–79	7,6
80–84	8,4

zuziehen. Deshalb wird die Anzahl der Erkrankungen bzw. pathologi-schen Veränderungen, die bei einem alten Menschen diagnostiziert wer-den, mit zunehmendem Alter immer größer (s. Tab. 1.**2**).

Die Anzahl der Erkrankungen sagt noch wenig über den Gesund-heitszustand aus. Für die Alltagsbewältigung ist nicht das Bestehen einer Krankheit entscheidend, sondern deren Auswirkung auf die Funktion (Funktion = Leistung, Tätigkeit, Verrichtung).

! Es ist erforderlich, die Auswirkungen der Krankheiten auf den Alltags-vollzug quantitativ zu erfassen.

Der geriatrische Patient kann von vielen seiner Krankheiten nicht mehr geheilt werden. Er leidet neben akuten und chronischen Krankhei-ten an bleibenden *Folgen von Krankheiten*.

Wenn Krankheiten zu bleibenden Funktionseinschränkungen mit sozialen Auswirkungen führen, sprechen wir von *Behinderungen*. Diese gilt es in ihrer Auswirkung auf die Lebensqualität zu vermindern. Wenn das nicht möglich ist, sind seelische Anpassungsprozesse und die Umge-staltung der Umgebung erforderlich.

Definition

Behinderung ist eine nicht nur vorübergehende Einschränkung von körperli-chen, geistig-seelischen oder sozialen Funktionen mit den daraus resultie-renden Beeinträchtigungen im sozialen Bereich.

Die Weltgesundheitsorganisation gliedert den Begriff Behinde-rung in drei Ebenen:
- impairment – struktureller Schaden
- disability – Funktionseinschränkung
- handicap – soziale Beeinträchtigung.

„Impairment" meint eine Schädigung der physiologisch normalerweise vorliegenden Struktur, sowohl im psychischen als auch im physiologi-schen oder anatomischen Bereich. Der gelähmte Nerv oder die amputierte Gliedmaße sind die geschädigten Strukturen. Mit Funktion bezeichnen wir die Aufgabe, Tätigkeit oder Leistung einer Struktur. Struktur ist das, was da ist, Funktion ist das, was die betrachtete Struktur leistet.

„Disability" bezeichnet die Funktionseinschränkung, also die Gehunfähigkeit oder Gehunsicherheit, die sich aus der Strukturschädigung (Lähmung des Nerven oder Amputation) ergibt.

„Handicap" als soziale Auswirkung der Funktionseinschränkung meint die beruflichen, familiären und persönlichen Nachteile, die im Feld des gesellschaftlichen Lebens für den Betroffenen auftreten.

Diese drei Betrachtungsebenen helfen, die komplexe Situation des geriatrischen Patienten zu ordnen. Im nächsten Kapitel wird auf die wichtige Aufschlüsselung der Begriffes „Funktion" noch einmal Bezug genommen.

! Der geriatrische Patient ist der behinderte oder pflegebedürftige oder von Behinderung oder Pflegebedürftigkeit bedrohte Patient (s. Tab.1.**3** und Abb.1.**2**)

Eine chronische Emphysembronchitis (= impairment) mindert die Fähigkeit der Lunge zur Ventilation und zum Gasaustausch und mindert dadurch z. B. die Alltagsfunktion „Treppensteigen" (= disability). Der Patient ist jetzt unter Umständen an die Wohnung gebunden und verliert viele soziale Erlebnismöglichkeiten (= handicap).

Neben Krankheiten vermindern auch altersassoziierte Veränderungen (= physiologische Altersveränderungen) die Organ- und Alltagsfunktionen. Altersbedingte Schädigungen von Ohr, Auge, Muskulatur, Verdauungstrakt, Nieren, Gehirn sowie von Knochen und Gelenken führen zu vielfältigen „Funktionseinschränkungen" und in deren Folge zu sozialen Nachteilen (Abb. 1.**3**).

Die Krankheiten und Funktionsminderungen des geriatrischen Patienten stehen zueinander in einem Verhältnis wechselseitiger Beeinflussung. Wer durch abnehmende Herzleistung zur körperlichen Schonung gezwungen ist, wird noch mehr von seiner Muskelmasse verlieren als sowieso im Alter üblich ist. Wer schlecht hört, wird noch mehr anfällig für Depressionen und mißtrauische Verhaltensweisen. Degenerative

Tab. 1.**3** Behinderungen im Alter OPCS Disability Survey 1984/5 – Aktuelle Häufigkeit von Behinderungen (chron. Funktionseinschränkungen) in der Gesamtbevölkerung von England und Wales, Anzahl pro Tausend

Altersgruppe	Alle Behinderungen (Stufen 1–10)	Schwere Behinderungen (Stufen 9–10)
16–19	21	3
20–29	31	3
30–39	44	3
40–49	70	3
50–59	133	7
60–69	240	16
70–79	408	32
80+	714	133

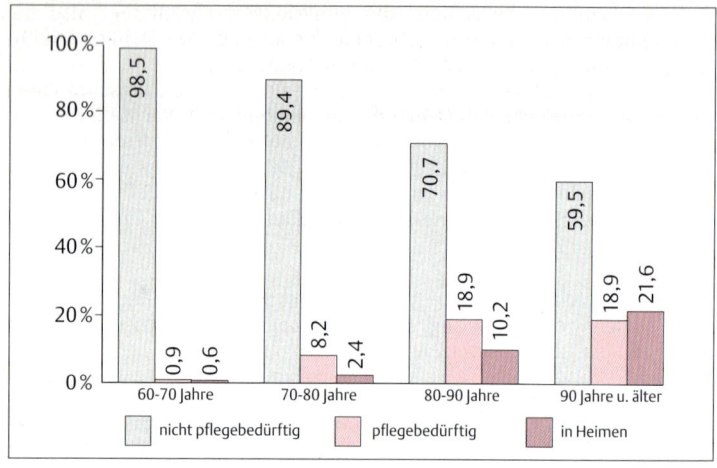

Abb. 1.2   Pflegebedürftigkeit und Institutionalisierung im Alter (nach Lehr, 1991)
Prozentsätze der nicht Pflegebedürftigen und nicht in Heimen Lebenden im Vergleich zu den Pflegebedürftigen (nicht in Heimen) sowie den in Alten- und Altenpflegeheimen Versorgten, sortiert nach Altersgruppen.

Veränderungen der Gelenke verändern die Körperhaltungen und Bewegungen so, daß ein höherer energetischer Aufwand und Sauerstoffbedarf entsteht, ein Faktum, das die Anforderungen an das kardiopulmonale System erheblich steigert. So verstärken sich die Auswirkungen von Krankheiten und Altersveränderungen auf vielfache Weise. Das ärztliche, pflegerische und therapeutische Handeln muß sich nach dieser Grundsituation richten.

! Geriatrie darf nicht die Krankheit, sondern muß den Kranken und sein Umfeld behandeln.

Die folgende Krankengeschichte erscheint in der Verkettung ihrer Faktoren zwar extrem, illustriert in dieser oder ähnlicher Form aber geriatrischen Alltag:

Krankengeschichte
Herr Kunke (73 Jahre) wird mit einem Schlaganfall auf die innere Abteilung eines Kreiskrankenhauses eingeliefert. Er hat eine schlaffe Linksseitenlähmung. Nach 2 Tagen auf der Intensivstation wird er mit stabilen Vitalwerten auf eine periphere Station verlegt. Er wird wie üblich mit durchblutungsfördernden Infusionen behandelt, dazu gerinnungshemmende Subkutaninjektionen zur Verhinderung einer tiefen Venenthrombose. Der initial hohe Blutdruck wird medikamentös ein-

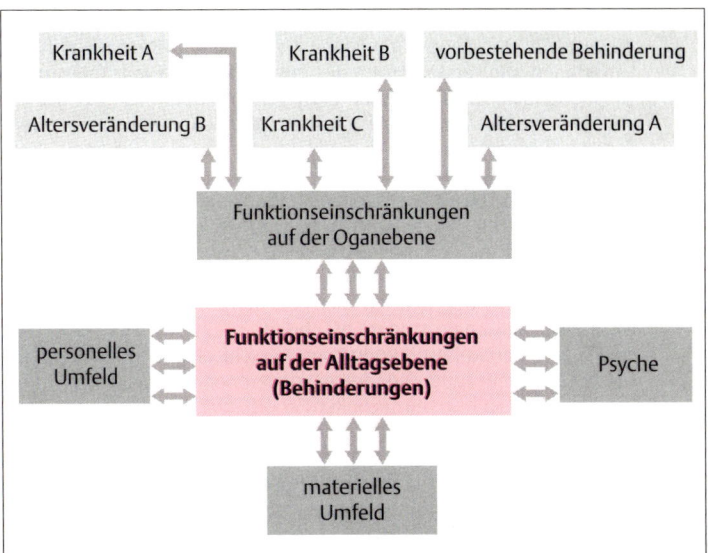

Abb. 1.3 Wechselwirkungen von Erkrankungen, Behinderungen und Altersveränderungen, ihre Auswirkungen auf den Funktionszustand und ihre Verflechtungen mit psychosozialen Bedingungen

gestellt, ebenso der entgleiste Blutzuckerspiegel. Wegen einer Harninkontinenz wird ein transurethraler Dauerkatheter angelegt. Einmal pro Tag kommt eine Krankengymnastin und „beübt" ihn für 20 Minuten. Eine Zusammenarbeit mit den Pflegedienstmitarbeitern im Hinblick auf Umsetzen und Lagerung findet nicht statt. Sein Bett steht so im Zimmer, daß alle Aktivität über die „gesunde" rechte Seite abläuft. Die Beobachtung, daß er nur reagiert, wenn er von rechts angesprochen wird und nur die rechte Seite seines Tellers leer ißt, erreicht den ärztlichen Dienst nicht. So wird die Diagnose des linksseitigen Hemineglect-Syndroms (vgl. S. 240 ff.) verpaßt. Sobald Herr Kunke wieder genügend Rumpfaktivität hat, wird er „aus dem Bett gesetzt". Aufgrund der oft mit dem Neglect assoziierten Anosognosie (s. S. 241) registriert der Patient seine Geh- und Stehunfähigkeit nicht, und stürzt bei einem Versuch, ohne Hilfe aufzustehen. Er zieht sich eine pertrochantäre Femurfraktur rechts zu. Internistisch „ausbehandelt" wird er in stabilem Allgemeinzustand nach jetzt viereinhalb Wochen internistischer Behandlung auf die Chirurgie verlegt. Nach erfolgreicher operativer Versorgung mit einer dynamischen Hüftschraube, zu der man sich trotz eines erhöhten Operationsrisikos entschließt, gelingt die Mobilisierung nur sehr eingeschränkt. Herr Kunke ist zeitweilig verwirrt, besonders nachts, steht erneut ohne Hilfe auf und stürzt wieder, diesmal ohne körperliche Folgen. Neuroleptische Medikamente führen nicht zu einer besseren Nachtruhe, mindern jedoch merklich die Aktivität und Kooperationsfähigkeit tagsüber. Jetzt taucht in den Unterlagen zum ersten Mal eine Stuhlinkontinenz auf. Chirurgisch „ausbehandelt" wird er wegen der persistierenden Verwirrtheitszustände in die zuständige psychiatrische Abteilung verlegt. Zu diesem Entschluß beigetragen hat die unklare psychosoziale Situation. Notwendige Entscheidungen über die weitere Versorgung können weder mit dem Patienten noch mit seiner Ehefrau geklärt werden. Die ebenfalls gebrechliche Ehefrau kann die häusliche pflegerische Versorgung nicht leisten, kann sich aber gleichzeitig auch nicht entschließen, eine Pflegeheimanmeldung vorzunehmen. Hiergegen erhebt der Patient in seinen klaren Augenblicken auch heftigen Protest. Die erneute Verlegung bedeutet eine erneute psychische Traumatisierung und führt zuerst zu einer weiteren kognitiven Verschlechterung. Mittlerweile hat sich mit einer zunehmenden persistierenden Beugespastik im linken Bein ein Dekubitus an der linken Ferse entwickelt, der schmerzhaft ist und die Mobilität weiter verschlechtert. Im psychischen Bereich gelingt den psychiatrischen Kollegen eine milde, wirkungsvolle medikamentöse Ruhigstellung. Zusammen mit dem zunehmendem Abstand zu Schlaganfall und Operation bessert sich die psychische Verfassung allmählich. Herr Kunke ist jetzt 12 Wochen hospitalisiert. Bei der letzten Verlegung ist sein Gebiß abhanden gekommen, der Patient kann nur noch passierte Kost essen. Die Telefonate mit der Ehefrau und den Kollegen der chirurgischen Station und der Krankenhausverwaltung über die Kostenerstattung tragen nicht zu einer Verbesserung der Atmosphäre bei. Die Ehefrau hat einen Fernsehfilm gesehen über desobliterierende Maßnahmen bei Apoplex und behauptet immer wieder lauthals: „In München wäre das alles nicht passiert, da hätten sie die Verstopfung im Blutgefäß mit einem Laser weggebrannt." Ihre Schuldzuweisungen an die behandelnden Ärzte und Schwestern auch wegen der Stürze erschweren das Gespräch über die notwendige weitere Versorgung. Jetzt fordert sie eine augenärztliche Untersuchung, „weil mein Mann links nichts mehr sieht". Als der behandelnde Psychiater ihr den Hemineglect erklärt, hält sie dies für eine Ausrede. „Warum haben mir die anderen Ärzte das nicht gesagt?" Sie besteht auf der augenärztlichen Untersuchung, die die Aussagen des behandelnden Arztes bestätigt, die Ehefrau aber nicht beruhigt. Sie will offensichtlich nicht akzeptieren, daß ihr Mann auf einer „Nervenstation" ist. Eine Pneumonie bietet den Kollegen und der Ehefrau die willkommene Gelegenheit, die verfahrene Situation aufzuheben, Herr Kunke wird auf die Innere Abteilung zurückverlegt, von wo seine Rundreise begann.

Nach erfolgreicher Behandlung der Pneumonie ist er bettlägerig, hat eine Beugekontraktur in der linken Hüfte und im Kniegelenk, einen Decubitus an der linken Ferse, ist stuhl- und urininkontinent, verwirrt und depressiv. Er wird in ein Pflegeheim entlassen.

Die Krankengeschichte belegt die Risiken und Probleme, die für den multimorbiden Patienten entstehen, wenn ständig wechselnde Zuständigkeiten und Umgebungen erforderlich werden.

Wegen der eindrücklichen akutmedizinischen Erfolge hat der Patient überlebt: aber um welchen Preis. Trotz der medizinischen Erfolge befindet er sich nach dem Akutkrankenhaus im Zustand hochgradiger Behinderung und Pflegebedürftigkeit.

Es soll und kann nicht behauptet werden, daß ein Fachgebiet die komplette Betreuung eines solchen Krankheitsverlaufes übernehmen soll. Es wird aber deutlich, daß sich ein Krankheitsverlauf nicht auf isolierte Organerkrankungen beschränkt, die sukzessive abgearbeitet werden können. Die Medizin muß für den geriatrischen Patienten neben der Aufgabenverteilung der Spezialgebiete die Integration der Behandlung anstreben, und das bedeutet auch möglichst hohe Stabilität des Ortes und des personellen Umfeldes für den Patienten und seine Angehörigen. Die Lösung kann nicht immer darin liegen, bei neuauftauchenden Problemen die Abteilung und damit die Zuständigkeit zu wechseln. Das erweckt auch in Patienten und Angehörigen die Ansicht, das Heil liege jeweils in einer neuen Abteilung. Nicht die Beschränkung auf ein medizinisches Fachgebiet führt zu den richtigen Entscheidungen, sondern nur die Zusammenschau (Synopse) aller Dimensionen einer Situation.

> Geriatrie erfordert die gewichtende und wertende Synopse (Zusammenschau) vieler Fachgebiete im Dialog mit dem Patienten.

Dieser Satz soll nicht bedeuten, daß Geriatrie andere Fachgebiete überflüssig macht oder alle Probleme lösen kann. Wie jede Disziplin der Medizin ist Geriatrie angewiesen auf interdisziplinäre Zusammenarbeit. Aufgrund der vielfachen gleichzeitigen gesundheitlichen Probleme, die zudem oft nicht mehr ursächlich geheilt werden können, ist das Navigieren des Patienten in den vielen unterschiedlichen Fahrwassern der Medizin ein besonders heikles Problem.

Schwankungsbreite der Normwerte im Alter

Die Alterungsprozesse verlaufen individuell differenziert und führen zu großen Unterschieden zwischen den Individuen einer Altersgruppe. Man spricht vom „differentiellen Altern". Im Hinblick auf ein bestimmtes Merkmal, das man messen oder beurteilen will, unterscheiden sich ältere Menschen stärker als jüngere Gruppen.

Aber auch innerhalb eines Individuums (*intraindividuell*) können die Alterungsprozesse sehr unterschiedlich verlaufen, wenn man einzelne Organe oder Funktionen eines Menschen im Hinblick auf Alterungsprozesse miteinander vergleicht. Die Gelenke eines Menschen können älter sein als sein Herz, das Gehirn älter als die Nieren.

Nehmen wir als Beispiel die Gehgeschwindigkeit. Das individuell als „normal" eingehaltene Gehtempo einer jüngere Altersgruppe liegt näher beieinander als bei einer Gruppe älterer Menschen. Die Schwankungen zwischen den Individuen (= *interindividuellen* Schwankungen) sind bei den Älteren größer.

Größere Schwankungsbreite haben aber auch die individuellen Leistungswerte, wenn wir den Versuch mit derselben Person zu einem anderen Zeitpunkt wiederholen. Die Leistungen des einzelnen Älteren fluktuieren *intraindividuell* (= innerhalb eines Individuums) bedeutend stärker „in Abhängigkeit von der Tagesform". Dasselbe gilt für viele medizinisch-organische und funktionelle Werte.

Es findet eine Überlagerung von altersbedingten Veränderungen mit krankheitsbedingten Veränderungen statt, die bei einzelnen Individuen unterschiedlich ausgeprägt ist, so daß wir eine bestimmte Merkmalsausprägung nicht so einfach wie in jüngeren Altersgruppen als pathologisch annehmen dürfen. Die Festlegung von Normbereichen wird dadurch problematischer.

> ❗ Wir sind bei der Einordnung von Befunden in der Geriatrie vermehrt auf die Frage angewiesen, was für diesen bestimmten Menschen normal ist (= individuelle Norm).

Bei der Beantwortung dieser Frage ist es hilfreich, den Verlauf eines Symptoms bei diesem Patienten über die Zeit zu kennen. Eine Verschlechterung im Vergleich zu dem vorherigen Zustand ist dann aufschlußreicher als ein Unterschied zu Normalwerttabellen.

Atypische Symptomenpräsentation

Geriatrische Patienten äußern Beschwerden und zeigen Befunde oft in anderer Weise, als wir es von jüngeren her gewohnt sind. Bei vielen Krankheitsverläufen jüngerer finden wir sehr schnell und prominent ein organleitende Symptom oder eine organleitenden Symptomenkonstellation.

Da zeigt sich die Pneumonie mit Fieber, Thoraxschmerzen, Atmungsstörungen (Tachypnoe, Dyspnoe, Husten). Schmerzen sind lokalisiert, insgesamt hebt sich der pathologische, neue Befund deutlich aus dem Spektrum normal ablaufender Körperfunktionen heraus.

Beim geriatrischen Patienten fehlen oft Befunde und Beschwerden, die auf das aktuell erkrankte Organ hinweisen. Die Pneumonie unseres Beispiels zeigt sich oft als allgemeine Schwäche und Funktionseinschränkung bei Alltagsaktivitäten, oder als Verwirrtheit, Fieber fehlt oft, die klinischen Lungenbefunde sind diskreter oder durch vorbestehende Pathologika überlagert.

Die üblicherweise richtige Annahme, Gehstörungen hätten ihren Ursprung im Bewegungsapparat oder Nervensystem, Urininkontinenz im Urogenitaltrakt, Verwirrtheit in einem zerebralem Geschehen gilt im Alter nicht in dieser Häufigkeit.

❗ Eine allgemeine Leistungsminderung in Alltagsaktivitäten ist oft erstes Symptom einer Akuterkrankung.

Nicht das zuerst erkrankte Organ bietet das Leitsymptom, sondern der Funktionsbereich bricht ein, der am nächsten an der Kompensationsgrenze lag, sozusagen das schwächste Glied in der Kette bricht. Und das ist nicht unbedingt das akut erkrankte Organ.

❗ Viele alte Menschen haben eine „Funktion von besonderer Empfindlichkeit", die bei Akuterkrankungen verschiedenen Ursprungs als erste dekompensiert.

Der funktionelle Einbruch ist damit ein häufiges Warnzeichen und Kennzeichen einer schweren Erkrankung und muß eine generalisierte Suche nach einer verursachenden Organerkrankung auslösen.

Die Dissimulation des alten Menschen ist im klinischen Alltag immer wieder beeindruckend.

Krankengeschichte

Arzt zur 90jährigen Patientin bei Abklärung der Indikation zur Prothesenversorgung: „Was macht denn ihr Herz?" „Das ist in Ordnung." „Aber hatten Sie nicht vor 2 Monaten einen Herzinfarkt?" „Das ist vorbei. Das ist wieder in Ordnung.". . . „Hatten Sie denn Schmerzen bei ihrem Herzinfarkt?" „ Ach, ein biß'l auf der Brust. Aber da habe ich tief durchgeatmet und da war es weg."

Das Beispiel ist ein wörtliches Zitat. Bagatellisieren, Verschweigen oder Nicht-spontan-Äußern von Beschwerden gehört zum geriatrischen Patienten. Für den alten Menschen bedeutet jede offizielle Deklaration von Krankheit und Behinderung eine Bedrohung seiner Selbständigkeit. Die Umgebung kann ja eine körperliche oder geistige Schwäche gerade aus Fürsorge heraus zum Anlaß nehmen, Autonomie mehr einzuschränken, als es dem Betroffenen lieb ist. Aus dieser Sichtweise gibt es gute Gründe für den alten Menschen, gesundheitliche Probleme zu verschweigen.

Die Scheu, Krankheit und Hilfsbedürftigkeit zu äußern, kann auch daher rühren, daß bestimmte Symptome fälschlich als unvermeidliche Alterserscheinungen interpretiert werden.

In jüngeren Jahren dient die Diagnosestellung als Legitimation gegenüber der Umgebung, von beruflichen oder privaten Aufgaben entlastet zu werden, berechtigt also zeitweilig zum offiziellen Rollentausch in die Rolle des Kranken. Dieser Gesichtspunkt fällt im Alter weg. Hier dominiert im Gegenteil die Furcht vor der endgültigen Entmachtung als selbständiger Mensch. Jetzt lautet die Devise, Schwächen nicht zuzugeben, um die Umgebung möglichst lange von der eigenen Kompetenz überzeugen zu können.

Erhöhte Instabilität und verminderte Anpassungsfähigkeit

Die gegenseitigen Wechselbeziehungen von chronischen Krankheiten und Altersveränderungen destabilisieren das Gesamtsystem. Viele biologische Vorgänge im Menschen sind auf die Erhaltung eines Gleichgewichtes ausgerichtet. Dieses Gleichgewicht ist nicht statisch, sondern dynamisch (Fließgleichgewicht), Zufluß = Abfluß, Zufuhr = Ausfuhr. Es bestehen im Organismus viele Regelkreise, die darauf angelegt sind, ein Gleichgewicht stabil zu halten.

Beispiele für dieses Prinzip sind die Konzentration der Elektrolyte und der Flüssigkeitshaushalt des Körpers, ebenso die Temperaturregulation. Verschiedene physiologische Mechanismen müssen fortlaufend in dynamischer Anpassung Umgebungseinflüsse ausgleichen und das „steady state", das Fließgleichgewicht, erhalten. Zufluß und Abfluß müssen sich die Waage halten. Zu große Umgebungshitze, die den Körper zu stark erwärmt, muß durch Schwitzen und Gefäßregulation ausgeglichen werden, bei kalter Umgebung muß der Körper vermehrt Wärme produzieren, um die Kerntemperatur aufrechtzuerhalten. Die dafür erforderlichen Mechanismen sind im Alter auf jeder Betrachtungsebene leichter störanfällig. Belastende Umgebungseinflüsse sind nicht mehr in demselben Umfang aufzufangen und auszugleichen wie in früheren Jahren. Das gesundheitliche Gesamtsystem wird instabiler, die kritische Schwelle, ab der ein äußerer Reiz einen pathologischen Prozeß in Gang setzt oder Schaden verursacht, wird niedriger.

Gegenregulationen des älteren Körpers sind weniger effektiv im Vergleich zu früheren Jahren. Die Systeme reagieren nicht mehr so schnell und flexibel auf Fremdeinflüsse, die das Gleichgewicht stören. So sind z. B. Nebenwirkungen von Medikamenten im Alter deutlich häufiger, weil der alternde Körper sich weniger gut an veränderte Bedingungen anpassen kann.

Das Immunsystem, um ein weiteres Beispiel zu nennen, reagiert weniger effektiv. Infektionen werden häufiger, da die Krankheitserreger auf weniger Abwehrkräfte stoßen.

Temperaturschwankungen werden ebenfalls weniger gut ausgeglichen. Normalerweise sind wir in der Lage, durch eine präzise Regelung von Schweiß und Durchblutung oder durch wärmeerzeugende Muskelaktivität die benötigte Körperkerntemperatur gegen äußere Kälte und Hitze aufrechtzuerhalten. Diese Mechanismen arbeiten im Alter weniger effektiv, es kommt häufiger zu Überwärmungen (Hitzschläge), die kreislaufgefährdend sind, oder zu Unterkühlungen, die sich negativ auf Muskelkraft und Reaktionsschnelligkeit der Muskeln auswirken. Unfälle und Erkrankungen sind die Folge solcher verminderter Anpassungsvorgänge.

Eine bei jungen, gesunden Menschen meist als Bagatellerkrankung ablaufende Erkrankung kann sich aufpropfen auf alters- und krankheitsbedingte Vorschädigungen und dann gleichsam durch einen „Dominoeffekt" andere labile Organsysteme zur Dekompensation bringen, so daß schnell eine lebensbedrohliche Situation entstehen kann.

! Eine kaskadenförmige Verschlechterung von Altersveränderungen und chronischen vorbestehenden Erkrankungen durch Akuterkrankungen ist eine typisch geriatrische Gefahrensituation.

Fehlende sektorielle Begrenzung von Organschäden

Die Erkrankung eines Organsystems kann sich ausbreiten und andere Organe mitergreifen. Offensichtlich hat der menschliche Organismus aber wirkungsvolle Mechanismen zur Schadensbegrenzung, um Krankheitsherde einzugrenzen und gegen die gesunde Umgebung abzuschotten. So wird bei einer Abszeßbildung der Krankheitsherd abgekapselt, Nekrosen demarkieren sich, Infektionen befallen hauptsächlich einzelne Organe, weil es dem Körper offensichtlich gelingt, die Erreger von einer generellen Invasion in den Körper abzuhalten.

Diese Begrenzungsmechanismen funktionieren im Alter nicht mehr mit derselben Effektivität.

Auch in diesem Zusammenhang ist zu bedenken, daß viele Organe und Funktionssysteme unter Umständen nahe der Kompensationsgrenze arbeiten, so daß eine zusätzliche Belastung zur Dekompensation auch nicht betroffener Organe führt. So kann sich eine Krankheit in kurzer Zeit ausbreiten oder andere Erkrankungen auslösen. Das ist natürlich prinzipiell in jedem Lebensalter möglich und bekannt, wird beim geriatrischen Patienten aber eher die Regel.

Pneumonien belasten das Herz und führen zum Ausbruch einer Herzrhythmusstörung oder Herzleistungsschwäche, umgekehrt führt die Herzinsuffizienz zum Aufstau von Flüssigkeit in der Lunge und begünstigt Pneumonien (Stauungspneumonie). Der alte Ausdruck „Bettpneumonie" kennzeichnet den Zusammenhang zwischen Immobilität und Pneumonie und war die häufige Todesursache bei längerer Immobiliät. Die hohen Todesraten nach Schenkelhalsfraktur waren zum großen Teil auf die immobilitätsbedingte Pneumonie zurückzuführen.

Begrenzte Kompensationsfähigkeit und die Gefahr der Fehlanpassung

Kompensation ist Ausgleich von eingetretenen Funktionseinbußen durch andere intakte Systeme. Sie wird benötigt, wenn ein körperlicher Schaden und eine daraus folgende Funktionsminderung eines Organsystems eingetreten sind. Der Ausfall einer Funktion vermag die Leistung anderer Bereiche zu stimulieren und zu steigern.

Beispiele dafür sind Querschnittgelähmte, die nach Ausfall ihrer Beine große Kraft in den Armen entwickeln. Blinde verfeinern ihren Tastsinn und ihr Gehör, wer einen Arm oder eine Hand verloren hat, entwickelt mit der verbleibenden Extremität erhöhte Kraft und Geschicklichkeit. Kompensation ist also immer eine Verlagerung von Leistungen auf andere Körperbereiche oder Funktions- bzw. Organsysteme. Sie gelingt um so leichter, je gesünder und jünger ein Mensch ist. Kinder, die von Geburt oder früher Kindheit an endgültige Ausfälle in motorischen oder sensorischen Systemen haben, erreichen erstaunliche Ersatzleistungen mit den verbleibenden Möglichkeiten. Ihnen steht die gesamte kindliche Entwicklungsphase zur Verfügung, andere Körperabschnitte können sich allmählich an die veränderten Bedingungen und Anforderungen anpassen.

Im Alter sind diese günstigen Voraussetzungen für kompensatorische Mechanismen nicht mehr gegeben. Zum einen steht nicht mehr so viel Zeit zur Verfügung. Umlernen ist wohl auch bei Bewegungsabläufen schwieriger als Neulernen, weil alte motorische Programme mit den neuen Anforderungen interferieren. Die Körpersysteme, die die Ersatzfunktionen übernehmen sollen, sind oft durch Alter und/oder Krankheit verändert, sie sind den zusätzlichen Belastungen nicht mehr gewachsen oder sind nicht mehr so flexibel, um neue Funktionen zu übernehmen.

Im Bereich des Stütz- und Bewegungsapparates sind diese Überbelastungen durch Kompensation oft sehr schnell sichtbar bzw. für den Betroffenen spürbar. Schädigung oder Ausfall eines Beines führt sehr schnell, vor allem wenn Gelenkschäden vorliegen, zu Überlastungen mit entsprechenden Gelenkreizungen und Überlastungserkrankungen der myotendinösen Strukturen (Sehnenansatzpunkte, an denen die Kraft der Muskeln auf die Knochen und Gelenke übertragen wird). Oft fehlt auch schlicht die Kraft im „gesunden" Bein. Das Aufstehen aus einem tiefen Stuhl erfordert beim alten Menschen oft schon einen so großen Anteil der Maximalkraft, daß durch eine weitere Einbuße von Kraft und Beweglichkeit durch Krankheit die kritische Grenze überschritten wird und eine Alltagsfunktion nicht mehr ausführbar ist.

Auf ein weiteres Problem der Kompensation sei an dieser Stelle schon hingewiesen. Wer Funktionen auf andere Körpersysteme verlagert, vernachlässigt den geschädigten Bereich vollends. Trainingsimpulse für das gestörte Köpersystem oder den gestörten Körperabschnitt bleiben aus.

Besonders kraß ist dieser Effekt nach einem Schlaganfall, wo Kompensation und die damit verbundene Überanstrengung der motorisch gesunden Körperseite die Bewegungsabläufe der erkrankten Seite negativ beeinflußt. Die Spastik, die krankhafte Muskelanspannung der erkrankten Seite, nimmt durch starke muskuläre Anstrengungen der gesunden Seite zu.

Es kommt also zu Fehlanpassungen, die Verbesserungen der geschädigten Systeme bremsen oder verhindern oder zu neuen Erkrankungen bisher nicht betroffener Körperabschnitte führen.

Reduzierte Spontanrekonvaleszenz und drohende Behinderung durch Immobilität

Die Rekonvaleszenz nach Akuterkrankungen unterscheidet sich im Alter beträchtlich von Genesungsprozessen jüngerer Menschen. Ein jüngerer Patient erholt sich in der Regel von allein, wenn er eine Krankheit durch natürliche Abwehrkräfte oder mit Hilfe der medizinischen Therapien überwunden hat. Die direkten oder indirekten Krankheitsfolgen erzwingen vielleicht noch eine Weile eine körperliche Schonung, danach erreicht der Jüngere spontan ohne fremde Hilfe seine frühere Leistungsfähigkeit in der Alltagsbewältigung. Auch hier gibt es natürlich bleibende Schäden, diese sind aber meist nicht so ausgeprägt, daß die Selbständigkeit der Lebensführung bedroht oder eingeschränkt ist.

Der geriatrische Patient ist viel häufiger durch die Folgen einer Akuterkrankung in seiner Selbständigkeit bleibend herabgesetzt. Er erreicht nicht von allein (= spontan) sein früheres Leistungsniveau.

Bei der durch Krankheit erzwungenen Ruhigstellung (Immobilisation) wird dieser Zusammenhang sehr deutlich. „Bed is bad", das Bett ist schlecht, lautet ein englischer Merksatz. Schon junge Menschen haben nach einigen Tagen Bettruhe Kreislaufprobleme und eine muskuläre Schwäche. Man erinnere sich nur an eine schwere Grippe oder die Bettruhe nach einem Unfall. In Gips ruhiggestellte Gliedmaßen atrophieren, verlieren Muskelmasse und Kraft.

Beim älteren Menschen läuft dieser Abbauprozeß schneller und stärker ab. Das Bett wird zum gefährlichsten Ort, der Trainingsverlust führt zu erheblichen Kreislaufproblemen und zu einer muskulären Schwächung. Abbauprozesse zeigen sich auch im Bereich intellektueller Leistungen, wenn die Immobilisation zu einer Verarmung an äußeren Reizen geführt hat. Untersuchungen belegen einen testpsychologisch nachweisbaren geistigen Leistungsverlust, wenn eine längere Zeit in einer reizarmen Umgebung verbracht wurde. Ist die Ruhigstellung so ausgeprägt, daß auch Bewegungen im Liegen stark reduziert wurden, treten Kontrakturen (Gelenkversteifungen) und Druckgeschwüre der Haut auf. Beide Komplikationen schränken wiederum die Bewegungsmöglichkeiten ein, so daß ein „circulus vitiosus", eine Spirale zunehmender Verschlechterung auftritt. Diese Immobilisationsfolgen können so ausgeprägt und anhaltend sein, daß endgültige Behinderungen eintreten.

Unzureichende oder fehlreagierende soziale Unterstützungssysteme

Die sozialen Netzwerke älterer Menschen sind in der Regel zahlenmäßig und leistungsmäßig geschwächt. Etwa 60 % der über 75jährigen Frauen leben in 1-Personen-Haushalten, nur noch 16 % dieser Altersgruppe der Frauen sind verheiratet. Bei Männern sind in dieser Altersgruppe noch 64 % verheiratet, nur 22 % leben in 1-Personen-Haushalten.

Die verbliebenen Lebenspartner sind oft selbst alt, funktionell eingeschränkt und chronisch krank. Personelle Hilfe steht im privaten

Umfeld weniger zur Verfügung als bei Jüngeren. Oft sind die Lebenspartner dann mit der kognitven und organisatorischen Bewältigung der Situation überfordert. Sozialtechniken im Umgang mit Behörden und Institutionen werden nicht oder nicht mehr beherrscht, psychische Veränderungen führen zur Passivität, wo aktives Handeln möglich und nötig wäre. Außerdem wird am behinderten Lebenspartner gerade das erlebt, was man für sich selbst fürchtet. Verdrängungs- und Vermeidungsreaktionen können dann dazu beitragen, daß die Situation falsch beurteilt wird und notwendige Maßnahmen unterbleiben.

Die Fehlreaktionen im potentiellen Unterstützungssystem können von erheblichem Gewicht sein. Die plötzliche Pflegebedürftigkeit des Lebenspartners oder eines Familienmitgliedes macht die bisherige Rollenverteilung und Aufgabenverteilung zunichte, große Umwälzungen im Alltagsleben sind die Folge. Aktuelle Konflikte spitzen sich zu, scheinbar vergessene Konflikte werden wieder virulent. Angst, Schuldgefühle, Vorwürfe, Schuldzuweisungen, sogar Haß kann zum Vorschein kommen. Wenn der Familiendespot durch Krankheit und Behinderung plötzlich der körperlichen und geistigen Mittel seiner Tyrannei beraubt ist, entsteht ein Machtvakuum, das gefüllt werden muß. Zwangsläufig kommt es zu einer Zeit der Unruhe und Umwälzung.

Nicht nur Negatives kommt in solchen Zeiten zum Tragen. Viele Partner und Angehörige stellen sich ohne Zögern den neuen Anforderungen, ändern ihre Lebensabläufe, passen sich unter persönlichen Opfern den neuen Verhältnissen an.

Veränderungen des Wohnumfeldes und von Lebensgewohnheiten sind nötig. Wohnungsumbauten werden erforderlich, andere soziale Aktivitäten, Verpflichtungen und Hobbys müssen aufgegeben oder reduziert werden, man muß sich praktisch und theoretisch schulen lassen. Ungewohnte pflegerische Handlungen in intimen Körperbereichen müssen ausgeführt werden.

Offensichtlich kann es hier zu Fehlreaktionen kommen. Wenn eine Familie oder Partnerschaft plötzlich mit der Situation konfrontiert wird, daß jemand ständig pflegerische Betreuung braucht, muß geklärt und entschieden werden, ob diese Pflege innerhalb der Familie oder Partnerschaft geleistet wird oder ob institutionelle Pflege eingeleitet werden muß. Eine häufige Fehlreaktion ist die fehlende Offenheit im Gespräch über die gegenseitigen Erwartungen. Viele sagen ihrem jetzt pflegebedürftigen Partner, Vater oder Mutter nicht in voller Offenheit, was sie und ihre Familien zu leisten imstande sind oder leisten wollen.

Man setzt übertriebene Erwartungen in medizinisch-rehabilitative Maßnahmen, will sich nicht damit abfinden, daß selbständige Lebensführung endgültig nicht möglich ist.

Man verbirgt die wahren Motive hinter fadenscheinigen Äußerlichkeiten: „Unsere Treppe ist so eng, Mutter, da könnten wir dich nicht hochtragen!" „Du kennst doch meinen schwachen Rücken, ich hatte immer Rückenbeschwerden." (Und die Mutter denkt: „Die hatte ich auch, als ich dich als Säugling getragen habe.") Man wagt nicht zu sagen: „Das bedeutet eine zu große Belastung für mich. Ich kann (oder will) mein Leben nicht so umstellen, daß eine häuslichen Dauerpflege möglich wird." Man mogelt sich um die Wahrheit herum mit Ausdrücken wie: „Jetzt muß du eine Weile noch in ein Heim, Mutter, bis es dir wieder besser geht!"

Fehlende Offenheit, Verdrängung der Realität führt zu schlechter Planung, von der menschlichen Belastung der Beziehungen ganz zu schweigen. Die Beziehungen zwischen Geschwistern und den jeweiligen Ehepartnern und Enkeln sind großen Belastungen ausgesetzt. Man muß pflegerische, haushälterische und finanzielle Belastungen verteilen.

Die Betroffenen erwarten innerlich oft völlige Versorgung von ihren Partnern oder ihren Familien, auch wenn auf der verbalen Ebene beteuert wird, daß dies nicht zu leisten ist. Unter dem Druck dieser Erwartungen kommt es zu Ambivalenzen und Spannungen bei allen Beteiligten.

Kompetente Hilfe von außen ist in dieser Situation für die Familien nötig, um zu tragbaren, offen diskutierten Regelungen zu kommen. Es muß vermieden werden, daß die Lasten durch häusliche Pflege zu einseitig auf Familienmitglieder verteilt werden, die sich innerhalb der Familie nicht durchsetzen können, innerlich die von der Familie delegierte Aufgabe aber nicht bejahen oder auch objektiv nicht leisten können.

Überhaupt muß den pflegerischen Laien zuerst klargemacht werden, wie schwierig und komplex die Aufgabe der häuslichen Pflege im Einzelfall ist. Unter dem moralischen Druck der Umgebung und des eigenen Gewissens muten sich viele auch Aufgaben zu, die sie unausweichlich überfordern. Oft tut sich ein großes Spannungsfeld zwischen den moralischen eigenen Ansprüchen und deren Auslegung auf der einen und den realen Möglichkeiten auf der anderen Seite auf.

Die wenigen Gesichtpunkte aus diesem komplexen Problemfeld sollten aufzeigen, daß durch Pflegebedürftigkeit und Behinderung meist ganze Familien und Partnerschaften betroffen sind und nicht nur einzelne Patienten.

Biographische Krisensituation

Die biologischen und psychosozialen Vorgaben, die wir bisher erwähnt haben, führen im Falle einer akuten Erkrankung schnell zu einer allgemeinen biographischen Krisensituation. Das instabile System, das die Gesundheit und Funktionsfähigkeit aufrecht erhielt, kann durch anfangs recht kleine Störungen aus dem Gleichgewicht gebracht werden und bricht zusammen. Die gesunden und leistungsfähigen Anteile des Körpers, der Psyche und des sozialen Umfeldes reichen nicht aus, den Schaden sektoriell zu begrenzen, sich an eine vermehrte Belastung von innen oder außen anzupassen, Ausfälle zu kompensieren, sich von Schädigungen aus eigener Kraft zu erholen.

Die Selbständigkeit der Lebensführung steht insgesamt auf dem Spiel, denn oft war bereits vor der aktuellen Schädigung ein maximaler Einsatz der verbliebenen Kräfte nötig, um die Alltagsanforderungen zu bewältigen.

Die Veränderungen, die jetzt drohen oder bereits erforderlich sind, sind so weitreichend, daß sie die Lebensumstände insgesamt umwälzen. Oft wird fremde Hilfe in einem Umfang nötig, der in der gewohnten Umgebung nicht mehr vorhanden ist. Am häufigsten droht die Aufgabe der eigenen Wohnung, der Umzug als Hilfebedürftiger und damit als Abhängiger zu den Kindern oder in ein Pflegeheim. Oder bisherige Aufgaben, die dem Leben subjektiv einen Sinn gaben, können nicht mehr geleistet werden, Hobbys und liebgewordene Tagesgestaltungen sind nicht mehr durchführbar. Es steht oft viel auf dem Spiel, die drohenden Veränderungen sind meist von großer subjektiver und objektiver Bedeutung. Nicht Teile des Lebens sind bedroht, sondern die gesamte Lebensführung.

Verminderte oder bedrohte Alltagskompetenz

Das Schlüsselwort, das sich in der Geriatrie für die Bewältigung der täglichen Aufgaben und Verrichtungen eingebürgert hat, lautet Alltagskompetenz. Die Wechselwirkungen zwischen multiplen chronischen Erkrankungen und Behinderungen sowie den altersbedingten Funktionsveränderungen führen dazu, daß die Kompetenz im Alltag reduziert ist.

Wir verstehen Alltagskompetenz als Verhältnis zwischen Anforderungen durch die Umgebung und den funktionellen Leistungen des Patienten. Mit anderen Worten ist Alltagskompetenz die Fähigkeit, sich in einem gegebenen Umfeld selbst zu versorgen und „täglich wiederkehrende Verrichtungen" (so das Pflegeversicherungsgesetz) selbständig auszuführen.

Der Begriff umfaßt die Funktionen der täglichen körperlichen Selbstversorgung – also Essen, Waschen, Anziehen, sich Bewegen – genauso wie alle Handlungen, die für eine selbständige Haushaltsführung und Lebensgestaltung im sozialen Umfeld erforderlich sind.

Wir unterscheiden Defizite (= Mangelzustände) auf der einen von Ressourcen und Potentialen auf der anderen Seite. Ressourcen sind die aktuell dem Patienten zur Verfügung stehenden Reserven, Potentiale sind die Möglichkeiten, die sich entwickeln können. Dabei ist zu berücksichtigen, daß viele funktionelle Patienten ihre funktionellen Ressourcen nicht ausschöpfen, also im Alltag weniger tun als sie zu tun in der Lage wären.

Die Kompetenzdefizite können körperlicher, psychischer oder sozialer Art sein oder in den physikalischen Faktoren des Lebensumfeldes (Wohnung etc.) begründet liegen.

Defizite und Ressourcen müssen in ihrer Balance gesehen und beurteilt werden, sowohl was die aktuelle Situation angeht wie auch die Möglichkeiten, diese zu beeinflussen.

Notwendigkeit der Rehabilitation

Wenn die Alltagskompetenz kritisch vermindert ist und sich diese Einschränkungen nicht spontan zurückbilden, ist Rehabilitation erforderlich.

Definition

Geriatrische Rehabilitation ist die Rückführung eines geriatrischen Patienten zur größtmöglichen Selbständigkeit in einem selbstbestimmten Alltag, wenn nach einer Akuterkrankung oder aus einer progredienten Entwicklung heraus Behinderung oder Pflegebedürftigkeit droht oder eingetreten ist. Geriatrische Rehabilitation erfordert in einem dialogischen Prozeß das Eingehen auf die persönliche Lebensplanung und das persönliche Rehabilitationsziel der Patienten und ihrer Angehörigen.

Allgemeines Ziel ist also die Befähigung zu einem möglichst selbständigen Leben in einem selbstgewählten sozialen Umfeld. Die Abhängigkeit von fremder Hilfe („Pflegebedürftigkeit") soll so gering wie möglich gehalten werden. Das hat auch der Gesetzgeber im SGB V Paragraph 11 (2) als Ziel von Rehabilitation festgelegt.

Die Rehabilitation wird in dieser Betrachtungsweise zum Schlüsselbegriff, zum entscheidenden Trennkriterium und zur zentralen Standortbestimmung der Geriatrie.

Wie immer man Geriatrie als eigenständige Form der Medizin definiert, immer wird die selbständige Alltagsbewältigung und damit die Rehabilitation als ein Eckstein gesehen, an dem sich Diagnostik und Intervention ausrichten müssen.

Rehabilitation und Pflege

Vom Gesichtspunkt der Pflegetheorien aus kann die Situation des geriatrischen Patienten als bleibende Einschränkung des Selbstpflegepotentials beschrieben werden. Mit diesem Begriff werden alle Tätigkeiten umschrieben, die ein Mensch ausführen muß, um gesund zu bleiben und sich körperlich, psychisch und sozial in seiner Umwelt zu erhalten.

Neben der Rehabilitation ist die pflegerische Intervention im Spannungsfeld zwischen Versorgung und therapeutischer Aktivierung ein wesentliches Teileelement des geriatrischen Konzeptes. Rehabilitation und Pflege stehen nicht isoliert nebeneinander, sondern sind de facto und konzeptionell untrennbar miteinander verflochten und auch nur in ihrer wechselseitigen Beeinflussung richtig zu verstehen und zu planen.

Krankengeschichte

Frau Erkeling (78 Jahre) ist nach einer Amputation des rechten Oberschenkels 12 Wochen zuvor wieder „zu Hause". Ihre Tochter hat die Mutter, die zuvor alleine lebte, bei sich aufgenommen. Frau Erkeling hat eine Prothesenversorgung erhalten. Sie war bei Entlassung aus der stationären geriatrischen Rehabilitation am Gehwagen kurze Strecken allein gehfähig. Sie genießt offensichtlich die liebevolle Zuwendung der Tochter, genießt den bequemen Lehnstuhl, der an warmen Tagen auf dem Balkon steht und ihr eine Teilnahme am Leben der Kleinstadt ermöglicht. Sie genießt auch die wöchentlichen Besuche der Krankengymnastin, die mit ihr „Gehen" übt. Sie ist aber nicht in der Lage, das in den Therapieeinheiten gelernte in den Alltag zu übertragen. Ein mildes hirnorganisches Psychosyndrom und der wegen einer diabetesbedingten Restharnbildung erforderliche suprapubische Dauerkatheter begünstigen ein Leben im Bett und Lehnstuhl, eine Lebensart, die auch der energischen Tochter reichlich Gelegenheit gibt, die Lebensleistungen der Mutter ihr und ihrer Familie gegenüber zurückzuzahlen, sichtbar vor den Augen der Nachbarn.

Die im Beispiel geschilderte Situation läßt deutlich erkennen, daß familiäre, kognitive und funktionelle Faktoren in einem zwingenden Zusammenspiel jedes rehabilitative Bemühen um mehr Selbständigkeit zum Scheitern verurteilen.

! Rehabilitation und Pflege gehören zusammen als zwei Elemente geriatrischer Intervention.

Abgrenzung der Geriatrie im Fächerkanon der Medizin

Geriatrie ist das Teilgebiet der Medizin, daß sich mit den Krankheiten des alten Menschen beschäftigt, so lautet eine übliche Definition von Geriatrie.

Nach dem bisher Gesagten ist klar, daß diese Definition das Wesentliche der Geriatrie nicht trifft.

▬▬ Definition ▬▬▬▬▬▬▬▬▬▬▬▬▬▬▬▬▬▬▬▬▬▬▬

„Klinische Geriatrie" nach Entwurf der Weiterbildungsordnung der Ärztekammer:
Die klinische Geriatrie umfaßt Prävention, Erkennung, Behandlung und Rehabilitation körperlicher und seelischer Erkrankungen im biologisch fortgeschrittenen Lebensalter, die in besonderem Maße zu dauernden Behinderungen und dem Verlust der Selbständigkeit führen, unter Anwendung der spezifischen geriatrischen Methodik in stationären Einrichtungen mit dem Ziel der Wiederherstellung größtmöglicher Selbständigkeit.

Unschwer ist in dieser normativen Definition die zentrale Bedeutung der Rehabilitation als Charakteristikum der Geriatrie zu erkennen.

Definiton der Autoren

Geriatrie ist das medizinische Fachgebiet für die Krankheiten und Behinderungen der älteren Patienten, die multidimensional in ihrer Gesundheit und Selbstpflege eingeschränkt sind.

Geriatrische Diagnostik muß neben der nosologischen Zuordnung der Krankheiten den Funktionszustand im Alltag quantifizieren und prognostisch bewerten. Wechselwirkungen zwischen den Bereichen Körper, Psyche, personelles und materielles Umfeld sowie die persönlichen Ziel- und Wertsetzungen der Patienten finden besondere Berücksichtigung.

Entsprechend diesem multidimensionalen diagnostischen Ansatz werden medizinische, pflegerische, therapeutische und soziale Interventionen interdisziplinär geplant und durchgeführt.

Deshalb ist Geriatrie rehabilitativ, integrativ und dialogisch strukturiert und vermeidet partikuläre Verengungen auf Methoden bzw. Organ- oder Körpersysteme.

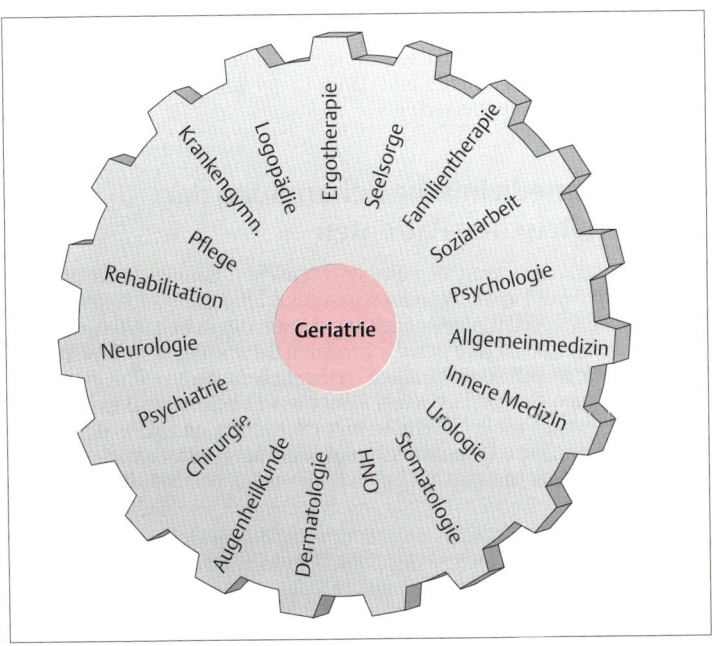

Abb. 1.4 „Geriatriezahnrad" als graphische Darstellung der Integration verschiedener Fachgebiete

Diese Definition macht einige Punkte deutlich, die bereits ausführlich erläutert wurden und hier als Abgrenzung zur Akutmedizin wegen ihrer Wichtigkeit noch einmal zusammengefaßt werden sollen:

– nicht nur Krankheiten, auch die Behinderungen/Funktionseinschränkungen liegen gleichwertig im Blickfeld und Aufgabenfeld der Geriatrie

– Geriatrie versucht vom Ansatz her die verschiedenen Dimensionen der Gesundheit in ihrer wechselseitigen Verflechtung zu erfassen: den körperlichen und psychischen Bereich sowie die physikalischen und personellen Umweltbedingungen

– Geriatrie ist kein segmentbezogenes Einzelfach, sondern erfaßt ganzheitlich die Wechselwirkungen gesundheitlicher Störungen, die akutmedizinisch in unterschiedlichen Teilgebieten behandelt werden.

– Der Stellenwert nicht-ärztlicher Berufsgruppen ist in der Geriatrie anders als in traditionell strukturierten Teilgebieten der Medizin. Nicht-ärztliche Berufsgruppen sind an den Entscheidungsprozessen von Diagnose und Therapie in höherem Maße beteiligt als in der Akutmedizin

– Geriatrie hat in der Diagnose, der Prognose und dem Behandeln von Alltagsfunktionen und damit in der Rehabilitation ihren zentralen Aufgabenbereich

Akutmedizinische Behandlung der geriatrischen Patienten

Akuterkrankungen des älteren Menschen können nach unserer Auffassung sowohl in akutgeriatrischen Abteilungen als auch in den traditionell organisierten Abteilungen der Akutmedizin behandelt werden. Daß auf jeden Fall „geriatrische" Prinzipien Beachtung und Anwendung finden sollen, ist selbstverständlich. Wir gehen davon aus, daß die spezifischen Belange der geriatrischen Patienten üblicherweise in geriatrischen Abteilungen mehr berücksichtigt werden können als in den anderen Fachabteilungen. Erkenntnisse und Methoden einer medizinischen Disziplin sind aber niemals auf einen Fachbereich beschränkt.

Es gehört zum Wesen der Medizin, Sonderentwicklungen einzelner Bereiche zu übernehmen, auf ihre Einsatzmöglichkeiten im eigenen Arbeitsfeld zu überprüfen und auf die eigenen Arbeitsverhältnisse anzupassen.

Nicht die bewährten medizinischen Fächer müssen sich legitimieren, ein neues Fachgebiet hat die „Bringepflicht", die Notwendigkeit der eigenen Existenz aufzuweisen. Ein neues Fach, und darum handelt es sich bei der Geriatrie, muß aufzeigen, wo ein bisher nicht gedeckter Bedarf besteht und muß nachweisen, daß es in der Lage ist, diesen Bedarf abzudecken. Die Geriatrie hat diese Aufgabe im Bereich rehabilitativer Geriatrie geleistet. Im Hinblick auf die „Akutgeriatrie" als eigene Organisationsform ist die Diskussion in vollem Gange. Daß geriatrische Erkenntnisse in allen Bereichen der Medizin Anwendung finden müssen, wird nicht ernsthaft bestritten. Die „Geriatrisierung der Medizin" ist nicht nur ein unausweichliches demographisches Phänomen, sondern eine wissenschaftliche und organisatorische Aufgabe der gesamten Medizin.

Daß die geriatrische Rehabilitation effektiver mit einer Akutgeriatrie zusammenarbeiten kann als mit den etablierten organorientierten Fächern, ist tägliche Alltagserfahrung der rehabilitativ arbeitenden Geriater.

Natürlich gibt es auch für geriatrische Patienten Bedarf für organspezialisierte Behandlung. Die Methoden, Ausbildungsgänge und Kenntnisse der verschiedenen medizinischen Fachbereiche sind so umfangreich und vielfältig geworden, daß sie weder personell noch technisch von einem Teilgebiet bewältigt werden können.

> **!** Die Spezialisierung der Medizin nach Organsystemen oder Methoden hat ihren Sinn und ihre bleibende Berechtigung. Sie ermöglicht eine umschriebene Tiefe der Kenntnisse und Perfektion von Fertigkeiten, die nur durch Konzentration auf ein enges Gebiet zu erreichen sind.

Dieses System der Segmentierung, der Einteilung des Körpers, der Krankheiten und damit des Patienten in verschieden Zuständigkeitsbereiche hat aber auch offensichtliche Gefahren und Schwachstellen und bringt damit oft Risiken und Schäden für den Patienten mit sich (s. Krankengeschichte S. 12 ff.). In ganz besonderer Weise gilt dies für den älteren Menschen, der so viele Erkrankungen, gesundheitliche Probleme, Funktionseinschränkungen und Normabweichungen gleichzeitig aufweist, daß eine selbstverständliche Zuständigkeit von einem Teilgebiet der Medizin nicht mehr gegeben ist.

> **!** Eine nach Körperorganen strukturierte Medizin wird dem geriatrischen Patienten nicht gerecht, weil sie die Wechselwirkungen der multiplen gesundheitlichen Defizite und Ressourcen nicht ins Auge faßt.

Es wird auch im Akutbereich auf eine präzise „Differentialplazierung" ankommen. Es ist zu entscheiden, ob der geriatrische Patient technisch hinreichend auf einer akutgeriatrischen Abteilung behandelt werden kann oder ob die besonderen Möglichkeiten eines anderen Fachgebietes, z.B. der Intensivmedizin, Kardiologie oder Gastroenterologie etc. benötigt werden.

In der Akutphase einer Krankheit wird die Zuständigkeit oft durch das vordergründig erkrankte Organsystem bestimmt. Die akut bedrohliche Erkrankung muß optimal erkannt und behandelt werden. Daß Diagnostik und Therapie in den Abteilungen erfolgt, die für dieses Organ, diese Erkrankung oder die erforderliche Therapie am besten ausgerüstet sind, ist das Recht eines jeden Menschen, auch eines älteren. Hier kann es keine 2-Klassen-Medizin geben, auch der alte Mensch hat Anrecht auf den vollen Einsatz moderner Medizintechnik!

Nach der Akutphase treten beim geriatrischen Patient aber immer mehr die beschriebenen Besonderheiten auf, jetzt braucht er eine besondere Form von rehabilitativer Medizin. Das erfordert neue Organisationsformen, speziell ausgebildete Mitarbeiter, andere diagnostische und therapeutische Methoden.

Die bisher vorgenommene Abgrenzung der Geriatrie von den nichtgeriatrischen Fächern der Akutmedizin ist erforderlich nicht wegen eines konkurrierenden Vergleiches, sondern um die unterschiedlichen Zielsetzungen klarzustellen.

Das relativ neue Fach Geriatrie muß sich konzeptionell und praktisch innerhalb des Fächerkanons der Medizin legitimieren und positionieren. Wir meinen, daß die Geriatrie, wie sie in den vorliegenden Texten beschriebenen wird, eine notwendige Ergänzung zu den anderen Fächern darstellt. Diese Geriatrie ist geeignet zu einer konstruktiven Zusammenarbeit mit etablierten Fächern, sie ist gesellschaftlich notwendig und hilfreich für viele Patienten.

2.   Prinzipien geriatrischer Diagnostik

Stellenwert der Diagnose in der Medizin

Eine Diagnose ist nach lexikalischer Definition das Erkennen und Benennen von Krankheiten. Sie entsteht als Ergebnis von Anamnese und Untersuchungen, als Schlußfolgerung aus den Beschwerden und Krankheitszeichen. In der Kommunikation über einen Patienten steht die Nennung der Diagnose ganz vorn. Scheinbar enthält die Diagnose die Essenz der relevanten Informationen. „Wir möchten eine Patientin mit einem akuten arteriellen Gefäßverschluß im rechten Bein zu Ihnen verlegen", lautet z. B. die erste Formulierung am Telefon bei einer Verlegung.

Am Anfang einer Krankheit steht natürlich keine fertige Diagnose, sondern ein gesundheitliches Problem, sichtbar als Abweichung vom Normalen. Patienten klagen über Schmerz, Schwindel, Übelkeit, Luftnot, allgemeine Schwäche. Sie sind blaß oder schweißig, ausgetrocknet oder haben Ödeme, sind unruhig, verwirrt, depressiv, paranoid oder bewußtseinsgetrübt, stürzen immer wieder, können nicht mehr sicher gehen, nicht aufstehen, sich nicht anziehen, sehen oder hören schlecht, verschlucken sich, husten, ringen nach Luft, lassen Urin und Stuhl unter sich oder weisen andere Abweichungen vom normalen Alltagsverhalten und Befinden auf. Die Einordnung von Beschwerden und Befunde in ein umfassendes System von Krankheiten nennt man „nosologische Diagnostik". Aufgrund dieser Einordnung erfolgt die Therapie.

Dieser Ansatz der naturwissenschaftlichen Medizin ist auch beim geriatrischen Patienten notwendig, er ist aber nicht ausreichend. Er genügt nicht, um die anstehenden Entscheidungen zu treffen und Interventionen zu planen. In der internationalen Gesundheitsforschung wird allgemein anerkannt, daß durch eine bloße Auflistung von Diagnosen der Gesundheitszustand eines Menschen nicht erfaßt werden kann.

! Eine Diagnose allein sagt nicht aus, wie krank jemand ist und welche Hilfe er braucht. Sie reicht nicht aus zur Entscheidungsfindung und Planung, wenn die *Folgen* von Krankheit und Alterungsprozeß im Mittelpunkt stehen.

Die Bedeutung der Diagnose ist auch in administrativen Zusammenhängen begründet. Die Kostenträger erfragen bei vielen Gelegenheiten die Diagnose als Legitimation medizinischen Handelns. Auf vielen Formularen wird nach der ICD-Nummer gefragt. Die ICD-Klassifikation (ICD = International Classification of Diseases) ist ein Diagnoseschlüssel, der alle Krankheiten systematisch erfaßt. Die ICD-Klassifizierung hat sich aus der Todesursachenstatistik von Pathologen entwickelt und spiegelt die klinische Wirklichkeit nicht hinreichend wieder. Funktionseinschränkungen und soziale Gesichtspunkte, Pflege und Rehabilitation werden sämtlich nicht berücksichtigt. Die Betonung liegt ganz auf der Gliederung nach Organsystemen.

Organdiagnostik im Fächerkanon der Medizin

In den historisch gewachsenen Strukturen der Medizin wird Krankheit vor allem auf der Ebene der Organe betrachtet. Den Organsystemen werden Spezialgebiete mit eigenen Organisationsformen zugeordnet. Diagnostik ist demnach zuerst Organdiagnostik. Diese Methode, Medizin in Organbereiche zu unterteilen und spezialisiert zu untersuchen und zu behandeln, hat sich zweifellos bewährt, stößt aber zunehmend an Grenzen. Die Spezialgebiete und ihre Subspezialitäten entwickeln starke zentrifugale Kräfte, die zu Kommunikationsproblemen zwischen den medizinischen Fächern führen und die Einheitlichkeit der Behandlung in Frage stellen. Die moderne Medizin befindet sich in der Gefahr *kameralistischen Denkens* (oder ist ihr bereits erlegen). „Kamera" ist die einzelne „Kammer". Wenn die betrachteten Phänomene primär innerhalb eines abgeschlossenen Bereiches aufeinander bezogen werden, und nicht die Beziehungen zu Phänomenen aus anderen Bereichen von Beginn an mitgedacht werden, werden die Schlußfolgerungen für den ganzen Menschen falsch sein, so richtig die Gedankengänge innerhalb der einzelnen „Kammer" auch sein mögen.

Die Begrenztheit einer starren Nosologie wird gerade in der Geriatrie mit ihren vielfältig vernetzten Gesundheitsproblemen deutlich. Zum einen ist die Situation des geriatrischen Patienten nach der Akutphase nicht monokausal auf eine Krankheit als Hauptursache zurückzuführen, zum anderen erfordern bleibende Krankheitsfolgen andere diagnostische und interventionelle Strategien.

Erweiterung des Diagnosebegriffes um einen problemorientierten Ansatz

Es gibt neben „Krankheiten" andere *pathologische Zustände*, die das Schicksal eines Patienten bestimmen. Tabelle 2.**1** listet verschiedene Kategorien gesundheitlicher Störungen auf, die in der Geriatrie eine Rolle spielen. Die Liste macht deutlich, daß viele gesundheitsrelevante Störungen nicht in Diagnosekategorien zu fassen sind. Im angelsächsischen Bereich ist der Ansatz verbreitet, eine *Problemliste* zu erarbeiten, die die aktuellen Probleme eines Patienten zusammenstellt, ohne diese gleich in ein *diagnoseorientiertes* Raster einzuordnen und damit bestimmte Lösungswege vorzugeben.

Tabelle 2.1 Kategorien von gesundheitlichen Störungen

Typ der gesundheitlichen Störung	Beispiele
physiologische Altersveränderungen	Minderung sensorischer Leistungen, kognitive Verlangsamung, Muskelabbau, Instabilität von posturalen Reaktionen, Herzleistung unter Belastung vermindert, Nierenleistung ↓, Lungenleistung ↓, Immunsystem ↓, Temperaturregulation ↓
akute Erkrankungen	Pneumonie, tiefe Beinvenenthrombose, Ileus, Gallenblasenentzündung, Herzinfarkt, Verwirrtheitszustand, akute depressive Reaktion
chronische Erkrankungen	Arthrose, KHK, Herzinsuffizienz, arterielle Hypertonie, Diabetes mellitus, Demenz
Exazerbationen von chronischen Erkrankungen	Angina pectoris, Exazerbation einer chron.-obstruktiven Bronchitis, aktivierte Arthrose
Unfälle	Frakturen, Schädel-Hirn-Traumen, Wunden, Intoxikationen, Brandverletzungen
unerwünschte Arzneimittelwirkungen	Überdosierung, Allergien, Nebenwirkungen, Compliance (zu viel, zu wenig oder falsch)
Einschränkungen von Organfunktionen	Visusminderung, Hörminderung, Kraftverlust, Gelenkschmerzen, Einschränkung von Gelenkbeweglichkeit
Einschränkungen von Alltagsfunktionen	Gehstörung, Inkontinenz, Schluckstörung, Kommunikationsstörung, Pflegebedürftigkeit
soziale Belastungen	Tod eines Ehepartners, familiäre Konflikte, ökonomische Probleme, Isolation, Vereinsamung, Umgebungswechsel
Umweltgefahren und -belastungen	kalte Wohnung, Treppenhaus ohne Fahrstuhl, enge Raumverhältnisse in der Toilette, schlechte Beleuchtung, Stolperfallen, unzureichende gesundheitliche Infrastruktur des Wohnortes

Krankengeschichte

Herr Schimkat (76 Jahre) hat seit langem ein „schwaches Herz". Sein Hausarzt hat ihm erklärt, daß die Luftnot nach einigen Treppenstufen und die Wassereinlagerungen in den Beinen, zu denen es manchmal kommt, auf das eingeschränkte Leistungsvermögen des Herzmuskels zurückzuführen seien. Herzinsuffizienz, lautet die medizinische Diagnose. Mit den verordneten Medikamenten ist eine deutliche Besserung eingetreten. Er kommt mit einer kurzen Pause ganz gut noch die 17 Treppenstufen zu seiner Wohnung hinauf, für kurze Wege zum Einkaufen und kurze Spaziergänge reicht es auch noch, wenn er langsam geht, viele Pausen macht und nicht zuviel tragen muß.

Ein Nachbar hat ihm erklärt, bei „Herzproblemen" käme es vor allem auf körperliche Schonung an. „Beim Herzen können die Ärzte gar nichts machen. Da hilft nur eins: Ruhe, Ruhe, nochmals Ruhe!"

Jetzt hat er aber wieder zunehmend mehr Probleme beim Treppensteigen und Spazierengehen. Er wird schneller müde und schneller kurzatmig. Er beschränkt seine Aktivitäten zunehmend auf die Wohnung und nimmt die Entwicklung klaglos als altersgegeben hin. Seine Frau, gebrechlich und kognitiv eingeschränkt, sieht der Entwicklung ebenfalls tatenlos zu. Der Hausarzt greift schließlich auf eigene Initiative hin ein und veranlaßt eine erneute Untersuchung beim Kardiologen. Diese ergibt, daß die Herzleistung im Vergleich zur früheren Untersuchung konstant geblieben ist. Eine Untersuchung der Lungenleistung ergab „den für sein Alter normalen Leistungsabfall". Von kardiologischer Seite keine neuen Erkenntnisse, Fortsetzung der bisherigen Therapie, so lautet die Schlußfolgerung des Kardiologen. Erst eine funktionsorientierte Befragung, die das Alltagverhalten offen zur Sprache bringt, ergibt eine Klärung der zunehmenden Verschlechterung. Herr Schimkat berichtet auf Nachfragen, daß die Muskelleistung insgesamt sich in den letzten Jahren merklich reduziert hat. Er bemerkt dies, wenn er etwas Schwereres tragen will. Dem Rat seines Nachbarn folgend, hat er sich „wegen des Herzens" weitgehend von jeder körperlichen Belastung ferngehalten und so seinen Trainingszustand kritisch reduziert. Aus diesem Trainingsverlust, dem allgemeinen Nachlassen der Muskelkräfte und der altersbedingten Einschränkung der Lungenleistung ergibt sich ein Summationseffekt, der zusammen mit der verminderten Herzleistung die funktionelle Verschlechterung erklärt.

Das Beispiels zeigt die Grenzen einer rein organbezogenen, „kardiologischen" Betrachtungsweise. Bei der Planung der Interventionen kommt es darauf an, ohne Überlastung des Herzens den Patienten zu einer angemessenen Lebensweise mit regelmäßigem körperlichen Training zu führen. Eine zu große Schonung würde den muskulären Abbau verstärken. Die Wichtigkeit der persönlichen Krankheitsverarbeitung wird deutlich, die durch vielfältige soziale Beeinflussungen mitbestimmt wird.

Eine Problemliste für Herrn Schimkat würde folgendermaßen aussehen:

1. Seit Monaten zunehmender Leistungsabfall bei körperlichen Anstrengungen, z. B. beim Treppensteigen.
2. Nachlassen der Kräfte bei subjektiven Maximalleistungen (z. B. Stuhl anheben).
3. Luftnot bei Belastung, die sich schnell bessert bei Belastungspausen.
4. Angst, sein „schwaches Herz" zu überlasten, deshalb starke körperliche Schonung.

5. 17 Stufen zur Wohnung, evtl. ohne fremde Hilfe an Wohnung gebunden.
6. Befolgt inadäquate Ratschläge aus dem Laiensystem.
7. Dissimulation.
8. Ehefrau ebenfalls alt und gebrechlich, kann wenig helfen, braucht
bald selbst Hilfe.

Geriatrisch-rehabilitative Diagnostik

Erst die multidimensionale Zusammenschau (Synopse) der bio-
psycho-sozialen Situation ergibt eine sinnvolle Entscheidungsbasis. Von
Anfang an muß die dynamische Wechselwirkung aller Komponenten gesehen werden.

Geriatrisch-rehabilitative Diagnostik ist nicht ausschließlich und in erster Linie	sondern eher
• ausgerichtet auf biologische Abläufe	• ausgerichtet auf Alltagskompetenz
• organbezogen	• ganzheitlich und multidimensional
• strukturbezogen	• funktionsbezogen
• krankheitsorientiert	• patientenorientiert
• partikulär-segmentbezogen	• generalistisch-vernetzend
• somatisch orientiert	• psychosozial orientiert
• ärztlich orientiert	• multidisziplinär
• ausgerichtet auf kurative Akutmaßnahmen	• ausgerichtet auf Rehabilitation, Langzeitbetreuung und Langzeitpflege.

Da im typischen geriatrisch-rehabilitativen Fall die steuernde Vorgabe
des akuten Organgeschehens fehlt oder diese Phase bereits abgeschlos-
sen ist, muß die Diagnostik von vornherein durch die persönliche Zielsetzung des Patienten und die möglichen Interventionen geleitet werden. Die klassische Indikation zur medizinischen Diagnostik ist die
Normabweichung. Wäre dies das einzige Kriterium, ginge der geriatrische Patient unter in einer Flut diagnostischer Manöver.

! Geriatrische Diagnostik ist vor allem an den Entscheidungen zum Patientenalltag orientiert, die in einer bestimmten Situation getroffen
werden müssen.

Natürlich steht grundsätzlich jede medizinische Diagnostik unter
diesem „therapeutischen Imperativ". Diagnostik sollte niemals nur
Selbstzweck oder rein wissenschaftliche Neugier sein, sollte auch nicht
vorwiegend unter dem wirtschaftlichen Interesse der Beteiligten gesehen werden. Es ist immer zu fragen, was die diagnostischen Erkenntnisse für das therapeutische Tun bedeuten. Die Entscheidungslage in der

rehabilitativen Geriatrie ist aber durch die Vielfalt der Zielsetzungen komplexer, da die anstehenden Entscheidungen sich nicht nur auf Organstörungen beziehen, sondern auf das „ganze Leben". Deshalb ist hier der Ansatz, von der anstehenden Entscheidung her die Diagnostik zu gestalten, besonders wichtig.

Ganzheitlichkeit und Multidimensionalität

Ganzheitliche Medizin ist ein vielzitiertes, aber unscharf gebrauchtes Schlagwort. Ganzheitlichkeit darf nicht verwechselt werden mit romantisch-verschwommenen Vorstellungen. Gute Geriatrie geht konkret bis ins kleinste Detail. Sie bezieht sich dabei aber „multidimensional" auf den „ganzen Menschen". Um dieses große Feld zu ordnen, ist eine Gliederung in verschiedene „Bereiche" oder „Dimensionen" gebräuchlich.

Die Einteilung kann folgendermaßen aussehen:
- körperlicher Bereich,
- psychischer Bereich,
- sozialer Bereich (Interaktionen mit personellem Umfeld),
- physikalische (materielle) Umweltbedingungen.

Diese „Bereiche" können jeweils auf zwei Ebenen betrachtet werden:
- auf der Ebene der zugrundeliegenden Strukturen und
- auf der Ebene der Funktionen.

Für den vielverwendeten Ausdruck „Funktion" ist eine begriffliche Klärung nötig. Die lexikalische Definition von „Funktion" lautet „Verrichtung, Tätigkeit, Leistung". Mit Funktion bezeichnen wir also die Aufgabe oder Leistung einer Struktur. Struktur ist das, was da ist, Funktion ist das, was die betrachtete Struktur tut.

! Es gibt keinen „funktionellen Bereich" neben dem körperlichen oder psychosozialen Bereich, sondern eine funktionelle Betrachtungsebene sowohl bei körperlichen als auch bei psychischen und sozialen Komponenten.

Nosologische Betrachtung auf der Strukturebene

Auf der strukturellen Ebene betrachten wir die Struktur der Organe und Organsysteme, die psychischen Strukturen, die sozialen Verhältnisse und materiellen Umweltbedingungen. Auf dieser Ebene denken wir „nosologisch", d.h. in einzelnen Krankheitseinheiten, die wir den Organen oder Strukturen zuordnen. Wir sprechen von einer chronischen Gelenkentzündung, einem Herzinfarkt, einem Hirninfarkt, eine Psychose, einer neurotischen Struktur. Wir führen die beobachteten pathologischen Phänomene auf Ursachen in den zugrundeliegenden Strukturen zurück, wir denken also ätiologisch (Krankheitsursache) und pathogenetisch (Regelhaftigkeit des Ablaufes der pathologischen Strukturveränderungen).

Wir beschreiben auf dieser Ebene die vorgefundenen Strukturen der sozialen Wirklichkeit :

- soziale Kontakte,
- private Pflegeressourcen,
- finanzielle Situation,
- Wohnungsverhältnisse,
- Infrastruktur der Wohnumgebung.

Neben der Beschreibung dessen, was da ist, müssen wir erfassen, was von den vorgefundenen Strukturen geleistet wird, also die Funktion.

Funktion auf Organebene und auf Alltagsebene

Je nach betrachteter Strukturebene variiert die Beschreibung der Funktion. Je nachdem, ob das betrachtete Objekt eine Körperzelle, ein Gewebe, ein Organ, ein Organsystem, ein Mensch oder eine soziale Gruppe ist, ändert sich die inhaltliche Bestimmung der Funktion. So ist es z.B. die Funktion einer Nervenzelle der Netzhaut, Lichtquanten in nervale Impulse umzuwandeln und in Richtung ZNS weiterzuleiten. Es ist die Funktion des Auges, ein verkleinertes Abbild der Umwelt auf der Netzhaut entstehen zu lassen. Es ist die Aufgabe des visuellen Systems eines Autofahrers, die relevanten Einzelheiten der Verkehrslage im Hinblick auf Entfernung, Richtung und Geschwindigkeit zu analysieren und dem Fahrer schnelle Reaktionen zu ermöglichen. Es ist im sozialen Kontext die Funktion des Busfahrers, 60 Fahrgäste sicher zur nächsten Bushaltestelle zu bringen

! Es ist sinnvoll und notwendig, den Begriff Funktion nach verschiedenen Betrachtungsebenen zu differenzieren. Die für die geriatrische Diagnostik wichtigsten Funktionsebenen sind Organfunktionen und Alltagsfunktionen.

Auf der Betrachtungsebene Organ/ Organsystem ist es die Funktion eines Gelenkes, Stabilität und Beweglichkeit schmerzfrei und sicher zu gewährleisten. Eine Bandlockerung oder degenerative Veränderungen der Gelenkstruktur (z.B. bei Arthrose) verschlechtern die Gelenkfunktion: ein Gelenk hat z.B. einen verminderten Bewegungsumfang, löst Schmerzen bei Bewegungen aus, oder ein Kniegelenk schlägt beim Gehen durch (= überstreckt sich). Das sind Funktionsbeurteilungen auf Organebene.

Auf der Alltagsebene sind bei entsprechender Ausprägung der Organfunktionsstörung Tätigkeiten gestört, über die ein einzelner verfügen muß, um einen selbständigen Alltag zu bewältigen: z.B. ist das Gehen unsicher, verlangsamt, schmerzhaft, Aufstehen oder Treppensteigen ist nicht mehr möglich, Anziehen und Waschen sind nicht mehr allein möglich. Das ist offensichtlich die Ebene, die in der Geriatrie eine große Rolle spielt.

Zusammenhang zwischen Struktur und Funktion

In der rehabilitativen Diagnostik suchen wir einen kausalen Zusammenhang herzustellen zwischen Struktur und Funktion. Beispiel: Die degenerative (arthrosebedingte) Veränderung der Gelenkstruktur verursacht Einschränkung, Instabilität und Schmerzen bei Gelenkbewegungen, daraus ergibt sich die Funktionseinschränkung bei den Alltagsaktivitäten. Allerdings gibt es auch Wechselwirkungen in die umgekehrte Richtung. Arthrotische Gelenkveränderungen werden durch fehlende oder falsche funktionelle Belastungen verstärkt.

> ! Wechselwirkungen zwischen Erkrankungen, Krankheitsfolgen und Altersveränderungen stellen ein Beziehungsgeflecht dar, das eine Minderung der Alltagsfunktion als gemeinsame pathologische Endstrecke hat.

Die Folgen einer Arthrose am Gelenk, dazu eine altersbedingte Abnahme der Muskelkraft und Lungenfunktion sowie eine teilkompensierte Herzleistungsschwäche führen gemeinsam dazu, daß ein Patient nicht mehr die 14 Stufen zu seiner Wohnung herauf- oder herunterkommt. Der dadurch bedingte Bewegungsmangel verstärkt den Muskelabbau und führt eventuell zur sozialen Isolation oder zu einer verspäteten Hilfe in Notsituationen.

Die Alltagsfunktion steht weiterhin im Wechselspiel mit physikalischen Umweltbedingungen, Persönlichkeitsmerkmalen und psychischem Erleben und Verhalten. So wird ein wehleidiger, empfindlicher Mensch anders mit seiner Funktionseinschränkung umgehen als eine willensstarke Person mit einer belastbaren Psyche. Ein ungünstiges Umfeld mit wenig sozialer Unterstützung und schwierigen Wohnraumverhältnissen modifiziert die entstehende Situation anders als eine sozial kompetente Familie unter idealen Wohnraumbedingungen. (vgl. Abb. 1.**3**, S. 13). Diese vernetzende Art zu denken ist der Königsweg der Geriatrie. Er muß von Anfang an beschritten werden, bereits bei der Strukturierung der Wahrnehmung und bei der Problemformulierung. Die Geriatrie verspielt eine große Chance, wenn sie ihre eigenen Gedankengänge erst im Nachgang zur klassischen Organmedizin gleichsam als Appendix hinten anhängt. Wenn erst nach der Organreparatur „ein bißchen Krankengymnastik zur Mobilisierung" undifferenziert verordnet wird oder nach Abschluß aller Entscheidungen der Sozialarbeiter (oder die Sozialarbeiterin) dafür sorgen soll, „daß der Patient irgendwo unterkommt", ist die Chance auf Ganzheitlichkeit bereits verspielt.

Geriatrie muß von Beginn an, also vom ersten Kontakt mit dem Patienten, in anderen diagnostischen Kategorien als die Organmedizin denken. Psychische und soziale Erwägungen, die funktionelle Betrachtungsweise einer Situation, Lebensplanung und ethische Einstellung des Patienten müssen bereits in die akutmedizinische Entscheidungsfindung mit einbezogen werden. Diese Gesichtspunkte dürfen nicht sekundär hinzugefügt werden, wenn die klassische Betrachtungsweise die Daten bereits selektiert und gewichtet und die Entscheidungen bereits getroffen hat.

! Nur ein Denken, das von vornherein (!) die Verflechtungen und Wechselwirkungen zwischen Körper, Psyche, sozialem und materiellem Umfeld ins Auge faßt, kann ganzheitlich oder multidimensional genannt werden.

Einbeziehung von Prognose, Interventionsmöglichkeiten und Zielsetzung

Rolle der Prognose

Die Wechselwirkungen der einzelnen Komponenten der gesundheitlichen Situation sind nicht statisch zu betrachten, sondern in ihrem dynamischen zeitlichen Ablauf. Zu der Betrachtung des zeitlichen Ablaufes gehört ein prognostisches Urteil, auch als Konditionalurteil unter Einbeziehung möglicher Interventionen (= was wird sein wenn. . ./ was verändert sich, wenn wir dies oder das tun ...).

Definition

Prognose bedeutet eine medizinisch begründete Aussage über den zukünftigen gesundheitlichen Verlauf einer Erkrankung oder Behinderung.

Eine Prognose ist unerläßlich für die weitere Planung. Eine Entscheidung über Rehabilitation kann nicht sinnvoll gefällt werden ohne prognostische Kenntnisse. Risiken und Chancen sind gegeneinander anzuwägen.
- Wie ist der vorhersehbare Verlauf einer schweren Erkrankung?
- Welche Komplikationen sind wahrscheinlich?
- Kann Besserung der Organerkrankung erreicht werden?
- Kann Besserung des Funktionszustandes erreicht werden?
- Ist das Lebensende so unmittelbar absehbar, daß eine Rehabilitation mit funktioneller Zielsetzung sinnlos wäre ?

Der Patient und seine Angehörigen brauchen die prognostischen Daten zur weiteren Lebensplanung. Eine Tochter, die ihre Mutter nur unter großen Belastungen für ihre Familie pflegen kann, ist vielleicht bereit, dies eine begrenzte Zeit zu tun, wenn das Lebensende unmittelbar absehbar ist. Für ihre eigene Zukunft wird es von großer Bedeutung sein, ob sie später das Bewußtsein hat, das Richtige für ihre Mutter getan zu haben.

Prognosen haben einen sehr unterschiedlichen Gewißheitsgrad. Wenn eine Prognose als Grundlage zu einer weitreichenden Entscheidung dient, müssen sich alle Beteiligten über die Unsicherheiten im klaren sein, die in jeder Prognose stecken. Die Unsicherheiten entheben uns aber nicht von der Pflicht, Prognosen zu erstellen und meist auch mitzuteilen. Interventionsentscheidungen und Therapieplanungen sind ohne Prognose nicht möglich.

Wenn wir nicht bewußt eine Prognose stellen und diskutieren, gehen wir unreflektierten prognostischen Annahmen auf den Leim.

Interventionsentscheidung und persönliche Zielsetzung

Unter Intervention ist jede bewußte Maßnahme aus dem pflegerischen, ärztlichen, therapeutischen oder sozialen Bereich zu verstehen, die den Ablauf der Ereignisse gestalten will. Auch das abwartende Beobachten ist im weiteren Sinn als Intervention zu verstehen.

Häufig wünschen Patienten oder Angehörige eine stationäre Rehabilitation, die aus fachlicher Sicht sinnlos, überflüssig, zu riskant oder sogar schädlich ist. Hier muß vermittelt werden, daß Nutzen und Risiko in einem Mißverhältnis stehen.

Krankengeschichte

Herr Leutner leidet an einem Multiinfarktsyndrom. Infolge der zahlreichen subklinischen vaskulären Schädigungen des Gehirns ist er emotional und kognitiv instabil. Er neigt bei Veränderungen seiner Umgebung zu Verwirrtheitszuständen mit aggressiven Durchbrüchen. Seine unverheiratete Schwester pflegt ihn kompetent und zuverlässig. Nach einer Fernsehsendung über eine geriatrische Rehabilitationsklinik wird der Hausarzt vom Sohn des Patienten, der weiter entfernt wohnt und der Entscheidungsträger der Familie ist, bedrängt, eine Rehabilitationsmaßnahme einzuleiten. Es erfordert viele Telefongespräche und einen umfangreichen Briefwechsel, um die vom Sohn angestrebte Rehabilitation zu verhindern, die voraussichtlich die stabile häusliche Situation nicht nur nicht gebessert, sondern mit großer Wahrscheinlichkeit destabilisiert und verschlechtert hätte.

Nur ein Zusammentragen und eine aktuelle Neubewertung aller verfügbaren gesundheitlich relevanten Daten ist geeignet, Interventionsentscheidungen zu fällen oder den Verzicht auf solche zu begründen. In der Regel sollte dies nicht von einer Instanz allein geleistet werden, möglichst alle Beteiligten sollten in diesen Prozeß einbezogen werden.

❗ Man muß viel wissen, um wenig zu tun.

Mögliche Interventionen sind keineswegs nur die klassischen medizinischen Therapien.

Die Liste möglicher Interventionen ist vielfältig:
- Indikationsstellung zur ambulanten ärztlichen Intervention
- Indikationsstellung zur weiterer Diagnostik
- Ärztliche Beratung und Information
- Einweisung in ein Akutkrankenhaus
- Einleitung ambulanter, teilstationärer oder stationärer Rehabilitation
- Einleitung ambulanter, teilstationärer oder stationärer Pflege
- Differentialverordnung von versorgender Pflege versus rehabilitativer Pflege
- Verordnung von Medikamenten
- Indikationsstellung und Durchführung von Operationen und interventionellen Eingriffen
- Indikationsstellung und Durchführung von psychotherapeutischen Maßnahmen
- Verordnung und Anpassung von Hilfsmitteln
- Verordnung und Durchführung von funktionell-übenden und physikalischen Therapiemaßnahmen
- Veränderungen von Ernährungs- und Trinkverhalten
- Wohnungsumbau, -anpassung.
- Einleitung und Durchführung von juristischen Maßnahmen
- Beratung über und Einleitung von sozialen Begünstigungen/Erleichterungen
- Einleitung von Haushaltshilfen
- Entscheidung zu abwartendem Beobachten.

Diese Interventionsmöglichkeiten müssen bereits bei der Diagnostik mitgedacht werden. Nicht ins Blaue hinein, sondern auf die möglichen Interventionsmöglichkeiten hin wird untersucht.

Geriatrische Interventionen außerhalb der Akutphase können ohne den Patinten selbst und seine Angehörigen nicht geplant werden. Zu den Zielen, auf die hin gefragt und untersucht und dementsprechend geplant wird, gehören auch die Zielvorgaben, die der Patient und seine Angehörigen haben.

❗ Lebensplanung und Zielsetzungen des Patienten gehören in die geriatrische Diagnostik.

Alltag als diagnostische Aufgabe

Die Arena, in der alle pathologischen Veränderungen bedeutsam werden, ist der Alltag. Geriatrie muß diagnostische Fragen stellen, die den Alltag klären und beeinflußbare Größen aus jedem Bereich erkennen lassen.

Welche Alltagstätigkeiten führt ein Patient selbständig aus?

Wie stark schwankt er in seinen Leistungen?

Wobei braucht er Hilfe? Wieviel? Wie oft?

Welche Hilfe steht ihm in seinem personellen Umfeld zur Verfügung?

Wie geeignet ist sein Wohnungsumfeld im Hinblick auf seine Behinderungen?

Durch welche Maßnahmen ist seine Alltagskompetenz zu bessern?

Wie reagiert er auf körperliche und psychische Belastungen?

Wie reagiert er auf fremde Menschen oder auf fremde Umgebung?

Welche Hilfsmittel hat er und wie setzt er sie ein?

Wie ist sein persönliches Lebenskonzept, Rollenverständnis, Selbstwertgefühl?

Wie ist die Einstellung seiner Angehörigen zu seiner Lebenssituation?

Die Fragen laufen neben den Möglichkeiten traditioneller medizinischer Maßnahmen auf drei Kernfragen zu:

- Ist Rehabilitation angezeigt?
- Wird pflegerische Hilfe benötigt? Welche Art von Pflege ist sinnvoll?
- Kann der Patient in seinem bisherigen Umfeld weiterleben?

Die Entscheidung über den Lebensort des Patienten wird oft mit der sprachlich gewöhnungsbedürftigen Kurzformel „Plazierung" (placement) bezeichnet. Art und Umfang der Pflege meint das Spannungsfeld zwischen rehabilitativer und versorgender Pflege.

Der diagnostische Prozeß, der aus einer schier unübersehbaren Fülle von Informationen Struktur und Ordnung schafft und zu rationalen Entscheidungen hinführt, wird geriatrisches Assessment genannt (Assessment = Beurteilung).

3.   Geriatrisches Assessment

Definitionen des Geriatrischen Assessments

Die Konsensus-Kommission des National Institute of Aging definierte 1988 funktionelles Assessment als „Beurteilung der Fähigkeit eines Patienten, in der Arena des Alltags zu funktionieren" (to function in the arena of everyday living). Dabei wurde die medizinische Entscheidungsfindung ausdrücklich in den Assessmentprozeß eingeschlossen.

Definition

Geriatrisches Assessment ist die Bezeichnung für den diagnostischen Prozeß in der Geriatrie. Es ist eine multidimensionale Gesamterfassung und Bewertung der gesundheitlichen Situation eines Patienten. Assessment erfaßt, gliedert und bewertet körperliche, psychische und soziale Komponenten sowie Daten zum physikalischen Umfeld.
Die Wechselwirkungen von Krankheiten, Behinderungen und altersassoziierten Veränderungen werden herausgearbeitet mit dem Ziel, medizinische, pflegerische, therapeutische und soziale Interventionen zu planen und in ihrem Verlauf zu kontrollieren.

Assessment enthält
- eine quantifizierende Funktionsdiagnostik (Organfunktionen und Alltagsfunktionen)
- pflegerische Diagnostik über Kompetenz und Hilfebedürftigkeit bei der Selbst- und Fremdpflege
- eine überprüfbare Prognose der Rehabilitationsmöglichkeiten
- die Erfassung von ethischen Wertvorstellungen und persönlicher Lebensplanung und
- die gemeinsame Erarbeitung eines individuellen Zieles.

Durchführung und Inhalt des Assessments unterscheiden sich erheblich je nach Zielsetzung und Umgebung, in der es stattfindet. Es gibt verschiedene Stufen des Assessments, von einer eher gesundheitspolitisch orientierten Screeninguntersuchung ganzer Bevölkerungsgruppen auf der „gröbsten" Ebene („case finding") über ein Assessment zur Klärung der Rehabilitationsindikation bis hin zu einem umfassenden Maximalassessment vor und während einer Rehabilitation zur konkreten Therapieplanung.
Im Rahmen einer Screeninguntersuchung (to screen = durchsieben) hat das Assessment die Aufgabe, aus einer Untergruppe der Bevölkerung Personen mit besonderem Risiko und besonderen Interventionsmöglichkeiten und -notwendigkeiten herauszusuchen.

Im Akutkrankenhaus oder in der Tätigkeit des Hausarztes hat das Assessment unter anderem die Aufgabe, die Indikation zur Weiterleitung des Patienten in spezielle geriatrische Behandlung zu klären.

Im Rahmen einer bereits eingeleiteten Rehabilitation muß das Assessment darüber Auskunft geben, welche Therapien und Maßnahmen in welchem Umfang anzuwenden sind und wie diese dem Verlauf angepaßt werden müssen. Aus diesen ganz unterschiedlichen Fragestellungen ergeben sich verschiedene Vorgehensweisen. Je nach „Setting", in dem das Assessment durchgeführt wird, sind zeitliche, apparative und personelle Voraussetzungen unterschiedlich.

> Art und Umfang des Assessments sind abhängig von den Fragen, die zu klären sind. Es gibt kein „ideales", für alle Situationen verbindliches Assessment. Je nach Zielsetzung besteht ein Assessment aus unterschiedlichen Elementen und hat einen unterschiedlichen Detailliertheitsgrad.

Bei unserer Darstellung erscheint es sinnvoll, von einer sehr detaillierten Stufe des Assessments auszugehen. Alle anderen Formen sind letztlich durch Praktikabilitätsgesichtspunkte erzwungene Reduzierungen. Je mehr von der detaillierten Stufe bekannt ist, desto sinnvoller kann auf praktische Belange hin gekürzt werden.

Vier Bereiche des Assessments und ihre Unterkategorien

Im Sinne einer multidimensionalen Diagnostik muß jedes umfassende Assessment
- den physikalisch-körperlichen Bereich,
- den psychischen Bereich,
- das personelle und
- materielle Umfeld

mit den jeweiligen Untergliederungen abbilden.

Alltagsfunktionen basieren immer auf einem Zusammenspiel von mehreren dieser Bereiche, Funktionsdiagnostik stellt also eine integrierte Zusammenschau von körperlichen und psychosozialen Elementen dar. Tabelle 3.**1** bietet eine Zusammenstellung und Gliederung von Punkten, die in einem umfassenden geriatrischen Assessment auftauchen müssen.

Jede Zusammenstellung dieser Art ist eine persönliche Selektion der Autoren, und damit abhängig von deren Arbeitsfeld und Arbeitsstil. Eine Entscheidung für ein bestimmtes Diagnostikinstrument bedeutet nicht automatisch die Zurückweisung eines anderen.

In unserer Klinik werden zu wichtigen Unterpunkten (z.B. ADL) allgemein anerkannte Meßinstrumente verwendet, soweit diese zur Verfügung stehen. Dies ist Voraussetzung für eine Vergleichbarkeit mit

Tab. 3.1   Gliederung des Geriatrischen Assessment

Körperlicher Bereich

Körperliche Organbefunde	– klassische ärztliche Anamnese und Befunderhebung incl. Sichtung der bisherigen Krankengeschichte durch persönliche Rücksprache und Zusammentragen der Unterlagen – neben den üblichen Untersuchungen von AZ, Vitalwerten, Haut, Herz-Kreislauf, Lunge, Abdomen incl. Harn- und Geschlechtsorganen, Bewegungsapparat und Nervensystem – Berücksichtigung von typisch geriatrischen Problemen: Mundhöhle, visuelles System, auditives System, Propriozeption, Kraft, Schmerzen, Decubiti, Kontrakturen, Ödeme, Ausscheidungsorgane, Exsikkosezeichen/ Volumenmangel. Bewegungsstörungen (Paresen, Rigor, Tremor, Apraxien), Stürze.

Funktionelles Assessment

Funktionseinschränkungen auf Organebene	besondere Berücksichtigung der Belastungsgrenzen vor allem von Muskeln, Stützapparat und kardiopulmonalem System, Kreislauf unter Orthostasebelastung, nach und während körperlicher Belastung und postprandial. Bewegungsausmaße der Gelenke, Kraftgrade der Muskulatur, ggf. Spastikbeurteilung auf Gelenkniveau.
Funktionseinschränkungen auf Alltagsebene = Selbständigkeit bzw.	motorisch-funktionelles Assessment: Motorik Rumpf und Gliedmaße. Lokomotion, Koordination, Gleichgewichtsreaktionen, Sturzgefahr. Schluck- und Eßstörungen. Kontinenz von Urin *und Stuhl*; sonstige ADL und IADL; Einstufung nach dem Pflegeversicherungsgesetz
bisherige Pflege	Umfang der bisher durchgeführte Pflege, pflegerische Details der bisherigen Pflege, Qualität der bisherigen Pflege
Verhältnis von funktionellen Ressourcen und Potentialen zu Alltagsleistungen	Kapazität versus tatsächlicher Alltagspraxis (Was könnte sie/er jetzt schon tun? Was tut sie/er momentan? Was kann sich entwickeln?)

Tab. 3.1 Fortsetzung

Psychischer Bereich

Vigilanz u. Aufmerksamkeit	Klinische Beurteilung und Psychopathometrie, Beachtung der Fluktuation.
Gedächtnis und Orientiertheit	Klinische Beurteilung (incl. bei Pflege und Therapie), Lernvorgänge im Alltag, Adaptation an Umgebungswechsel. Fluktuation beachten. Psychopathometrische Untersuchungen im Verlauf.
Wahrnehmung und Sensomotorik	Sensorische sowie neuropsychologische Störungen (wie Neglect, Pusher-Syndrom, räumlich-konstruktive Störungen, Apraxien).
Denken und Urteilsfähigkeit	Beurteilung der eigenen Lebenssituation. Angemessene Planung auf reale Möglichkeiten hin.
Affekte	Depression, Angst, Frustrationstoleranz, Aggressivität incl. Fluktuation / Tagesschwankungen. Beeinflußbarkeit durch funktionelle Fortschritte, Gesprächsmaßnahmen und/oder Psychopharmaka.
Produktive Symptome	Wahnvorstellungen, Halluzinationen, zwanghafte Ideen.
Kommunikation	Sprech- und Sprachstörungen (expressive Möglichkeiten, Sprachverständnis), kommunikative Ersatzstrategien.
Kooperation	motivationale Gesichtspunkte, Kooperationsfähigkeit. Gesundheitsrelevante Persönlichkeitsmerkmale: Versorgungshaltung, regressive Tendenzen, Neigung zur erlernten Hilflosikeit.
Individuelle Wertungen	Persönliche Lebensplanung und Zielvorstellungen des Patienten. Stellung zu finalen Maßnahmen; ethische Wertungen; religiöse Einstellung.

Personelles Umfeld

Sozialanamnese	Biographische Daten (Verlusterlebnisse), soziale Rolle, Daten zu Berufslaufbahn und Familiengeschichte; Tagesgestaltung (Sexualität, Spiritualität, Hobbys)

Tab. 3.**1**   Fortsetzung

Personelles Umfeld

Private soziale Unterstützungssysteme	Pflegeressourcen der Angehörigen, Freunde, Nachbarn. Erforderliche Schulung und Schulungsbereitschaft der Pflegenden. Familiäre Rollenverteilung und familiäre Psychodynamik, Paternalisierungstendenzen, überprotektives Verhalten.
Professionelle ambulante Hilfsdienste	Sozialstation, Essen auf Rädern, Selbsthilfegruppen, Kontakt zum Hausarzt, Haushaltshilfen. (Verfügbarkeit und Akzeptanz)
Soziale Kontakte	Frequenz und Qualität der sozialen Beziehungen
Juristische und administrative Regelungen	Betreuung, Vollmachten, soziale Vergünstigungen
Nichtmedikamentöse Therapien (Logopädie, ET, KG etc.)	Bisher durchgeführte Therapien, bisherige Kooperation und erzielte Effekte

Materielles Umfeld

Analyse der Wohnumgebung	Stolperfallen, Hindernisse, Engstellen, Treppen, Beleuchtung, Telekommunikation, Heizung; bisherige Adaptation an Behinderung; mögliche und erforderliche Adaptation
Finanzielle Ressourcen	Vermögen, Einkommen, Unterstützung durch Angehörige
Infrastruktur des Wohnortes	Verfügbarkeit von ärztlicher, pflegerischer und therapeutischer Betreuung; öffentliche Verkehrsmittel, soziale Angebote. Selbsthilfegruppen
Medikamentöse Therapien	Allergien, bisherige unerwünschte Arzneimittelwirkungen inkl. Augentropfen und Selbstmedikation (Schmerz-, Abführ-, Schlaf- und Beruhigungsmittel). Alkohol, evtl. Nikotin; Compliance; manueller und kognitiver Umgang mit Medikation.
Hilfsmittelversorgung	Vorhandene Hilfsmittel, Compliance/Benutzungsgrad, Folgeschäden von Hilfsmittelbenutzung. Brille, Umgang mit Hörgerät, Umgang mit Gebiß.
Nahrungsaufnahme	Flüssigkeit, Vitamine, Mineralien. Zubereitung, Einkaufen, evtl. finanzielle Einschränkungen

anderen Kliniken. Einige Skalen und Testverfahren wurden von uns aus dem Englischen übersetzt. Wir beschreiben – von wenigen Ausnahmen abgesehen – nur Meßverfahren, mit denen wir persönliche Erfahrungen haben. Einige der beschriebenen Meßinstrumente wurden in unserer Klinik an die besonderen Bedingungen der geriatrischen Rehabilitation adaptiert oder in Einzelfällen (Transferskala) neu entwickelt.

Verwendung von Assessmentwerkzeugen

Assessmentwerkzeuge sind Meßinstrumente, die die Datenerhebung objektiv nachvollziehbar machen und eine einheitliche Bewertungsgrundlage schaffen.

Die Ergebnisse der *Meßvorgänge* dürfen auf keinen Fall mit dem Ergebnis des *Assessments* verwechselt werden. Sie stellen lediglich eine *Grundlage* für die anstehenden Bewertungen dar. Die standardisierten Meßergebnisse müssen durch die klinische Beobachtung ergänzt und auf Relevanz geprüft werden.

Ein Assessment besteht somit aus der Anwendung einer Reihe von Assessmentwerkzeugen, ihrer Ergänzung durch klinische Beobachtungen und in einer zusammenfassenden Bewertung. Daraus ergibt sich die Planung therapeutischer Maßnahmen. Die kontinuierliche Verlaufskontrolle dient der Anpassung der Interventionen an den Veränderungsprozeß.

Je nach Zielsetzung sind die Assessmentwerkzeuge unterschiedlich. Barber und Kollegen haben 1980 in Glasgow ein Programm zum präventiven Screening älterer Patienten durchgeführt. Dies bestand in einem Brief, der an alle Älteren geschickt wurde, teilweise an ihrem Geburtstag, und der folgende Fragen enthielt:

1. Leben Sie allein?
2. Sind Sie in einer Situation, keinen Angehörigen zu haben, auf den Sie sich bei Hilfsbedürftigkeit verlassen können?
3. Brauchen Sie Hilfe bei der Hausarbeit und beim Einkaufen?
4. Gibt es Tage, an denen Sie nicht in der Lage sind, sich eine warme Mahlzeit zuzubereiten?
5. Sind Sie durch ihre schlechte Gesundheit an die Wohnug gebunden?
6. Gibt es irgendein gesundheitliches Problem, um das Sie sich noch kümmern müssen?
7. Haben Sie ein Problem mit den Augen oder dem Sehen?
8. Haben Sie irgendwelche Schwierigkeiten mit dem Hören?
9. Sind Sie im vergangenen Jahr im Krankenhaus gewesen?

Wer eine dieser Fragen mit „Ja" beantwortete oder den Brief nicht beantwortete, wurde von einem Arzt oder Mitarbeiter des Gesundheitsdienstes besucht. Der Sinn dieses brieflichen Assessments war, Risikogruppen zu identifizieren und für weitere Aktionen auszuwählen. Dazu genügten diese einfachen Fragen und die Bewertung, daß bereits eine Ja-Antwort die Wahrscheinlichkeit des Interventionsbedarfs erhöhte.

Klassische ärztliche Untersuchungen

Einführung

Zu jedem vollständigen Assessment gehört die klassische ärztliche Diagnostik, die sich auf den körperlichen und psychosozialen Bereich erstreckt.

Zur ärztlichen Untersuchung gehört:
- Sammlung und Sichtung vorliegender Daten,
- Anamneseerhebung,
- Revision der Medikation,
- körperliche Untersuchung,
- technische Untersuchungen,
- Funktionsbeurteilung,
- Untersuchung der Psyche (Kognition/Affekte/Antrieb und Willensbildung),
- Revision des Hilfsmitteleinsatzes,
- Untersuchung des sozialen Umfeldes.

Der Arzt leitet und koordiniert das gesamte Assessment, es gibt für ihn also keinen Bereich, für den er nicht zuständig ist. Ein geriatrisch ausgewiesener Arzt muß Detailkenntnis von allen Untersuchungsverfahren des Assessments haben, er muß sie zuletzt zusammenfassend bewerten und verantworten. Über die Verordnung von weiteren ärztlichen Maßnahmen, Medikamenten, Pflege, Therapien, Hilfsmitteln und die Begutachtung für versicherungsrechtliche und juristische Schritte sowie die Einleitung sozialer Vergünstigungen steuert er Planung und Durchführung aller Interventionen. Ob vor diesem rechtlich fixierten Hintergrund das Reden vom „therapeutischen Team" bloßes Lippenbekenntnis bleibt, ist in der Praxis schnell zu erkennen. Die Qualität des Assessments hängt aber wesentlich davon ab, daß sich der Arzt als Mitglied eines Teams erlebt. Die genaue Aufgabenverteilung bei der Durchführung ergibt sich aus dem institutionellen Rahmen, in dem das Assessment durchgeführt wird.

Für alle ärztlichen Untersuchungen gilt, daß die altersbedingten Körperveränderungen, Erkrankungen und Lebensbedingungen besonders beachtet werden müssen. Da die ärztliche Untersuchung traditionellerweise ausführlich dargestellt wird, beschränken wir uns hier auf die paradigmatische Darstellung von einzelnen Details, die für alle Berufsgruppen des therapeutischen Teams wichtig sind.

Die Blutdruckmessung beim geriatrischen Patienten ist sicher unvollständig, wenn sie nicht beidseits erfolgt, außerdem nach dem Aufstehen (sofort und nach 1, 2 und 3 Minuten), nach dem Essen und bei und nach körperlicher Belastung. 24-Stunden-Langzeitmessungen bieten oft therapieentscheidende Hinweise. Auch die Selbstmessung zur Vermeidung des „Weißen-Kittel-Hochdrucks" ist sinnvoll, falls die mentalen, sensorischen und manuellen Fähigkeiten ausreichen.

Die Herzfrequenz ist nicht nur wegen der häufigen Arrhythmie von besonderer Bedeutung. Eine „Frequenzstarre", also der fehlende oder unzureichende Frequenzanstieg unter Belastung, ist von großer prognostischer Wertigkeit (autonome Neuropathie).

Die Messung der Körpertemperatur muß auch die Diagnose Hypothermie (= Untertemperatur < 35 °C) erfassen können, die üblichen Thermometer reichen also nicht aus.

Wegen der häufigen Probleme mit Sehen und Hören beanspruchen Auge und Ohr besondere Aufmerksamkeit (vgl. Kapitel 8, S. 362 ff.). Die im Alter häufig veränderte Pupillengröße und -reaktion muß gekannt werden, auch ein erhöhter Augeninnendruck sollte bemerkt werden (eventuell Tonometrie), vor allem wenn Medikamente mit anticholinerger Wirkung verabreicht werden.

Die Exsikkosezeichen sind wichtig: Die trockenen Schleimhäute der Zunge täuschen bei Mundatmung oft eine Exsikkose vor. Auch das verzögerte Verstreichen einer Hautfalte gibt wegen der Altersveränderungen der Haut oft wenig Aufschluß. Ein Palpieren der Achselhöhlen auf Schweiß ist ein zuverlässigeres klinisches Zeichen, das in einer Untersuchungsreihe eine hohe Zuverlässigkeit bewiesen hat. Die Untersuchung des Achselschweißes eignet sich sowohl zum Ausschluß einer Exsikkose (bei feuchten Achseln) als auch als Hinweis auf eine Exsikkose. Entsprechende Laboruntersuchungen (Harnstoff, Kreatinin, Natrium, Hämatokrit) können den klinischen Verdacht dann verifizieren oder falsifizieren. Soweit einige Beispiele für altersabhängige Besonderheiten der körperlichen Untersuchung.

Es ist erforderlich, durch häufige Untersuchungen persönliche Erfahrungen bei der Untersuchung geriatrischer Patienten zu gewinnen. Es ist deutlich schwerer, aus einer Fülle von Veränderungen klinisch bedeutsame herauszufinden als an einem gesunden Körper eine isolierte Veränderung zu untersuchen.

> **!** Beim geriatrischen Patienten ist oft eine mehrfache Wiederholung der Untersuchung nötig, um Veränderungen im Zeitverlauf zu erkennen.

Spezielle Bewegungsstörungen

Bewegung ist das A und O der Rehabilitation. Deshalb werden einzelne Bewegungsstörungen ausführlicher dargestellt:
- Paresen,
- Rigor,
- Tremor,
- Apraxien.

Paresen

Parese (= Lähmung) ist der Verlust der Fähigkeit, Muskeln willentlich geordnet und kraftvoll zu kontrahieren. Die klinische Unterscheidung der einzelnen Pareseformen orientiert sich am Muskeltonus, am Ort der Schädigung und an der zugrundeliegenden Erkrankung.

Manchmal wird begrifflich zwischen „Parese" = Verminderung der Kraft und „Paralyse" = völliger Aufhebung der Kraft unterschieden.

Mit **Muskeltonus** wird die Restinnervation des willkürlich *entspannten* Muskels bezeichnet, klinisch feststellbar durch den Widerstand des Muskels gegen passive Dehnung.

Zu einer **Kraftlosigkeit durch Inaktivitätsatrophie** der Muskeln kommt es bei einer Immobilisierung, lokal z.B. bei Ruhigstellung einer Gliedmaße im Gips oder generalisiert durch längere Bettruhe. Hier spricht man üblicherweise nicht von „Parese", weil die Störungsursache nicht im Neuron liegt. Grundsätzlich sind zwei Pareseformen voneinander zu unterscheiden, die periphere und die zentrale. Klinisch unterscheiden sie sich durch den Muskeltonus.

Zu einer **schlaffen Parese** kommt es bei einer Schädigung des peripheren motorischen Neurons, dessen Zellkörper im Vorderhorn des Rückenmarks liegt. Sie besteht in Kraftverlust, Erlöschen oder Abschwächung der Muskeleigenreflexe und Fremdreflexe und ist gefolgt von einer Muskelatrophie.

Eine **spastische Parese** entsteht, wenn die motorische Leitungsbahn auf ihrem Weg von der Hirnrinde zur Vorderhornzelle geschädigt wird. Bei den meisten Läsionen der zentralen Nervenzellen (= oberhalb der motorischen Vorderhornzelle) entsteht nach einer initialen Phase der schlaffen Lähmung eine spastische Parese.

Es gibt jedoch auch **zentrale Lähmungen**, die nicht zur Spastik führen. Die seltene Erkrankung der Hemiatrophia cerebri, bei der nur die Zellen der Pyramidenbahn in der Hirnrinde geschädigt werden, führt zu einer schlaffen Parese. Kleinhirnläsionen führen zu einer gleichseitigen Parese mit herabgesetztem Muskeltonus.

> **!** Jede spastische Parese ist eine zentrale Parese, nicht jede zentrale Parese ist jedoch spastisch.

Die am häufigsten benützte **Graduierung der Paresen** des British Medical Council teilt den erhaltenen Kraftgrad in 6 Stufen ein:

0 – keine Muskelaktivität,
1 – Muskelkontraktion sichtbar oder fühlbar, keine Bewegung der Gliedmaße
2 – Bewegung nur unter Aufhebung der Schwerkraft möglich
3 – Anheben der Gliedmaße gegen Schwerkraft möglich,
4 – Bewegung gegen leichten Widerstand möglich,
5 – normale Kraft.

Diese Skalierung eignet sich nicht zur Einschätzung einer spastischen Parese, weil dort zum Kraftverlust andere motorische Störungen hinzukommen und die spastischen Phänomene durch Widerstand verstärkt werden.

Die **periphere Parese** ist durch folgende Merkmale gekennzeichnet:

1. herabgesetzter Muskeltonus,
2. Verminderung der Kraft,

3. Abschwächung oder Aufhebung der Muskeleigenreflexe,
4. Abschwächung der Fremdreflexe entsprechend dem Lähmungsgrad,
5. Fehlen pathologischer Reflexe,
6. Entwicklung einer Muskelatrophie.

> ❗ Die sogenannte „spastische Parese" kann nicht allein und nicht einmal in erster Linie durch eine Kraftminderung beschrieben werden.

Spastik ist eine komplexe Form der Bewegungsstörung nach Schädigung zentraler Anteile der motorischen Leitungsbahnen mit folgenden charakteristischen Eigenschaften:

1. In willkürlich entspannten spastischen Muskelgruppen ist bei passiver Dehnung ein geschwindigkeitsabhängig erhöhter elastischer (federnder) Widerstand festzustellen. Das Ausmaß der Spastik ist stark abhängig von der inneren und äußere Reaktionslage, von allgemeiner körperlicher und seelischer Anspannung, von Körperpositionen, Temperatur, Schmerzen und anderen sensorischen Reizen.
   Wenn die Spastik nicht stark ausgeprägt ist, kann durch entsprechende Lagerung eine völlige Entspannung der Muskulatur erreicht werden, bei der auch elektromyographische Messungen keine Aktionspotentiale nachweisen.
2. Statt gezielter, zeitlich und örtlich aufeinander abgestimmter Bewegungen der verschiedenen beteiligten Muskeln kommt es beim Versuch willkürlicher Bewegungen zu nicht-selektiven Massenbewegungen, bei denen auch Muskelgruppen innerviert werden, die nicht zur zweckmäßigen Bewegung beitragen. Die „Rekrutierung", also das Heranziehen von Muskelfasergruppen zu einer Bewegung durch das Nervensystem, ist nicht gezielt (= selektiv) genug. Neben einer fehlerhaften örtlichen Begrenzung auf die erforderlichen Muskelgruppen ist auch der zeitliche Ablauf der Muskelinnervation gestört. Die Muskeln können nicht schnell genug entspannt werden. Mit anderen Worten ist die örtliche und zeitliche Rekrutierung der Muskelfasern fehlerhaft.
   Je nach individueller Schädigung läuft die spastische Massenbewegung in stereotypen, gleichbleibenden Mustern ab, im Bereich der Arme meist in Beugesynergien und im Bereich der unteren Extremitäten als Strecksynergien.
3. Bei körperlichen Anstrengungen kommt es zu unwillkürlichen, nicht unterdrückbaren Mitbewegungen in Form von Massensynergien (spastischen Massenbewegungen) an Körperabschnitten, die an der intendierten Bewegung nicht direkt beteiligt sind. Diese motorischen Bewegungen werden „assoziierte Reaktionen" genannt. Sie treten auch bei vegetativen Reaktionen wie Husten oder Niesen auf.
4. Spastische Muskelgruppen haben erhöhte Muskeleigenreflexe, sie reagieren auf Dehnungsreize allgemein mit Tonuserhöhung.

5. Es kommt bei spastischen Paresen zu pathologischen „Pyramidenbahnzeichen" wie dem Babinski-, Trömner- oder dem Rossolimo-Zeichen.
6. Oft ist auch ein Kraftverlust festzustellen, der aber in seinem Ausmaß wegen der beschriebenen komplexen Bewegungsstörungen wechselhaft ist und dann nur schwer zu beurteilen ist.
7. Spastische Paresen führen nicht zu Muskelatrophien, jedoch zu Kontrakturen und trophischen Störungen.

Bei allen Paresen ist das **örtliche Verteilungsmuster** zur diagnostischen Einordnung wichtig.

Bei den zentralen Paresen (1. Motoneuron) unterscheidet man neben einem diffusen (multiplen) Befall *Hemi*paresen, bei denen die Bewegungsstörung in der linken oder rechten Körperhälfte besteht, und *Para*paresen, bei denen die untere Körperhälfte betroffen ist.

Eine *Tetra*parese umfaßt dann alle vier Extremitäten.

Krankengeschichte

Herr Kirchmeier (69 Jahre) ist ein sportlicher, aktiver Mann und stolz darauf, daß er sich 3 Monate nach seinem Apoplex wieder aus eigener Kraft mit Hilfe eines Bettbügels aus dem Liegen im Bett hochziehen kann. Bei dieser Anstrengung geraten jedoch unwillkürlich Arm, Hand und Finger der rechten Seite in eine Beugung, das rechte Bein streckt sich in Hüfte, Knie und Sprunggelenk, der Fuß geht in eine Supinationsstellung. Diese spastische Massenbewegung erlebt der Patient als positiv, als Ausdruck der wiederkehrenden Bewegungsfähigkeit. Die spastische Tonuserhöhung bleibt jedoch auch nach der körperlichen Anstrengung für einige Zeit erhalten und macht es ihm unmöglich, das rechte Bein beim Gehen selektiv zu bewegen. Er „arbeitet sich in das spastische Muster hinein". Wenn er jedoch fachgerechte Hilfe beim Sich-Aufsetzen und Aufstehen bekommt, kann er mit Beckenführung durch eine Hilfsperson einige Schritte gehen und dabei das betroffene Bein selektiv bewegen.

Ätiologische und klinische Hinweise

Jede *Schädigung des peripheren Motoneurons* durch Verletzung, Druck, metabolische Störungen, Infektionen oder toxische Stoffe kommt als Ursache für eine schlaffe Parese in Frage (Tab. 3.**2**). Die Verteilung der Lähmung auf die Muskeln gibt Aufschluß über den Ort der Schädigung (Nervenwurzel, Plexus oder peripherer Nerv). Ein wichtiger Hinweis auf die Ursache ist eine Beteiligung sensibler Nervenbahnen.

Häufige Ursache **von peripheren Lähmungen** sind neben traumatischen Verletzungen von Nervenbahnen Druckschädigungen, die an exponierten Stellen im Nervenverlauf auftreten. Das häufigste Beispiel für diesen Schädigungsmechanismus ist die periphere Peronaeuslähmung, die durch falsche Lagerung mit Druck auf die Region des Fibulaköpfchens bei Bewußtlosigkeit schon innerhalb eines Operationsver-

Tabelle 3.**2** Ursachen peripherer Lähmungen

Formen der peripheren Parese	nosologische Beispiele
Traumatisch bedingt	Schnittverletzungen, Zerreißungen
Druckschädigungen von außen	Peronaeusparese, Radialisparese
Druckschädigungen von innen	Bandscheibenvorfälle, WS-Spondylosen, Tumoren, Karpaltunnelsyndrom, Sulcus-ulnaris-Syndrom
Polyneuropathien und Polyradikulitiden	metabolisch, infektiös, immunologisch, toxisch, endokrin, vaskulär, Guillain-Barré-Syndrom, Vitaminmangel, durch Medikamente
infektbedingte Paresen	Poliomyelitis und andere virale Infekte
neurologische Systemerkrankungen	nukleäre Atrophien (progressive Bulbärparalyse, Progressive spinale Muskelatrophie)

laufes entstehen kann. Wenn jemand beim Schlafen zu lange auf seinem eigenen Oberarm oder dem Oberarm des Partners liegt, kann daraus eine passagere Radialislähmung entstehen. Auch der Druck einer Gehstütze in der Achsel kann zu einer peripheren Lähmung führen.

Unter dem Ausdruck **Engpaßsyndrome** faßt man die mechanischen Druckschädigungen zusammen, die entstehen, wenn sich eine natürliche Engstelle des Nervenverlaufes weiter verengt und den Nerv mechanisch schädigt, z. B. beim Carpaltunnelsyndrom.

Neben mechanischen Ursachen führen die **Polyneuropathien** und Polyneuritiden zu peripheren Lähmungen. Die funktionellen Auswirkungen sind vom Befallmuster und von den Begleitsymptomen abhängig. Sensible Störungen und Schmerzen z. B. bei Polyneuropathie können die verbliebenen motorischen Möglichkeiten zusätzlich einschränken.

Spastische Paresen beruhen auf einer Schädigung von motorischen Leitungsbahnen, die von der Hirnrinde zur Vorderhornzelle im Rückenmark führen. Dabei sind eigentliche immer die sogenannten Pyramidenbahnen und extrapyramidalen Bahnen gleichzeitig geschädigt. Traumatische, vaskuläre, entzündliche, nutritive oder neoplastische Schädigungen des Gehirns oder des Rückenmarks sind häufige Ursachen (Tab. 3.**3**).

Bei einer **akuten Schädigung** der zentralen motorischen Bahnen ergibt sich nach einer schlaffen Phase von einigen Tagen oder Wochen eine spastische Bewegungsstörung. In dieser wichtigen Phase entscheidet die Lagerung und das Handling bei der Lokomotion über die weitere Entwicklung der Bewegungsfunktionen.

In der Krankengeschichte (S. 53) ist eine Situation 3 Monate nach einem Apoplex beschrieben. In der Geriatrie sind die spastischen Hemiparesen nach Apoplex mit Abstand die häufigsten zentralen Bewegungsstörungen. Je nach resultierendem spastischen Muster und erhaltenem

Tabelle 3.3   Ursachen spastischer Bewegungsstörungen

Erkrankungen mit spastischen Paresen

- Apoplexe (Ischämien und Blutungen)
- traumatische Hirnschädigungen
- Raumfordernde Prozesse im Gehirn
- Rückenmarkskompresssionen, -verletzungen
- Syringomyelie
- funikuläre Myelose (Vitamin B12-Mangel)
- multiple Sklerose

Kraftgrad sind die funktionellen Auswirkungen sehr unterschiedlich. So ist die übliche Streckspastik am postapoplektischen Bein in den alltagsüblichen Bewegungsabläufen funktionell günstiger als die Beugespastik, die unter Umständen dazu führt, daß ein Patient beim Aufstehen oder Umsetzen sein betroffenes Bein vom Boden abhebt. Das Beispiel schildert die funktionellen Auswirkungen einer Spastik, die sich bei körperlicher Anstrengung steigert und zu funktionellen Behinderungen der Lokomotion führt. Solche Patienten brauchen oft lange Zeit, bis sich die Spastik wieder löst. Vermeidet man das Entstehen der Spastik durch richtiges „Handling" und richtige Bewegungsabläufe, können diese Patienten wirkungsvoller über die verbliebene selektive Motorik verfügen.

Die **Bewegungsstörungen** der Extremitäten fallen am meisten ins Auge, nicht zu vernachlässigen sind aber die spastischen Bewegungsstörungen am Rumpf. Sie sind im Ablauf von Atmung und Bewegung von großer Bedeutung und erfordern sorgfältige Detailanalyse, damit sie durch pflegerische und therapeutische Maßnahmen positiv beeinflußt werden können. P.M. Davies hat dies in ihren Büchern „Hemiplegie" und „Im Mittelpunkt" detailliert und unverzichtbar dargestellt.

Rigor

Rigor ist eine permanent vorhandene pathologische Tonuserhöhung der Muskulatur, die bei passiver Dehnung über den gesamten Verlauf gleichmäßig spürbar ist. Rigor wird als „wächsener" oder „bleirohrartiger" Widerstand beschrieben.

Bei der anderen klinisch bedeutsamen Tonuserhöhung, der Spastik, ist der Widerstand federnd, abhängig von der Geschwindigkeit der geführten Bewegung und stark abhängig von äußeren und inneren Reaktionslagen und Reizen. Der Rigor ist im Gegensatz zur Spastik nicht von der Stellung der betroffenen Körperteile abhängig, allerdings kann er durch Gewichtsbelastung insgesamt erhöht werden. Eine völlige Entspannung der Muskeln wie bei der Spastik ist nicht möglich. Die Muskeleigenreflexe werden durch den Rigor nicht gesteigert.

Das sogenannte **Zahnradphänomen**, bei dem die Muskeln ruckweise nachgeben, tritt eventuell zusätzlich bei passiven Bewegungen auf.

▬▬▬ **Krankengeschichte**

Herr Kemner braucht nach einer hartnäckigen Atemwegsinfektion, die ihn längere Zeit immobilisiert und dadurch sehr geschwächt hat, ambulante pflegerische Hilfe. Der Gemeindeschwester fällt auf, daß er in seinen Bewegungen sehr verlangsamt ist, sich nur ganz zögernd in Gang setzt. Er braucht beim Anziehen und Waschen pflegerische Hilfe. Wenn man Arme oder Beine bewegt, kann er sich nicht entspannen, seine Extremitäten bieten einen zähen Widerstand gegen passive Bewegungen. Er fühle sich ganz steif, das habe seit einigen Monaten angefangen und würde immer schlimmer, berichtet er.

Die ärztliche Untersuchung, die von der Gemeindeschwester veranlaßt wird, ergibt ein Parkinson-Syndrom. 14 Tage nach Beginn einer medikamentösen Parkinson-Behandlung werden die Bewegungen flüssiger, Herr Kemner wird im Denken, Sprechen und Gehen lebhafter und schneller. Er fühle sich „wie losgebunden", berichtet er.

Ätiologische und klinische Hinweise

Der Rigor ist eines der *Kardinalsymptome des* **Parkinson-Syndroms**, das im Kapitel 8 ausführlich besprochen wird. Die funktionellen Auswirkungen ergeben sich dann aus dem Zusammenwirken mit den gleichzeitig vorhandenen motorischen, kognitiven und vegetativen Symptomen und werden a. a. O. besprochen.

Auch bei einem generellen **altersassoziierten Abbau des Gehirns** kommt es zu rigorartigen Tonuserhöhungen der Muskulatur. Die körperliche Selbstversorgung und Mobilität erfährt auch hier die Einschränkungen nicht allein aus dem Rigor, sondern aus dem Zusammenwirken mehrere Funktionsstörungen. Bei bettlägrigen und nicht-gehfähigen Patienten ergeben sich vermehrt Schmerzen und die Komplikationen der Immobilität.

Tremor

Tremor ist ein unwillkürliches schnelles rhythmisches Zittern von Körperteilen, das stärker ist als die physiologischen Zitterbewegungen.

Die **Beschreibung des Tremors** erfordert die Angabe von Frequenz, Größe der Auslenkung, betroffenem Körperteil und die Angabe, ob er in Ruhe, bei Zielbewegungen oder beim Halten von Körperpositionen auftritt (Tab. 3.**4**). Jeder Tremor verstärkt sich in der Größe der Auslenkung der Bewegung bei Erregung und wird in Entspannung oder im Schlaf geringer. Die **Frequenz des Tremors** ist abhängig von dem zugrundeliegenden Pathomechanismus und dadurch von der zugrundeliegenden Erkrankung. Die Tremorfrequenz ist also diagnostisch von besonderer Bedeutung. Tabelle 3.**5** bietet eine Differenzierung verschiedener Tremorformen entsprechend der vorherrschenden Frequenz.

Antagonistentremor wird die Tremorform genannt, bei der antagonistische Muskelgruppen abwechselnd aktiviert werden (bei Morbus Parkinson z. B.).

Tab. 3.**4**   Tremorformen

Tremorform	Vorkommen	nosologische Zuordnung
Ruhetremor	in körperlicher Ruhe, geringer bei Ziel-bewegungen	Morbus Parkinson
Haltetremor	beim Halten von Körperpositionen	essentieller Tremor, verstärkter physiologischer Tremor
Intentionstremor	bei Zielbewegungen verstärkt	multiple Sklerose, Hirnstamm-erkrankungen, Kleinhirnerkran-kungen
Kombinations-tremor	unterschiedliche Mischungen aus verschiedenen Tremor formen	Parkinson-Syndrom mit Ruhetremor und Haltetremor, essentieller Tremor mit Ruhe- und Haltungszittern, Alkoholismus mit Ruhe- und Intentionszittern

Tab. 3.**5**   Tremorformen nach Frequenz geordnet

Frequenz pro Sekunde	Tremorform
2,5 – 4	zerebellärer Tremor bei Erkrankungen von Klein-hirn und Hirnstamm
4 – 7 (3 – 8)	Ruhetremor bei Parkinson-Syndrom
5 – 13	essentieller Tremor, physiologischer Tremor, medikamentös induzierter Tremor, z. B. bei Bron-cholytika

Krankengeschichte

Frau Tauber leidet nach einem apoplektischen Insult mit Ischämien im Hirnstamm seit 7 Monaten an einem rechtsbetonten Tremor von Armen und Händen. Das nicht kontrollierbare Zittern wird stärker, wenn sie eine Tasse oder einen Löffel zum Mund führt, ein Essen und Trinken ohne fremde Hilfe ist nicht mehr möglich. Die Ausschläge des Tremors haben eine Frequenz von ungefähr 3 pro Sekunde, die Auslenkungen der Bewegungen werden größer, wenn sich eine Be-wegung ihrem Ziel nähert. Die Beine sind nur diskret betroffen, Ziel-bewegungen mit dem Kopf gelingen ganz gut. Eine Therapie mit Betablockern brachte eine leichte Besserung, die aber nicht aus-reicht, um ein selbständiges Essen zu ermöglichen. Wegen eines Glaukoms und einer beginnenden Hirnleistungsstörung wurde von vornherein auf den Einsatz von Anticholinergika verzichtet, zumal diese bei Intentionstremor weniger gut wirken. Trinken ist mit einem Strohhalm selbständig möglich, beim Essen und bei vielen Verrichtungen des täglichen Lebens, die feinmotorische Zielbewegungen erfordern, bleibt sie auf fremde Hilfe angewiesen.

Ätiologische und klinische Hinweise

Erkrankungen mit Tremor sind:
– Morbus Parkinson,
– Kleinhirn- und Hirnstammerkrankungen,
– essentieller Tremor,
– psychogener Tremor,
– multiple Sklerose,
– Medikamentenwirkung,
– Entzug von Alkohol, Drogen, Medikamenten,
– Schilddrüsenüberfunktion,
– Lebererkrankung mit Enzephalopathie.

Die Tremorformen haben sehr unterschiedliche Ursachen.

In der Geriatrie am häufigsten ist der **essentielle Tremor**, der familiär gehäuft oder sporadisch vorkommt. Er hat einen ersten Häufigkeitsgipfel mit 20 und einen zweiten mit ca. 60 Jahren, sein Verlauf ist nicht progredient.

Die **medikamentös ausgelösten Tremorformen** kommen bei der Behandlung von obstruktiven Lungenerkrankungen mit Broncholytika (Theophylline und β-Mimetica) vor. Der Parkinson-Tremor wird im Rahmen des Kapitels 8 besprochen.

Die **funktionellen Auswirkungen** sind beim Intentionstremor am größten, wie das Beispiel illustrieren sollte. Vor allem der Crescendo-Charakter, das Zunehmen der Auslenkungen in Zielnähe, ist funktionell ungünstig und weder durch übende Verfahren noch durch Medikamente gut zu beeinflussen. Die sozialen und psychischen Auswirkungen dürfen nicht außer acht gelassen werden. Das „Zittern" alter Menschen ist ein augenfälliges Zeichen von Gebrechlichkeit und Hilflosigkeit und wird als beschämend erlebt, die seelische Belastung steigert dabei noch die Symptomatik. Es ist sorgfältig darauf zu achten, daß eine ausreichende Flüssigkeitsaufnahme trotz der Probleme beim Trinken gewährleistet ist.

Apraxien

Apraxie nennt man eine Störung bei der Planung und Durchführung von Bewegungen, ohne daß eine Lähmung dafür verantwortlich gemacht werden kann.

Die **Parapraxie** ist das Kennzeichen der Apraxie. Sie besteht in einer offensichtlich falsch ausgeführten Bewegung oder Handlung. Die falsche Ausführung der Bewegung (oder Handlung) besteht darin, daß Bewegungselemente oder ganze Bewegungen im Bewegungs- oder Handlungsablauf fehlen, unvollständig sind, überflüssigerweise vorhanden sind, sich fälschlicherweise wiederholen oder an einer falschen Stelle des Ablaufes auftauchen.

Apraxien treten nur auf, wenn die sprachdominante Hirnhälfte geschädigt ist. Die Parapraxien (Fehlbewegungen) treten in beiden Körperhälften auf, also auch in der nicht direkt betroffenen Schlaganfallseite. Man unterscheidet zwei Formen von Apraxie, die ideomotorische und die ideatorische.

Die **ideomotorische Apraxie** kann definiert werden als falsche Auswahl oder falsche zeitliche Anordnung von Bewegungselementen in einer Bewegung. Zur klinischen Prüfung fordert man den Patienten auf, typische oder künstliche Bewegungen nachzumachen. Man droht z. B. mit dem Zeigefinger, macht eine winkende Bewegung, macht eine Bewegung, als ob man sich mit den Fingern kämmend durch das Haar fährt oder ein Glas zum Mund führt. Hat der Patient eine ideomotorische Apraxie, versucht er die Imitation der vorgemachten oder verbal geforderten Bewegung, sie gelingt ihm aber nicht oder nur falsch oder unvollständig.

Die **ideatorische Apraxie** besteht in der fehlerhaften Auswahl oder falschen zeitlichen Anordnung von Bewegungen in Handlungen, wenn diese einen Umgang mit Gegenständen erfordern.

Die **bukko-faziale Apraxie** (Gesichtsapraxie) kann analog zur ideomotorischen Apraxie definiert werden als fehlerhafte Auswahl und Anordnung von Bewegungselementen bei Funktions- und Ausdrucksbewegungen im Bereich von Gesicht, Mund und Zunge. Auf entsprechende verbale oder imitatorische Aufforderung, z. B. den Mund zu spitzen, bestimmte Zungenbewegungen nachzumachen, die Backen aufzublasen, gelingen diese Bewegungen nicht.

Die **Sprechapraxie** ist eine apraktische Störung bei der Koordination der Sprechmuskulatur. Wie bei der Dysarthrie gelingt die Artikulation von Wörtern nicht. Sie ist von der Dysarthrie dadurch abzugrenzen, daß die Fehlartikulationen nicht gleichartig ablaufen, sondern in jeweils unterschiedlicher Weise und beim Patienten wechselnde „Suchbewegungen" bei der Wortbildung zu finden sind.

Krankengeschichte

Die junge Praktikantin beschreibt den neuen Patienten als „völlig verwirrt". Er sei nicht nur sprachgestört, er könne noch nicht einmal Zahnpasta erkennen. Heute morgen habe er sich die Zahnpasta ins Haar geschmiert. Auch als sie ihm vorgemacht und gezeigt habe, daß das Zahnpasta sei und ihm die Zahnpasta selbst auf die Zahnbürste gemacht habe, habe er sie sich wieder ins Haar geschmiert. Er habe dabei allerdings ganz unglücklich ausgesehen, er habe wohl gemerkt, daß da etwas falsch sei.

Ätiologische und klinische Hinweise

Lokalisierte und globale **Hirnsubstanzschädigungen** können zu einer Apraxie führen. Bisher sind eindeutige apraktische Störungen nur bei Schädigungen der sprachdominanten Hemisphäre beschrieben worden.

Die **ideomotorische Apraxie** fällt im Alltagsablauf bei spontanen Bewegungen nicht auf. Wenn die Bewegungen in Routineabläufe integriert sind, gelingen sie. Wenn der Patient verbal oder durch Vorführen einer Bewegung aufgefordert wird, diese Bewegung gezielt und damit außerhalb seines natürlichen Handlungsablaufes nachzumachen, fallen die Parapraxien (Fehlbewegungen) auf.

Die **ideatorische Apraxie** fällt im Alltag auf. Die Patienten richten z.B. auf einem Essenstablett ein heilloses Durcheinander an, versuchen Butter auszugießen, trinken Kaffee aus der Kanne. Da die einzelnen Bewegungen gelingen, die Bewegungen nur in einen sinnlosen Zusammenhang eingeordnet werden, entsteht der falsche Eindruck eines absichtlichen Fehlverhaltens oder der Eindruck einer völligen geistigen Verwirrung. Dies ist auch deshalb problematisch, weil die Patienten meist Aphasiker sind und deshalb die Kommunikation schwer gestört ist.

Der **Einsatz von Gesten** und Kommunikationstafeln kann durch die Apraxie gestört sein. Der Umgang mit der Nachtglocke ist oft nicht möglich. Auch wenn diese direkt vor ihnen liegt, gelingt es ihnen nicht regelmäßig, den Rufknopf zu ergreifen und zu drücken. Der Umgang mit der Urinflasche ist ebenfalls gestört, mit den entsprechenden Folgen.

Die **Parapraxien** liegen beidseitig vor, also beim hemiparetischen Patienten auch am motorisch nicht direkt betroffenen Arm! Die Apraxie ist an den oberen Extremitäten zwar am leichtesten zu erkennen, es gibt sie aber auch an Bein und Fuß und im Bereich der Gesichtsmuskulatur.

Die **Besserungstendenz** ist oft recht günstig und verläuft nicht unbedingt parallel zur Besserung der gleichzeitig bestehenden Aphasie, es gibt aber auch viele Patienten, bei denen die Apraxie bestehen bleibt.

Funktionsuntersuchungen

Geriatrische Syndrome oder die „Vier I" der Geriatrie

Der diagnostische Ansatz, die Funktion bzw. das Alltagsproblem als entscheidende Kategorie zu wählen, wird gelegentlich auch unter dem Begriff „syndromale Orientierung" abgehandelt. *Syndrom* ist die Bezeichnung für einen Symptomenkomplex, also eine Gruppe gleichzeitig auftretender Symptome, die unterschiedliche Grunderkrankungen als Ursache haben können.

Das Bemühen der medizinischen Diagnostik ist es, das vorliegende Syndrom auf eine ätiologische Wurzel zurückzuführen. Wenn dies nicht gelingt, wird das „Symptommanagement" zum Ziel. Dies gilt aber gemeinhin als Kompromiß: man behandelt „nur symptomatisch". Es liegt nahe, die ursächliche Behandlung als „eigentliches Ziel" und die Behandlung von Symptomen als defizitären Kompromiß hinzustellen. Die Eigentümlichkeiten des geriatrischen Patienten machen das Symptommanagement aber oft zum eigentlichen Ziel.

Vier Funktionsstörungen bzw. Syndrome sind als die „Vier I" der Geriatrie berühmt. Im Englischen werden sie die „4 giants" genannt:

- Immobilität,
- Instabilität (sowohl als Sturzgefahr als auch als labile Homöostase),
- Inkontinenz,
- intellektueller Abbau.

An allen vier Syndromen läßt sich exemplarisch zeigen, daß sie nicht ohne relevanten Rest herkömmlichen medizinischen Disziplinen zugeordnet werden können. Eine Inkontinenz ist in der Geriatrie kein vorwiegend urologisches Problem, und weder Immobilität noch Instabilität (als Sturzgefahr) lassen sich sinnvoll einzelnen Fachdisziplinen zuordnen. Auch die intellektuelle Einschränkung hat viele Fragestellungen und Interventionsmöglichkeiten über die klinische Neurologie und Psychiatrie hinaus.

Bei einigen angelsächsischen Autoren werden die „Vier I" durch Hinzufügen von iatrogenen (= arztverursachten) Schädigungen zum „geriatrischen Quintett". Die Polymorbidität, die dadurch verursachte Polypharmakologie und die höhere Anfälligkeit gegenüber Nebenwirkungen und Komplikationen führen zu iatrogenen Schädigungen, die nach einigen Autoren bis zu 10 % aller Krankenhauseinweisungen bei geriatrischen Patienten ausmachen sollen.

Mit der Beurteilung von *Mobilität bzw. Immobilität* beginnt der Abschnitt über die Funktionsbeurteilungen. Mobilität wird sich als roter Faden durch viele Texte ziehen, die *Instabilität als labile Homöostase* wurde im Einleitungskapitel erläutert, zur *Instabilität als Sturzgefahr*, zur *Inkontinenz* und zur *intellektuellen Einschränkung* folgen noch eigene Abschnitte.

Motorisch-funktionelles Assessment

Lokomotion (= Ortsbewegung) ist die Fähigkeit, sich gezielt im Raum bewegen oder eine Haltung im Raum beibehalten zu können. Lokomotion ist die Grundlage der körperbezogenen Verrichtungen wie Waschen, Anziehen, Toilettengang und aller hauswirtschaftlichen Tätigkeiten. Die Bewegungen von Rumpf und Beinen, aber auch von Kopf, Schultergürtel und Armen müssen als Einheit aufgefaßt werden. Die Bewegungsmöglichkeiten des Rumpfes werden in der ärztlichen Untersuchung oft vernachlässigt. Physikalisch kann die Stabilität des ruhenden (!) Körpers beschrieben werden als Fähigkeit, das Lot des Schwerpunktes über der Unterstützungsfläche zu halten (vgl. Abb. 3.**1**). *Unterstützungsfläche* ist die von den tragenden Teilen eingeschlossene Fläche. Sie wird vergrößert durch breitbeiniges Stehen, durch Abstützen mit den Händen auf einen Stock, Gehwagen oder festen Halt.

Beim Gehen ist die Stabilität nur dynamisch zu erfassen. Nur in wenigen Phasen des Gangzyklus liegt der physikalische Schwerpunkt wirklich über der Unterstützungsfläche. Die komplexen biomechanischen und kinesiologischen Vorgänge, die die Aufrechterhaltung des Körpers beim Gehen ermöglichen, können in einzelnen Abschnitte unserer Texte nur gestreift werden. Zusammenfassend bezeichnen wir mit

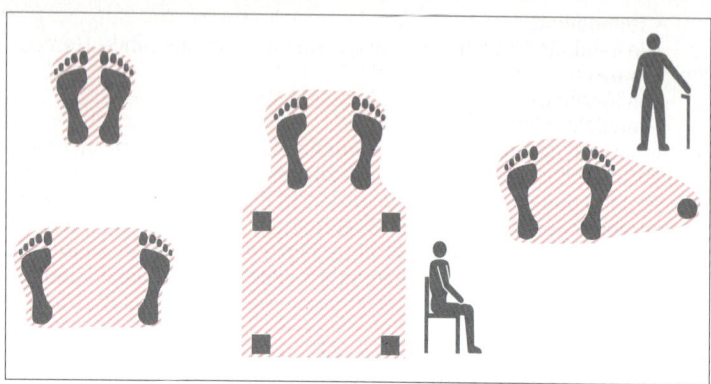

Abb. 3.1 Unterstützungsfläche unter verschiedenen Bedingungen

„posturalem System" den gesamten Regelkreis, der für die Wahrnehmung und Einhaltung der aufrechten Körperhaltung und der Balance bei
der Lokomotion zuständig ist (vgl. S. 272 ff.).

Die Mobilität der oberen Extremitäten spielt im Zusammenhang
mit der Lokomotion eine wichtige Rolle, da gerade bei Leistungseinbußen von Rumpf und Beinen die „Ersatzstrategien" und Hilfsmittel einen Einsatz der Arme und Hände fordern. Darüber hinaus ist unsere
Fortbewegung von einem Ort zum anderen bzw. unsere Haltungsstabi-
lität eine Angelegenheit des ganzen Körpers, wie nicht nur der Artist auf
dem Hochseil anschaulich demonstriert.

Neben der üblichen ärztlichen Organuntersuchung von Kreislauf,
Nervensystem und Bewegungsapparat ist es für die Rehabilitation wesentlich, auf Alltagsniveau zu erfassen, was ein Patient in der Lokomotion leisten kann bzw. tatsächlich tut. Dies nennt man motorisch-funktio-
nelles Assessment. Der logisch folgende Schritt ist die ursächliche Rückführung auf eine Organstörung.

> **!** Motorisch-funktionelles Assessment beschreibt quantitativ, was je-
> mand im Bereich von Motorik und Lokomotion leisten kann und be-
> schreibt qualitativ, wie die Leistungen ausgeführt werden. Die Frage,
> welche Organstörung ursächlich zugrunde liegt, ist damit vorberei-
> tet, aber noch nicht beantwortet.

Lokomotionsstufen

Um das weite Feld der Lokomotion zu beschreiben, ist eine Gliederung in verschiedene Stufen der Lokomotion sinnvoll. Für alle Stufen
muß separat festgestellt werden,
- ob ein Patient sie allein und sicher ausführen kann oder
- wieviel und welche personelle Hilfe bzw. Hilfsmittel er benötigt
  und

- wie er sie ausführt (Sturzgefahr, unphysiologische Kompensation).

Wir unterscheiden folgende Lokomotionsstufen:

- Lageveränderungen im Liegen (von Rückenlage in Seitenlage),
- Sich-Aufsetzen aus dem Liegen in sitzende Position (mit oder ohne Aufrichthilfe),
- frei Sitzen auf dem Bettrand,
- Aufstehen (ohne oder mit Einsatz der Hände),
- Stehen (mit oder ohne Festhalten),
- Transfer Bett–Rollstuhl und Stuhl–Rollstuhl,
- Gehen (mit oder ohne Hilfsmittel),
- Treppen steigen,
- Gehen im Freien auf unterschiedlichem Untergrund,
- Lokomotion im Straßenverkehr inkl. Benutzung von Verkehrsmitteln (Auto/Taxi bzw. öffentliche Verkehrsmittel).

„Wieder gehen können" ist das Zauberwort der Rehabilitation. Der scheinbar simple Alltagsbegriff „gehen" verliert seine Eindeutigkeit, wenn massive Gehstörungen die Grenze zwischen Gehen und „Geschleppt werden" verwischen.

Um hier einen eindeutigen Sprachgebrauch zu etablieren, definieren wir entsprechend dem „up and go – Test" (Podsiatlo, D., Richardson, S., 1991) den Begriff „gehfähig" in folgender Weise:

Definition

„Gehfähig" bedeutet, daß ein Patient in der Lage ist, ohne personelle Hilfe aus einem geeigneten Stuhl aufzustehen, 3 m zu gehen, sich umzudrehen, wieder zum Stuhl zurückzugehen und sich wieder hinzusetzen. Der Gebrauch der üblichen technischen Hilfsmittel/ Gehhilfen ist gestattet.

Dieser Test, der mit und ohne Zeitnahme durchgeführt werden kann, ist im Klinikalltag einfach auszuführen. Der „geeignete Stuhl" ist meist ein fester, nicht zu niedriger Stuhl mit Lehne.

Eine Reihe von Patienten kann ohne fremde Hilfe mit Gehhilfen oder mit Festhalten gehen, wenn sie mit fremder Hilfe aus dem Sitzen in eine geeignete Position gebracht wird. Diese Patienten als „selbständig gehfähig" zu bezeichnen, erscheint wenig plausibel. Die natürliche Position, in der sich die meisten unserer Patienten tagsüber aufhalten, ist das Sitzen. Aus dieser Position heraus muß selbständiges Gehen beginnen.

Graduierung des Transfers

Bei nicht-gehfähigen Patienten wird der Transfer, das Sich-Umsetzen, zum wichtigsten „Schritt" des Alltags. Wer einen Rollstuhl manövrieren kann und in der Lage ist, sich selbständig ins Bett, auf einen Stuhl oder die Toilette umzusetzen, kann unter günstigen baulichen Voraussetzungen ohne ständige Hilfe leben. Pflegerische Hilfe beim Transfer ist oft der Punkt, an dem sich entscheidet, ob Angehörige einen Patienten zu Hause pflegen können oder nicht. Wenn z. B. für das morgendliche Waschen und Anziehen professionelle Hilfe in Anspruch genommen wird, kommt es im Tagesablauf darauf an, ob ein Patient auf die Toilette, ins Bett, auf einen anderen Stuhl etc. gebracht werden kann. Im Kapitel 12 wird aufgezeigt, daß dieser Bereich auch zahlenmäßig wichtig ist für die Erfolgsbeurteilung der Rehabilitation. Die beim Transfer erforderliche Hilfe muß abgestuft beurteilt werden, es genügt nicht, einfach zu sagen, jemand brauche „viel" oder „wenig" Hilfe beim Transfer.

Um den Transfer einheitlich und quantitativ zu erfassen, wurde von den Autoren die „Esslinger Transferskala" entwickelt und auf Retest- und Interrater-Reliabilität (s. weiter unten) geprüft.

Das Merkmal, das mit der Skala beurteilt werden soll, ist der Schwierigkeitsgrad der personellen Hilfe, die erforderlich ist, damit der Patient einen schmerzlosen und gefahrlosen Transfer durchführen kann.

Beurteilt wird nicht der Anteil des Patienten an einem nicht-selbständigen Transfer, sondern das Ausmaß und der Schwierigkeitsgrad der erforderlichen personellen Hilfe.

Dieses Graduierungskriterium wird bewußt als nicht linear angesehen. Ein Patient leistet nicht 25 oder 50 oder 75 % Eigenanteil an einem Transfer. Der Vorgang kann nicht als eine bloße Addition von Eigenanteil und Helferanteil erfaßt werden kann. Der Schwierigkeitsgrad der erforderlichen Hilfe ist dabei zuverlässiger graduierbar als der Eigenanteil des Patienten.

In der **Esslinger Transferskala** wird das für einen sicheren Transfer benötigte Ausmaß an Hilfe in 5 Stufen H0–H4 eingeteilt. Testsituation ist das Umsetzen aus einem Stuhl mit Armlehnen in einen Rollstuhl. Einteilungskriterien sind Schulungsgrad und Anzahl der Helfer.

Hilfestufe 0:   keine personelle Hilfe erforderlich
Hilfestufe 1:   spontane, ungeschulte Laienhilfe ist ausreichend
Hilfestufe 2:   geschulte Laienhilfe ist erforderlich und ausreichend
Hilfestufe 3:   ein Helfer professionellen Standards ist erforderlich
Hilfestufe 4:   ein professioneller Helfer ist nicht ausreichend.

Tabelle 3.**6** enthält die Anwendungsregeln zur Einstufung eines Patienten.

Diese Einteilung hat sich im Klinikalltag als praktikabel erwiesen, sie erleichtert die Kommunikation über den Patienten. Im Klinikalltag werden Beurteilerübereinstimmungen von ca. 80 % erreicht. Das ist bei der tatsächlichen Fluktuation des Leistungsvermögens beim Transfer eine hinreichend zuverlässige Quote. Die Einstufung des Hilfebedarfs hilft bei der Planung der häuslichen Versorgung. Außerdem ist die Skala geeignet, motorisch-funktionellen Erfolg bei einzelnen und Patientengruppen abzubilden (s. S. 541).

Variationen der Transferskala

Bei starken Tagesschwankungen wird dies vermerkt (z. B. „fluktuierend), üblicherweise wird die jeweils schlechtere Einstufung gewählt, wenn diese nicht die klare Ausnahme ist.

Tab. 3.**6** Anwendungsregeln zur Esslinger Transferskala

Die Skala bezieht sich folgende Standardsituation: Umsetzen eines Patienten aus einem geeigneten Stuhl in einen Rollstuhl im pflegerischen Alltag. Graduiert wird nach Ausmaß und Schwierigkeitsgrad der personellen Hilfe, die zu einem gefahrlosen und schmerzfreien Transfer erforderlich ist. Der Patient darf seine üblichen mechanischen Hilfsmittel einsetzen. Er führt den Transfer in der Art und Weise durch, wie er es selbst gewohnt ist.

Hilfestufe	Graduierungskriterium	Erläuterungen
H0	keine personelle Hilfe erforderlich	Bei selbständigem Umsetzen mit unmittelbarer Sturzgefahr H1 codieren. Wenn Anweisung/Überwachung erforderlich ist = H1.
H1	spontane Laienhilfe erforderlich bzw. ausreichend	Bezugspunkt ist ein durchschnittlicher Erwachsener ohne besondere Schulung. Wenn offenkundige Probleme sichtbar werden (Gefahr, Schmerz), ist höher einzustufen.
H2	geschulte Laienhilfe erforderlich bzw. ausreichend	Wie bei einem durchschnittlich geschickten Erwachsenen nach ca. zweimal je 1/2 Stunde Schulungszeit.
H3	Hilfe professionellen Standards erforderlich bzw. ausreichend	Durch ausgebildete Kranken- oder AltenpflegekraftI oder TherapeutIn. Bei Apoplex-Patienten werden die den die Grundregeln des Umsetzens nach Bobath vorausgesetzt, allerdings wird Kompensation zugelassen, wenn der Patient von sich aus so vorgeht. Auch ein geschickter Nicht-Profi kann in diesem Bereich professionellen Standard erreichen.
H4	ein Helfer professionellen Standards ist nicht ausreichend	Ein durchschnittlich geschickter Helfer professionellen Standards ist nicht ausreichend, um den Patienten schmerzlos oder gefahrlos (auch für den Helfer gefahrlos!) umzusetzen. Ein zweiter Helfer oder ein technisches Gerät (Lifter, Rutschbrett, Drehbrett) sind nötig.

Die Standardsituation ist das Umsetzen aus einem Stuhl mit Armlehmen in einen Rollstuhl, so wie es im Pflegealltag erfolgt, also nicht wie in einer Therapiesitzung nach entsprechender therapeutischer Vorbereitung. Wenn sich ein Apoplex-Patient von sich aus *kompensierend umsetzt*, also asymmetrisch die „gesunde" Seite maximal belastet und dadurch die Spastik erhöht, ist dies *in der Testsituation zum Zwecke der diagnostischen Einstufung* zuzulassen.

Als Ergänzung kann dann eine separate Einstufung erfolgen, z. B.: „Transfer H0 (kompensierend)" – Wenn das Umsetzen aus dem Bett mehr Hilfe erfordert als aus einem Stuhl, kann dies ebenfalls gesondert erfaßt werden, z. B.: „Transfer H2, Transfer aus Bett H3".

Ganganalyse

Viele für Gang und Balance erforderlichen Systeme sind mit zunehmendem Alter weniger leistungsfähig (vgl. S. 275). Das Gehen wird langsamer, kleinschrittiger, der Schwerpunkt des Körpers verlagert sich nach vorne. Die Auslenkungen des Körpers werden stärker. Sensomotorische Reaktionen auf äußere Störfaktoren werden langsamer, gröber und schwächer. Als Resultat kommt es zu häufigeren Stürzen, so daß „Patienten nach Sturz" die zweithäufigste Diagnosegruppe in der geriatrischen Rehabilitation stellen. Dementsprechend bedeutsam ist die Beurteilung des Gehens im Assessment.

Um das Gehen fachlich angemessen beurteilen zu können, müssen seine Phasen und Bewegungsabläufe einzeln aufgeschlüsselt und die Komponenten und Bewegungsabschnitte einzeln bewertet werden. Im folgenden werden die wichtigsten Meßwerte des Gehens erläutert. Für eine genauere Ganganalyse weisen wir auf das „Observational Gait Analysis Handbook" des Rancho Los Amigos Medical Center (Downey, CA 90 242, USA) hin. Die Pionierarbeit von Perry und Mitarbeitern hat weltweit Anerkennung gefunden und ist weithin zum Mastab der Ganganalyse geworden.

Als *Gangzyklus* wird der Bewegungsablauf zwischen zwei Bodenkontakten desselben Beines bezeichnet. Ein Zyklus setzt sich aus Standbeinphase (60 %) und Spielbeinphase (40 %) zusammen. Mit dem Ausdruck Doppelstandphase wird der Zeitabschnitt bezeichnet, in dem beide Füße Bodenkontakt haben. Ihre Dauer beträgt 11 % des Gangzyklus bei normaler Gehgeschwindigkeit. Die Schrittfrequenz ist die Anzahl der Schritte pro Zeiteinheit und wird auch Kadenz genannt.

Bei der Schrittlänge (und dementsprechend auch bei der Schrittdauer und -frequenz) müssen wir zwei Meßwerte unterscheiden:
1. gekreuzten Schrittlänge (step) = Entfernung der Fersenkontakte rechts – links
2. gleichseitige Schrittlänge (stride) = Entfernung zweier Fersenkontakte desselben Beines (s. Abb. 3.**2**)

Wenn die gekreuzte Schrittlänge kürzer wird als eine Schuhlänge, ist während der Doppelstandphase in der seitlichen Betrachtung kein freier Durchblick mehr zwischen Fußspitze des einen und Ferse des anderen Beines zu erkennen.

Entsprechend unterscheiden wir „gekreuzte Schrittdauer" (step time) als Zeitdauer zwischen Fußkontakt rechts zu links von gleichseitiger Schrittdauer als Zeit zwischen den Bodenkontakten eines Fußes (stride time = Zeit des Gesamtzyklus). Die Schrittbreite (Breitspurigkeit

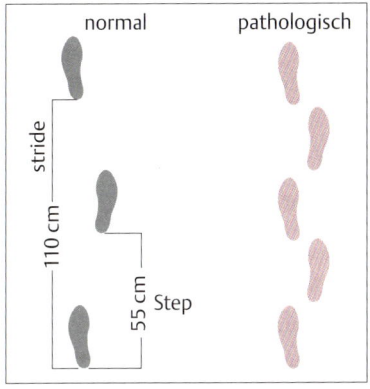

normal   pathologisch

stride

110 cm

55 cm   Step

Abb. 3.**2**   Einseitige („stride") und gekreuzte („step") Schrittlänge

des Ganges) ist der Abstand der beiden Füße zueinander, gemessen als Summe des Abstandes der Mittelpunkte beider Füße zur Gehlinie.

Rhythmik und Symmetrie sind zwei herausragende Eigenschaften des Gehens, deren Störung wir klinisch leicht erkennen können. Als zeitliche und räumliche Symmetrie können wir das Verhältnis der rechten zur linken Schrittdauer und Schrittlänge bestimmen (step length und step time jeweils links zu rechts).

Die Gleichmäßigkeit der Schrittlänge und Schrittdauer ist eine weitere wichtige Eigenschaft, die als statistische Variabilität (Varianz) gemessen werden kann und frühes Zeichen eines gestörten Gangbildes ist. Ebenfalls ein empfindliches Zeichen gestörter Stabilität ist die Dauer der Doppelstandphase im Verhältnis zu Gesamtdauer eines Gehzyklus. Eine Verlängerung der Doppelstandphase im Verhältnis zur Dauer des Gangzyklus ist Ausdruck der Gehunsicherheit. Nicht nur die Beine, auch Rumpf, Arme und Kopf sind zu beurteilen. Ein wesentliches Merkmal normalen Gehens ist das regelmäßige Mitschwingen der Arme. Bei einer Schrittfrequenz über 0,75 Schritte pro Sekunde bewegen sich die Arme gegenläufig zum gleichseitigen Bein vorwärts und rückwärts. Die Auslenkungen des Rumpfes sind ein wichtiger Hinweis auf Balancestörungen, die Kopfhaltung, z.B. beim Parkinson-Syndrom oder der senilen Gehstörung, ist ebenfalls zu beurteilen.

Für einige dieser Messungen werden aufwendige elektronische Anlagen oder optische Vermessungssysteme benötigt, wesentliche Meßwerte sind aber schon durch geschulte Beobachtung und mit Stoppuhr und Maßband zu erheben.

Die Tabelle 3.**7** listet wichtige Normwerte im Altersvergleich auf.

Folgende Werte sollten als Minimalwerte auch im Alter erreicht werden:

– Gehgeschwindigkeit   größer als 0,5 m/sec
– Schrittfrequenz   über 1,25 Hz
– Schrittlänge (gekreuzt)   über 0,5 m

Tab. 3.7 Normalwerte des Gehens im Altersvergleich
(nach Isaacs und Pathy, 1991)

Parameter	Maßeinheit	Alter 25–59 J.	Alter 70–90 J.
Geschwindigkeit	m/sec	1,3	1,2
Schrittfrequenz (gekreuzt)	Hz	1,8	1,8
Schrittlänge (gekreuzt)	m	0,8	0,65
Schrittbreite	m	0,08	0,1
Variabilität der Schritt- länge (gekreuzt)	%	4	10
Symmetrie der Schritt- länge (gekreuzt)	re/li oder li/re	1,03	1,2
Anteil der Doppel- standphase	%	10	12

– Schrittvariabilität   nicht über 10 %
– Dauer der Doppelstandphase   nicht mehr als 12 % der Zyklusdauer.

Die Stadtverwaltungen in Deutschland gehen entsprechend den „Richtlinien für Lichtsignalanlagen" (RILSA 1992) bei der Berechnung der Grünzeit von Ampeln an Fußgängerüberwegen von einer Gehgeschwindigkeit von 1,2 m/s aus. Dabei wird zum Teil in der Nähe von Alteneinrichtungen eine verminderte Gehgeschwindigkeit von 1,0 m/s zugrundegelegt.

Gehstörungen im Alter sind in hohem Maße situationsabhängig und damit fluktuierend. Schlechtes Sehen und damit die Beleuchtungsverhältnisse machen das Gangbild langsamer und kleinschrittiger und verlängern die Doppelstandphase. Längere Ruhephasen verstärken Unregelmäßigkeiten. Patienten sind also direkt nach dem Aufstehen sturzgefährdeter, wenn sie direkt vorher längere Zeit gesessen oder gelegen haben. Frauen, vor allem wenn sie lange Zeit ihres Lebens hohe Absätze getragen haben, bieten schlechtere Gehleistungen als Männer. Deutlich verschlechtert sind alle Meßwerte des Gangbildes bei dementen Patienten.

Zur quantitativen Gangbeurteilung gehört noch die Messung von Kraft und Ausdauer der Bewegungen. Damit ist die qualitative Gangbeurteilung, also die Frage, wie das Gangbild verändert ist (quasi die B-Note), noch offen. Kompensation und Sturzgefahr spielen in diesem Zusammenhang die größte Rolle.

Kompensation und Sturzgefahr bei der Lokomotion

Mit Kompensation ist der Ersatz von gestörten Funktionen und Körperteilen durch erhaltene Systeme gemeint. Gerade bei der zentralen Parese spielt die Kompensation eine gefährliche Rolle als Spastikverstärker. Aber auch außerhalb der Spastik bedeutet jede Kompensation eine Gefahr für die jetzt überbeanspruchten Strukturen und das Risiko, daß die Trainingsimpulse für die gestörten Teile ausbleiben. Deshalb muß jede Kompensation bei gestörten Bewegungsabläufen erkannt werden, um dann gemeinsam mit dem Patienten zu entscheiden, ob und wann Kompensation zugelassen oder verhindert wird.

Um die Sturzgefahr insgesamt und zusammenfassend zu beurteilen, fehlen zuverlässige quantitative Parameter. Einzelne Komponenten, die bei der Regelung der Körperhaltung eine Rolle spielen, sind jedoch gut zu messen. Problematisch bleibt jedoch die Bewertung, ob eine der gemessenen Regelgrößen eine Rolle bei der Sturzgefahr gerade dieses Patienten spielt oder wie groß ihr Anteil bei einem multifaktoriell begründeten Sturzereignis ist.

Trotz dieser Einschränkungen ist es sinnvoll, bei Sturzgefahr folgende Komponenten zu berücksichtigen:

Auf der Input-Seite des Regelkreises:
• Lage- und Bewegungssinn der einzelnen Körperabschnitte,
• Tastvermögen der Haut,
• Wahrnehmung der Muskelspannung,
• Seh- und Hörvermögen,
• vestibuläre Wahrnehmung (Innenohr) der Lage und Beschleunigung des Körpers im Raum,
• Aufmerksamkeit,
• Schnelligkeit der kognitiven Reizverarbeitung,
• Urteilsfähigkeit in bezug auf eigene Leistungen und Defizite.

Auf der Output Seite:
• Bewegungsausmaß der Gelenke,
• Fehlhaltungen einzelner Körperabschnitte,
• Geschwindigkeit der Bewegungen,
• Koordination und Flüssigkeit der Bewegungen,
• sensomotorische Reaktionszeit,
• Kraft,
• Ausdauer.

Um einem vor allem in Medizinerkreisen verbreiteten Vorurteil entgegenzutreten:

! Die meisten Stürze beim geriatrischen Patienten ergeben sich nicht aus passageren Krankheitsattacken, sondern sind multifaktoriell verursacht und Resultat eines andauernd grenzwertig kompensierten posturalen Systems.

Wir sind also nicht auf der Suche nach Kurzschlüssen im System, sondern suchen etwas, das die Lokomotion andauernd unsicher macht. In Kapitel 8 (S. 273 f.) sind die Komponenten des posturalen Systems dargestellt. Das motorisch-funktionelle Assessment soll also nicht vordringlich attackenweise auftretenden Störungen aufdecken wie Schwindelanfälle, Herzrhythmusstörungen oder Krampfanfälle, sondern das Zusammenspiel der motorischen Einzelleistungen beurteilen, die *andauernd* leistungsvermindert sind. Die Stürze, die ihre Ursachen primär im posturalen Regelkreis haben, werden hier *lokomotorisch induzierte Stürze* genannt. Sie müssen klar unterschieden werden von den Stürzen, die aus plötzlichen Erkrankungen wie Herzrhythmusstörungen, Blutdruckabstürzen oder zerebralen Ereignissen auftreten, die den Bewußtseinszustand verändern und dadurch zum Sturz führen.

Die lokomotorisch induzierten Stürze entstehen aus dem gleichen formalen Grund, aus dem eine Eiskunstläuferin bei einem von 10 Versuchen eines Vierfachsprunges stürzt. Sie bewegt sich an der oberen Grenze ihres lokomotorischen Könnens, wo schon geringe Abweichungen von der optimalen Bewegungsregulation zum Sturz führen. Viele geriatrische Patienten bewegen sich schon bei alltagsüblichen Bewegungen an ihrer individuellen oberen Leistungsgrenze, es bleiben keine Funktionsreseven mehr, und schon geringe Abweichungen einer Bewegungskomponente vom optimalen Wert genügen zum Sturz.

Der Tinetti-Test (Tab. 3.**8**) ist ein Versuch, neben der normierten Erfassung der Lokomotion auch die Sturzgefahr durch Provokationen (Stoß vor die Brust) zu erfassen.

Die gezielte Beobachtung des Alltagsverhaltens durch das gesamte therapeutische Team ist eine weitere Methode, um Sturzgefahr zu erkennen. Sicheren Hinweis auf Sturzgefahr erhalten wir, wenn durch ein gutes Dokumentations- und Beobachtungssystem die Häufigkeit der Stürze erfaßt wird. Außerdem sollten *Stolpern und Straucheln* registriert werden, also alle Situationen, in denen nur durch schnelle Korrekturen die Balance zurückzugewinnen ist.

Leistungsschwankungen der Lokomotion (und darum geht es immer) sind in einer Testsituation nur schwer abzuschätzen. Der kognitive Zustand, und dieser wechselt bei vielen unserer Patienten im Laufe des Tages stark, spielt bei Stürzen eine zentrale Rolle und muß in die Beobachtung einbezogen werden.

> ❗ Klinisch-pflegerische Feldbeobachtung ist bei der Beurteilung der Sturzgefahr durch nichts zu ersetzen.

Der Durchgang durch eine Tür mit Öffnen und Schließen der Tür ist eine komplexe Bewegungsfolge, deren Beurteilung bei keinem motorisch-funktionellen Assessment fehlen sollte, soweit der Patient überhaupt leistungsfähig genug ist.

Nach der klinischen Einschätzung der Autoren ist die Drehung des Körpers, z.B. als 360-Grad-Drehung um die eigene Achse, aufschlußreicher im Hinblick auf die Sturzgefahr als z.B. der Sternalstoß.

Um die Balancefähigkeiten unter provokativen Bedingungen besser beurteilen zu können, sind Einbeinstand, Hackengang, Vorfußgang und Fuß-vor-Fuß-Gehen auf einer Linie klinisch geeignete Untersuchungsverfahren. Hierzu gehört auch der Romberg-Versuch (Stehen mit geschlossenen Beinen) und der Unterberger-Tretversuch (Gehen auf der Stelle). Zur Provokation von Störungen können die Stehversuche auch mit geschlossenen Augen geprüft werden. Der Wegfall der visuellen Kontrolle verstärkt eventuell pathologische Reaktionen.

Tabelle 3.**8**   Balance und Gehtest nach Tinetti (ü. nach Rubenstein im Merck Manual of Geriatrics)
Anweisungen: Proband sitzt auf einem harten Stuhl ohne Armlehnen. Getestet werden folgende Manöver:

Balance

1.	Sitzbalance	lehnt sich an oder rutscht auf dem Stuhl weg	0
		sitzt fest und sicher	1
2.	Aufstehen	nicht in der Lage, ohne Hilfe aufzustehen	0
		Aufstehen möglich, aber nur mit Armeinsatz	0
		Aufstehen ohne Einsatz der Arme	0
3.	Anzahl der Versuche aufzustehen	nicht in der Lage, ohne Hilfe aufzustehen	0
		kann aufstehen, braucht aber mehr als 1 Versuch	1
		kann beim ersten Versuch aufstehen	2
4.	Stehbalance in ersten 5 Sek.	unsicher (schwankt, bewegt die Füße, ausgeprägte Rumpfschwankungen)	0
		sicherer Stand, aber mit Gehhilfe oder Stock oder Festhalten an Gegenständen	1
		sicher ohne Stock oder Gehhilfe oder Festhalten	2
5.	Stehbalance	unsicher	0
		sicher aber breitspurig (Hackenmitte mehr als 10 cm auseinander) oder Stock, Gehhilfe oder Festhalten	1
		engspuriger Stand ohne Unterstützung	2
6.	Sternalstoß	Proband aufgerichtet, Füße so nah wie möglich beieinander, Untersucher stößt 3mal leicht mit der Handfläche gegen das Brustbein	
		Proband beginnt zu fallen	0
		schwankt, greift um sich, aber fängt sich	1
		sicherer Stand	2
7.	Stehen mit geschlossenen Augen (aufrechter Stand = Nr. 6)	unsicher	0
		sicher	1
8.	360-Grad-Drehung	unregelmäßige Schrittfolge	0
		gleichmäßige Schrittfolge	1
		unsicher (greift um sich, schwankt)	0
		sicher	1
9.	Hinsetzen	unsicher (verschätzt Abstand, läßt sich plumpsen)	0
		mit Armeinsatz oder keine flüssige Bewegung	1
		sicher, glatte Bewegungsfolge	2

Balance-Score: _____/16

Tabelle 3.8 Fortsetzung

Gehen

Ausgangslage: Proband steht beim Untersucher, geht den Gang entlang oder durch den Raum, zuerst in seinem üblichen Gehtempo, dann in „schnellem, aber sicherem" Tempo zurück (benützt seine übliche Gehhilfe wie Gehwagen oder Stock).

10. Auslösung des Gehen (sofort nach dem Kommando „jetzt losgehen")		
	jedes Zögern oder mehrfache Startversuche	0
	ohne Zögern	1
11. (gekreuzte) Schrittlänge und Schritthöhe		
a) rechtes Schwungbein	rechter Fuß setzt nicht vor linkem Standbein auf	0
	rechter Fuß setzt vor linkem Standbein auf	1
	rechter Fuß löst sich nicht völlig vom Boden	0
	rechter Fuß löst sich vollständig vom Boden	1
a) linkes Schwungbein	linker Fuß setzt nicht vor rechtem Standbein auf	0
	linker Fuß setzt vor rechtem Standbein auf	1
	linker Fuß löst sich nicht völlig vom Boden	0
	linker Fuß löst sich vollständig vom Boden	1
12. Schritt-symmetrie	rechte und linke (gekreuzte) Schrittlänge werden unterschiedlich lang eingeschätzt	0
	rechte und linke Schrittlänge erscheinen gleichlang	1
13. Schritt-kontinuität	Anhalten oder ungleichmäßige Schrittfolge	0
	Schrittfolge wirkt gleichmäßig	1
14. Gradlinigkeit des Ganges	(geschätzt in Beziehung zu Bodenplatten von 30 cm Breite, die Abweichungen eines Fußes auf 3 m Strecke sind zu beobachten)	
	ausgeprägte Abweichung von der Gehlinie	0
	leichte/mäßige Abweichung oder Benutzung einer Gehhilfe	1
	gerade Gehlinie ohne Benutzung einer Gehhilfe	2
15. Rumpfhaltung	merkliche Rumpfschwankungen oder Gehhilfe	0
	keine Rumpfschwankungen, aber vermehrte Beugung der Knie oder des Rückens oder Ausbreiten der Arme beim Gehen	1
	keine vermehrten Rumpfschwankungen, keine vermehrte Beugung von Knien oder Rücken, kein Ausbreiten der Arme, keine Gehhilfe	2
16. Spurbreite	Hacken weit auseinander	0
	Hacken berühren sich fast beim Gehen	1

Gang-Score: _____/12

Gesamtscore: _____/28

Die Auslenkungen des Rumpfes (body sway) eventuell mit Ausfallschritt oder im Alltag Straucheln und Stolpern sind die Meßwerte, die es zu beurteilen gilt.

Die sensomotorische Reaktionszeit ist ein wichtiger Meßwert zur Beurteilung der Sturzgefahr. Wir haben einen Test entwickelt (Lineal-Reaktions-Test), um ohne großen Aufwand die visuell ausgelöste sensomotorische Reaktionszeit zu bestimmen (Abb. 3.**3**). Dabei wird ein 50 cm langes Lineal 2–4 Sekunden nach einer Vorankündigung zwischen leicht geöffnetem Daumen und Zeigefinger des Probanden hindurch fallen gelassen. Dieser greift nach dem Lineal, sobald es herunterfällt. An der Zentimeterskala ist abzulesen, wie schnell der Proband reagiert hat. Die in Abbildung 3 genannten Normwerte beziehen sich auf den Median von jeweils 5 Versuchen.

Angst vor weiteren Stürzen ist ein wichtiger Faktor, der Mobilität stark einschränken kann. Viele Patienten schränken ihre Lokomotion ein, wenn sie hingefallen sind. Dies gilt besoders für die Patienten, die lange Zeit auf dem Fußboden liegen geblieben sind und in dieser quälenden Zeit ihre Hilflosigkeit intensiv erlebten. Die Verunsicherung, die sich aus solchen Erlebnissen ergibt, kann anhaltend natürliche Bewegungsimpulse unterdrücken: Im Englischen spricht man vom „post-fall-syndrome".

Die Tabellen 3.**9**–3.**12** zeigen Ausschnitte aus den *Kennenburger MOFA-Skalen* (MOFA = **mo**torisch-**f**unktionelles **A**ssessment), eine Zusammenstellung von normierten klinischen Beurteilungen und Skalen zur Erfassung der motorisch-funktionellen Situation.

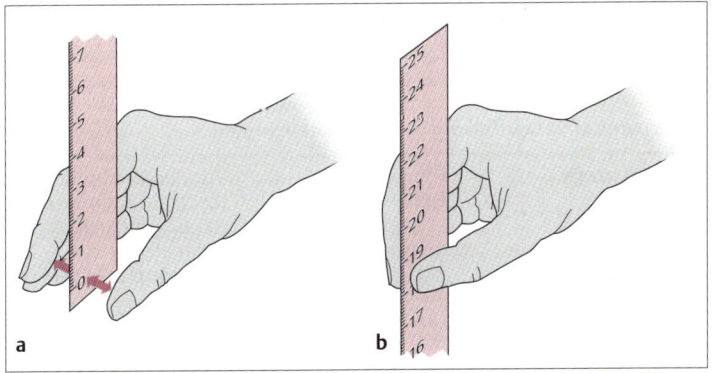

Abb. 3.**3**   Linealreaktionstest zur Bestimmung der visuomotorischen Reaktionszeit.
Normwerte (ohne Berücksichtigung der Altersabhängigkeit): Mittelwert = 20,0 cm, SD = 5,0 cm, Minimum 10 cm, Maximum 35 cm bei einer Gruppe von 56 unauffälligen Versuchspersonen (Altersmittelwert 53 Jahre, Median 45 Jahre).

Tabelle 3.9 Kennenburger MOFA-Skalen (**Mo**torisch-**f**unktionelles **A**ssessment) – Untere Extremität

Beurteilung der Gehfähigkeit nach dem „Up-and-go-Test"
Aufstehen aus einem Stuhl mit Armlehnen, 3 m gehen, sich umdrehen, zurückgehen und wieder hinsetzen ohne personelle Hilfe. Gewohnte technische Hilfsmittel sind erlaubt, benütztes Hilfsmittel notieren.

	Zeitbedarf (Sek.)	Art der Durchführung Sturzgefahr, Kompensation
up-and-go ohne Hilfsmittel		
up-and-go mit Hilfsmittel		

Gehgeschwindigkeit und Kadenz (Schrittanzahl/Sek.) auf 10 m Gehstrecke
(gekreuzte Schrittlänge, ebener Boden, gute Beleuchtung, nach Einlaufen):
a) frei gewähltes „gewohntes" Gehtempo und optional in Sek. bzw. Schritte/10 m
b) so schnell wie möglich, aber noch sicher in Sek. bzw. Schritte/10 m

Transferfähigkeit nach der Esslinger Skala
Standardsituation: Transfer aus Stuhl mit Armlehnen in Rollstuhl im Alltagsablauf.

	Hilfestufe H0–H4	Art der Durchführung Sturzgefahr, Kompensation
Transfer wie der Patient es gewohnt ist	H0–H4	
Transfer wie therapeutisch erwünscht	H0–H4	

Semiquantitative Beurteilung der Lokomotionsstufen

Mobilitätsstufe	Graduierung Hilfebedarf allein /mit Hilfe/nicht möglich ggf. Hilfestufen H0–H4	Art der Durchführung, Zeitbedarf, Kompensation, Sturzgefahr, Schmerzen etc. Hilfsmittel angeben
Lageveränderung im Liegen von Rücken- in Seitenlage	H0–H4	
frei sitzen an Bettkante	allein möglich/ nicht möglich	
Sich-Aufsetzen aus dem Liegen ohne/mit Bettbügel	H0–H4 Bettbügeleinsatz notieren	

Tabelle 3.**9**   Fortsetzung

Mobilitätsstufe	Graduierung Hilfebedarf allein /mit Hilfe/nicht möglich ggf. Hilfestufen H0–H4	Art der Durchführung, Zeitbedarf, Kompensation, Sturzgefahr, Schmerzen etc. Hilfsmittel angeben
Aufstehen aus dem Sitzen (von Bettkante)	H0–H4 bei H0 Armeinsatz notieren	
Aufstehen aus dem Sitzen (hoher Stuhl mit Armlehnen)	H0–H4 bei H0 Armeinsatz notieren	
Stehen ohne Festhalten	allein möglich / nicht möglich	
Stehen mit Festhalten	allein möglich / nicht möglich	
Transfer Bett–Rollstuhl	Graduierung wie Barthel-Index	
Gehen im Gebäude auf der Ebene	HO - H4	
50 m Gehen im Gebäude auf der Ebene	H0–H4	
50 m Gehen draußen auf unterschiedlichem Untergrund	H0–H4	
Treppensteigen (17 Stufen)	H0–H4. Gebrauch des Geländers notieren	
2 km außerhalb zu Fuß schmerzfrei und sicher gehen	allein möglich /mit Hilfe möglich /nicht möglich	

Bewegungsausmaße und Kraftgrad:
- Pathologische Gelenke und Körperabschnitte nach Neutral-0-Methode untersuchen
- Kraftgrade 0/5 bis 5/5 nach Einteilung des British Medical Council

Muskelatrophien: Aspekt, ggf Umfangmessung im Seitenvergleich
Kontrakturen: Neutral-0-Methode, Zustand nach therapeutischer Lockerung

Tabelle 3.9 Fortsetzung

Klinische (qualitative) Testverfahren

Test/ Untersuchung	Operationalisierung (Kurzfassung)	Beurteilung
Knie-Hacken-Versuch	ataktisch? Ferse auf Knie und Tibiakante entlang, rechts/links	
Vorhalteversuch Beine	Rückenlage, gestreckte Beine frei hochhalten, rechts/links Angabe in Sek. bis > 5 Sek.	
Romberg-Stehversuch	Beine eng und auseinander (Fallneigung, Ausweichschritte, Body sway grob graduierend) Augen offen und geschlossen	
Gleichgewichtsreaktionen im Sitzen	grob graduierend	
Rumpfkontrolle/ selektive Rumpfbewegungen	frei sitzen = Gegenstand außerhalb direkter Reichweite erreichbar ohne Umfallen	
360-Grad-Wende	Zeitdauer, Schrittanzahl, Gleichmäßigkeit, Sicherheit grob graduierend	
Hackengang	möglich/nicht möglich	
Vorfußgang	möglich/nicht möglich	
Seiltänzergang	Fuß vor Fuß 3 m auf einer Linie. Möglich/nicht möglich, xmal neben Linie aufgetreten	
Einbeinstand links und rechts	bei 3 Versuchen 2x > 5 Sek. = „möglich", rechts/links	
Kraft der Dorsalextension oberes Sprunggelenk	Muskelkraft 0/5–5/5 bzw. Spastikbeurteilung	
Sternalstoß	grob graduierend	
Aufheben eines Gegenstandes vom Boden aus dem Stehen	z.B. einen Schreiber. Sturzgefahr, Schwanken, Schmerzen notieren	

Tabelle 3.**10**   Kennenburger MOFA-Skalen, Gangbild

Gangsicherheit:	normales Gangbild	☐
	ausreichend sicher	☐
	unsicher	☐
	unmittelbare Sturzgefahr	☐
	nicht allein gehfähig (nach „up-and-go")	☐

Komponenten bei der klinischen Beurteilung des Gangbildes

Gehtempo	grob graduierend oder Messung in Sek./10 m
Symmetrie im Seitenvergleich	klinische Beschreibung
Rhythmik Standbein/ Spielbein	Schätzung der Zeitabweichung
Schwankungen des Rumpfes	grob graduierend
Mitschwingen der Arme	bei Gehtempo über 0,75 m/Sek.
Kopf- und Rumpfhaltung	klinische Beschreibung
Beckenstellung und -bewegung	klinische Beschreibung
Hüft- und Kniegelenke	klinische Beschreibung
Kontrolle von Hüfte und Knie	Durchschlagen, Nachgeben etc.
Dauer der Doppelstandphase	grob graduierend
Schrittlänge gekreuzt/ unilateral	Abschätzung oder Messung
Variabilität der Schrittlänge	Abschätzung
Schrittbreite (Spurbreite)	Abschätzung
Schritthöhe	Abschätzung
Aufsetzen und Abrollen des Fußes	klinische Beschreibung
Reaktion auf Umgebungsreize	Türschwellen, Hindernisse etc.
Umgang mit Türen	Beschreibung
Verhalten auf der Treppe	Beschreibung
Umgang mit Hilfsmitteln	klinische Beurteilung

Tabelle 3.11 Kennenburger MOFA-Skalen, bei Paresen/zentralen Bewegungsstörungen

Beurteilungsbereich	Erläuterungen
Aussehen und Trophik	Hautfarbe, Temperatur, Ödem, Schweiß, Schmerz
Ruhetonus	von schlaff über spastisch bei passiver Dehnung bis Dauerspastik
Spontanhaltung	ein vorliegendes Muster beschreiben, beurteilen, ob schlaffer Tonus vorliegt (s. oben)
Willküraktivität	jedwede Bewegung auf Aufforderung (spastisch oder selektiv) notieren
selektive Bewegungen	Hüfte, Knie, oberes Sprunggelenk (OSG) jeweils separat
spastische Synergien	spastisches Muster beschreiben
assoziierte Reaktionen	Provokationsmethode beschreiben
Kontrolle der großen Gelenke	Hüfte, Knie, OSG
Lage- und Bewegungssinn	s. neuropsychologische Diagnostik
Neglect	s. neuropsychologische Diagnostik
ideatorische Apraxie	s. neuropsychologische Diagnostik
ideomotorischeApraxie	s. neuropsychologische Diagnostik
Tapping der Füße	Fersen aufgestützt, mit Vorfuß auf Boden klopfen, Anzahl/5 Sek. rechts/links

Tabelle 3.**12**   Kennenburger MOFA-Skalen, Obere Extremität

Bewegungsausmaße und Kraftgrad:
Pathologische Gelenke und Körperabschnitte nach Neutral-0-Methode untersuchen.
Kraftgrade 0/5–5/5 nach Einteilung des British Medical Council.

Muskelatrophien: Aspekt, ggf. Umfangmessung im Seitenvergleich

Kontrakturen: Neutral-0-Methode, Zustand nach therapeutischer Lockerung

Klinische Beschreibung der Schulter:
- Schultertiefstand, (Sub-)Luxation, skapulohumoraler Rhythmus
- Retraktion und Tonus der Scapula, Scapula alata etc.

Hand- und Armfunktionen:
- Nacken- und Schürzengriff
- Hand zum Mund mit/ohne Glas
- Hand zum Vertex
- Faustschluß, ggf. Abstand Fingerspitze Handinnenfläche
- Spitzgriff (Pinzettengriff) Dig. I zu Dig. II, III, IV und V und Strecken der Finger notieren

Finger-Nase-Versuch: Ataxiebeurteilung

Armvorhalteversuch in Supination: Seitenvergleich, Absinken, Tremor

Aufnehmen von Gegenständen:

– vom Tisch	Tennisball	Bleistift	10-Pf.-Münze
– aus der Luft über 90 Grad	Tennisball	Bleistift	10-Pf.-Münze
– aus der Luft unter 90 Grad	Tennisball	Bleistift	10-Pf.-Münze
– vom Boden	Tennisball	Bleistift	10-Pf.-Münze

Bei Paresen und/oder zentralen Bewegunsstörungen

Beurteilungsbereich	Erläuterungen
Aussehen und Trophik	Hautfarbe, Temperatur, Ödem, Schweiß, Schmerzen
Ruhetonus	von schlaff über spastisch bei passiver Dehnung bis Dauerspastik
Spontanhaltung	ein vorliegendes spastisches Muster beschreiben, beurteilen, ob schlaffer Tonus vorliegt (s. oben)
Willküraktivität (spastische Massenbewegung oder selektive Bewegung, oft gemischt)	jedwede Bewegung auf Aufforderung (spastisch oder selektiv) = Willkürbewegung

Tabelle 3.12   Fortsetzung

Bei Paresen und/oder zentralen Bewegunsstörungen

Beurteilungsbereich	Erläuterungen
selektive Bewegungen	Schulter, Ellbogen, Handgelenk, Supination/Pronation, jeweils separat, Finger evtl. summarisch
spastische Synergien	spastisches Muster beschreiben
assoziierte Reaktionen	Provokationsmethode beschreiben
Lage- und Bewegungssinn	s. neuropsychologische Diagnostik
Oberflächensensibilität	s. neuropsychologische Diagnostik
Neglect	s. neuropsychologische Diagnostik
ideatorische Apraxie	s. neuropsychologische Diagnostik
ideomotorische Apraxie	s. neuropsychologische Diagnostik
räumlich-konstruktive Störungen	s. neuropsychologische Diagnostik
Tapping der Hände	Handgelenk aufgestützt, rechts/links Fingerspitzen klopfen, Anzahl /5 Sek.

Konkrete Erfassung der Alltagsfunktionen durch ADL-Skalen

Entwicklung der ADL-Skalen aus den Pflegetheorien

Wenn auch Gehen und Lokomotion oft im Mittelpunkt der Rehabilitation stehen, ist doch Selbständigkeit im Alltag mehr als „Gehen können". In dem Bemühen, den „ganzen Menschen" konkret zu erfassen, müssen wir den Alltag in einzelne Tätigkeiten aufteilen und diese jeweils gesondert betrachten.

Bereits Galen (130–201 n. Chr.) definierte Gesundheit als Zustand, „in dem wir keine Schmerzen leiden und in dem Lebensaktivitäten nicht beschränkt sind". In der wissenschaftlichen Medizin hat die Erfassung der Lebensaktivitäten bisher aber wenig Beachtung gefunden.

Anders in der Krankenpflege. In den Pflegetheorien von V. Henderson (1960), D. Orem und N. Roper und anderen wurde früh der Bereich der Alltagsbedürfnisse und Alltagsverrichtungen zur Strukturierung der Krankenpflege benützt.

L. Juchli stellt in ihrem weit verbreiteten Buch über Krankenpflege die Entwicklung der Krankenpflegemodelle zusammen und betont immer wieder die ganzheitliche Sicht der Patienten. Zur Konkretisierung der Ganzheitlichkeit dient die Gliederung der Lebensaktivitäten in die „Activities of Daily Living" = ADL, übersetzt mit „Aktivitäten des täglichen Lebens" = ATL.

Die Geriatrie hat diesen Ansatz aufgegriffen und für ihre Zwecke modifiziert. Man unterscheidet zwischen den „Basis-ADL-Leistungen" und den „instrumentellen Aktivitäten des täglichen Lebens" (instrumental ADL = IADL).

Die Basis-ADL-Leistungen sind die Tätigkeiten der körperlichen Selbstversorgung wie
• Lokomotion mit Lageveränderungen im Liegen, Sich-Aufsetzen, Aufstehen, Stehen, Sich-Umsetzen, Gehen und Treppen steigen, gegebenenfalls Rollstuhlfahren,
• Körperhygiene mit Baden, Duschen, Waschen,
• Umgang mit Kleidung, also Anziehen und Ausziehen,
• Essen und Trinken,
• Toilettengang und Kontrolle von Blase und Mastdarm.

Die instrumentellen Aktivitäten des täglichen Lebens sind die nicht direkt körperbezogenen Alltagstätigkeiten wie
• Benutzung des Telefons/der Telekommunikation,
• Einkaufen,
• Vor- und Zubereitung der Nahrung,
• Haushaltsführung,
• Waschen von Wäsche, Kleidung,
• Benutzung von Transportmitteln,
• Umgang mit Medikamenten,
• Umgang mit Finanzen.

Die Tab. 3.**13**–3.**15** zeigen verbreitete ADL-Skalen, und zwar den Barthel-Index (Mahoney u. Barthel 1965), das Katz-ADL-Assessment (Katz u. Mitarb. 1970) und die IADL-Skala von Lawton u. Brody (1965).

Auch die Einteilung der Pflegeversicherung in Pflegestufen, die dann jeweils einen unterschiedlichen Anspruch auf Versicherungsleistungen bedingen, ist meßtechnisch gesehen eine Funktionsskala (s. unten).

Tabelle 3.**13**   Barthel-Index

Reihenfolge und Anwendungsregeln wie Mahoney und Barthel (1965), Operationalisierung der Kontinenz wie Wade, Oxford Textbook of Geriatric Medicine (1992)

1.	Essen	10	unabhängig, incl. Schneiden der Nahrung in vernünftiger Zeit
		5	etwas Hilfe ist notwendig, z. B. Kleinschneiden
		0	erfüllt die genannten Bedingungen nicht
2.	Transfer vom Rollstuhl zum Bett und zurück (incl. Aufsetzen im Bett)	15	Unabhängig und sicher in allen Phasen, incl. Sich-Aufsetzen am Bettrand
		10	Minimale Hilfe oder Anleitung bei einem oder mehreren Teilen der Aktivität
		5	kommt ohne Hilfe zu einer sitzenden Position, Transfer mit viel Hilfe
		0	erfüllt die genannten Bedingungen nicht
3.	Persönliche Hygiene (Gesichtwaschen, Kämmen, Rasieren, Zähneputzen)	5	wäscht ohne Hilfe Hände u. Gesicht, rasiert u. kämmt sich, legt Make-up auf holt Rasierer aus Schublade, steckt ihn in die Steckdose oder legt Klinge ein
		0	erfüllt die genannten Bedingungen nicht
4.	Toilettengang	10	unabhängiger Gang zur Toilette incl. Aus- und Ankleiden, Benutzung des Toilettenpapiers, darf Haltegriffe etc. benützen
		5	braucht Hilfe, um Gleichgewicht zu halten, oder bei Kleidern oder Reinigung
		0	erfüllt die genannten Bedingungen nicht
5.	Baden/ Duschen	5	alle Schritte der Tätigkeit ohne Anwesenheit personeller Hilfe
		0	erfüllt die genannten Bedingungen nicht
6.	Gehen auf ebener Erde	15	kann 45 m gehen ohne Anleitung oder Hilfe, Hilfsmittel erlaubt, muß allein aufstehen können
		10	kann mit Hilfe/Supervision wenigstens 45 m gehen
	Rollstuhlfahren (nur codieren, wenn der Patient nicht gehen kann)	5	kann Rollstuhl manövrieren, 45 m incl. Kurven und Türen
		0	erfüllt die genannten Bedingungen nicht
7.	Treppen steigen	10	aufwärts und abwärts sicher ohne Hilfe oder Anleitung, muß evtl. Gehhilfen auf der Treppe tragen können, darf Handlauf benützen
		5	braucht Hilfe oder Aufsicht
		0	erfüllt die genannten Bedingungen nicht

Tabelle 3.**13**   Fortsetzung

8.	Anziehen / Ausziehen	10	An- und Auskleiden inkl. Schuhe, adaptierte Kleidung gestattet
		5	braucht Hilfe, leistet die Hälfte der Aktivität selbst in einer vernünftigen Zeit
		0	erfüllt die genannten Bedingungen nicht
9.	Stuhlkontinenz	10	kontinent, kann evtl. Abführmaßnahmen selbständig durchführen
		5	gelegentliche Inkontinenz, maximal 1x/ Woche, oder Hilfe bei Abführen
		0	erfüllt die genannten Bedingungen nicht
10.	Urinkontinenz	10	Tag und Nacht kontinent, kann selbständig Katheter versorgen
		5	Hilfe beim Katheter oder gelegentlich (maximal 1x/Tag) inkontinent
		0	erfüllt die genannten Bedingungen nicht

Tabelle 3.**14**   Basis-ADL-Skala von Katz et al (1970), ü. nach Rubenstein im Merck Manual of Geriatrics

		unabhängig	
		ja	nein
1.	Baden (Ganzkörperwäsche mit Schwamm, Wannenbad, Dusche) selbständig oder Hilfe bei höchstens einem Körperteil	☐	☐
2.	Anziehen zieht sich an und aus ohne Hilfe außer beim Schuhezubinden	☐	☐
3.	Toilettengang geht zur Toilette, benutzt sie, richtet seine Kleidung ohne Hilfe (darf Gehhilfe benützen und Bettpfanne/Urinal zur Nacht)	☐	☐
4.	Transfer aus Stuhl und Bett kommt ohne Hilfe in und aus Bett und Stuhl (darf Gehhilfen dabei benützen)	☐	☐
5.	Kontinenz kontrolliert Blase und Darm vollständig selbständig (ohne gelegentliche Inkontinenzen)	☐	☐
6.	Essen ißt ohne Hilfe außer beim Schneiden von Fleisch oder Brot streichen	☐	☐

Summenscore (Anzahl der Ja-Antworten, maximal 6):

Tabelle 3.**15**   Instrumen telle ADL-Skala von Lawton und Brody (1969), ü. nach Rubenstein im Merck Manual of Geriatrics

A.	**Fähigkeit, ein Telephon zu benutzen**
1.	benützt Telefon in Eigeninitiative, schlägt Tel.-Nr. nach, wählt etc. 1
2.	wählt einige wenige gut bekannte Nummern 1
3.	bedient Telefon, wenn er/sie angerufen wird 1
4.	kann Telefon nicht benützen 0
B.	**Einkaufen**
1.	kümmert sich selbständig um alle Einkäufe 1
2.	erledigt kleine Einkäufe selbständig 0
3.	muß bei jedem Einkaufen begleitet werden 0
4.	völlig unfähig einzukaufen 0
C.	**Zubereitung von Mahlzeiten**
1.	adäquate Mahlzeiten werden selbständig geplant, zubereitet und serviert 1
2.	adäquate Mahlzeiten werden zubereitet, wenn Zutaten zur Verfügung gestellt werden 0
3.	wärmt Mahlzeiten auf, serviert und bereitet sie zu oder bereitet Mahlzeiten zu, aber hält keine angemessene Nahrungsaufnahme aufrecht 0
4.	Mahlzeiten müssen vorbereitet und serviert werden 0
D.	**Hauswirtschaft**
1.	führt Hauswirtschaftsarbeiten selbständig durch oder mit nur gelegentlicher Hilfe (z. B. für schwere Arbeiten Haushaltshilfe) 1
2.	führt leichte tägliche Arbeiten aus wie Geschirrspülen und Betten machen 1
3.	führt leichte tägliche Arbeiten aus, kann aber kein akzeptables Niveau der Sauberkeit aufrechterhalten 1
4.	braucht Hilfe bei allen Arbeiten zur Aufrechterhaltung des Haushaltes 1
5.	nimmt nicht an irgendwelchen Haushaltsaufgaben teil 0
E.	**Wäsche waschen**
1.	wäscht persönliche Wäsche völlig selbständig 1
2.	wäscht kleine Teile, z. B. Strümpfe 1
3.	die gesamt Wäsche wird von anderen gewaschen 0
F.	**Transport/ Reisen**
1.	benützt selbständig öffentliche Verkehrsmittel oder fährt das eigene Auto 1
2.	arrangiert eigene Fahrten mit dem Taxi, aber benützt keine sonstigen Verkehrsmittel 1
3.	benützt öffentliche Verkehrsmittel in Begleitung anderer 1
4.	Reisen begrenzt auf Taxifahrten oder Fahrten im Auto in Begleitung anderer 0
5.	reist nicht 0

Tabelle 3.**15**   Fortsetzung

G.   Kompetenz für eigene Medikation
1.   ist kompetent, die Medikamente in korrekter Dosierung und
       zur rechten Zeit einzunehmen   1
2.   ist kompetent, die Medikamente einzunehmen, wenn sie in
       separaten Dosierungen vorbereitet sind   0
3.   ist nicht zur selbständigen Medikamenteneinnahme in der Lage   0

H.   Fähigkeit, Finanzen zu handhaben
1.   erledigt finanzielle Angelegenheiten selbständig (Haushaltsplan,
       schreibt Schecks aus, zahlt Miete und Rechnungen, geht zur Bank),
       regelt Geldeinnahmen und ist über seine Einkünfte auf
       dem laufenden   1
2.   erledigt alltägliche Einkäufe, aber braucht Hilfe in
       Bankangelegenheiten und bei größeren Einkäufen   1
3.   nicht in der Lage, finanzielle Angelegenheiten zu regeln   0

Summenscore (maximal 8 Punkte)

Barthel-Index

Der Barthel-Index ist ein weltweit verbreitetes Meßinstrument zur Beurteilung der physischen Pflegeabhängigkeit. Wegen seiner weiten Verbreitung und vielfach geprüften Zuverlässigkeit ist er gut geeignet, zu Vergleichen herangezogen zu werden. Er teilt die Alltagsaktivitäten in 10 Items ein. Für jeden Tätigkeitsbereich muß angegeben werden, ob ein Patient diese Tätigkeit allein, mit Hilfe oder gar nicht ausführen kann. Es gibt recht genaue Ausführungsbestimmungen, in denen beschrieben wird, wie die Einstufungen im einzelnen vorzunehmen sind. 100 Punkte sind maximal zu erreichen. Diese Zahl beschreibt einen Patienten, der sich ohne Personenhilfe waschen und anziehen kann, der selbständig essen kann, seine Ausscheidungen kontrolliert, 50 Yards (= 45 m) ohne Hilfe gehen und allein Treppen steigen kann.

Ein Patient, der 100 Punkte auf dem Barthel-Index erreicht, ist damit noch nicht in der Lage, selbständig zu leben. Die psychosozialen Voraussetzungen sind bewußt nicht miterfaßt, viele Fähigkeiten und Aktivitäten, die im Alltag eines allein Lebenden eine Rolle spielen, sind ebenfalls nicht eingeschlossen. Die Einschränkung der physischen Selbständigkeit bei der körperlichen Selbstversorgung ist aber mit brauchbarer Genauigkeit zu erfassen, und der Index ist für diese Fragestellung konzipiert.

Meßtechnische Probleme von Skalen

Operationalisierung

Eine Skala ist im methodologischen Sinn ein Meßinstrument. Jede Messung verlangt
- die Definition des zu messenden Merkmals,
- die Angabe von Meßbedingungen sowie
- eine quantifizierbare Einteilung (Meßwert), die die Merkmalsausprägung angibt.

Damit Messungen vergleichbar sind, müssen die Testverfahren und Skalen einheitlich gehandhabt werden.

Der Vorgang, Alltagsbegriffe meßbar zu machen, wird Operationalisierung genannt. Er besteht in der Festlegung von Meßbedingungen, Meßverfahren und Definition von Merkmalen und Merkmalsausprägungen.

Auch die ADL-Skalen sind Meßinstrumente, deren Anwendung nach genauen Regeln erfolgen muß, damit die Ergebnisse verwertbar sind. Sie unterteilen den Alltag in einzelne Tätigkeiten (Item = Unterpunkt einer Skala), die gesondert nach dem Ausprägungsgrad abgestuft (= graduiert) werden. Als Ergebnis erhalten wir Zahlen, die man statistischen Verfahren unterziehen kann, um allgemeingültige Aussagen zu machen. Die Alternative oder besser Ergänzung zu diesem Vorgehen ist die klinische Beurteilung, bei der wir z. B. von einer Arthrose sagen, daß sie „schwer" oder nur „leicht" ausgeprägt ist. Wenn wir nun hingehen und angeben, welche Kriterien wir anlegen, um die Begriffe „schwer" und „leicht" zuzuteilen, haben wir den Schritt von einer klinischen Beurteilung zu einem Meßinstrument getan. Bekanntes Beispiel für einfache Skalen dieser Art sind die Auspägungsgrade der Herzinsuffizienz nach der New York Heart Association (Tab. 3.**16**) oder die Einteilung der Arteriellen Verschlußkrankheit nach Fontaine (Kapitel 8). Meist ist es sinnvoll, klinische Beurteilung und Messung durch eine Skala gemeinsam

Tabelle 3.**16**   Schweregrad der Herzinsuffizienz nach der NYHA

Gradeinteilung	Klinische Beschreibung
I	keine Einschränkung der körperlichen Belastbarkeit, keine übermäßige Ermüdung, Atemnot oder Palpitationen bei normaler körperlicher Betätigung
II	in Ruhe beschwerdefrei, normale körperliche Aktivität verursacht Symptome wie Müdigkeit, Palpitationen oder Luftnot
III	Symptome bereits bei leichter (weniger als normaler) körperlicher Belastung
IV	bereits in Ruhe Beschwerden; geringste Steigerung der körperlichen Aktivität verursacht erhebliche Steigerung der Symptome

anzuwenden. Die Verfahren schließen sich nicht aus, sondern ergänzen sich. Es ist offensichtlich, daß bei beiden Vorgehensweisen eine Reihe von Fehlerquellen bestehen. Die Fehlerquellen einer Skala sind aufgrund der genau festgelegten Beurteilungskriterien meist besser einzuschätzen. Die Kriterien, nach denen wir die Güte einer Skala oder eines Testverfahrens beurteilen, werden Testgütekriterien genannt. Ihre ausführliche Darstellung halten wir für notwendig, weil das geriatrische Assessment noch nicht völlig und schon gar nicht einheitlich etabliert ist und zum Teil kontrovers diskutiert wird. Die fachlich und methodisch fundierte Beurteilung von Skalen und Graduierungen ist auch durch die Einführung der Pflegeversicherung ein Thema großer Brisanz geworden.

Gütekriterien von Skalen und Testverfahren

Reliabilität bezeichnet die Zuverlässigkeit, mit der ein Meßinstrument mißt. Reliabilität macht eine Aussage zu der Frage, wie oft und wie genau die Messungen übereinstimmen , wenn derselbe Zustand von einem Beurteiler zu zwei verschiedenen Zeiten (Retest-Reliabilität) oder von zwei verschiedenen Untersuchern zum selben Zeitpunkt gemessen wird (Interrater-Reliabilität). Die Benotung beim Eiskunstlauf z. B. ist ein Beispiel für Interrater-Reliabilität.

Validität ist der Ausdruck dafür, ob ein Instrument das mißt, was gemessen werden soll. Die Aussage „Es ist ein intelligentes Kind, es hat gute Schulnoten", setzt voraus, daß Schulnoten Intelligenz erfassen. Nicht nur derjenige, der die Mathematiknote Albert Einsteins kennt (*ausreichend*), weiß, wie zweifelhaft diese Annahme oft ist. Offensichtlich können Schulnoten etwas mit Intelligenz zu tun haben, aber jeder hat erfahren, daß noch viele andere Komponenten in die Benotung einfließen.

Also muß bei jedem Meßinstrument genau geprüft werden, ob auch wirklich und hauptsächlich das gewünschte Merkmal gemessen wird und nicht ein Komplex, mit dem das gewünschte Merkmal nur locker verbunden ist. Der Anwender des Meßinstrumentes muß sich genau im klaren sein, was er messen will. Der Barthel-Index will z. B. keine Aussage über die Fähigkeit machen, allein und selbständig leben zu können. Es sind verwirrte Patienten denkbar, die die volle Punktzahl im Barthel-Index erreichen, aber sich allein in einer Wohnung hoffnungslos gefährden oder zugrunde richten würden. Er beansprucht lediglich Auskunft zu geben über die physikalische Unabhängigkeit bei der körperlichen Selbstversorgung.

Wer einen aphasischen Patienten mit einem kognitiven Leistungstest untersucht, der verbale Anteile hat, übersieht das Kriterium Validität.

Sensibilität meint, ob ein Testverfahren empfindlich genug den Bereich erfaßt, den man erfassen will. Wer mit einer Personenwaage die Zutaten für die Weihnachtsplätzchen wiegt, hat ein Meßverfahren mit einer unzureichenden Sensibilität gewählt. Wer die Mobilität in der geriatrischen Rehabilitation *nur* mit dem „Up-and-go-Test" messen will (vgl. S. 63), wird feststellen, daß er viele alltagsrelevante motorisch-funktionelle Fortschritte mit diesem sehr reliablen und validen Instrument nicht erfassen kann. Er benötigt für viele Patienten ein Meßinstrument, das zusätzlich andere Bereiche der Mobilität erfaßt.

Praktikabilität ist die Bezeichnung dafür, mit welchem Aufwand ein Meßinstrument eingesetzt werden kann. Die zeitlichen und personellen Bedingungen für die Durchführung des Testverfahrens müssen gegeben sein. Die Akzeptanz des Verfahrens leidet, wenn die Voraussetzungen für die Durchführung zu anspruchsvoll sind. Ein vielstündiges Testverfahren wird z.B. für viele geriatrischen Patienten nicht durchführbar sein, auch dieser Gesichtspunkt fällt unter Praktikabilität.

Viele Meßinstrumente erfüllen die genannnten Kriterien nur teilweise oder sind auf manche der Kriterien nicht geprüft. Das mindert nicht unbedingt ihre klinische Brauchbarkeit, sollte aber bei der Interpretation der Ergebnisse bedacht werden.

> ❗ Es gibt kein universell brauchbares „Allzweck-Assessmentinstrument". Jedes Assessment stellt eine an die jeweilige Situation angepaßte Auswahl von Assessmentwerkzeugen dar.

Brauchbarkeit von Summenscores

Viele Meßinstrumente liefern einen Summenscore als Ergebnis. Ein Summenscore faßt die Messungen einer Gruppe von Items zusammen und stellt eine quantifizierende Zusammenfassung dar. Die vorgestellten Meßinstrumente nehmen aber durch die Auswahl ihrer Items eine Gewichtung vor, die durchaus auch anders ausfallen könnte. So nimmt die Lokomotion im Barthel-Index einen hohen Stellenwert ein. Vier Items (Transfer, Toilettengang, Gehen und Treppen steigen) sind direkt auf Lokomotion bezogen, Transfer und Gehen erhalten eine höhere Punktzahl (15 Punkte jeweils). Die Inkontinenz ist mit zwei Items ebenfalls recht hoch vertreten und im Item Toilettengang nochmal abgedeckt. Diese Gewichtung der Alltagsverrichtungen erscheint vielen rehabilitativ tätigen Geriatern sehr gelungen zu sein. Man muß sich aber darüber klar sein, daß hier ein arbiträres Moment vorliegt.

Einem Punktwert des Barthel-Index von 60 ist nicht mehr anzusehen, wie er zustandegekommen ist. Summenscores quantifizieren also eine *Gruppe* von Meßergebnissen und lassen keine qualitativen und ätiologischen Aussagen zu. Das beanspruchen sie auch nicht. Für Entscheidungen über konkrete Interventionen sind sie in der Regel nicht geeignet. Sie haben ihren Sinn in der statistischen Auswertung von größeren Patientengruppen, können aber wegen ihres verschleiernden Mischeffektes für klinische Entscheidungen nicht herangezogen werden. So müssen für eine Entscheidung, ob Rehabilitationsfähigkeit vorliegt oder nicht oder ob eine häusliche Versorgung angeraten werden soll, die einzelnen Alltagsverrichtungen betrachtet werden. Es ist unzulässig z.B. zu sagen, bei einem Barthel-Score von 40 sei keine Rehabilitation mehr möglich.

Solche Entscheidungen sind nur zu treffen, wenn quantitative und qualitative Aussagen über Einzelfunktionen vorliegen, Aussagen zur Prognose vorliegen und die Interaktionen des Patienten mit seiner personellen und materiellen Umgebung bewertet werden. Dafür gibt es keine Zauberformel.

Summenscores haben ihre Notwendigkeit in der Quantifizierung von Reha-Erfolg auf individueller und statistischer Ebene, dürfen aber nicht über ihren Geltungsbereich hinaus in einem Automatismus mit klinischen Urteilen verbunden werden.

Pflegerische Diagnostik

Position der pflegerischen Diagnostik im Assessment

Pflegerische Probleme spielen in der Geriatrie eine besondere Rolle. Die Einschränkung der *körperlichen Selbstversorgung* ist von zentraler Bedeutung. In anderer Ausdrucksweise kann man von einer Verringerung der *Selbstpflegefähigkeit* sprechen. Dementsprechend prominent ist die Rolle der Pflege in der geriatrischen Diagnostik. Pflege hat eigene diagnostische Fragestellungen und eigene Interventionsentscheidungen.

Definition

Wir definieren pflegerische Diagnostik als das Erkennen, Benennen und Einordnen von gesundheitlichen Störungen in ein wissenschaftlich fundiertes Pflegesystem, um daraus Planung, Durchführung und Verlaufskontrolle von Pflege ableiten zu können. Pflegerische Diagnostik erfaßt die Anforderungen und die Bedürfnisse des Menschen im Hinblick auf seine Gesundheit und Selbständigkeit und beurteilt, wie und in welchem Umfang zur Abdeckung dieser Bedürfnisse pflegerische Hilfe schon erfolgt bzw. notwendig ist und welche Auswirkungen die Pflege hat.

Formal enthält eine Pflegediagnose folgende *Komponenten der Diagnostik:*
- Benennung von Anzeichen und Merkmalen, die einer Diagnose zuzuordnen sind,
- Bezeichnung der Diagnose als Einordnung in eine allgemeine Kategorisierung,
- Zuordnung von Ursachen und Folgen bzw. Einordnung in einen gesundheitlichen Prozeß
  (zum Pflegeprozeß vgl. Kapitel 11, Dokumentation).

Das eigenständige wissenschaftlich fundierte System von Pflegediagnosen ist noch in Entwicklung begriffen. Es muß sich abgrenzen und hinordnen auf das etablierte System nosologischer ärztlicher Diagnostik. Ein Schwerpunkt pflegerischer Diagnostik ist auf jeden Fall die funktionelle Diagnostik, wie wir sie für den Bereich der Rehabilitation hier darstellen. Ein Abgrenzungskriterium zur ärztlichen Diagnostik wird die Relevanz für pflegerische Maßnahmen sein.

Durch das Pflegeversicherungsgesetz hat der Gesetzgeber die Notwendigkeit pflegerischer Diagnostik festgestellt. Dies wird zu einer größeren Akzeptanz führen als bisher. Die Beurteilung eines Patienten nach dem Pflegeversicherungsgesetz ist nämlich ohne subtile pflegerische Diagnostik nicht möglich. Spätestens die Sozialgerichte werden die Bedeutung pflegerischer Diagnostik jedermann klarmachen.

Pflegerische Diagnostik nach dem Pflegeversicherungsgesetz

Das Pflegeversicherungsgesetz bestimmt im SGB XI die Merkmale der Pflegebedürftigkeit, die Pflegestufen und das Verfahren zur Feststellung der Pflegebedürftigkeit bei häuslicher Pflege (Paragraph 14, 15 und 18 SGB XI).

Die Spitzenverbände der Pflegekassen haben am 7.11.94 Pflegebedürftigkeitsrichtlinien herausgegeben, um die Bestimmungen des Gesetzes im einzelnen zu regeln.

In diesen Richtlinien wird ausdrücklich festgehalten, daß die Pflegebedürftigkeit „kein unveränderbarer Zustand" ist, sondern „ein Prozeß, der durch präventive, therapeutische bzw. rehabilitative Maßnahmen und durch aktivierende Pflege beeinflußbar ist". Als Ziel von Pflege und Rehabilitationsmaßnahmen wird „eine möglichst weitgehende Selbständigkeit im täglichen Leben" gesehen.

Damit haben Gesetzgeber und Kostenträger zentrale Gedanken der rehabilitativen Geriatrie und Rehabilitation insgesamt aufgegriffen und ins Zentrum weitreichender gesetzlicher Regelungen gestellt. Der Grundsatz „Rehabilitation vor Pflege" findet hier seinen Niederschlag. Zumindest in den grundsätzlichen Formulierungen wird Pflege und Rehabilitation als Einheit gesehen.

Pflegebedürftig sind nach diesen Richtlinien Personen, „die wegen einer körperlichen, geistigen oder seelischen Krankheit oder Behinderung für die gewöhnlichen und regelmäßig wiederkehrenden Verrichtungen im Ablauf des täglichen Lebens auf Dauer, voraussichtlich für mindestens sechs Monate, in erheblichem oder höherem Maße der Hilfe bedürfen".

Es wird ausdrücklich festgestellt, daß „nicht Art oder Schwere vorliegender Erkrankungen (wie z.B. Krebs oder AIDS) oder Schädigungen (wie z.B. Taubheit, Blindheit, Lähmung)" maßgeblich für die Beurteilung der Pflegebedürftigkeit sind, sondern „ausschließlich die Fähigkeiten zur Ausübung dieser Verrichtungen".

Die Richtlinien beziehen sich also entsprechend dem WHO-Konzept auf die Funktionseinschränkungen (disability).

Die regelmäßig wiederkehrenden Verrichtungen im Sinne des Gesetzes werden einzeln aufgeführt:

im Bereich der *Körperpflege:*
1. Waschen,
2. Duschen,
3. Baden,
4. Zahnpflege,
5. Kämmen,
6. Rasieren,
7. Darm- oder Blasenentleerung;

im Bereich der *Ernährung:*
8. mundgerechtes Zubereiten der Nahrung,
9. Aufnahme der Nahrung;

im Bereich der *Mobilität:*
10. Aufstehen und Zu-Bett-Gehen,
11. An- und Auskleiden,
12. Gehen,
13. Stehen,
14. Treppensteigen,
15. Verlassen und Wiederaufsuchen der Wohnung;

im Bereich der *hauswirtschaftlichen Versorgung:*
16. Einkaufen,
17. Kochen,
18. Reinigen derWohnung,
19. Spülen,
20. Wechseln und Waschen der Wäsche und Kleidung,
21. Beheizen.

Hilfe bei den pflegerelevanten Verrichtungen kann in Form der Unterstützung, teilweisen oder völligen Übernahme oder Beaufsichtigung oder Anleitung geschehen.

Die Richtlinien gehen dann noch auf einzelne Punkte ein und operationalisieren sie genauer. Sie legen definitorisch fest: „Haarewaschen sowie das Schneiden von Finger- und Fußnägeln sind regelmäßig keine täglich anfallenden Verrichtungen."

Hier erlebt man die amtliche Festlegung eines Hygienestandards. Was in dieser Formulierung albern und bei näherem Nachdenken inhuman klingt, ist eine Sicherungsmaßnahme gegen einen befürchteten Mißbrauch.

Weitere Erläuterungen lauten inhaltlich:
• Zahnpflege umfaßt auch die Mundpflege,
• Rasieren auch die damit zusammenhängende Haut- und Gesichtspflege,
• zur mundgerechten Zubereitung und Aufnahme von Nahrung gehört auch die portions- und temperaturgerechte Vorgabe und der Umgang mit Besteck.

Die folgenden Einschränkungen müssen wörtlich wiedergegeben werden:

„Unter Gehen (lfd. Nr. 12) ist das Bewegen im Zusammenhang mit den Verrichtungen im Bereich der Körperpflege, der Ernährung und der hauswirtschaftlichen Versorgung zu verstehen. Auch Stehen und Treppensteigen (lfd. Nr. 13 und 14) kommen nur im Zusammenhang mit diesen Verrrichtungen in Betracht.

Beim Verlassen und Wiederaufsuchen der Wohnung (lfd. Nr. 15) sind nur solche Verrichtungen außerhalb der Wohnung bei der Begutachtung zu berücksichtigen, die für die Aufrechterhaltung der Lebensführung unumgänglich sind und das persönliche Erscheinen des Pflegebedürftigen erfordern. Weiterer Hilfebedarf, z.B. bei Spaziergängen oder Besuchen von kulturellen Veranstaltungen, bleibt unberücksichtigt."

Der Gang in den Garten oder auf den Hof zum Plausch mit den Nachbarn wird durch die Pflegekassen nicht finanziert, lautet die Botschaft dieses Textes.

Das Pflegeversicherungsgesetz macht seine Leistungen abhängig von der Einordnung des Patienten in drei verschiedenen Pflegestufen, die dem unterschiedlichen Schweregrad von Pflegebedürftigkeit Rechnung tragen sollen. Aus der Einstufung ergibt sich der Umfang der zur Verfügung stehenden Versicherungsleistungen. Die Unterschiede sind beträchtlich.

Sie betragen für *Geldleistungen* (Pflegegeld) an privat Pflegende in

Stufe   I   400 DM,
Stufe   II   800 DM,
Stufe III   1300 DM.

Die *Sachleistungen* bestehen in ambulanter professioneller Hilfe, die der Versicherte in Anspruch nehmen kann. Auch sie gliedern sich in drei Stufen:

Stufe   I   750 DM,
Stufe   II   1800 DM,
Stufe III   2800 DM.

Kriterien für die Zuordnung zu einer der drei Pflegestufen sind die Häufigkeit des Hilfebedarfs und ein zeitlicher Mindestaufwand. Der Hilfebedarf darf nicht nur geringfügig oder kurzzeitig sein und darf nicht nur oder überwiegend bei der hauswirtschaftlichen Versorgung bestehen.

Pflegestufe I – Erhebliche Pflegebedürftigkeit

Hilfebedarf muß mindestens einmal täglich bei mindestens zwei Verrichtungen aus den Bereichen Körperpflege, Ernährung oder Mobilität bestehen.

Zusätzlich muß mehrfach in der Woche Hilfe bei der hauswirtschaftlichen Versorgung benötigt werden.

Die Hilfeleistungen für den Patienten werden unterteilt in hauswirtschaftliche Versorgung, Grundpflege und pflegeunterstützende Maßnahmen.

Unter „pflegeunterstützenden Maßnahmen" wird eine „aktivierende Pflege" verstanden, die ausdrücklich näher beschrieben wird. Sie diene dazu, noch vorhandene Funktionen zu erhalten und zu fördern oder verloren gegangene Fähigkeiten wiederzuerlangen.

Als helfender Personenkreis werden Familienangehörige, Nachbarn und „andere nicht als Pflegekraft ausgebildete Pflegepersonen" genannt.

Der wöchentliche Zeitaufwand für alle Hilfeleistungen muß im Tagesdurchschnitt mindestens $1^1/_2$ Stunden betragen. Der pflegerische Aufwand muß gegenüber dem hauswirtschaftlichen Zeitaufwand „im Vordergrund stehen".

Pflegestufe II – Schwerpflegebedürftigkeit

Hilfebedarf muß mindestens dreimal täglich zu verschiedenen Tageszeiten in den Bereichen Körperpflege, Ernährung oder Mobilität bestehen.

Zusätzlich muß mehrfach in der Woche Hilfe bei der hauswirtschaftlichen Versorgung benötigt werden.

Der wöchentliche Zeitaufwand muß im Tagesdurchschnitt 3 Stunden betragen, „wobei der pflegerische Aufwand eindeutig das Übergewicht haben muß".

Pflegestufe III – Schwerstpflegebedürftigkeit

Pflegestufe III liegt vor, wenn jederzeit eine Pflegeperson unmittelbar erreichbar sein muß, weil der konkrete Hilfebedarf jederzeit Tag und Nacht anfallen kann (Rund-um-die-Uhr-Betreuung).

In Stufe drei muß der wöchentliche Zeitaufwand im Tagesdurchschnitt mindestens 5 Stunden betragen, wieder wird festgelegt, daß der pflegerische Aufwand gegenüber dem hauswirtschaftlichen eindeutig das Übergewicht haben muß.

Für die Einstufung nach dem Pflegegesetz wird eine objektive Diagnostik der Alltagsverrichtungen benötigt, die in diesem Umfang bisher nicht im Blickpunkt der Gesundheitspolitik stand. Da die Entscheidungen auch gerichtlicher Überprüfung standhalten müssen, entsteht eine großer gesellschaftlicher Druck zur fachlichen Klärung dieses Aufgabengebietes.

Die Anwendungsregeln der Pflegekassen zur Einteilung der Patienten in die drei Pflegestufen sind ein Meßvorgang, der denselben Regeln unterworfen ist, die in den vorhergehenden Abschnitten geschildert wurden. Der Medizinische Dienst der Krankenkassen hat die Aufgabe, die Anträge der Patienten fachlich zu bearbeiten und die Einteilung in die Pflegestufen vorzunehmen. Die zukünftige Entwicklung wird zeigen, ob die vom Gesetz vorgenommene Einteilung valide, reliabel und praktikabel ist und damit die Testgütekriterien erfüllt. Im Interesse der Patienten müssen sich Medizin (hier besonders die Geriatrie) und Pflegewissenschaft intensiv damit auseinandersetzen.

Pflegerisches Urteil als notwendige Ergänzung von Meßinstrumenten

In der Rehabilitation und Pflege spielten eine Reihe von Faktoren eine Rolle, die nicht oder nur sehr eingeschränkt zu quantifizieren sind, weil keine reliablen oder validen Meßinstrumente zur Verfügung stehen oder das Merkmal per se nicht in einer isolierten Untersuchungssituation erfaßt werden kann. Ein wichtiges Beispiel hierfür ist die Mitwirkung

des Patienten bei rehabilitativ-pflegerischen Maßnahmen. Die pflegerische Beurteilung der Kooperation eines Patienten bei der körperlichen
Selbstversorgung ist ein komplexer diagnostischer Prozeß, dessen Ergebnis für die Beurteilung der Rehabilitationfähigkeit von herausragen-
der Bedeutung ist.

▬▬▬ Krankengeschichten

Herr Siepmann (79 Jahre) hat nach einem Apoplex eine linksseitige
spastische Hemiparese. Ungeduldig mahnt er jeden Tag an, er habe zu
zu wenig Therapie. Bei den ständigen Aktivitäten des pflegerischen
Alltags ist er jedoch ausgesprochen passiv, muß jedesmal gedrängt
werden, wenn er selbst eine Aktivität übernehmen soll. „Das macht
zu Hause alles meine Frau, ich will hier nur gehen lernen", lautet seine Erklärung dazu.

Herr Kellner (81 Jahre) in einer ganz ähnlichen funktionellen Situation
wird von einem Pflegedienstmitarbeiter für seinen Einsatz und Kooperation bei dem täglichen Waschen, Anziehen und dem Toilettengang gelobt. Er antwortet: „Ist doch klar, muß ich doch lernen. Ich
will zu Hause doch nicht wie ein Pharao rumsitzen und mich bedienen lassen."

Die in den Krankengeschichten geschilderten Verhaltensweisen
sind offensichtlich entscheidend für den Ausgang der Rehabilitation,
sind aber schwer zu quantifizieren, vor allem wenn sie nicht so offen auf
der verbalen Ebene präsentiert werden.

„Erhöhter Versorgungsanspruch" ist eine diagnostische Feststellung, die als konstantes Verhaltensmerkmal (Persönlichkeitsmerkmal)
sorgfältig von einer depressiven Antriebstörung oder einem passageren
motivationalen Einbruch unterschieden werden muß. Das Vorliegen dieses Merkmals ist von großer Relevanz für den Rehabilitationsablauf und
die weitere Planung der Versorgung.

Wenn dann noch das Pflegeverhalten der nächsten Angehörigen
eine Tendenz zur Überversorgung zeigt, entsteht eine für die Rehabilitation verhängnisvolle Verkettung. In diesem sich gegenseitig verstärken-
den System von Versorgungsanspruch und überversorgender Pflege, in
dem die Beteiligten emotionale Ansprüche wechselseitig bedienen,
müssen rehabilitative Impulse ein Fremdkörper bleiben.

Im Zusammenspiel von pflegerischer Versorgung und Eigenaktivität ergibt sich ein zentrales Problem der geriatrische Funktionsdiagnostik: der Unterschied zwischen dem, was ein Patient tatsächlich im Alltag leistet und dem, was er unter Aufbietung aller Kräfte und unter günstigen Voraussetzungen leisten könnte. Alltagsrelevante Leistungsschwankungen sind ein typisches Merkmal geriatrischer Patienten. Gesunde jüngere sind natürlich ebenfalls Leistungsschwankungen unterworfen, nicht nur Spitzentennisspieler leiden unter körperlichen und
„mentalen" Formkrisen. Die Tiefpunkte dieser Schwankungen unter-
schreiten aber selten die Schwelle, daß die Betroffenen nicht mehr aus
einem Stuhl hochkommen oder nicht mehr allein auf die Toilette gehen

können. Jüngere Menschen erleiden auch keinen entscheidenden Trainingsverlust, wenn sie sich eine Zeitlang vermehrt „bedienen" lassen. Das Ausmaß von Fremdhilfe, das beim geriatischen Patienten auf ein labiles, grenzwertiges Leistungsvermögen trifft, bestimmt über sein aktuelles Leistungsvermögen in hohem Umfang mit. Schon wenige Tage Überversorgung können ein Funktionsniveau kritisch herabsetzen. Das Zusammenspiel zwischen labilem Leistungsvermögen und unterschiedlichem Ausmaß pflegerischer Hilfe ergibt ein wechselndes funktionelles Leistungsniveau, das in einzelnen Untersuchungssituationen nicht repräsentativ erfaßt werden kann.

! Funktionsdiagnostik muß zuerst erfassen, was ein Patient im Alltag wirklich tut, nicht das, was er in einer günstigen Untersuchungssituation kurzfristig zu leisten imstande ist.

Zugänglich ist dieses Verhalten in voller Breite nur dem Pflegemitarbeiter im Pflegealltag der Station oder bei der professionellen häuslichen Versorgung. Hier fällt auch am ehesten die Diskrepanz auf zwischen verbaler Beteuerung von Einstellungen, die sozial erwartet werden, und von anderen Verhaltensweisen, die im seelischen Kräftespiel der Familie entstehen.

Assessment der psychischen Funktionen

Einteilung der psychischen Funktionen

Es gibt viele Möglichkeiten, die Gesamtheit der psychischen Prozesse einzuteilen. Vor jeder formalen Einteilung muß betont werden, daß alle psychischen Vorgänge ineinander verwoben sind und daß alle Einteilungen mehr oder weniger willkürliche Auftrennungen eines Ganzen sind. Hier gilt einer des beiden Motti, die wir für das Buch gewählt haben:

„Die Eigenschaften der Teile können nur in Anbetracht der Dynamik des Ganzen begriffen werden. Im Grunde gibt es überhaupt keine Teile. Was wir als Teil bezeichnen, ist nur ein Muster in einem untrennbaren Gewebe von Zusammenhängen."

(Aus: Fritjof Capra, David Steindl-Rast: Wendezeit im Christentum. dtv, München 1993, S. 13.)

Traditionell wird der psychische Bereich eingeteilt in Denken, Fühlen und Wollen:

Kognition = Wahrnehmung, Denken, Gedächtnis, Aufmerksamkeit, Vigilanz;
Affekte = Gefühle, Stimmungen;
Konation = Willensentscheidungen.

Wir haben aus Praktikabilitätsgründen folgende Einteilung dieses Bereiches vorgenommen:
- Vigilanz und Aufmerksamkeit,
- Gedächtnis und Orientiertheit,
- Wahrnehmung und deren Verarbeitung,
- Denken und Urteilsfähigkeit,
- produktive Symptome,
- Kommunikation,
- Affekte,
- Kooperation,
- individuelle Wertungen.

Die Einteilung richtet sich dabei weniger nach theoretisch begründeten Konstrukten als nach der klinischen Praxis. Einige psychische Störungen, die für die Rehabilitation von besonderer Bedeutung sind, werden einzeln besprochen.

Bewußtseinstrübungen

Bewußtseinsklarheit ist als Wachsein (Vigilanz) Voraussetzung aller bewußten psychischen Vorgänge. Als *Bewußtlosigkeit* wird das Fehlen jedes bewußten psychischen Geschehens bei erhaltenen vegetativ-somatischen Funktionen bezeichnet. Wir unterscheiden qualitative und quantitative Bewußtseinsstörungen.

Zu den **qualitativen Bewußtseinsstörungen** rechnen wir das Delirium, den Dämmerzustand und die Verwirrtheit.

Bewußtseinstrübungen (Vigilanzstörungen) sind quantitative Bewußtseinsstörungen. Entsprechend ihrem Schweregrad können sie in aufsteigender Reihenfolge in drei Stufen einteilt werden (Tab. 3.**17**):
- Somnolenz,
- Sopor,
- Koma.

▬▬ Krankengeschichte

Frau Kremers ist 4 Wochen nach einem Schlaganfall mit Hirnstammbeteiligung in ein Pflegeheim verlegt worden. Tagsüber schläft sie immer wieder ein. Wenn sie gewekt wird, gibt sie nach einer kurzen Orientierungsphase sinnvolle Antworten, kann auch mitwirken bei Pflegemaßnahmen. Oft schläft sie aber mitten in einer längerdauernden Aktivität wie Waschen oder Anziehen im Stuhl ein. Nachts schläft sie ohne Störungen durch. Nach einigen Wochen werden die Phasen der Schläfrigkeit immer seltener, der Schlaf-Wach-Rhythmus normalisiert sich.

Ausprägung und Ursache einer Bewußtseinstrübung müssen diagnostiziert werden.

Um die **Tiefe (Ausprägung) eines Komas** einzuschätzen und zu dokumentieren, wurden verschiedene Skalen entwickelt, am meisten verbreitet ist die Glasgow-Koma-Skala, bei der motorische Reaktionen in

Tabelle 3.17 Gradeinteilung der Bewußtseinstrübungen

Grad der Bewußtseinstrübung	Definition	Funktionsbeschreibung
Somnolenz	Benommenheit, pathologische Schläfrigkeit	Patient kann jederzeit durch äußere Reize geweckt werden und ist dann zu sinnvollen Reaktionen in der Lage.
Sopor	schlafähnlicher Zustand, stärker getrübter Bewußtseinszustand als Somnolenz	Patient weckbar, versucht sich auf äußere Reize kurzzeitig zu orientieren, reagiert auf Schmerzreize mit gerichteten Abwehrbewegungen; verminderte Lagekorrekturen, Husten- und Schluckreflexe vermindert, Reflexe sonst erhalten.
Koma	tiefe Bewußtlosigkeit von längerer Dauer	keine Weckbarkeit auf äußere Reize, höchstens ungerichtete Abwehrbewegungen auf starke Schmerzreize, Fremdreflexe zum Teil erloschen, in tiefen Stadien auch Erlöschen der Eigenreflexe

6, verbale Antworten in 5 und Augenöffnen in 4 Grade eingeteilt werden. Aus der Gesamtpunktzahl ergibt sich die Beurteilung über die Tiefe des Komas (Tab. 3.**18**). Die pflegerischen Maßnahmen müssen auf die Tiefe der Bewußtseinstrübung ausgerichtet werden.

Das medizinische Handeln ist zuerst auf den Erhalt der Vitalfunktionen ausgerichtet. Daneben steht natürlich die Suche nach den Ursachen im Mittelpunkt (s. Tab. 3.**19**).

Aufmerksamkeits- und Konzentrationsstörungen

Aufmerksamkeit kann beschrieben werden als Fähigkeit, mit gleichbleibender Wachheit und Aktivität aus der Fülle der gleichzeitig auf uns einströmenden Reize diejenigen zu selektieren, die für unsere augenblickliche Aufgabe von Bedeutung sind, und gleichzeitig nicht-relevante Reize so herauszufiltern, daß sie nicht störend ins Bewußtsein gelangen.

Das Aufmerksamkeitssystem verteilt unsere geistigen Kapazitäten. Zum Komplex „Aufmerksamkeit" gehört noch die Fähigkeit, den Grad der Leistung während einer längeren Aufgabe aufrechtzuhalten.

Tabelle 3.18 Glasgow-Koma-Skala

Funktion	Ausprägung	Bewertung
Augen öffnen	spontan	4
	auf verbale Aufforderung	3
	auf Schmerzreiz	2
	werden nicht geöffnet	1
verbale Reaktionen	voll orientiert zu Zeit, Ort, Situation, Person	5
	desorientiert	4
	verbal unzusammenhängende Äußerungen	3
	unverständliche Lautäußerungen	2
	ohne verbale Reaktion	1
motorische Reaktion auf Schmerzreize	befolgt geordnet Aufforderungen	6
	gezielte Schmerzabwehr	5
	Massenbewegungen	4
	Beugesynergien	3
	Strecksynergien	2
	keine Reaktion	1

Tabelle 3.19 Häufige Ursachen von Bewußtseinstrübungen

Vorkommen bei	Nosologische Einordnung
Hirnschäden	zerebrale Ischämien, Hirnblutungen, Schädel-Hirn-Traumen, Subdurale Hämatome, ZNS-Infektionen
Intoxikationen	Alkohol, Medikamente
Stoffwechselentgleisungen	Hyper- und Hypoglykämien bei Diabetes mellitus
endokrinologische Erkrankungen	Hypo- und Hyperthyreose, NNR-Insuffizienz
Nierenversagen	Akutes Nierenversagen s. Kap. 8
Leberinsuffizienz	z.B. dekomp. Leberzirrhose
Allgemeininfektionen	z.B. urogene Sepsis

Krankengeschichte

Frau Krotczek, 68 Jahre alt, 4 Wochen nach rechtshirnigem Insult, sitzt beim Nachtisch, als die Visite kommt. Sie erwidert freundlich den Gruß, beantwortet freundlich die ersten Fragen. Mitten in einer Antwort dreht sie sich wieder ihrem Pudding zu und ißt weiter. Der Stationsarzt wiederholt freundlich die letzte Frage, sie beginnt erneut mit einer Antwort. 20 Sekunden später unterbricht sie wieder mitten im Satz und ißt weiter.

Aufmerksamkeitsstörungen gehören zu den häufigsten globalen kognitiven Störungen nach Hirnschädigungen jeder Genese (z.B. Schädel-Hirn-Trauma, Apoplex). „Die Aufmerksamkeitsstörung ist das prägende Kennzeichen des Hirnschadens", hat ein englischer Hirnforscher formuliert.

Klinisches Zeichen einer Aufmerksamkeitsstörung ist die erhöhte Ablenkbarkeit gegenüber irrelevanten Reizen.

Die **psychopathometrische Testung** der Aufmerksamkeit geschieht, indem Aufgaben, die die Versuchsperson leicht lösen kann, über einen längeren Zeitraum wiederholt werden. An der zunehmenden Fehlerquote ist der Aufmerksamkeitsverlust festzustellen.

Der **Alltagsgebrauch des Begriffes** darf nicht dazu verleiten, Aufmerksamkeitsstörungen im klinischen Sinne als etwas einzuordnen, das am mangelnden Willen liegt. Die Aufmerksamkeit ist eine eigenständige biologisch determinierte Funktion des Wahrnehmens und Denkens, deren Ausfall weitreichende Konsequenzen für den Alltag hat. Reine Willensakte sind auf Dauer nicht in der Lage, die vielen automatisierten Aufmerksamkeitsprozesse aufrechtzuerhalten, die bei ungestörten Verhältnissen ständig bei uns ablaufen.

Gedächtnisstörungen

Mit **Merkfähigkeitsstörungen** (Gedächtnisstörungen) bezeichnen wir alle Störungen, die beim Abspeichern, Behalten und Wiederaufrufen von geistigen Inhalten vorkommen.

Zu diesen Erinnerungsinhalten zählen verbal kodierte Fakten, Wahrnehmungen, Gefühle, und auch Vorgänge und Bewegungen.

Krankengeschichte

Herr Wilke, 86 Jahre alt, befindet sich seit 7 Tagen im Krankenhaus. Die Aufnahme erfolgte mit einem hochfieberhaften Harnwegsinfekt bei Harnstau. Er hat die Akutphase gut überstanden und befindet sich jetzt auf dem Weg der Besserung. „Sagen Sie mal, Schwester, warum habe ich denn einen Katheter?", fragt er die betreuende Schwester. „Ihre Vorsteherdrüse ist zu groß, hat den Harnabfluß verhindert und so zu der Entzündung geführt", ist die Antwort. „Erinnern Sie sich noch, Herr Wilke, das haben Sie mich gestern auch schon einmal gefragt?" „Sie müssen schon entschuldigen, Schwester, das geht mir seit langem so, daß ich vieles vergesse."

Gedächtnisstörungen treten auf
- bei organischen Hirnerkrankungen (z.B. Demenz vom Alzheimer Typ, Multiinfarktsyndrom, Hirntumoren etc.)
- bei emotionalen Erkrankungen (z.B. Depression, Erregungszuständen)
- bei anderen Krankheiten, die sich auf die Hirnfunktion auswirken (Hypothyreose, Herzinsuffizienz)
- in milder Form durch altersbedingte Hirnleistungsstörungen.

❗ Langandauernde Gedächtnisstörungen von alltagsbeeinträchtigen-
dem Umfang und Denkstörungen sind das Kernsymptom der Demenz.

Neben organischen Hirnerkrankungen kommen Merkfähigkeitsstörungen auch bei depressiven Zuständen und Erkrankungen vor und
sind dann rückbildungsfähig, wenn die Depression abklingt oder erfolgreich behandelt wird.

Der *Allgemeinzustand* wirkt sich über Antriebsverlust und Durchblutungsstörungen des Gehirns ebenfalls auf die Merkfähigkeit aus,
auch hierbei sind Besserungen möglich, wenn der gesundheitliche Zustand sich bessert.

Von einer **„benignen Altersvergeßlichkeit"** spricht man, wenn
die Gedächtnisstörungen leicht ausgeprägt und nicht schnell fortschrei-
tend sind. Sie sind im Alter häufig, aber nicht zwangsläufig. Viele Menschen weisen auch in hohem Alter noch gute Gedächtnisleistungen auf,
auch für neu erlernte Inhalte.

Denkstörungen

Unser **Denken** ist einem Gegenüber nur indirekt zugänglich über
die Sprache und über die Beobachtung und Interpretation unseres Handelns.

Störungen des Denkens zeigen sich der Umgebung also in dem,
was wir sagen bzw. nicht sagen können und in Abweichungen vom ver-
nünftigen, planvollen Handeln.

Es gibt viele Versuche, die **vielfältigen Denkvorgänge** zu katego-
risieren und in einzelne Funktionsgruppen einzuteilen. Die Intelligenz-
tests, die Denken prüfen, bestehen aus verschiedenen Aufgaben, die unterschiedliche Anforderungen stellen. Gedächtnisleistungen werden unterschieden von Aufgaben, die Begreifen, Planen, räumliches Denken,
abstraktes Denken erfordern. Neben der Qualität der Lösungen spielt
auch immer die Geschwindigkeit eine Rolle, mit der die Antworten gegeben werden.

Denken wird **im Alter** nicht grundsätzlich schlechter, wenn man
es mit Aufgaben prüft, die den Geschwindigkeitsfaktor nicht zum Maßstab machen. Wenn man von Denkstörungen spricht, muß man also beschreiben, mit welchen Aufgaben man Denken geprüft hat.

So prüft man das **Abstraktionsvermögen,** indem Gemeinsamkei-
ten und Unterschiede aus einer Gruppe von Begriffen herausgesucht
werden müssen.

Bei der **Prüfung der Auffassung** werden Aufgaben gestellt, bei
denen die Bedeutung von Begriffen richtig erfaßt werden muß.

Weitere wichtige Bereiche des Denkens sind Gedächtnis, Aufmerksamkeit, räumlich-konstruktive Leistungen und sprachliche Fähigkeiten, die in anderen Abschnitten dieses Kapitels besprochen werden.
Klinisch praktikabel und weit verbreitet ist die Unterscheidung von formalen und inhaltlichen Denkstörungen.

Formale Denkstörungen sind Störungen in der Struktur und im Ablauf der Denkvorgänge und werden inhaltlichen Auffälligkeiten gegenübergestellt. Beispiele für formale Denkstörungen sind Verlangsamung, Perseverierungen, bei denen es zu vielen Wiederholungen kommt, und zerfahrenes Denken, bei dem die Zusammenhänge der Gedanken nicht mehr nachvollziehbar sind (Tab. 3.**20**).

Beispiele für **inhaltliche Denkstörungen** sind paranoide Phänomene, bei denen offenkundig Ideen überwertig auftauchen, die mit der Realität nicht mehr in Einklang zu bringen sind (Tab. 3.**21**).

Tabelle 3.**20** Formale Denkstörungen

Art der Denkstörung	Beschreibung
Verlangsamung	langsamer, verzögerter Gedankengang, subjektiv unter Umständen als Hemmung empfunden
Denkhemmung	Denkabläufe erschwert, wie gebremst, stockend, trotz offensichtlichen Bemühens des Gesprächspartners
Gedankenabreißen	Unterbrechung der Gedanken durch Denklücke, nach der neue, mit den vorhergehenden nicht zusammenhängende Gedanken auftauchen
flüchtiges Denken	Denkinhalte wechseln schnell, werden nicht an einer Zielvorstellung orientiert, stehen aber noch in einem direkt erkennbaren, lockeren assoziativen Zusammenhang
Zerfahrenheit	schnell und häufig wechselnde Denkinhalte, deren Zusammenhang nur über nicht geäußerte Zwischenglieder assoziativ gesichert ist, bis hin zur Zusammenhanglosigkeit sprachlicher Äußerungen
umständliches Denken	weitschweifig, mangelnde Unterscheidung zwischen für die Gesprächsthematik wesentlichen Punkten und unwesentlichen Details, Gesprächspartner verliert sich in unwesentlichen Einzelheiten
eingeengtes Denken	Fixierung, Verhaftetsein an einem Thema, verringerter Umfang der Denkinhalte, kein flexibler Themenwechsel möglich
Perseveration	auffällige Wiederholung gleicher Inhalte im Gesprächsverlauf, die im neuen Zusammenhang nicht mehr sinnvoll sind
Grübeln	ständige Beschäftigung mit den gleichen Denkinhalten, die oft unangenehm oder angstbesetzt sind, Denken kreist ständig um ein Thema
Vorbeireden	Gesprächspartner geht nicht auf Fragen oder Themen ein, wechselt die Inhalte, obwohl ersichtlich ist, daß er die Frage/das Thema verstanden hat

Tabelle 3.21   Inhaltliche Denkstörungen

Art der Denkstörung	Beschreibung
Zwangsideen	als fremd oder quälend empfundene Gedanken, nicht unterdrückbar, die Angst machen, wenn sie nicht verfolgt werden
Hypochondrische Gedanken	beharrliche Beschäftigung mit angsbesetzten, sorgenvollen Gedanken über die eigene Gesundheit, die keine sachliche Grundlage haben
Überwertige Ideen	gefühlsmäßig stark besetzte Gedanken, die das übrige Denken beherrschen und übermäßig beeinflussen
Wahnideen	Überzeugungen, die objektiv mit der Realität nicht übereinstimmen, an denen der Patient mit unkorrigierbarer Gewißheit festhält, auch wenn sie in offensichtlichem Widerspruch zur Realität stehen, **oder** die in einer Art begründet werden, die im Widerspruch zu Vernunft steht

Krankengeschichte

Herr Schlender war zum Gespräch in die Reha-Klinik gekommen, um über die Entlassungvorbereitungen für seine Frau zu sprechen. Die Patientin und Herr Schlender saßen jetzt seit einer halben Stunde mit dem Stationsarzt und einem Pflegdienstmitarbeiter zusammen. Der Gesprächsverlauf gestaltete sich mühselig. Die Patientin litt an einem hirnorganischen Psychosyndrom mit starken Gedächtnisstörungen und begriff nur teilweise die Probleme, die zu lösen waren. Sie verwies immer wieder auf ihren Mann, der würde alles entscheiden. Herr Schlender wiederholte ständig Erzählungen aus der Kriegszeit, in denen er ein von ihm entwickeltes Gerät zum Aufspüren von Verschütteten beschrieb. Seine Darstellung war technisch anspruchsvoll, jedenfalls zu anspruchsvoll, als daß die anderen Gesprächsteilnehmer beurteilen konnten, ob sie technisch realistisch war. Die dritte Wiederholung bereits erzählter Details war jedenfalls nicht normal, zumal er kaum von seinem Thema abzubringen und auf die gegenwärtigen Probleme hinzuführen war. Teilweise kam es zu auffälligen Gedankensprüngen. Beim Thema „Treppensteigen" mit seiner behinderten Frau unterbrach er wieder einmal und griff sein mehrfach geschildertes „Suchgerät für verschüttete Menschen nach Georg Schlender" wieder auf. „Ich weiß nicht, ob Sie für oder gegen Hitler waren", sagte er zu dem 40jährigen Arzt (1994), „aber stellen Sie sich mal vor, Sie liegen scheintot in einem Sarg und kratzen und scharren ...". Seine Vorstellungen, Seile durch die Wohnung zu spannen und seiner Ehefrau einen Besenstiel in den Rücken zu binden, um ihr die Hausarbeit zu ermöglichen, verließen eindeutig den Bereich sinnvollen Handelns.

Es gelang später, die notwendige pflegerische Versorgung der Ehefrau bei einer Tochter, die in der Nähe wohnte, zu arrangieren. Alle Beteiligten waren zuletzt mit diesem Arrangement einverstanden, da der Ehemann seine Frau auch täglich besuchen konnte.

Die **Demenzen** führen zu formalen und oft auch zu inhaltlichen Denkstörungen.

Die **Wahnideen** als wichtigste Gruppe inhaltlicher Denkstörungen tauchen neben den Demenzen vor allem bei paranoiden Psychosen (Schizophrenien), beim Morbus Parkinson und auch bei schweren Depressionen auf. Man muß dabei unterscheiden, ob eine Wahnidee angstbesetzt und damit lebensbeeinträchtigend ist, ob sie zu gefährlichen Fehlhandlungen führt oder eine vom Patienten und seiner Umgebung tolerierbare Vorstellung ist. Die Behandlungsfähigkeit spielt bei dem Assessment der Störung natürlich eine entscheidende Rolle.

Aphasien und Dysarthrien

Aphasie ist eine Störung der Sprachproduktion und des Sprachverständnisses, die in verschiedenen Formen auftreten kann. Sie ist eine Störung im Umgang mit den Symbolen, mit denen wir Sprachinhalte kodieren.

Die Aphasie ist unterschiedlich schwer ausgeprägt, sie ist in kein kompletter Ausfall aller sprachlichen Fähigkeiten. Die aphasische Störung betrifft lautsprachliche und schriftsprachliche Leistungen, betrifft die unterschiedlichen Modalitäten, in denen Sprache auftritt: Sprechen, Schreiben, Verstehen, Lesen, Nachsprechen, Benennen, Schreiben nach Diktat.

Sie betrifft die Sprachproduktion bereits auf einer Ebene vor dem Artikulieren der Wörter.

Die **Klassifikation der Aphasien** ist ein umstrittenes Thema, in dem neue Entwicklungen zu erwarten sind. Im deutschen Sprachraum orientiert man sich meist an der „Bostoner Klassifikation", die auch international weit verbreitet ist und die sich klinisch vielfach bewährt hat. Die am meisten verbreitete deutsche Testbatterie, der Aachener Aphasietest, unterscheidet neben Sonderformen vier Standardsyndrome der Aphasie:
– Broca-Aphasie,
– Wernicke-Aphasie,
– globale Aphasie und
– amnestische Aphasie.

Standardsyndrome der Aphasie

Die **Broca-Aphasie** (motorische Aphasie) ist gekennzeichnet durch eine geringe, zähflüssige Sprachproduktion. Die Äußerungen sind auf wenige bedeutungstragende Worte (Substantive, Adjektive und Verben) reduziert, die grammatikalisch unzureichend gebildet werden. Der

Satzbau ist nicht differenziert (Agrammatismus). Es treten phonematische Paraphasien auf, d.h. einzelne Laute oder Silben im Wort sind ersetzt oder ausgelassen (Kisch statt Tisch, renk statt krank, Zigarippe statt Zigarette). Das Schreiben ist meist ebenfalls durch Agrammatismus und phonematische Paragraphien, das Lesen durch phonematische Paralexien gestört. Die expressiven Sprachleistungen sind stärker beeinträchtigt als die rezeptiven.

> ❗ Auch bei Patienten mit Broca-Aphasie ist meist das Sprachverständnis mitbetroffen.

Die Einschränkung des Sprachverständnisses ist aber meist nicht so ausgeprägt, daß in Alltagsdingen eine Kommunikation nicht möglich ist. Eine Broca-Aphasie kann sich in eine amnestische Aphasie zurückbilden.

Beispiel
Untersucher: Bitte erzählen Sie, wie sich Ihr Schlaganfall ereignet hat.
Patient: „Ich … äh … aufstehen … und Schlaganfall … und dann … aso also Wagen … Krankenwagen … Krenken … Krankenhaus fahren.“

Bei der **Wernicke-Aphasie** (sensorische Aphasie) ist die Sprachproduktion flüssig, aber entstellt durch phonematische Paraphasien (s. oben), oft kommt es zur Vorwegnahme, Hinzufügen und Perseveration von Lauten und Silben. Semantische Paraphasien treten auf, das sind Wörter, die im Zusammenhang des Satzes offensichtlich von der Bedeutung her falsch sind, oft nicht einmal aus dem Bedeutungsumfeld des gemeinten Wortes stammen, z.B. „Ich habe gestern im Telefon einen Film gesehen“. Sie können auch im Satz formal richtig sein, sind aber aus der Situation oder dem Zusammenhang heraus falsch: „Geben Sie mir bitte meine Brille“, gemeint ist aber die Zahnprothese. Es kommt zu Neubildungen von Wörtern, die es so in unserer Sprache nicht gibt (Neologismen), phonematische und semantische Neologismen können so gehäuft auftreten, daß der Gesprächspartner kaum noch etwas versteht (Jargon). Sprechmelodie und Sprechrhythmus (Prosodie) sind in der Regel erhalten. Es kommt zu vielen Überproduktionen, sogar Endsilben werden verdoppelt: „Das wäre mir lieberer.“
Der Satzbau ist fehlerhaft durch falsche Wortstellungen, Satzverschränkungen und Satzabbrüche. Massiv reduziert ist das Sprachverständnis. Die genaue Bedeutung der Wörter wird nicht erkannt, Fehler beim Benennen werden nicht bemerkt.
Eine Wernicke-Aphasie kann bei Rückbildung in eine amnestische Aphasie übergehen.

Beispiel
Untersucher: Bitte erzählen Sie, wie sich Ihr Schlaganfall ereignet hat.
Patient: Einfach so ankomme. Mein Vater hat uns vormittags mit in den … ja, mir sind einfach ins Katharinen-Hospital gebracht.

Patienten mit **globaler Aphasie (Totalaphasie)** haben keine oder nur eine minimale spontane Sprachproduktion. Unter großer Anstrengung bringen sie meist unverständliche Lautäußerungen hervor. Die Artikulation ist schlecht, Sprechmelodie und Sprechrhythmus sind zerstört. Das Sprachverständnis ist schwer gestört. Manche Patienten verwechseln „ja" und „nein", zum Teil auch, wenn sie die Frage verstanden haben. Einige von ihnen verfügen noch über eine einzige formstarre Äußerung, die sie mit Sprechmelodie und Sprechrhythmus variieren, mit wechselnder Betonung und affektiver Färbung zur Kommunikation einsetzen (…dodo …dodo …; oder „Ach du mein Gott! Ach du mein Gott!"). Lesen ist nicht möglich, beim Schreiben entstehen sinnlose, unübliche Lautfolgen.

Eine anfängliche globale Aphasie kann sich selten in eine Broca-Aphasie zurückbilden, wenn im Verlauf immer öfter einmal situationsadäquate Wörter und Phrasen auftauchen und sich die Verständnisstörung zurückbildet.

Beispiel

Untersucher: Bitte erzählen Sie, wie sich Ihr Schlaganfall ereignet hat.
Patient: Außer … aus … Nnnein … das ist doch außer … Nein, das ist außer …

Die **amnestische Aphasie** weist eine relativ flüssige Sprachproduktion auf, Sprechrhythmus und -melodie sind erhalten, die Wortfindung ist relativ stark, das Verstehen leicht gestört.

Probleme in der Wortfindung werden durch Umschreibungen und auffallend vage Ausdrücke ersetzt. Vereinzelt kommen Paraphasien vor, dabei sind semantische Paraphasien meist nur leicht abweichend, phonematische Paraphasien sind selten. Die Schriftsprache ist kaum beeinträchtigt, beim Schreiben kommt es gelegentlich zu Buchstaben- und Wortauslassungen.

Patienten mit einer schweren amnestischen Aphasie brechen Sätze ab, machen kurze, oft nichtssagende Äußerungen. Die Prognose der amnestischen Aphasie im Rahmen eines Schlaganfalles ist eher günstig.

Beispiel

Untersucher: Bitte erzählen Sie, wie sich Ihr Schlaganfall ereignet hat.
Patient: Es kam ganz plötzlich. Ich war zu Hause und bin plötzlich aus dem eh …, na, Sie wissen schon … wo man sitzt … rausgefallen. Und ja, dann hat mein Mann gleich den Arzt geholt.

Die Unterscheidung der Aphasieformen gelingt teilweise klinisch durch die aufgeführten Kriterien, genauer und zuverlässiger ist die testpsychometrische Diagnostik.

Hierbei wird in (West-)Deutschland meist der Aachener Aphasietest eingesetzt, der im Hinblick auf die Testgütekriterien (Validität, Reliabilität, Sensibilität) gut untersucht und bewährt ist. Gelingt testpsychologisch eine Zuordnung der Aphasie zu einer der genannten Gruppen nicht, spricht man von einer „nicht klassifizierbaren Aphasie".

Es gibt noch Sonderformen, bei denen das Nachsprechen besonders gut erhalten ist (transkortikale Aphasien), und eine Sonderform, bei der das Nachsprechen herausragend schlecht ist (Leitungsaphasie).

Dysarthrien (Dysarthrophonien)

Die **Dysarthrien** sind von den Aphasien deutlich abzugrenzen. Bei ihnen liegt eine Störung der Sprechwerkzeuge vor, also der Muskeln und ihrer Nervenverbindungen, die die Laute und Wörter formen.

Mögliche *Kennzeichen der Dysarthrie* sind
– schlechte und undeutliche Artikulation der Wörter,
– Sprechtempo zu langsam oder zu schnell,
– Sprechweise abgehackt,
– Sprechen ist monoton,
– Sprechen zu laut oder zu leise,
– Stimmklang rauh und gepreßt,
– Stimme nasal,
– Kurzatmigkeit.

Sprachverständnis, Hören, Verstehen, Schreiben und Lesesinnverständnis sind aber nicht betroffen. Es handelt sich also um eine Sprechstörung und nicht um eine Sprachstörung.

Ätiologie der Aphasien und Dysarthrien

Alle lokalisierten und auch globale Hirnschädigungen können zu einer Aphasie führen.

Ort und Ausdehnung der Hirnschädigung entscheiden, ob sich eine Aphasie und welche Form sich entwickelt.

Die linke Hirnhälfte ist bei fast allen Rechtshändern und bei einem Drittel der Linkshänder „sprachdominant", d. h. hier sind Hirnregionen lokalisiert, die bei Produktion und Analyse von Sprache eine größere Rolle spielen und deren Schädigung eher zur Sprachstörung führt. Der noch verbreitete Ausdruck „Sprachzentrum" ist mißverständlich, weil er die Vernetzung und Beteiligung anderer Hirnstrukturen nicht hinreichend berücksichtigt.

In der Geriatrie sind die Schlaganfälle die häufigste Ursache der Aphasie, meist sind Aphasiepatienten linkshirnig geschädigt und dementsprechend an den rechtsseitigen Extremitäten beeinträchtigt.

Kommunikation

Kommunikation und die Übermittelung von Informationen ist mehr als Sprache. Sicher ist die Informationsübermittlung schwer gestört, wenn ein Gesprächspartner nicht mehr über die Sprache verfügt. Es stehen uns aber neben der Sprache noch Gestik, Mimik, Intonation und Psychomotorik zur Verfügung, um dem Gegenüber Informationen zu vermitteln. Viele Aphasiker entwickeln gerade in Routinesituationen eine große Fähigkeit, Situationen zu erfassen und zu interpretieren. Dieser Art von Kommunikation kommt zugute, daß die meisten Patienten den Ablauf pflegerischer und medizinischer Routinevorgänge kennen, die Pflegenden ihre Tätigkeiten mit Worten begleiten, die eingesetzte Mimik und Gestik dabei so eindeutig sind, daß sie als Informationsquellen vom Patienten benützt werden können. Dies ist zum einen sinnvoll und hilfreich, führt aber zu einer Überschätzung der sprachlichen Fähigkeiten des Patienten, wenn wir aus seinem adäquaten Verhalten in diesen Situationen auf sein Sprachverständnis schließen. Diese Überschätzung kann uns dazu verleiten, in neuen, nur sprachlich zu verstehenden Situationen Mißverständnisse heraufzubeschwören und den Patienten zu überfordern. Eine schwere Aphasie wird auf der inhaltlichen Ebene viele Probleme bringen. Oft kann der Gesprächspartner nicht erraten, was gemeint ist. Andererseits kann der aphasische Patient mit seiner erhaltenen Fähigkeit, die formalen Regeln eines Gespräches einzuhalten, mit Mimik, Gestik und Intonation der sprachlichen Äußerungen wichtige Hinweise über das Gemeinte liefern.

Die *Kombination einer Aphasie mit einer Apraxie* ist häufig und problematisch. Dadurch steht dem Betroffenen unter Umständen keine angemessene Gestik zur Verfügung.

Der Einsatz von Bildtafeln, auf denen der Patient seine Routineanliegen anzeigen kann, ist manchmal hilfreich, aber sehr limitiert, weil der Patient ein vorhandenes Informationsanliegen in ein vorgegebenes Bild übersetzen muß und unter Umständen noch in seiner Gestik gestört ist.

Räumlich-konstruktive Störungen

Definitionen und Einteilungen der räumlich-konstruktiven Störungen sind noch nicht einheitlich.

Definition

Konstruktive Aufgaben können beschrieben werden als Aufgaben, bei denen unter visueller Kontrolle Einzelteile zu einem Ganzen zusammengefügt werden müssen oder geometrische Figuren gezeichnet oder nachgezeichnet werden müssen.

Es sind Aufgaben, bei deren Lösung räumliche Operationen vorgenommen werden müssen. Das sind Prozesse, bei denen in der mentalen Vorstellung z.B. Größe, Abstand, Winkel beurteilt werden müssen oder Gegenstände in der räumlichen Vorstellungswelt gedreht oder verglichen werden müssen. Wer eine übliche konstruktive Aufgabe nicht lösen kann, hat eine räumlich-konstruktive Störung.

Wir müssen zumindest zwei Gruppen von räumlich-konstruktiven Störungen unterscheiden:
1. mit Störung der räumlich-konstruktiven Wahrnehmung,
2. ohne Störung der räumlich-konstruktiven Wahrnehmung.
Eine genaue Untersuchung der Patienten mit Aufgaben, die lediglich die Wahrnehmung kontrollieren und nicht eine motorische Aktivität mit-

einschließen, macht diese Unterscheidung möglich. Die Unterscheidung ist relevant für Therapie und Prognose.

In der ersten Gruppe liegt die Störung bereits bei der Wahrnehmung der räumlichen Strukturen vor, in der zweiten Gruppe erst bei der Planung und Durchführung der konstruktiven Aufgabe.

Die **Patienten mit räumlichen Wahrnehmungsstörungen** können Basisleistungen der visuellen Wahrnehmung wie das Abschätzen von Winkeln, Größen, Entfernungen, Vertikalen und Horizontalen nicht mehr ausreichend erbringen. Die andere Gruppe hat eine korrekte Wahrnehmung dieser Basisgrößen, aber Störungen beim Entwurf und der Durchführung der notwendigen Handlungen zur Lösung der konstruktiven Aufgaben.

Definiton

Räumlich-konstruktive Störungen werden damit zusammenfassend definiert als verminderte Fähigkeit,
- räumliche Strukturen richtig wahrzunehmen,
- in Gedanken räumliche Operationen vorzunehmen,
- Aufgaben zu lösen, bei denen die räumliche Zuordnung eine Rolle spielt.

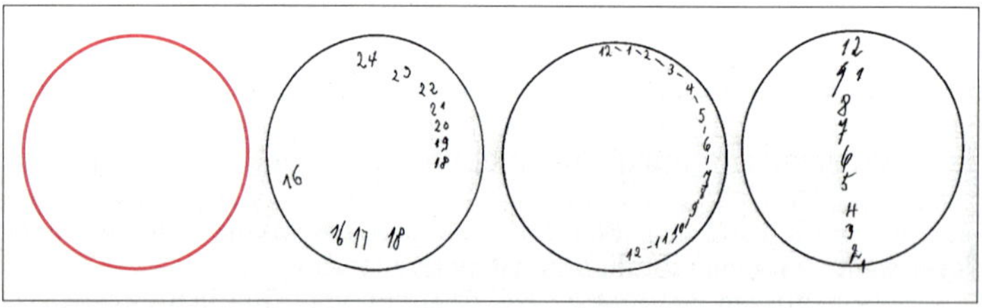

Abb. 3.4a und b
a Nachzeichnen einer einfachen geometrischen Figur durch drei Patienten mit räumlich-konstruktiven Störungen
b Einzeichnen der Ziffern einer Uhr in einen vorgegebenen Kreis durch drei - Patienten mit räumlich konstruktiven Störungen

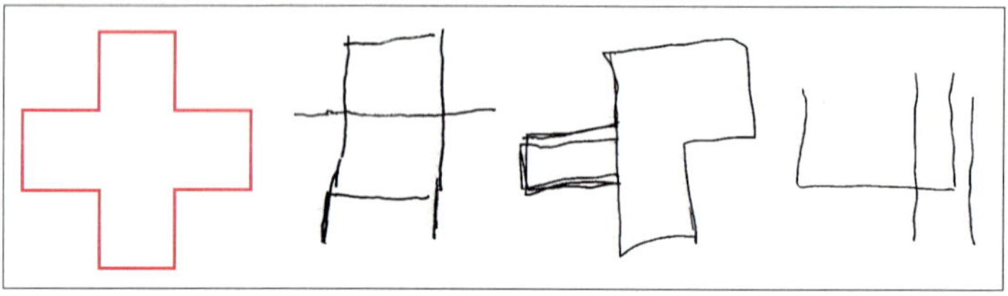

Sensorische Defizite, motorische Ausfälle und die Apraxien sind dabei als Erklärung der Fehlleistungen auszuschließen. Der früher gebräuchliche Ausdruck „konstruktive Apraxie" sollte vermieden werden, da es sich bei diesen Störungen nicht um Apraxien handelt.

Krankengeschichte

Herr Lemke (68 Jahre alt, 2 Monate nach rechtshirnigem Schlaganfall, früher Ingenieur in der Konstruktionsabteilung und weltbekannten Rennsportabteilung einer großen Stuttgarter Automarke) scheitert an der Aufgabe, die Umrißlinie eines Quadrates aus 9 gleichmäßigen Einzelteilen zusammenzulegen. Er ist nicht mehr in der Lage, die einfachen räumlichen Strukturen zu erfassen, erkennt auch den groben Fehler nicht, den er gemacht hat (s. Abb. 3.5) Dabei hatte er verbal sinnvolle Lösungswege erörtert. „Am besten fange ich an den Ecken an, die sind am leichtesten zu erkennen." Charmant und schlagfertig flirtet er mit der Ergotherapeutin, spricht über die Funktion der Nockenwelle und des Keilriemens. „Sie wissen ja sicherlich, was man tun muß, wenn ein Keilriemen reißt und man glücklicherweise eine Dame mit Seidenstrümpfen im Auto als Begleiterin hat." Seinen Pullover kann er nicht allein anziehen, er ist nicht in der Lage, die einzelnen Öffnungen zuzuordnen, oben und unten, hinten und vorne zu unterscheiden.

Das Beispiel macht die *alltagspraktische Bedeutung* der Störungen deutlich. Die funktionelle Prognose dieser Patienten ist schlechter. Sie erreichen im Durchschnitt ein geringeres Ausmaß an Selbständigkeit als vergleichbare Patienten ohne diese Störungen. Räumlich-konstruktive Störungen können bei jedem lokalisierten und diffusen Hirnschaden auftreten, zahlenmäßig bedeutungsvoll sind sie in der Geriatrie nach

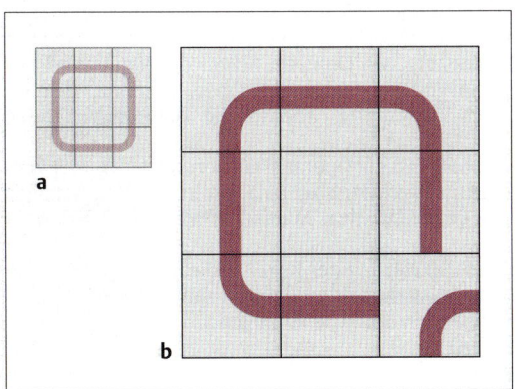

Abb. **3.5** Nachlegen eines neunteiligen einfachen Mosaikes nach Vorlage durch einen Patienten mit räumlich-konstruktiven Störungen

Schlaganfällen und im Rahmen von Demenzen. Etwa 24 % der Apoplex-patienten der Geriatrischen Klinik Esslingen leiden an räumlich-kon-struktiven Störungen. Sie treten bei rechtshirnigen Schäden häufiger auf, kommen aber auch bei linkshirnigen Läsionen vor. Die Störungen treten klinisch in beiden Raum- und Körperhälften gleichzeitig auf. Ihre sozialen Auswirkungen sind erheblich.

Verständlicherweise haben Pflegende und Angehörige große Probleme, diese Störungen zu verstehen und angemessen darauf zu reagieren. Der Patient läuft Gefahr, daß ihn die Menschen seiner Umgebung geistig insgesamt grob unterschätzen und ihm einen völligen geistigen Abbau zuschreiben, wenn er noch nicht einmal einfache Alltagsaufgaben lösen kann. Hier liegt ein hohes Konfliktpotential in den betroffenen Familien und Partnerschaften.

Intelligenz bzw. Demenz als Sammelbegriffe

Die bisherige Darstellung macht deutlich, wie vielfältig und ver-schiedenartig die Funktionen sind, die es zu beurteilen gilt. Die Frage, was Intelligenz ist, oder bescheidener formuliert, wie wir Intelligenz definie-ren, füllt nicht nur ganze Bücher, sondern eher ganze Bibliotheken. Nicht wenige Forscher kommen zu der Feststellung, Intelligenz sei das, was ein Intelligenztest mißt. Eine Tautologie, bei der die Frage nach der Validität (Was wird eigentlich gemessen?) als nicht beantwortbar beiseite gescho-ben wird (Das, was gemessen wird!). Wir erörtern an dieser Stelle keine Grundsatzfragen, sondern beschreiben einen praktikablen Weg, über die-se „weite Feld" Aussagen zu machen, das landläufig mit dem Begriff Intel-ligenz oder Kognition oder Hirnleistung beschrieben wird.

Intelligenz ist offensichtlich keine biologisch vorgegebene Ein-heit, sondern ein Konstrukt, ein Begriffscontainer, der ein Bündel von Leistungen zusammenfaßt. Den Schwierigkeiten, Intelligenz zu definie-ren und zu messen, entsprechen die Probleme, den Abbau von Intelli-genz, also die Demenz, zu erfassen. Es gibt deutliche Unterschiede in der Darstellung und Messung von Demenz. Schon die Namensgebung (hirnorganisches Psychosyndrom, Zerebralsklerose, Demenz, Hirnlei-stungsstörung) ist verschiedenartig, ebenso die dahinterstehenden Konzepte.

Am meisten verbreitet ist die Operationalisierung des Demenzbe-griffes durch die American Psychiatric Association in der 3. revidierten Fassung des **D**iagnostic and **S**tatistical Manual of **M**ental Disorders (= DSM III R).

Im DSM III R wird die Störung des Kurz- und Langzeitgedächtnis-ses als Kernsymptom herausgehoben. Außerdem müssen Beeinträchti-gungen in *einem* der folgenden Bereiche vorliegen:

- abstraktes Denken,
- Urteilsvermögen,
- höhere kortikale Funktionen (Aphasie, Apraxie, Agnosie, räum-lich-konstruktive Störungen),
- Persönlichkeitsveränderungen.

Die Störungen müssen so ausgeprägt sein, daß Arbeit, Alltagsaktivitäten oder Beziehungen zu anderen Menschen deutlich beeinträchtigt sind. Dieses Kriterium paßt gut zu der üblichen geriatrischen Funktionsdiagnostik.

Für die Diagnosestellung Demenz wird noch verlangt, daß die beschriebenen Störungen nicht nur während eines Delirs vorhanden sind, also nicht nur akut vorübergehend vorliegen, und daß Hinweise auf organische Ursachen vorliegen (z.B. zerebrale Schädigungen) und eine schwere Depression als Ursache ausgeschlossen ist.

Diese Kriterien für Demenz sind klinisch nachvollziehbar. Es bleibt die Schwierigkeit, daß es keinen „Goldstandard" für die Diagnosestellung gibt. Wo liegt die Grenze, von der an kognitive Funktionsminderungen mehr sind als nur altersübliche Vergeßlichkeit? Urteilsfähigkeit und abstraktes Denken als weitere Diagnosekriterien sind noch schwerer zu messen als Gedächtnisleistungen.

Kristallisierte und fluide Denkleistungen

Die Einteilung von kognitiven Leistungen in „kristallisierte" (feste) und „fluide" (flüssige) Faktoren basierend auf dem Intelligenzmodell von Catell hat weite Anerkennung gefunden. Mit kristallisierten Leistungen ist der Umgang mit erlerntem Wissensstoff gemeint, z.B. in Form eines erhaltenen Wortschatzes. Kristallisierte Teilfunktionen sind bildungsabhängig und durch Praxis und Training auch in hohem Alter noch zu steigern. Aufgaben, die im Rückgriff auf fest erlerntes Wissen zu lösen sind (vgl. Mehrfachwahl-Wortschatz-Test Abb. 3.**6**), messen die kristallisierten Intelligenzfaktoren. Da diese Leistungen keinen wesentlichen altersgebundenen Abfall zeigen, geben sie einen guten Hinweis auf ein früheres kognitives Leistungsniveau. Fluide Teilfunktionen enthalten einen deutlichen Geschwindigkeitsfaktor und verweisen nach diesem Konzept auf die Geschwindigkeit der Informationsverarbeitung als systemübergreifende Komponente. Sie werden mit Aufgaben gemessen, die schnelles Denken und schnelle geistige Umstellungen verlangen (KAI, ZVT, SKT; Abb. 3.7–3.**9**). Fluide, geschwindigkeitsabhängige Leistungen zeigen eine zunehmende Verschlechterung mit fortschreitendem Alter, allerdings auch mit deutlichen interindividuellen Unterschieden. Ist die Lösung einer Aufgabe nicht geschwindigkeitsabhängig, bleiben ohne entsprechende organische Erkrankung die kognitiven Leistungen bis ins hohe Alter erhalten. Beim Einsatz von Testverfahren ist diese Unterscheidung zu beachten (vgl. Lindenberger und Baltes, 1995, als Vertiefung zu dieser kursorischen Darstellung).

Neuropsychologie – Umschriebene und globale Hirnleistungsstörungen

Es gibt die Unterscheidung zwischen einem globalen, also alle mentalen Funktionen umfassenden geistigen Abbau und umschriebenen Störungen höherer kortikaler Funktionen. Zu den globalen Störun-

---

Anweisung:

Sie sehen hier mehrere Reihen mit Wörtern. In jeder Reihe steht **höchstens ein Wort,** das Ihnen vielleicht bekannt ist. Wenn Sie es gefunden haben, streichen Sie es bitte durch.

---

1. Nale – Sahe – Nase – Nesa – Sehna

2. Funktion – Kuntion – Finzahm – Tuntion – Tunkion

3. Struk – Streik – Sturk – Strek – Kreik

4. Kulinse – Kulerane – Kulisse – Klubihle – Kubistane

5. Kenekel – Gesonk – Kelume – Gelenk – Gelerge

6. siziol – salzahl – sozihl – sziam – sozial

7. Sympasie – Symmofeltrie – Symmantrie – Symphonie – Symplanie

8. Umma – Pamme – Nelle – Ampe – Amme

9. Krusse – Surke – Krustelle – Kruste – Struke

10. Kirse – Sirke – Krise – Krospe – Serise

11. Tinxur – Kukutur – Fraktan – Tinktur – Rimsuhr

12. Unfision – Fudision – Infusion – Syntusion – Nuridion

13. Feudasmus – Fonderismus – Föderalismus – Födismus – Föderasmus

14. Redor – Radium – Terion – Dramin – Orakium

15. kentern – knerte – kanzen – kretern – trekern

16. Kantate – Rakante – Kenture – Krutehne – Kallara

17. schalieren – waschieren – wakieren – schackieren – kaschieren

18. Tuhl – Lar – Lest – Dall – Lid

19. Dissonanz – Diskrisanz – Distranz – Dinotanz – Siodenz

Abb. 3.6 Ausschnitt aus dem Mehrfachwahl-Wortschatz-Intelligenztext MWT-B nach Lehrl (mit freundlicher Genehmigung der perimed Fachbuch-Verlagsgesellschaft, Erlangen)

Buchstaben-Lesen BuL

	$\frac{1}{10}$ sec (z.B. 7,9 sec)	
1. u n r z t r f e p k b v d s n i l d m r		
2. I P L Z M B E O A E H I O A Z T L E A V		kürzeste Lesezeit
3. m j z t f r d s i h d o l t k g d e r i		
4. E C X S B T L K E O G F D E A V I M H P		BuL =

Zahlen-Nachsprechen ZN	Punkte	Buchstaben-Nachsprechen BN	Punkte
2 5 .... (1)		A M .... (1)	
4 9 7 2 .... (2)		O G X K .... (2)	
3 1 8 6 2 5 .... (3)		B K F S W I .... (3)	
5 2 9 4 3 7 2 8 .... (4)		P L D O R F T I .... (4)	
7 1 6 3 5 2 7 1 4 8 .... (5)		D M C X E F M R B T .... (5)	
1 9 3 5 2 4 9 2 5 1 4 6 .... (6)		V A T N B L C X F H L D .... (6)	
3 8 6 1 5 2 9 7 4 8 3 1 9 5 .... (7)		S Q A P X O K G F P M L Z R .... (7)	
4 7 5 3 6 9 1 8 6 2 7 5 8 3 9 1 ..... (8)		H N E B M X U D J B K V S W B Q ...... (8)	
3 7 2 9 4 1 5 8 6 8 2 5 9 7 3 6 1 4 ... (9)		K F X T P M R V G L Q B N F S X D R ..... (9)	

Abb. **3.7** Ausschnitt aus dem Kurztest für Allgemeine Intelligenz KAI (mit freundlicher Genehmigung der Vless-Verlages, Ebersberg)

gen gehören Beeinträchtigungen der Aufmerksamkeit, des Gedächtnisses, des Denkens und der Urteilsfähigkeit.

Umschriebene Hirnleistungsstörungen sind z.B. die Aphasien, Alexien, Agraphien, Apraxien, Agnosien, das Neglect-Syndrom, das Pusher-Syndrom und die räumlich-konstruktiven Störungen (s. Sachwortverzeichnis). Sie werden auch als Hirnwerkzeugstörungen bezeichnet und gehen auf die Annahme zurück, daß die Schädigung bestimmter Hirnareale genau umrissene geistige Funktionen schädigt und den Rest im großen und ganzen verschont. Typisches Beispiel sind die Aphasieformen (vgl. Broca- bzw. Wernicke-Aphasie). Dieses Konzept ist historisch eng mit der Lokalisationslehre verbunden, die versuchte, möglichst jeder geistigen Einzelleistung einen bestimmten Ort im Gehirn zuzuweisen. Die strenge Lokalisationslehre erwies sich aber bald als unhaltbar. Es handelt sich bei den Hirnwerkzeugstörungen um Leistungen, die man schon früh als komplexer organisiert ansah als andere motorische oder sensible Ausfälle. Dementsprechend geht man heute davon aus, daß es sich um Leistungen handelt, die auf komplexen, netzwerkartigen Verschaltungen mit vielfältigen Rückkoppelungskreisen beruhen. Sie haben eine weniger umgrenzte Hirnlokalisation als rezeptornähere Leistungen.

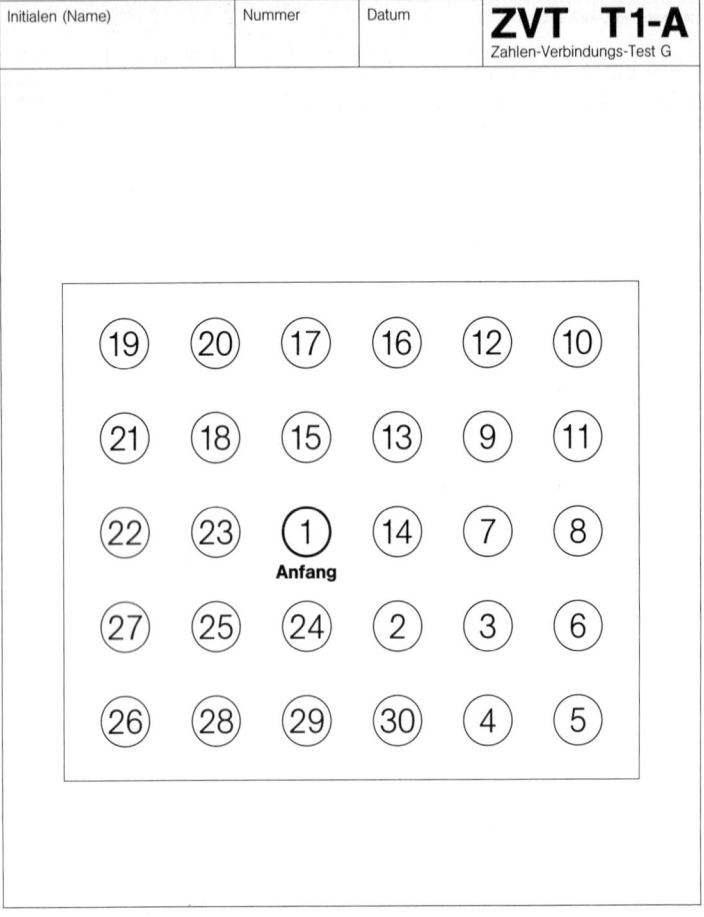

| Initialen (Name) | Nummer | Datum | ZVT **T1-A** |
| | | | Zahlen-Verbindungs-Test G |

Abb. 3.**8** Ausschnitt aus dem Zahlenverbindungstest ZVG-G nach Oswald und Roth (mit freundlicher Genehmigung des Verlages für Psychologie Dr. C. J. Hogrefe, Göttingen)

Der Wissenschaftszweig, der sich mit diesen Fragen beschäftigt, ist die Neuropsychologie. Sie kann definiert werden als wissenschaftlicher Teilbereich, der die Zusammenhänge zwischen Gehirn und Verhalten, also zwischen Hirnstrukturen und Hirnfunktionen untersucht. Die Verhaltensweisen werden mit psychologischen Meßmethoden untersucht und auf zugrundeliegende Hirnstrukturen und deren Schädigung zurückgeführt. Dementsprechend handelt es sich bei der Neuropsycho-

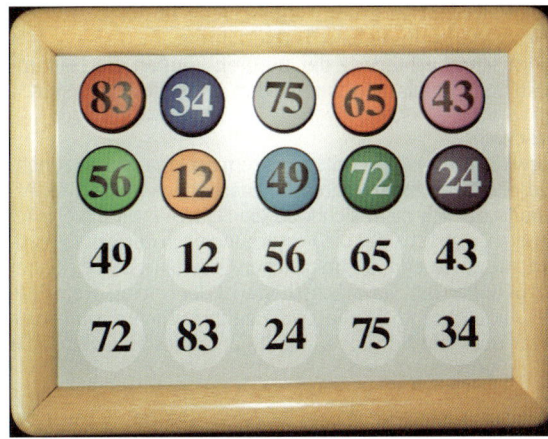

Abb. 3.**9**   Teil des Syndrom-Kurztestes (SKT) nach
Erzigkeit (mit freundlicher Genehmigung des Verlages Beltz Test GmbH)

logie um eine Verbindung von Neurologie und Psychologie. Der Begriff
darf nicht eingeführt werden, ohne den russischen Forscher A.R. Lurija
und sein Werk zu erwähnen (s. Literaturverzeichnis). Einen interessan-
ten, wenn auch etwas unsystematischen Einstieg in das Thema bietet
O. Sacks mit seiner am Einzelfall orientierten Darstellung von Krankheit.

In unserem Zusammenhang ist es wichtig festzuhalten, daß wir
bei der Beurteilung von geriatrischen Patienten nicht von einer Homo-
genität und Einheitlichkeit der geistigen Leistungen ausgehen können.

! Ein dementieller Abbau kann in einzelnen Teilbereichen der kognitiven Leistungen sehr unterschiedlich weit fortgeschritten sein.

Die oben zitierte Operationalisierung von Demenz nach dem
DSM III R wird diesem vielschichtigen Verhältnis von Teilleistungsstörungen und globalem Abbau nicht gerecht. Teilleistungsstörungen
wie Aphasie und Apraxie werden bloß als Diagnosekriterien für Demenz
dargestellt. Bereits die wenigen Hinweise auf neuropsychologische
Störungen und noch mehr die vielfältige klinische Wirklichkeit machen
klar, worum es sich bei den DSM III R-Kriterien handelt: um eine vorläufige Arbeitshypothese als pragmatische Annäherung und Vereinheitli-
chung einer wesentlich komplexeren Wirklichkeit.

Bekannt ist die Inhomogenität bei Gedächtnisstörungen. „An alte
Sachen kann ich mich gut erinnern, Neues kann ich mir nicht mehr merken", ist eine vielgehörte Klage. Hier kann nicht besprochen werden, ob
diese Unterscheidung organische Gründe hat oder ob die dauernde Beschäftigung mit alten Gedankeninhalten und die mangelnde Aufmerksamkeit und das mangelnde Interesse am Tagesgeschehen dafür verant-

wortlich sind. Jedenfalls gibt es große Unterschiede in der Leistungs-fähigkeit je nach Aufgabenstellung bzw. Testverfahren.

Nach der klinischen Erfahrung der Autoren können die Leistungen sogar innerhalb des Altgedächtnisses extrem unterschiedlich sein.

Krankengeschichte

Frau Demkow (82 Jahre) litt bereits vor ihrem Schlaganfall an zunehmender Vergeßlichkeit. In mehreren Gesprächen in entspannter Atmosphäre kann sie sich nicht sicher an die Namen ihrer Enkel erinnern. Bei einem Gespräch über die Versorgung nach der Rehabilitation ist ihre Nichte anwesend, die im gleichen Ort wohnt und ihr bisher im Haushalt geholfen hat. Gesprächsthema ist der Umzug in ein Pflegeheim. Beruhigend sagt die alte Dame zu ihrer Nichte (und streichelt ihr dabei über den Arm): „Verwandte 2. Grades brauchen nicht zu zahlen."

Oft bleibt die soziale Intelligenz am längsten erhalten. Schwer gedächtnisgestörte Patienten können adäquat über ihre Lebenssituation urteilen, stellen sinnvolle Überlegungen hinsichtlich ihrer Zukunft an, erinnern sich an emotional relevante Erlebnisse in der Klinik und erfassen sensibel soziale Realitäten.

Die Patientin der zitierten Krankengeschichte erinnert sich an der richtigen Stelle im Gespräch an eine rechtliche Regelung, obwohl ihr die Namen der Enkel, zu denen sie ein gutes Verhältnis hatte, nicht mehr geläufig sind. Es gibt viele Patienten mit massiven Gedächtnisstörungen im Altgedächtnis, die trotzdem in der Lage sind, sich Station und Zimmernummer oder den Namen des Stationsarztes zu merken.

Diese Feststellungen können nicht ausreichen, das Problem grundsätzlich zu diskutieren. Sie sollen nur davor warnen, zu schnell einen Befund aus einem kognitiven Teilbereich als repräsentativ für das gesamte intellektuelle Niveau eines Patienten anzusehen.

Psychopathometrie und ihre Grenzen

Trotz aller methodischen Einschränkungen sind Testverfahren unverzichtbar. Mit Psychopathometrie bezeichnet man die theoriegeleitete Leistungsmessung psychischer Funktionen durch normierte Testverfahren. Dies ist nötig, um nicht ganz der Beliebigkeit individueller Urteile ausgeliefert zu sein. Für die etablierten Testverfahren liegen jeweils Vergleichswerte „gesunder Probanden" vor, dementsprechend ist die Abgrenzung gesund – krank sicherer als im individuellen Urteil.

So nötig standardisierte Testverfahren sind, so gefährlich und fehlleitend können ihre Ergebnisse im Einzelfall sein. Ein Grund ist die beschriebene Inhomogenität der kognitiven Leistungseinbrüche. Vielleicht hat ein Patient gerade in dem Bereich, der gemessen wird, eine besondere mentale Lücke und ist in anderen Bereichen deutlich besser. Die Validität der Testverfahren ist nicht über jeden Zweifel erhaben. Es ist durchaus nicht immer klar, was ein bestimmtes Verfahren überhaupt mißt.

Grob falsch werden Schlußfolgerungen aus Testergebnissen, wenn umschriebene neuropsychologische Störungen Testergebnisse verfälschen. Wer einen Patienten mit aphasischer Störung mit einem verbal orientierten Test auf allgemeine kognitive Leistungsfähigkeit prüft, darf nicht erwarten, eine verwertbare Auskunft über Demenz zu bekommen. Ähnlich verhält es sich mit apraktischen oder räumlich-konstruktiven Störungen, wenn der Test manuelle oder konstruktive Manöver verlangt (SKT oder ZVT).

Ein weiteres Problem sind die Aufmerksamkeitsstörungen. Wenn ein rechtshirnig geschädigter Patient erhöht ablenkbar ist, ständig von den relevanten Testreizen abschweift, sind seine Fehler beim Test vielleicht nicht auf einen bleibenden kognitiven Abbau (Demenz) zurückzuführen, sondern auf die Aufmerksamkeitsstörung, die nach einigen Wochen durchaus restituiert sein kann.

Umschriebene Hirnleistungsstörungen (neuropsychologische Störungen im engeren Sinne) sind also vorher durch klinische Beobachtung und spezielle Verfahren festzustellen.

Weitere Bedingungen, die ein Testergebnis unter Umständen wenig repräsentativ für die kognitive Verfassung eines Patienten machen, sind Motivation oder besser Kooperationsfähigkeit.

Geistige Leistungen sind deutlich abhängig von Schwankungen der körperlichen Leistungsfähigkeit. Ein herzkranker Patient mit wechselnder Ausprägung seiner Hirndurchblutung und allgemeinen Schwäche wird auch wechselnde Leistungen in psychopathometrischen Testverfahren erbringen.

Die Kooperation geriatrischer Patienten ist in viel höherem Umfang schwankend als in jüngeren Jahren. Jüngere Menschen sind gewohnt, ihre Leistungsfähigkeit unter Beweis zu stellen. Sie gehen gewöhnlich mit gleichbleibender Motivation an Testverfahren heran, deren Berechtigung sie akzeptieren. Der alte, multimorbide Patient am Ende seines Lebensweges hat (hoffentlich!) andere Wertungen. Für ihn ist die Testsituation vielleicht eine völlig unerhebliche Unterbrechung seines Tages, eine lästige Störung, deren Sinnhaftigkeit er nicht einsieht oder nicht akzeptiert.

Daß man sich vor einem Test vergewissern sollte, ob Sehen und Hören des Probanden ausreichend sind, scheint fast zu banal zu sein. Der Hinweis erweist sich aber oft genug als nötig. Daß viele alte Menschen eine Testung ihrer geistigen Leistungen schnell als kränkend erleben, ist allgemein bekannt. Aus dieser Kränkung entsteht leicht eine bewußte, trotzige Nachlässigkeit gegenüber den Testaufgaben. Die gilt es zu erkennen.

Als Pseudodemenz bezeichnet man kognitive Beeinträchtigungen aufgrund einer Depression. Eine schwere Depression kann ein Erscheinungsbild bieten, das von einer Demenz nicht zu unterscheiden ist. Wenn es andere Hinweise auf Depression gibt, ist ein antidepressiver Behandlungsversuch angezeigt. Wenn sich unter Aufhellung der Stimmung und unter Verbesserung des Antriebs dann eine deutliche Steigerung der kognitiven Leistungen ergibt, lag eine Pseudodemenz vor.

❗ Vor einem kognitiven Test ist abzuklären, ob der Patient unter starken Tagesschwankungen seiner körperlichen Verfassung leidet. Außerdem sind Schmerzzustände, psychische Ausnahmesituationen und sensorische Ausfälle sowie neuropsychologische Teilleistungsstörungen abzuklären.
Zur Stabilisierung der Kooperation ist der Sinn des Testverfahrens einfühlend und möglichst ohne Kränkung zu vermitteln. Zeitdruck ist zu vermeiden. Eine schwere Depression als Grund für kognitive Minderleistung ist immer zu bedenken.

Nachdem die zahlreichen Einschränkungen erwähnt wurden, sollen in einer pragmatischen Darstellung bewährte Verfahren zur Messung kognitiver Leistungen vorgestellt werden.

Darstellung von Testverfahren zur Messung kognitiver Leistungen

Der Mini Mental State-Test nach Folstein u. a. (s. Abb. 3.**10**) ist in geriatrischen Kreisen weit verbreitet und deshalb geeignet, Patientenpopulationen verschiedener Untersucher zu vergleichen. Das Testverfahren enthält neben Prüfungen des Gedächtnisses und der Orientierung (Zeit/Ort) eine Aufgabe zur Wortflüssigkeit, eine Rechenaufgabe, die auch als Aufmerksamkeitsprüfung interpretiert werden kann, eine rudimentäre Prüfung auf Sprachverständnis und Benennen, Lesesinnverständnis, Schreiben und eine konstruktive Aufgabe. Diese bunte Mischung entspricht sicher nicht strengen psychopathometrischen Kriterien, hat sich aber in der Praxis als Screeninginstrument bewährt. Ein weiterer Nachteil liegt darin, daß der Mini Mental-Test nicht Re-Test-fähig ist. Eine eventuelle Verbesserung in einer 2. Versuchsdurchführung wäre primär auf einen Lerneffekt durch die erste Testung zurückzuführen und damit nicht repräsentativ für eine reale Besserung kognitiver Leistungen.
Diesem Anspruch genügen der Zahlen-Verbindungstest, der Zahlen-Buchstaben-Test (Abb. 3.**11**), der sich in der Berliner Altersstudie sehr bewährt hat und der SKT (= Syndrom-Kurztest nach Erzigkeit, Abb. 3.**9**). Alle drei Testverfahren enthalten eine Geschwindigkeitskomponente. Für diese Testverfahren liegen jeweils mehrere Parallelformen vor, sie entsprechen den Testgütekriterien und sind sämtlich in hinreichend kurzer Zeit durchführbar. Sie eignen sich somit gut zur Verlaufsbeobachtung im klinischen Alltag. Allerdings enthalten alle drei eine dominierende räumlich-konstruktive Komponente und verlangen zum Teil eine intakte Motorik (oder Visuomotorik beim Zahlen-Buchstaben-Test). Der Syndrom-Kurztest nach Erzigkeit ist sehr ansprechend in seiner äußeren Form. Dies trägt sicher zu seiner guten Akzeptanz bei Patienten bei, ein Aspekt, der bei der häufigen Ablehnung kognitiver Testverfahren eine nicht zu unterschätzende Rolle spielt.
Zum Abschätzen des prämorbiden Intelligenzniveaus eignet sich der Mehrfach-Wahl-Wortschatz-Test. Weitere Hinweise zu Testverfah-

Name: _____   ID-Nr.: _____

Falsch Richtig
(je 1 Punkt)

☐	☐	1. Was für ein Datum ist heute?
☐	☐	2. Welche Jahreszeit?
☐	☐	3. Welches Jahr haben wir?
☐	☐	4. Welcher Wochentag ist heute?
☐	☐	5. Welcher Monat?

☐	☐	6. Wo sind wir jetzt? welches Bundesland?
☐	☐	7. welcher Landkreis / welche Stadt?
☐	☐	8. welche Stadt / welcher Stadtteil?
☐	☐	9. welches Krankenhaus?
☐	☐	10. welche Station / welches Stockwerk?

☐	☐	11. Bitte merken Sie sich: Apfel
☐	☐	12. Pfennig
☐	☐	13. Tisch
		Anzahl der Versuche:

Ziehen Sie von 100 jeweils 7 ab oder buchstabieren
Sie „STUHL" rückwärts

☐	☐	14.	93	L
☐	☐	15.	86	H
☐	☐	16.	79	U
☐	☐	17.	72	T
☐	☐	18.	65	S

Was waren die Dinge, die Sie sich vorher gemerkt haben?

☐	☐	19.	Apfel
☐	☐	20.	Pfennig
☐	☐	21.	Tisch

Was ist das?

☐	☐	22.	Uhr
☐	☐	23.	Bleistift / Kugelschreiber
☐	☐	24. Sprechen Sie nach: „Ohne Wenn und Aber".

Machen Sie bitte folgendes:

☐	☐	25. Nehmen Sie bitte das Blatt in die Hand,
☐	☐	26. falten Sie es in der Mitte und
☐	☐	27. lassen Sie es auf den Boden fallen.
☐	☐	28. Lesen Sie und machen Sie es bitte („AUGEN ZU!")
☐	☐	29. Schreiben Sie bitte einen Satz (mind. Subjekt und Prädikat)
☐	☐	30. Kopieren Sie bitte die Zeichnung (zwei Fünfecke).

_____

Gesamtpunktzahl
======

_____
(Datum / Untersucher)

Abb. 3.**10**   Mini-Mental-Status (nach Folstein und anderen)

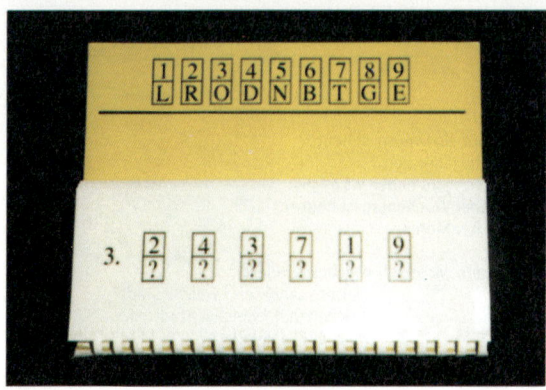

Abb. 3.11 Zahlen-Buchstaben-Test (BASE-Erhebungsinstrument der Berliner Altersstudie, mit freundlicher Genehmigung der Berlin-Brandenburgischen Akademie der Wissenschaften)

ren bietet der Katalog der Testzentrale des Berufsverbandes Deutscher Psychologen (Robert-Bosch-Breite 25, 37 079 Göttingen).

Depression

Die Diagnostik der Depression im Alter ist mit besonderen Schwierigkeiten verbunden, vor allem, wenn sich der Patient in einer Lebenssituation befindet, die durch Verluste, multiple Krankheiten und funktionelle Einschränkungen geprägt ist. Das Erlebnis, sein Leben nicht mehr selbst kontrollieren zu können und bei fundamentalen Aktivitäten auf fremde Hilfe angewiesen zu sein, erschüttert jeden Menschen. In dieser Situation und oft angesichts einer absehbar begrenzten Lebenszeit mit Trauer, Resignation und Angst zu reagieren, erscheint einfühlbar und unausweichlich. Wo liegt die Grenze zwischen Trauer im Unglück und seelischer Krankheit?

Für eine persönliche Einfühlung in die Lebenssituation von schwer behinderten Menschen empfehlen wir die Erfahrungsberichte „Patienten-Wirklichkeit" von Claudio Kürten und „Lerne Abschied nehmen" von Dieter Menninger. Simone de Beauvoirs Essay „Das Alter" bietet mit seinem reichen literarischen und kulturhistorischen Material und seinem hohen sprachlichen und philosophischen Niveau ebenfalls eine lohnende Lektüre für das Verständnis des Alters.

> **!** Die Unterscheidung zwischen einer Depression als psychischer Erkrankung und einem unglücklichen Menschen in einer schlimmen Lebenssituation ist generell und im Einzelfall in gewissem Umfang willkürlich.

Diese Unterscheidung hat aber Konsequenzen für das medizinische Vorgehen. Die Bezeichnung „Depression" grenzt eine menschliche Gemütsverfassung aus dem Normalen aus und charakterisiert sie als behandelbaren pathologischen Zustand. Wir haben mit der Etikettierung aber noch keine Krankheit (nosologische Entität) mit einheitlicher Ursache, bekanntem Verlauf und einheitlicher Therapie diagnostiziert. Wir haben lediglich ein Syndrom festgestellt, das unterschiedliche Erkrankungen als Ursache haben kann.

Es gibt kein allgemein anerkanntes Schema zur Einteilung der Depressionen. Wir wissen nicht einmal, welche ätiologischen und pathogenetischen Unterschiede die Depression im Alter aufweist. Die nosologische Einteilung in „endogene", „neurotische" oder „reaktive" Depressionen hat jedenfalls nach der Meinung der meisten Autoren keine klinische Relevanz für die Behandlung. Zwischen Symptomen und nosologischer Einordnung gibt es keine feste Koppelung. Behandelt wird symptomorientiert auf das Erscheinungsbild der Depression hin und nicht nach einer vermuteten nosologischen Einordnung.

Es gibt Bedingungen, von denen man annimmt, daß sie die Entstehung einer Depression begünstigen. Dazu zählen im Alter auf jeden Fall körperliche Leiden. Diskutiert wird auch eine soziale Isolation als depressionsauslösend. Es ist aber schwierig, Ursache und Wirkung, Henne und Ei, zu unterscheiden.

Folgende psychosoziale Bedingungen kommen vordringlich als depressionsauslösend in Frage:
- Verlust eines Partners,
- Verlust der Selbständigkeit bei der körperlichen Selbstversorgung,
- Verlust von Ansehen und sozialer Rolle,
- Finanzielle Probleme,
- Verlust der eigenen Wohnung oder gewohnten Umgebung,
- Verlust einer sozialen Aufgabe oder einer Lieblingsbeschäftigung.

Im biologischen Bereich sind schwere Erkrankungen, bestimmte Medikamente und Alkohol als depressionsfördernd zu sehen (s. unten). Der Begriff Involutionsdepression, der eine separate Form der Depression als Ergebnis von allgemeinen Abbauprozessen im Alter postulierte, wird durch die Datenlage nicht gestützt. Trotzdem bleibt die Frage bestehen, welche besonderen Züge die Depression im Alter aufweist.

Die Symptomatik der Depression im Alter ist in den Grundzügen genau wie in jüngeren Jahren:
- anhaltende Niedergeschlagenheit,
- Unfähigkeit, Freude zu empfinden,
- Unfähigkeit, Gefühle (auch Trauer) zu empfinden,
- Neigung zum Grübeln (Überwiegen von negativen Gedankeninhalten),
- Angst und psychomotorische Unruhe,
- Interessenverlust,
- sozialer Rückzug oder aggressive Abwendung,
- Antriebsverlust, Apathie, bis hin zum Stupor,
- Schuldgefühle, extreme Minderwertigkeitsgefühle,

- wahnhafte Beeinträchtigungsideen, z. B. Verarmungswahn,
- kognitive Beeinträchtigungen von Konzentrationsstörungen bis hin zur Verwirrtheit,
- Verhaltensauffälligkeiten und funktionelle Einbrüche wie
  Verweigerung von Essen, Trinken, Medikamenten,
  Inkontinenz, bis hin zu Stuhlschmieren
- körperliche Beschwerden, vor allem
  Schmerzzustände,
  Schwindel,
  Schlafstörungen,
  Verdauungsstörungen, Appetitverlust,
  allgemeine Schwäche,
- Suizidgedanken.

Der Schlüssel zur Diagnose Depression liegt sicher im zeitlichen Verlauf. Ist in der Geschichte des Patienten ein Zeitpunkt auszumachen, zu dem die Veränderungen der Psyche begannen? Wenn dies mit dem Auftreten von körperlichen Symptomen zusammenfällt, sind auf jeden Fall körperliche Ursachen und mögliche Grunderkrankungen auszuschließen.

Diagnostisch relevant ist die psychiatrische Vorgeschichte. Ein depressives Zustandbild ist prognostisch anders zu bewerten, wenn der Betreffende Zeit seines Lebens an depressiven Erkrankungen gelitten hat.

Zu einer besonderen Untergruppe sollen Depressionen gehören, die mit verschiedenen organischen Erkrankungen verbunden sind.

Begleitdepressionen wurden bei folgenden Erkrankungen beschrieben:

- Herzerkrankungen und Herzoperationen,
- vaskulären und traumatische Hirnschädigungen,
- Morbus Alzheimer,
- Colitis ulcerosa und Morbus Crohn,
- Hepatitis und Leberzirrhose,
- chronischen Nierenerkrankungen,
- Anämie, besonders bei Vitamin-B_{12}-Mangel,
- Östrogenmangel,
- endokrinologischen Erkrankungen (Hypothyreose, Morbus Cushing),
- Tuberkulose und schweren Virusinfekten.

Bei einem Parkinson-Syndrom werden in fast einem Drittel der Fälle Depressionen diagnostiziert. Ebenfalls scheinen bei traumatischen, degenerativen und vaskulären Hirnschäden Depressionen häufiger zu sein als in Vergleichsgruppen. Allerdings stehen diese epidemiologischen Daten unter dem Verdacht, eine einfühlbare Reaktion auf eine schwere chronische Krankheit mit einer eigenständigen psychischen Krankheit zu verwechseln. Die Feststellung, daß depressive Erkrankungen bei schweren organsichen Erkrankungen häufiger sind, ist ja wohl nicht gerade überraschend.

Auch die sogenannte „pharmakogene Depression" steht unter demselben Vorbehalt. Daß depressive Zustände häufiger bei Menschen beobachtet werden, die regelmäßig Medikamente einnehmen müssen, scheint nahezuliegen. Wenn dieser Zusammenhang für Zytostatika, Cortison und Neuroleptika behauptet wird, muß festgestellt werden, daß diese Medikamente nur bei schweren Erkrankungen verabreicht werden, und daß dann die Depression durch das Leiden an der Krankheit ausgelöst sein kann. Bei der Frage, ob die Depression durch ein Medikament ausgelöst wurde, ist vielleicht ein Auslaßversuch möglich. Bei allem Vorbehalt ist es aber wichtig, an einen möglichen Zusammenhang zwischen Medikation und Depression zu denken (s. Tab. 3.**22**).

Um zur subjektiven Einschätzung depressiver Symptome eine Ergänzung zu erhalten, sind psychopathometrische Testverfahren in Gebrauch, entweder als Fragebögen zur Selbstbeurteilung oder als Itemliste zur Fremdeinschätzung.

In der geriatrischen Literatur wird zum Thema psychopathologische Testung oft der Depressionstest nach Yesavage (Geriatric Depression Scale) zitiert. Weitere Selbstbeurteilungsverfahren sind die Self rating Depression Scale von Zung sowie die Depressionsskala von Zerssen (D-S). Nicht nur bei schwer betroffenen Patienten, aber dort besonders, wirken die Fragelisten oft einfältig und unangemessen.

Wie muß sich ein halbgelähmter Patient, der auf der Toilette Hilfe braucht und dem der Speichel aus dem Mund läuft, fühlen, wenn er Fragen beantworten soll wie:

„Sind Sie meistens guter Dinge?"

„Haben Sie Angst, daß Ihnen etwas Schlimmes passieren wird?"

„Fühlen Sie sich meistens glücklich?"

(aus der Geriatric Depression Scale von Yesavage).

Wir sind der Ansicht, daß die Diagnostik der Depression mit diesen und ähnlichen Fragebögen eine Grenze überschreitet, an der ein reduktionistischer Wissenschaftsbegriff sich selbst ad absurdum führt. Die Autoren verwenden deshalb bei funktionell schwer betroffenen Patienten keine Selbstbeurteilungsbögen mehr, sondern stellen die Diagnose Depression im Gespräch und durch Alltagsbeobachtung.

Tabelle 3.**22**   Als depressionsauslösend diskutierte Medikamente

Medikamentengruppe	Medikamentenbeispiele
Neuroleptika	Haldol
Blutdruckmittel	Reserpin, Clonidin und β-Blocker
Anti-Parkinson-Mittel	L-Dopa und Pravidel
Hormone	Kortison, Gestagene
Antibiotika	Sulfonamide, Tetrazykline und INH
Antihistaminika	Flunarizin
Zytostatika	Vinblastin
Schlafmittel	Barbiturate
Antiepileptika	Phenhydan
Ulkusmittel	Cimetidin
Rheumamittel	Indometacin

Methodische Probleme der Selbstbeurteilungsbögen liegen in der Vernetzung von emotionalen Ausdrucksformen mit kognitiven Leistungen. Der Rückschluß von sprachlichen Äußerungen auf die psychische Verfassung ist bei kognitiv eingeschränkten Patienten noch weniger möglich als sonst. Insgesamt besteht bei geriatrischen Patienten eine hohe Zustimmungstendenz zu sozial erwünschten Antworten. Daraus ergeben sich Verfälschungstendenzen, die das Instrumentarium „Selbstbeurteilungsskala" in Frage stellen. Bei einer anderen Patientengruppe wird die Einschätzung ihrer Lebenssituation während der Rehabilitation realistischer, sie trennen sich in persönlicher Trauerarbeit von Illusionen und falschen Hoffnungen und präsentieren in diesem Prozeß auf der verbalen Ebene negativere Antworten als vorher.

Methodisch bedeutsam ist außerdem die Tatsache, daß Fragen nach körperlichen Befindensstörungen (Schlaf, Appetit etc.) beim geriatrischen Menschen auf eine ganz andere gesundheitliche Situation treffen als im nicht-geriatrischen Klientel. Wenn diese Fragen dort vielleicht auf somatische Zeichen depressiver Zustände hinweisen, ist dieser Zusammenhang wegen der Häufigkeit körperlicher Störungen im Alter nicht mehr signifikant. Wegen der Häufigkeit somatischer Beschwerden im Alter ist der statistische Rückschluß von körperlicher Störung auf eine Depression nicht mehr so zwingend.

Als Hilfestellung für die klinische Diagnostik der Depression erscheinen Fremdbeurteilungsskalen geeigneter zu sein als Selbstbeurteilungsbögen. Für Angstskalen (z.B. STAI, Abb. 3.**12**) gelten die genannten Vorbehalte nicht in diesem Umfang. Ein anderer Ansatz als Fragebögen stellt das strukturierte Interview dar. Letzlich wird aber die klinischen Beobachtung über die Diagnose entscheiden.

Kooperation und Kommunikation

Offensichtlich und oben bereits dargestellt sind Aphasien und Dysarthrien Kommunikationshindernisse. Auch Demenz, Depression, Apraxien und räumlich-konstruktive Störungen beeinflussen durch problematisches Sozialverhalten und Einschränkung von Mimik und Gestik die Verständigung. Dies ist in einem so sehr auf Dialog angewiesenen Bereich wie der Rehabilitation von großem Einfluß auf die Mitarbeit des Patienten. In diesem Zusammenhang wird dann von „Motivation" gesprochen. Dieser Begriff wird in der Umgangssprache verstanden als Sammelbegriff für positive Einstellungen und Empfindungen, die den Leistungen zugrunde liegen. Für eine auch nur eingeschränkte Brauchbarkeit des Begriffes muß vorausgesetzt werden, daß der Betroffene Einsicht in die Wahlmöglichkeiten hat und in dem Wechselspiel seiner psychischen Kräfte hinreichend über Aufmerksamkeit (als biologische Funktion) und Antriebskräfte verfügt. Einsicht, Aufmerksamkeit und Antrieb sind jedoch vielfach somatisch eingeschränkt, damit wird der Begriff Motivation sinnlos. Außerdem suggeriert er das Mißverständnis, der Patient könne, wenn er wolle. Er müsse nur „motiviert" werden. Diese Alltagspsychologie banalisiert die komplexe psychische Situation der Patienten. Wir benützen so konse-

Anleitung:

Im folgenden Fragebogen finden Sie eine Reihe von Feststellungen, mit denen man sich selbst beschreiben kann. Bitte lesen Sie jede Feststellung durch und wählen Sie aus den vier Antworten diejenige aus, die angibt, wie Sie sich jetzt, d.h. in diesem Moment, fühlen. Kreuzen Sie bitte bei der Feststellung die Zahl unter der von Ihnen gewählten Antwort an. Es gibt keine richtigen oder falschen Antworten. Überlegen Sie bitte nicht lange und denken Sie daran, diejenige Antwort auszuwählen, die Ihren augenblicklichen Gefühlszustand beschreibt.

	überhaupt nicht	ein wenig	ziemlich	sehr
1. Ich bin ruhig	1	2	3	4
2. Ich fühle mich geborgen	1	2	3	4
3. Ich fühle mich angespannt	1	2	3	4
4. Ich bin bekümmert	1	2	3	4
5. Ich bin gelöst	1	2	3	4
6. Ich bin aufgeregt	1	2	3	4
7. Ich bin besorgt, daß etwas schiefgehen könnte	1	2	3	4
8. Ich fühle mich ausgeruht	1	2	3	4
9. Ich bin beunruhigt	1	2	3	4
10. Ich fühle mich wohl	1	2	3	4
11. Ich fühle mich selbstsicher	1	2	3	4
12. Ich bin nervös	1	2	3	4
13. Ich bin zappelig	1	2	3	4
14. Ich bin verkrampft	1	2	3	4
15. Ich bin entspannt	1	2	3	4
16. Ich bin zufrieden	1	2	3	4
17. Ich bin besorgt	1	2	3	4
18. Ich bin überreizt	1	2	3	4
19. Ich bin froh	1	2	3	4
20. Ich bin vergnügt	1	2	3	4

Bitte prüfen Sie, ob Sie alle Feststellungen zutreffend beantwortet haben!

Score X1 ☐☐

Abb. 3.12 Angstfragebogen STAI X1 (aus Internationale Skalen für Psychiatrie, Beltz Test GmbH)

quent wie möglich statt dessen den neutraleren Begriff Kooperation als Beschreibung der aktuellen Mitwirkung des Patienten.

Dabei ist es nötig, sich nicht in erster Linie an den verbalen Absichtserklärungen zu orientieren, auch nicht nur an der Ausnahmesituation „Therapiesitzung", sondern am tatsächlichen Verhalten im Pflegealltag. Zur Beurteilung der Kooperation gehört Einigung über ein konkret beschreibbares Ziel. Herrscht hierüber keine Klarheit, sind Begriffe wie Motivation oder Kooperation von vornherein sinnlos.

> **!** Der Ausdruck „Motivation" als Vermutung über innere Beweggründe sollte ersetzt werden duch den Begriff „Kooperation" als Bezeichnung für ein zielkonformes Verhalten, das beobachtet und beschrieben werden kann.

Wird eine eingeschränkte Kooperation festgestellt, beginnt die Suche nach den Gründen. Diese liegen häufig in einer anderen Zielfestlegung durch den Patienten. Demenz, Depression oder Aufmerksamkeitsstörungen sind Beispiele für pathologische Ursachen. Therapeutisch bedeutsam ist die Feststellung einer Ambivalenz. Damit wird ein seelischer Konfliktzustand bezeichnet, in dem gleichzeitig gegenläufige Bestrebungen in einem Menschen wirksam werden (Bestrebungen, nicht Gefühle!). Dies führt oft zu einer inneren „Lähmung" der seelischen Kräfte. Starke Ambivalenzen verlangen eine Unterstützung des Patienten bei der Entscheidungsfindung und Willensbildung.

> **!** Die Beurteilung der Kooperation bei Therapien und im Pflegealltag gehört zum Assessment, ebenso die Beschreibung von Zielkonflikten und Ambivalenzen. Dabei spielen nicht nur innerpsychische Bestrebungen eine Rolle, sondern auch die Einflüsse des personellen Umfeldes.

Personelles Umfeld

Geriatrisches Assessment ist unvollständig ohne Daten über die Angehörigen. Dies sind am häufigsten Ehepartner und Lebensgefährten, Töchter, Schwiegertöchter und Söhne, aber auch Geschwister, Enkel, Nichten, Freunde, Nachbarn. Im Zusammenhang mit dem Assessment interessiert besonders die Funktion der Angehörigen in der häuslichen Unterstützung und Pflege. Daneben spielt das gesamte soziale Netzwerk eine Rolle. Dabei werden üblicherweise Häufigkeit und Qualität der Sozialkontakte beurteilt, aus methodischen Gründen meist aus Sichtweise des Betroffenen.

Die Sozialpsychologie hat Methoden entwickelt, die Datenerhebung über soziale Bedingungen und Verhaltensweisen zu standardisieren. Wir verweisen auf das Buch von U. Lehr „Psychologie des Alterns" in der Ergänzung und Bearbeitung von H. Thomae (Heidelberg Wiesbaden 1991), besonders auf die Darstellung der kognitiven Repräsentation, des

Selbstbildes und der Kontrollüberzeugungen. Dies sind Konzepte, die auch im rehabilitativen Alltag eine sinnvolle Rolle spielen können.

Hier beschränken wir uns strikt und pragmatisch auf einfache Hinweise zu Daten, die bei der Planung von Rehabilitation eine zentrale Rolle spielen.

Planerisch spielen Angehörige eine Rolle, wenn die Selbständigkeit des Patienten eingeschränkt ist. Nach Einführung des Pflegeversicherungsgesetzes bietet es sich an, den Umfang der pflegerischen Leistungen nach den Operationalisierungen des Gesetzes anzugeben. Danach ergibt sich folgende Gliederung:

1. Aufteilung der Hilfeleistungen in hauswirtschaftliche und pflegerische plus pflegeunterstützende (!) Tätigkeiten (s. S. 90 f.)
2. Feststellung von Art und Frequenz der Hilfeleistung.

Die Einteilung, wie oft und bei welcher Tätigkeit Hilfe geleistet wird, kann mit den Items des Pflegeversicherungegesetzes oder mit einem Instrument wie dem Barthel-Index kodiert werden. Bei der Einstufung muß der Funktionszustand des Patienten natürlich inklusive seiner Leistungsschwankungen bekannt sein.

Wenn die häusliche Pflege bereits durchgeführt wird, fällt die Einstufung leichter als wenn es sich noch um Planungen während einer stationären Rehabilitation handelt. In diesem Fall ist es oft notwendig, in der Praxis zu überprüfen, wie die pflegerische Versorgung von den „Pflegelaien" durchgeführt wird. In unserer Klinik werden die pflegenden Angehörigen gebeten, die entscheidenden Etappen des Tagesablaufes auf der Station zu verbringen und unter Anleitung und Aufsicht durch Fachkräfte die Pflege selbst durchzuführen. Auf diese Art ist es möglich, die Pflegeressourcen zuverlässig zu beurteilen.

Schwieriger einzuschätzen als die zeitlichen und manuellen Möglichkeiten der pflegenden Angehörigen ist die Psychodynamik der Pflegesituation. Zumindest eine Grobbeurteilung der Familienstruktur ist erforderlich, um die pflegerelevante Rollenverteilung zu erkennen. Am wichtigsten ist zweifellos die Rolle des „primär pflegenden Angehörigen" (primery care person). In vielen Familien gibt es zusätzlich zum primär pflegenden Angehörigen (der aber meist eine Angehörige ist) einen „Entscheider", also jemanden, der den meisten Einfluß auf anstehende Entscheidungnen hat. Es ist wenig zweckmäßig, ausführliche Gespräche mit der pflegenden Angehörigen zu führen und am Ende festzustellen, daß ein anderes Familienmitglied alle Entscheidungen umgeworfen hat. Inaktivierende Überversorgung und die dadurch ausgelöste erlernte Hilflosigkeit müssen als reha-kontraproduktiv erkannt werden. Das bedeutet nicht, daß sie unterbunden werden müssen. Wenn solch ein Versorgungssystem vorliegt und der wirklichen Intention der Beteiligten entspricht, ist dies Thema des Assessments und hat sich die Art der Pflege darauf auszurichten.

Als Paternalisierungstendenz bezeichnen wir ein Verhalten von Angehörigen, den Patienten zu „bevormunden" und in sachlich nicht gerechtfertigter Weise als nicht mehr autonom in seinen Entscheidungen anzusehen. Wer „paternalisiert", schlüpft gleichsam in die „väterliche" Rolle (pater = Vater. Die männliche Geschlechtsfestlegung entspricht einer historisch gewachsenen asymmetrischen Rollenbezeichnung). Viele geriatrische Patienten provozieren allerdings dieses Verhalten, weil sie auf ihre Hilfebedürftigkeit mit einer „freiwilligen" Rücknahme ihrer Entscheidungsgewalt reagieren. Sie treffen Entscheidungen nicht mehr selber, obwohl sie die Situation kognitiv noch durchschauen.

Materielles Umfeld

Kompetenz als Verhältnis zwischen Anforderungen der Umgebung und Leistungsfähigkeit der Betroffenen verlangt die Erfassung der Wohn- und Lebensumgebung. Banal zu sagen, daß sich Rehabilitationsziele auf die konkreten Lebensumstände beziehen müssen. Ob auf die Situation in einem Pflegeheim hin rehabilitiert wird oder auf ein Leben in der eigenen Wohnung, macht durchaus Unterschiede, nicht nur bei der Versorgung mit Hilfsmitteln.

Eine Checkliste der Wohnumgebung steht in Kapitel 8 Tab. 8.**3** (S. 276 f.) listet Einzelpunkte auf, die unter „materiellem Umfeld" zu subsummieren sind.

Neben der Wohnung gehört die Infrastruktur des Wohnortes dazu, z. B. die Verfügbarkeit von Transportmitteln, ärztlicher, pflegerischer und therapeutischer ambulanter Hilfe, soziale Kontaktmöglichkeiten wie Kirchengemeinde, Clubs und Vereine.

Zum materiellen Umfeld gehören auch die finanziellen Mittel der Betroffenen. Für viele Maßnahmen spielt es eine entscheidende Rolle, ob Geld in der Familie zur Verfügung steht oder gestellt wird (!). Dies ist ein Gebiet, bei dem die Betroffenen oft wenig Bereitschaft zur Offenheit zeigen. Da Pflegebedürftigkeit mit zum Teil hohen Unkosten das finanzielle Gefüge stark ändern kann, ist hier fachkundige Hilfe von amtlichen Stellen (Sozialamt) erforderlich. Auch die Klärung der versicherungsrechtlichen Verhältnisse muß in Absprache mit den entsprechenden Beratungsstellen (Kranken- und Pflegekasse) geklärt werden.

Das beste diagnostische Mittel, um die Fragen des materiellen Umfeldes zu klären, ist der Hausbesuch. Er sollte natürlich in Anwesenheit des Patienten zusammen mit allen erfolgen, die an der häuslichen Versorgung und Pflege regelmäßig beteiligt sind. Er stellt eine gute Gelegenheit dar, die verschiedenen Instanzen und Gruppen zu vernetzen. Vor Ort kann das funktionelle Leistungsvermögen des Patienten berteilt werden. Quasi als „Manöver" für den Ernstfall sind während stationärer Rehabilitationen auch therapeutische Beurlaubungen ein Mittel, Planungen und diagnostische Einschätzungen zu überprüfen.

Wertungen im Assessment

Unvermeidbarkeit von Werturteilen in der Diagnostik

Im Rahmen eines Assessments ist die geschilderte strukturierte Datensammlung der erste und meist leichtere Teil. Die bloßen Daten genügen nicht zur Entscheidungsfindung. Es ist zu klären, was die Befunde für den Patienten *bedeuten*. Entscheidungen in der Medizin ergeben sich nicht allein aus objektiven Daten. Zwischen Datenerhebung und Entscheidungen liegt ein weiter Weg. Entscheidungsfindung ist ein komplexer Prozeß, in den neben Tatsachenfeststellungen immer auch Gewohnheiten, Vorurteile, persönliche Verhaltensweisen, Interessen und vor allem Werturteile einfließen.

> Werturteile sind unvermeidlich im diagnostischen Prozeß. Sie sind nicht wie eine Tatsachenbehauptung mit der naturwissenschaftlichen (empirischen) Methodik auf „richtig" oder „falsch" zu überprüfen, ihre Stimmigkeit ergibt sich aus der Ethik und dem Weltbild der Beteiligten.

Wir meinen mit „Werturteil" im folgenden nicht nur ethische Urteile im engeren Sinn wie die Fragestellung, ob etwas moralisch erlaubt ist. Wir meinen die Gewichtung von Fakten im Sinne von „bedeutsam für anstehende Entscheidungen". Diese letzte Kategorie hängt offensichtlich vom erlernten und gewohnten Bezugsrahmen ab.

Krankengeschichte (1993, Krankenhaus der Maximalversorgung): Eine hirnszintigraphische Untersuchung nach einem Schlaganfall hatte den Verdacht auf einen Hirntumor ergeben. Die Patientin war noch im Akutkrankenhaus, die Stationsärztin besprach mit einem Kollegen der Rehabilitationsklinik die Indikation zur Rehabilitation. „Auf eine weitere bildgebende Diagnostik haben wir verzichtet. Die Befunde hätten sowieso keine therapeutische Konsequenz", so die Aussage der Stationsärztin.

Der medizinische Zweifel an der Diagnose war nicht ausgeräumt worden, obwohl dies durch ungefährliche und relativ wenig belastende Verfahren leicht hätte geschehen können. Offensichtlich standen Kostengesichtspunkte hinter der Entscheidung. Dies ist in keiner Weise von vornherein abzulehnen. Wir schöpfen nicht aus einer nie versiegenden Quelle finanzieller Mittel, wir müssen die von der Gesellschaft zur Verfügung gestellten Mittel sinnvoll verteilen.

Völlig unberücksichtigt blieb aber im zitierten Beispiel der Gesichtspunkt, daß die funktionell und gesundheitlich schwer beeinträchtigte Patientin geistig völlig klar war und ein Anrecht auf Aufklärung hatte (und später auch einforderte). Auch die Bearbeitung der Lebenssituation wurde nicht als „therapeutisch" gesehen. Weiterhin wurde die Indikationsstellung zur Rehabilitation nicht richtig bedacht. Denn offensichtlich ist die Prognose, die durch weitere Untersuchungen hätte gestellt werden können, sehr wohl relevant für die Indikationsstellung zur Rehabilitation. Einen Menschen mit den Anstrengungen und Risiken einer Rehabilitation zu belasten, der aufgrund eines Hirntumors nur noch kurze Zeit zu leben hat, ist wenig sinnvoll.

Ethische Fragen und Werturteile ergeben sich aus typischen Konstellationen:

1. Abwägung von Risiko und Nutzen
2. Abwägung von Aufwand und Nutzen
3. Interessenkonflikt zwischen den Beteiligten
4. Verteilung von beschränkten Ressourcen
5. Gewißheitsproblematik
6. Verzicht auf Maßnahmen, die unter rein organmedizinischer Sichtweise angezeigt sind.

> **!** In der Medizin sind wir ständig konfrontiert mit der Abwägung von Aufwand und Risiko auf der einen Seite und Nutzen einer Maßnahme auf der anderen Seite. Die Frage des Nutzens ist nicht durch bloße Fakten zu klären, sondern enthält Werturteile. Außerdem sind wir in diesem Dilemma auf prognostische Aussagen wechselnden Gewißheitsgrades angewiesen und müssen oft Entscheidungen auf einer unzureichenden Datenbasis fällen.

Selektion als wertender Mechanismus

Der Prozeß der Gewichtung beginnt schon bei der Selektion (= Auswahl) der diagnostischen Methoden. In den verwendeten Verfahren liegt bereits eine Entscheidung darüber, was gemessen und was nicht gemessen wird. Auch innerhalb eines Assessmentinstrumentes werden die verschiedenen Komponenten unterschiedlich gewichtet. So beziehen sich 4 Items des Barthel-Index auf die Lokomotion (Transfer, Toilettengang, Gehen, Treppen steigen, davon 2 mit 15 Punkten bewertet), eine Gewichtung, die auch anders denkbar wäre, in dieser Betonung der Lokomotion aber in der Rehabilitation gut nachzuvollziehen ist.

Eine Wertung liegt auch in der Aufmerksamkeit insgesamt, die ich dem Bereich der Alltagsverrichtungen zuwende. Wenn z. B. aufgrund des etablierten akutmedizinischen Bezugrahmens Alltagsfunktionen für nicht so wichtig gehalten werden, werden entsprechende Diagnostikinstrumente gar nicht erst angewendet. Wenn Pflegebedürftigkeit gar nicht als medizinisches Problem gesehen wird, werden ebenfalls die entsprechenden Assessmentinstrumente nicht eingesetzt.

Selektionsprozesse laufen natürlich schon in den Patienten und ihrer Umgebung ab, bevor sie den Arzt aufsuchen. Ob man selbst einen Arzt aufsucht oder zu ihm gebracht wird, immer hat jemand entschieden, daß eine gesundheitliche Gefahr vorliegt, die ärztliches Eingreifen erforderlich macht. Dieser Prozeß richtet sich nach bisherigen Erfahrungen mit Körpervorgängen, nach der Heftigkeit der Erscheinung, nach dem Zeitverlauf, nach den medizinischen Kenntnissen und vielen anderen Gesichtspunkten. Bei der Häufigkeit von Gesundheitsstörungen im Alter gewinnt dieser Prozeß der Selektion eine besondere Bedeutung. Häufige Fehleinschätzungen ergeben sich aus dem Motto „ Das ist doch normal für mein Alter" oder „Ich bin zu alt, da kann man eh nichts mehr machen".

Hierarchisierung von gesundheitlichen Problemen

Hierarchisierung bedeutet die Anordnung von Gesundheitsproblemen entsprechend ihrer Wichtigkeit. Diese ergibt sich aus der biologischen oder funktionellen Bedeutung und aus der subjektiven Einschätzung durch den Patient. Zweifellos ist eine behandlungsbedürftige Herzinsuffizienz wichtiger als ein nicht juckendes Ekzem am Unterschenkel. Eine Gonarthrose, die das Gangbild beeinflußt und zu Fehlbelastung anderer Körperabschnitte führt, ist wichtiger als ein nur radiologisch festgestellter Verschleiß der Wirbelsäule.

Nicht immer stimmt überein, was die medizinische Kenntnis und was der Patient als wichtig einschätzt. Eine Störung der Feinmotorik, die wir als ungefährlich und eventuell als therapeutisch nicht beeinflußbar eingeordnet haben, kann für den Patienten große Bedeutung haben, wenn sie ein Hobby unmöglich macht, in dem er bisher einen wichtigen Lebensinhalt gesehen hat. Banal zu sagen, daß die subjektive Bedeutung einer Leistungseinbuße erst einmal im Gespräch erfaßt werden muß, damit sie bei der Hierarchisierung berücksichtigt werden kann.

Wertsetzungen durch den Patienten und seine Angehörigen

Die anstehenden Entscheidungen sind in starkem Maße von den Wert- und Zielsetzungen der Patienten und ihrer Angehörigen abhängig. Wertung und Zielsetzung sind eng miteinander verflochten. Die Patienten streben zuerst das an, was ihnen am wichtigsten ist. Dann ergibt sich in der Auseinandersetzung mit den realen Möglichkeiten eine realistische, nicht nur von Wünschen geprägte Zielsetzung. Deshalb gehört eine Auseinandersetzung mit den Wertungen und Zielen des Patienten ins Assessment. Hierbei sind erhebliche Interessenkonflikte denkbar. Interessen der Patienten und ihrer Angehörigen gehen keineswegs immer konform. Es ist keine Rarität, daß Angehörige eine Rehabilitation abbrechen, weil eine deutlich sichtbare funktionelle Besserung ihre eigene Rolle als Helfer und damit das neue Machtgefälle in Frage stellt.

Nicht zu selten muß das therapeutische Team Anwalt des Patienten gegen die Interessen der Angehörigen sein. Eine Wohnung, die hinter dem Rücken des Patienten bereits weitergegeben wurde, kann so die Rückkehr nach Hause blockieren und den Weg in ein Pflegeheim bahnen. Solche Vorgänge sind natürlich nur möglich, wenn der Patient bereits viel von seiner Autonomie an die Angehörigen abgegeben hat.

Umgekehrt kann auch der Patient sich und seine Bedürfnisse so sehr in den Mittelpunkt stellen, daß die Last, die er damit auf den

Rücken seiner Lebenspartner läd, zu groß wird. Nicht selten bestehen Patienten auf Rückkehr nach Hause, wenn ihr Ehepartner noch zur Verfügung steht, obwohl das Ausmaß der Pflege offensichtlich nicht zu bewältigen ist. Ob eine erforderliche Pflege „zu viel" für eine Angehörige oder Angehörigen ist, ist eine häufige und wichtige Frage.

Gewißheitsgrad als diagnostisches Problem

Kein medizinisches Urteil hat einen 100%igen Gewißheitsgrad, immer besteht die Möglichkeit eines Irrtums. Oft sind nicht genügend Untersuchungen zumutbar, ratsam oder möglich, um den Gewißheitsgrad in den zweifelsfreien Bereich zu bringen.

Die Beteiligten stehen oft unter unmittelbarem Handlungszwang und müssen auf einer unzureichenden Datenbasis entscheiden, ohne daß die Möglichkeit besteht, sich die erforderlichen Informationen vollständig zu holen. Bei prognostischen Aussagen stellt sich das Gewißheitsproblem noch schärfer. Es gibt in naturwissenschaftlich ausgebildeten Menschen einen starken psychologischen Trend, in einer Entscheidungskette das Gewicht der Fakten nach dem Gewißheitsgrad einzustufen und nicht nach der logischen Bedeutung, die eine Tatsache im Gesamtgefüge hat. Von der Sache her wichtige Punkte, die aber ungewiß sind, werden leicht vernachlässigt.

Nötig ist eine Orientierung an den Folgen der möglichen Fehlentscheidungen. In der Statistik unterscheiden wir zwischen dem Fehler 1. und 2. Art, je nachdem, ob eine richtige Aussage zu Unrecht verneint oder eine falsche Behauptung zu Unrecht als richtig angenommen wird. Dementsprechend gibt es falsch negative und falsch positive Urteile. Wenn ich früh im Rahmen einer längeren Diagnostik behaupte, ein gesunder Patient habe einen bösartigen Tumor, habe ich eine falsch positive Behauptung aufgestellt. Falsch negativ wäre die Diagnose, daß kein Neoplasma vorliegt, wenn der Patient doch eines hat. Die Folgen für den Patienten können je nach Situation ganz unterschiedlich sein. Handelt es sich bei der nötigen Diagnostik des ersten Falles um eine relativ ungefährliche, werde ich den Patienten „nur" einige Zeit in Angst versetzen, bis sich im weiteren Verlauf die Wahrheit herausstellt. Verpasse ich im zweiten Fall die Wahrheit, indem ich fälschlich annehme, es läge kein Tumor vor, verspiele ich bei einer behandelbaren Erkrankung die Heilungsmöglichkeit. Wenn ich also diagnostische Urteile mit bekannter Unsicherheit stelle, habe ich mich nach den Folgen dieser beiden Arten von Fehlurteilen zu richten.

Ethische Fragen im engeren Sinne

Ethik ist die Lehre von dem, was ich tun soll und dem, was ich nicht tun darf, mit anderen Worten die Lehre von Gut und Böse. Damit ist klargestellt, daß ethische Fragen nicht mit naturwissenschaftlichen Methoden gelöst werden können. Ihre Beantwortung ergibt sich aus dem Glauben, der Philosophie oder der Sozialisation der Beteiligten.

Sind wir mit ethischen Fragen konfrontiert, müssen wir diesen „weltanschaulichen" Hintergrund zur Kenntnis nehmen.

Allgemein akzeptiert ist die Bedeutung von ethischen Werturteilen, wenn sich aus der religiösen Überzeugung des Patienten die Konsequenz ergibt, eine medizinisch notwendige Maßnahme abzulehnen, wie es z. B. bei den Zeugen Jehovas mit der Bluttransfusion der Fall ist.

In der Notfall- und Intensivmedizin ergibt sich nicht selten die Frage, ob technisch machbare Aktionen durchgeführt werden sollen. Die Kriterien, die bei der Beantwortung solcher Fragen zugrunde gelegt werden, enthalten auch ethische Wertsetzungen.

Ethische Urteile sind nicht nur den großen, dramatischen Augenblicken des Lebens vorbehalten. In vielfacher Weise stehen sie oft unreflektiert hinter unseren Äußerungen und Alltagstaten.

▬▬▬ Krankengeschichte

Eine 86jährige Patientin wird mit Zeichen einer akuten Herzinsuffizienz, neu aufgetretenen Herzrhythmusstörungen und linksthorakalen Schmerzen mit dem Notarztwagen aus der Rehabilitationsklinik in die Akutklinik verlegt. Der diensthabende Arzt im Akutkrankenhaus äußert wenig später im Telefongespräch mit der überweisenden Kollegin der geriatrischen Rehabilitationsklinik: „Finden Sie es nicht etwas übertrieben, eine 86jährige mit Blaulicht durch die Stadt fahren zu lassen?"

Solche Reaktionen sind kein Einzelfall. Hinter der respektlosen, unreifen Arroganz dieser Frage steht die Annahme, bei einem so alten Menschen lohne sich der medizinische Aufwand nicht mehr. Wir sehen in der beschriebene Szene eine nicht hinreichend aufgearbeitete Mißachtung des Alters (Ageism), ein negatives Alters-Stereotyp.

Eine typische Risiko-Nutzen-Abwägung ergibt sich bei der Indikation zur Reanimation eines Patienten mit stark reduzierten Lebensmöglichkeiten. Wenn eine Reanimation ein funktionell oder zeitlich sehr reduziertes Leben nur verlängert, dabei aber das Risiko eines noch größeren Folgeschadens in Kauf genommen werden muß, kann die Antwort nicht Reanimation um jeden Preis lauten. Wir brauchen also auch bei ethischen Erörterungen Aussagen über die Prognose.

Rein ethische Fragen und Persönlichkeitsmerkmale der Beteiligten gehen ineinander über. Der Mut zu Entscheidungen und die Fähigkeit, Verantwortung zu tragen, sind bei Menschen sehr unterschiedlich ausgeprägt. Es gibt Menschen, die vor allen Dingen nichts falsch machen wollen, und andere, die aktiv zu Entschluß und Tat drängen und eher bereit sind, das Risiko der Tat auf sich zu nehmen. Die „Entscheidungsfreude" ist ein auch ethisches Problem in der Spannweite zwischen dem zwanghaften Zauderer und dem naßforschen jugendlichen Helden, literarisch ausgedrückt zwischen Hamlet und Fortinbras. Hier gibt es nur persönliche Wege und eine lebenslange Auseinandersetzung mit dem eigenen Charakter.

Rehabilitationsindikation, Verordnung von Pflege und Plazierungsentscheidungen

Jedes Assessment sollte sich an den anstehenden Entscheidungen ausrichten, das war unsere Ausgangsthese. Nach dieser Maßgabe werden die Daten gesammelt. Am Schluß des Assessments muß eine *Synopse* erfolgen, d.h eine gegliederte *Zusammenschau* aller Befunde, aus der sich die Entscheidungen und die Planung weiterer Maßnahmen ergeben. In dieser Synopse werden die Daten auf ihre Bedeutung für die Gesamtsituation hin ausgewertet.

Die „Geriatrische Matrix" soll diese Synopse erleichtern (S. 136 f.). Zu einem einzelnen Patienten werden die hier vorgestellten Kategorien in einer Vielfeldertafel stichwortartig aufgetragen und aufeinander bezogen. Die streng mathematische Definition des Begriffes „Matrix" (Vielfeldertafel mit Rechenregel zur Berechnung von Feldwerten) gilt hier nur in eingeschränktem Umfang. Das Ergebnis des Assessments ergibt sich nicht aus einer „goldenen Formel" oder dem Automatismus eines Summenscores. Die Zusammenschau der Kerndaten soll aber die integrierende diagnostische Arbeit begünstigen und verhindern, daß ein Einzelgesichtspunkt ungebührlich dominiert.

Bei den Entscheidungen, die in der geriatrischen Rehabilitation zu fällen sind, wurden drei Problemkreise herausgehoben:

1. Ist geriatrische Rehabilitation angezeigt, wenn ja, stationär oder ambulant?
2. In welchem Ausmaß und in welcher Art muß gepflegt werden?
3. Wo will, kann und soll der Patient leben?

Bei der Frage, ob Rehabilitation angezeigt ist, ist wie bei jeder Indikationsentscheidung der zu erwartende Nutzen gegen Aufwand und Risiko abzuwägen. Im Bereich der geriatrischen Rehabilitation liegen hierzu noch wenig Daten vor. Banal zu sagen, daß die Prognose von den ätiologisch zugrundeliegenden Erkrankungen (Plural!) und ihren Wechselwirkungen abhängt. Der Funktionszustand wird bei prognostischen Fragen noch zu wenig berücksichtigt. Dekubitus, Kontrakturen, Muskelatrophien sind hier zu nennen. Das Vorliegen einer Stuhlinkontinenz ist in ihrer Bedeutung als prognostischer Parameter kaum zu überschätzen. Wenn nicht lokale Gründe oder Kommunikationsprobleme bei Immobilität ursächlich sind, ist Stuhlinkontinenz fast immer ein Anzeichen für fortgeschrittenen körperlichen und geistigen Abbau oder schwere psychische Veränderungen (Regression).

Selbstverständlich spielt der Zeitfaktor eine wesentliche Rolle. Eine Stuhlinkontinenz 2 Wochen nach einem Apoplex ist anders zu bewerten als eine 2 Monate nach Akutereignis. Im ersten Fall ist aus der Dynamik des biologischen Ablaufes noch eher mit einer Besserung der Gesamtsituation zurechnen als im zweiten Fall.

! Die Prognose ergibt sich aus der Zusammenschau von Ursache, Funktionszustand und Zeitablauf.

Die Risiken einer Rehabilitation in fremder Umgebung müssen in aller Deutlichkeit gesehen werden:

- Kardiale Überlastung,
- Sturzgefahr,
- kognitive und emotionale Dekompensation durch Umgebungswechsel

sind im Falle der stationären Rehabilitation in erster Linie zu bedenken. Hier hilft der Überblick über die bisherigen Reaktionen des Patienten in vergleichbaren Situationen.

Bei Patienten mit labiler kognitiver Verfassung, die entweder schon desorientiert zum Ort sind oder aufgrund ihrer Reaktionen in der Vergangenheit vermuten lassen, daß sie durch die Belastungen der fremden Umgebung dekompensieren, ist eine ambulante Rehabilitation in gewohnter Umgebung anzustreben. Wenn Patienten auf den Umgebungswechsel in eine andere Klinik mit akuter Verwirrtheit reagieren und diese Reaktion nicht bald aufgefangen werden kann, ist eine schnelle Entlassung in ihre gewohnte oder auf Dauer geplante Umgebung anzustreben. Sehr oft kommt es zu einer schnellen Normalisierung.

Das zweite Kernproblem ist Art und Umfang der erforderlichen Pflege. Wie sich pflegerisches Tun in der polaren Spannung zwischen Versorgung und Rehabilitation ausrichtet, ist für einen Patienten ebenso zu verordnen wie ein blutdrucksenkendes oder blutdruckhebendes Medikament. Auch hier hat Pflegewissenschaft und Medizin noch viel Nachholbedarf. In den Texten dieses Buches wird diese Fragestellung formuliert oder zwischen den Zeilen immer wieder eine Rolle spielen. Daß hier eine enge diagnostische Zusammenarbeit zwischen Pflegenden und Ärzten erforderlich ist, versteht sich von selbst. Verhalten des Patienten und seiner Angehörigen, Prognose seiner gesundheitlichen Situation und verfügbare Möglichkeiten müssen mitbedacht werden.

Als generelles Ziel der geriatrischen Rehabilitation wird das Verbleiben in häuslicher Umgebung gesehen. Dafür gibt es volkswirtschaftliche und persönliche Gründe. Viele Patienten drängen in ihre eigene Wohnung, auch wenn ihre eingeschränkten funktionellen Möglichkeiten dies gefährlich erscheinen lassen. Von den Angehörigen wird die häusliche Pflege auch oft als moralische Pflicht gesehen. Zumindest der Druck der Nachbarn geht in diese Richtung. „Sie hat ihren Mann in ein Pflegeheim gebracht (oder abgeschoben)", wird oft in pharisäerhafter Ignoranz gesagt. Oder die Betroffenen fürchten, daß dies gesagt wird.

> **!** Die häusliche Pflege eines pflegebedürftigen Patienten darf nicht als moralische Pflicht gesehen werden. Es gibt viele gute Gründe, aus denen eine Versorgung in einem Pflegeheim vorzuziehen ist.

Die Entscheidung über die „Plazierung" des Patienten ist ein Hauptthema des Assessments. Prognostische und funktionelle Daten, Informationen über das personelle und materielle Umfeld und über die Einstellung des Patienten fließen in beispielhafter Weise zusammen und verlangen eine Diskussion, die durch Fakten geprägt sein sollte, nicht

ohne Wertungen entschieden werden kann und auf jeden Fall ohne Vorurteile geführt werden muß. Eine Fehlplazierung kann großen Schaden
beim Patienten und den Pflegenden anrichten. Für diese Entscheidung
muß die pflegerische Leistungsfähigkeit der Angehörigen bekannt sein.
Diese ist nur sicher zu beurteilen, wenn fachlich kompetente Pflegepersonen Anleitung und Schulung geben oder die häusliche Pflege aus eigener Anschauung beurteilen können. Auch dies gehört zur Diagnostik und
erweist einmal mehr das geriatrische Assessment als interdisziplinäres
Unternehmen durch ein geriatrisches Team.

Tabelle 3.23   Geriatrische Matrix nach Runge und Rehfeld (Fr. Amelung, 72
Jahre, Oberschenkelamputation rechts bei AVK, Diabetes mellitus, teilkompensierte Herzinsuffizienz, KHK; Datum: 6.11.94)

	somatisch	psychisch/ Persönlich- keitsmerkmale	personelles Umfeld	materielles Umfeld
Status (nosologisch) Diagnosen Befunde	OS-Amputa- tion rechts (15.9.94) linke Ferse Ulkus, tiefrei- chend, AVK IV, Doppler: systemisch 160 A.tibialis post. links 70 mmHg; Herzinsuffizienz (teilkompensiert), KHK	kognitiv klar aktive, selbstän- dige Persönlich- keit	lebt allein, verwitwet Tocher 52 Jahre, berufstätig, nach Unfall leicht einge- schränkt, wohnt mit Ehe- mann in 5 km Entfernung, Ehemann di- stanziert zur Schwieger- mutter	Mietwohnung, 3. Stock, kein Aufzug. Toilettentür sehr eng, sehr enges Bad; städtisches Umfeld
Funktionen (Verhalten auf Alltags- niveau)	Stehen und Um- setzen ohne Prothese mit leichter Hilfe möglich linkes Bein über- nimmt wenig Gewicht, Schmerzen linke Ferse AZ und Kräfte- zustand grenz- wertig, Dys- pnoe nach milder körper- licher Belastung	beginnende Coping- Prozesse; beginnt reali- stisch auf Fragen einzu- gehen, was sie machen könne, falls Alleinleben nicht mehr möglich ist. Anpassung an Behinderung und Prognose beginnt.	Tochter hat stabile Bezie- hung zur Mutter, telefo- niert täglich, kam vor Amputation 1x/Woche für schwere Haus- arbeit und Einkaufen.	derzeitige Wohnung nicht rollstuhlgerecht zu begehen, betreutes Wohnen in der Stadt verfügbar

Tabelle 3.**23**   Fortsetzung

Prognose	2. Bein absehbar gefährdet, kardiale Gefährdung durch körperliche Mehrbelastung bei Prothesengehen	ambivalenter, beginnend in Frage gestellter Wunsch in eigene Wohnung zurückzukehren. Akzeptanz, in betreute Wohnverhältnisse zu wechseln, scheint erreichbar	pflegerische Hilfe der Tochter ist nicht in erforderlichem Umfang zu steigern, Unterstützung der Planung (s. unten) durch Tochter wahrscheinlich	Wohnungsumbau von baulichen Vorraussetzungen und rechtlich nicht möglich Platz im betreutem Wohnen in Planungszeit möglich
Ziele	Durchführung einer Rollstuhlrehabilitation (Verzicht auf Gehen mit Prothese), an gefahrlosem Transfer arbeiten	organische Prognose und Gefährdung vermitteln, Einsicht in Notwendigkeit und Akzeptanz zum Wechseln ins betreute Wohnen anstreben.	Tochter einbinden in Planung und Coping-Prozesse	Platz in betreutem Wohnen anstreben, Besichtigung der Anlage durch Patientin und finanzielle Beratung organisieren

4. Krankenbeobachtung in der Geriatrie

Grundsätzliche Überlegungen

Um einem Patienten sachgemäß zu helfen, genügt es in der Regel nicht, ein hilfreiches Herz und starke Hände zu haben. Ohne diese „Grundausstattung" geht es sicher nicht gut, aber die Hilfsbereitschaft des einzelnen muß schon durch Sachkenntnis geleitet werden.

> **!** Alle Medizin, Pflege und Therapie beginnt bei der Krankenbeobachtung.

Krankenbeobachtung ist in der Geriatrie besonders komplex und anspruchsvoll. Multimorbidität und multiple Funktionseinschränkungen machen es schwieriger, unter der Fülle gesundheitlicher Auffälligkeiten therapeutisch Relevantes herauszufinden.

Definition

Krankenbeobachtung ist die systematische und geplante Wahrnehmung von Krankheitszeichen und gesundheitlichen Normabweichungen.

Dabei setzen wir alle unsere Sinne und geeignete Instrumente ein. Wir sehen, hören, tasten und riechen. Wir messen Blutdruck, die Körpertemperatur, zählen die Atemzüge. Dabei vergleichen wir unsere Beobachtung mit den erlernten Systemen, Normwerten und der persönlich erworbenen Erfahrung. Man sieht nur, was man kennt. Professionelle Krankenbeobachtung ist mehr als natürliche Aufmerksamkeit. Sie setzt profunde medizinische Kenntnisse voraus, weiß, worauf zu achten ist und kann das Beobachtete fachgemäß einordnen und beschreiben.

Beim alten Menschen liegen *Besonderheiten* vor, die zu beachten sind.

Die Körpersprache, deren nonverbale Signale wir verarbeiten, ändert sich im Alter. Mimik, Körperhaltung, Haut, Schmerzäußerungen sind im Alter verändert und nicht mehr so leicht zu deuten. Altersbedingte Veränderungen sind von krankheitsbedingten zu unterscheiden. Pathologisches muß als Abweichung vom Normalen erkannt werden.

> **!** In der Geriatrie gibt es große Schwankungen des Normbereiches und atypische Präsentation von Symptomen.

Es kommt darauf an, Zusammenhänge und Wechselwirkungen zwischen den multiplen Erkrankungen und Funktionseinschränkungen zu sehen. Wie wirkt sich die eine Erkrankung oder Funktionseinschränkung auf die gleichzeitig vorliegenden aus, und welche Auswirkungen hat dieses Geflecht auf die Gesundheit und den Alltagsablauf des Patienten, auf sein gesamtes Tun und Erleben?

❗ Organerkrankungen zeigen sich beim geriatrischen Patienten oft zuerst in einem allgemeinen Leistungsverlust bei Alltagsaktivitäten.

Leistungseinbruch bei Alltagsfunktionen kann leicht mit fehlender Motivation verwechselt werden. Die Umgebung ist dann geneigt, die Leistungsschwäche mit mangelndem Willen gleichzusetzen und bei körperlicher Schwäche markige Aufforderungen auszusprechen, man solle sich doch zusammenreißen.

Krankengeschichte
Dem Hausarzt fällt beim Besuch von Frau Elbers auf, daß die sonst sehr reinliche Patientin nach Urin riecht. Sie wirkt auch verlangsamt. Von sich aus äußert die Patientin keine Beschwerden. Anamnese und Untersuchung ergeben mit leichtem Husten, geringem Fieber und pathologischem Lungenbefund eine Pneumonie. Ein Harnwegsinfekt besteht nicht. Nach entsprechender Behandlung ist Frau Elbers wieder die alte, sie ist auch wieder kontinent.

In der **Krankengeschichte** war aufgrund der Symptome, die die Patientin präsentierte, das primär betroffenen Organsystem nicht ersichtlich. Die Pneumonie hatte zu einer kognitiven Allgemeinveränderung, der Verlangsamung geführt, und zu einer Urininkontinenz, die nicht in einer Erkrankung der Harnwege begründet war.

Ein **instabiler Zustand** ist typisch für den geriatrischen Patienten. Bereits kleine Störungen können kaskadenartig weitere Systeme zu Dekompensation bringen. Deshalb ist es wichtig, ein „gutes Auge" für das Übliche und beginnende Abweichungen zu entwickeln. Eine Gesamterfassung des Patienten ist das Ziel der Krankenbeobachtung. Dabei ist der zeitliche Verlauf der Symptomatik unter Umständen dramatisch: Unwohlsein am Montag, schwach und wackelig am Mittwoch, und am Ende der Woche vielleicht verwirrt, ausgetrocknet und inkontinent ans Bett gebunden.

Die klassischen **Vitalparameter** Puls, Blutdruck, Temperatur, Gewicht und Blutzucker sind routinemäßig zu erheben, ihre Veränderungen sind im Alter extrem häufig und nicht mit bloßen Sinnen zu erkennen. Hierzu gehört in der Geriatrie noch in besonderem Maße die Aufnahme und Ausscheidung von Flüssigkeiten (reduziertes Durstgefühl im Alter) und Nahrung.

Aus der oft **reduzierten Selbstfürsorge** der geriatrischen Patienten ergibt sich der Zwang zu besonders gut organisierter und durchgeführter Krankenbeobachtung. Die Tendenz des geriatrischen Patienten, Krankhaftes zu verschweigen oder sogar zu verbergen (= Dissimulation), muß ausgeglichen werden durch detektivische Beobachtung.

Folgende Aussagen fassen noch einmal die **"Ecksteine" der gesundheitlichen Situation** des geriatrischen Patienten zusammen:
- Multiple Krankheiten und Behinderungen beeinflussen sich gegenseitig.
- Das Gesamtsystem der Gesundheit ist instabil.
- Anpassungen an externe Belastungen (Stressoren) erfolgen nur begrenzt.
- Eine Akuterkrankung breitet sich leicht auf andere Organe aus.
- Der Ausgleich der akuten Ausfälle kann durch die grenzkompensierten anderen Körpersysteme nicht geleistet werden.

Als Folge ergibt sich *nach der Akuterkrankung:*
  - keine oder unzureichende spontane Rekonvaleszenz,
  - Bedrohung bzw. Einschränkung der Selbstpflegefähigkeit,
  - oft Immobilität,
  - damit akute Gefahr weiterer Komplikationen,
  - bleibende Behinderung droht,
  - es entsteht Rehabilitationsbedarf.

Das *Ziel geriatrischer Krankenbeobachtung* ist die Gesamterfassung (Assessment) dieser labilen gesundheitlichen Situation. Die Wechselwirkungen zwischen den multiplen chronischen Erkrankungen und Behinderungen müssen im Entstehen erkannt werden, damit geeignete Maßnahmen eingeleitet werden können, bevor die geriatrische Kaskade in die Behinderung führt. Die Tab. 4.**1** bis 4.**3** zählen konkrete Beobachtungsbereiche auf.

> **!** Ein Beobachten und Denken in Teilbereichen (Segmenten) und Einzelerkrankungen ist nur der erste Schritt im Assessment eines geriatrischen Patienten, die einzelnen Bereiche müssen anschließend in ihrer wechselseitigen Abhängigkeit gesehen und zu einer Zusammenschau integriert werden.

Krankenbeobachtung und Pflege bei arterieller Hypertonie

Einführung

Die **arterielle Hypertonie ist eine "Volkskrankheit".** Wenn man einen Blutdruckgrenzwert von 160/95 mmHg zugrundelegt, leiden 15 % der Bevölkerung an einer Hypertonie. Nach Schätzungen werden in den nächsten Jahren ca. 45 % der über 65jährigen regelmäßig Blutdruckwerte über der genannten Grenze aufweisen.

Die Hypertonie ist eine der Hauptursachen der kardiovaskulären und zerebrovaskulären Erkrankungen. Etwa 20 % der Patienten mit manifester Hypertonie erleidet einen Schlaganfall, mehr als 50 % stirbt an Herzerkrankungen (Herzleistungsschwäche oder Herzdurchblutungsstörung).

Tabelle 4.1   Beschreibungen des Gesamteindruckes

Kategorie	Beispiele für Merkmalsausprägung
Allgemeinzustand	gesund, behindert, krank, schwerkrank, präfinal
Kräftezustand	schwach, reduziert, labil, Tagesschwankungen
Pflegezustand	gepflegt, reduziert, verwahrlost
Ernährungszustand	normal, übergewichtig, adipös, reduziert, kachektisch
Alterseinstufung	altersentsprechend, vorgealtert, (betont) jünger wirkend
Kleidung	gepflegt, verschmutzt, ungeordnet, modisch, sportlich
Gestik, Mimik,	unauffällig, verlangsamt, verhalten, hyperaktiv, überzogen, gebunden, verarmt, schmerzgeprägt, ängstlich, apathisch, antriebsgemindert, unruhig
Psychomotorik	
Sprachverhalten	normal, wortkarg, logorrhoisch, aphasisch, dysarthrisch, laut, leise, aphonisch
emotionaler Zustand	ausgeglichen, geordnet, depressiv, verzweifelt, manisch, erregt, ängstlich, zornig, aggressiv
Sozialverhalten	ohne Kontaktaufnahme, angepaßt, zurückhaltend, fordernd, vorwurfsvoll, anspruchsvoll, zwanghaft, abweisend, servil, unterwürfig, schamvoll, unsicher, läppisch, selbstbewußt
Alltagskompetenz	funktionseingeschränkt, kognitiv, psychisch oder somatisch behindert
soziokultureller Hintergrund	Religion, Nationalität, landsmannschaftliche Herkunft, Schichtzugehörigkeit, Erziehung, Bildung, Ausbildung, Beruf
soziale Einordnung	familiäres Umfeld (Kinder, Ehestatus, Lebenspartnerschaft) und familiäre Position, Umfang, Belastbarkeit und Effektivität des sozialen Netzes; Häufigkeit und Intensität der Sozialkontakte
ökonomoische	arm, reich, abgesichert, ungesichert, Wohneigentum, SituationVersicherungsstatus

Folgeerkrankungen der arteriellen Hypertonie sind:
– Herzinsuffizienz,
– koronare Herzkrankheit und Myokardinfarkt,
– zerebrovaskuläre Erkrankungen (Schlaganfälle),
– arterielle Verschlußkrankheit,
– Nierenerkrankungen,
– Netzhauterkrankungen.

Tabelle 4.2 Beschreibung der Vitalzeichen

Bereich	Zu beobachten ist:
Atmung	Atemfrequenz, Atemzugtiefe, Verhältnis Ein-/Ausatmung, Atemanstrengung, Bauch- vs. Brustatmung, Einsatz der Atemhilfsmuskeln, situative Auslösung von Dyspnoe
Puls	Frequenz, Regelmäßigkeit, Füllungszustand, Belastungsabhängigkeit
Blutdruck	Höhe systolisch und diastolisch, Amplitude, Schwankungen, situative Abhängigkeit
Gewicht	Verhältnis zur Größe, Gewichtsentwicklung in letzten Monaten, Wochen, Tagen (Herzinsuffizienz!)
Temperatur	auch Untertemperaturen messen, Temperaturverlauf im Tagesrhythmus
Bewußtsein/Vigilanz	wach, somnolent, stuporös, komatös, Vigilanzschwankungen, Schlafstörungen, Tag-/Nachtrhythmus
Laborwerte	BZ, BB, Elektrolyte, Schilddrüse, Nierenwerte
Haut/Schleimhäute/Gefäße	Hautbeschaffenheit incl. der Akren, Hautanhangsgebilde (Haare, Nägel), Füllungszustand der Gefäße, Farbe, Temperatur, trophische Störungen, Infektionen, Mazerationen, Wunden u.nd Ulzera, Verletzlichkeit, Trockenheit, Verschwielungen
Ausscheidung	Bilanzierung der Ausscheidung, Urin, Schweiß, Stuhl, Sputum, Tränenflüssigkeit

Tabelle 4.3 Organveränderungen beim geriatrischen Patienten

Organ	Beispiele geriatrischer Krankenbeobachtung
Augen	Ptosis, Pupillendifferenz, Rötung und Gefäßinjektion der Bindehaut, Trockenheit, Tränenfluß, Lidschluß unvollständig, Farbe der Skleren gelblich, Trübungen der Kornea, fehlende Exploration des Raumes
Ohren	Zerumen im Gehörgang, gerötete oder nässende oder schuppenden Hautveränderungen hinter Ohrmuschel
Haut, Hautanhangsgebilde	Haut trocken, fehlender Achselschweiß, Haut mit Einblutungen, Haut mit nassen, roten schuppenden Hautveränderungen, Ulzera und Dekubiti, blasse oder gelbe Hautfarbe, kalte oder überwärmte Hauttemperatur, verstärkte Venenzeichnung, Zyanose an Akren, Rötungen und Schwellungen flächig oder im Venenverlauf, Marmorierung, abhebbare Hautfalten

Tabelle 4.3   Fortsetzung

Organ	Beispiele geriatrischer Krankenbeobachtung
Mundhöhle	Borken, Hautläsionen, Ulzera, Trockenheit, Beläge, vermehrter Speichelfluß, lückenhafte, faule Zähne, Zahnlosigkeit, schlecht sitzendes Gebiß, Atrophien des Kiefers
Gesichtsmuskulatur	Asymmetrien, Verkrampfungen, verstrichene Hautfalten
übriger Kopf	Haut- und Haarveränderungen der behaarten Kopfhaut, Schuppen, Verfärbungen, Faltenbildung, angespannte oder glänzende Haut, Abmagerungen, Lippenzyanose
Hals	Schwellungen, gefüllte Halsvenen bei erhöhtem Oberkörper
Thorax	Deformitäten, asymmetrische Bewegungen, eingeschränkte Bewegungen, verstärkter Einsatz der Atemhilfsmuskeln
Abdomen	gebläht, eingefallen, druckschmerzhaft, Nabelmazerationen, auffällige Venenzeichnung, Behaarungstyp unpassend zum Geschlecht, fehlende Peristaltik, hochgestellte Peristaltik, Fehlen von Bauchatmung
Genital- und Analbereich	nässende streifige Rötungen mit Läsion der oberen Hautschichten, Ausfluß, Trockenheit, Schwellungen, verschmierte Exkremente
Wirbelsäule	Verformungen und Verbiegungen, Druck- und Klopfschmerzhaftigkeiten, bewegungsabhängige Schmerzen, Ulzera über Dornfortsätzen
Schultergürtel	Asymmetrien, differente Gelenkspalten, bewegungsabhängige Schmerzen, Atrophien der Muskulatur
Arme	Atrophien der Muskulatur, beschränktes Bewegungsausmaß der Gelenke, Kontrakturen, Ödeme
Hände	Stellung und Deformierung der Finger und Fingergelenke, Hautveränderungen der Fingerspitzen, Temperatur, Funktionsverlust bei feinmotorischen Handlungen, Kontrakturen
Beine	Muskelatrophien, Kontrakturen, Gelenkdeformierungen, Gefäßzeichnung, Umfangsdifferenzen, Ödeme, Beinlängendifferenz
Füße	Deformierungen des Längs- und Quergewölbes, Druckulcera, Verfärbungen, Abblassungen, Zyanose, Rötungen, intertriginöse Hautveränderungen, Beweglichkeit, dystrophe oder eingewachsene Nägel, Trockenheit, Hornhautrisse, Hornhautschwielen, reduzierter Pflegezustand der Füße

Krankengeschichte

Frau Trenter leidet seit Jahren an hohem Blutdruck. Eine stationäre Abklärung ergab, daß es sich um eine sogenannte „essentielle Hypertonie" handelt, die keine andere Grunderkrankung als Ursache hat. Sie muß drei verschiedene Medikamente einnehmen, damit ihr Blutdruck unter der Grenze von 169/95 mmHg liegt. Bei der ersten Messung ihres Hausarztes ist der Blutdruck fast immer etwas erhöht, bei einer zweiten Messung wenige Minuten später liegt er meist niedriger. Nach einem Illustriertenartikel über die Nebenwirkungen von Medikamenten setzt sie von sich aus alle Medikamente ab. Zwei Tage später sucht sie mit Herzschmerzen, Schwindel und Kopfschmerzen ihren Hausarzt auf. Der mißt einen Blutdruck von 260/130 mmHg. Nach einer Injektion eines schnell wirkenden Blutdruckmittels normalisiert sich der Blutdruck wieder, das EKG zeigt keinen Herzinfarkt, die Kopfschmerzen und der Schwindel hören auf.

Assessment

Die langfristigen Folgen und die akuten Entgleisungen müssen bei der arteriellen Hypertonie unterschieden werden. Der Slogan „silent killer" (stiller Mörder) drückt aus, daß die chronische Blutdruckerhöhung keine bestimmten Symptome macht, sondern im Verlauf von Jahren *unbemerkt* zu den Folgeerkrankungen führt, die die häufigsten Todesursachen der Industrieländer sind. Die Krankengeschichte schilderte eine hypertensive Krise, die akut lebensbedrohlich ist.

Symptome einer hypertensiven Krise:
– extremer Blutdruckanstieg (> 220/120 mmHg),
– ZNS-Symptome (z.B. Kopfschmerzen, Schwindel, Sehstörungen, Bewußtseinsstörungen),
– Angina pectoris bis hin zum Herzinfarkt,
– Luftnot (akute Linksherzinsuffizienz, Lungenödem).

Auch plötzliche **Blutdruckabfälle** (Hypotonie) bedrohen die Durchblutung von Herz und Gehirn und können akut zum Schlaganfall oder der Koronarischämie führen.

Im Alter *schwankt der Blutdruck* vermehrt, da die Regelkreise des Kreislaufes nicht mehr so effektiv arbeiten. Die starren Gefäßwände führen dazu, daß schon die Situation des Blutdruckmessens als Stressor erlebt wird (Weißer-Kittel-Hochdruck). Das ergibt fälschlich zu hohe Blutdruckmessungen. Der Blutdruck ist physiologischerweise keine konstante Größe, sondern schwankt in Abhängigkeit von Belastung, physiologischen Regelungsvorgängen (zirkadiane Rhythmik und Körperposition), Krankheiten (z.B. Herzinsuffizienz) und eingenommener Medikation.

Die **Blutdruckmedikation** wird von einem großen Teil der Patienten nicht regelmäßig und nicht in der verordneten Höhe eingenommen. Wenn im Übergang von der Selbstmedikation zu Hause dann im Krankenhaus oder Pflegeheim die Medikation in der verordneten Höhe wirklich verabreicht wird, kann es zu gefährlichen Überdosierungen kommen.

Die im Alter verminderte **Kapazität des Stoffwechsels** und veränderte Ausscheidung von Medikamenten führt schon ohne diese Faktoren zu schwer kalkulierbaren Wirkspiegeln und zahlreichen Wechselwirkungen mit den anderen Medikamenten. Deshalb gehört die Beobachtung der Medikamenteneinnahme mit zur Krankenbeobachtung der Hypertoniker.

Besonders wichtig ist die **pathologische Reaktion** auf die Kreislaufbelastung, die entsteht, wenn der Körper aus dem Sitzen oder Liegen in die Senkrechte kommt (= Orthostasebelastung). Ein Teil des Blutvolumens sackt dabei in die Blutgefäße der Beine, und wenn der Kreislauf jetzt nicht durch schnelle Erhöhung des Herzminutenvolumens gegenreguliert, entsteht im oft schon vorgeschädigten Gehirn eine akute Minderdurchblutung bis hin zum Kollaps. Ältere Patienten mit blutdrucksenkenden Medikamenten sind orthostatisch vermehrt gefährdet. Auch beim Diabetes kommt es häufig durch Schädigung autonomer Nerven zu verschlechterten Orthostasereaktionen.

Interventionen

Eine **Reihe von Allgemeinmaßnahmen** sind neben der medikamentösen Behandlung zur Regulierung des Blutdrucks sinnvoll:
- Gewichtsreduktion bei Übergewicht
- Reduktion der Kochsalzaufnahme (auf 4–6 g/Tag reduziert gegenüber den üblichen 12–15 g)
- maximal 20–30 g Alkohol pro Tag (20 g = bei 4 g% Alkohol 500 ml, bei 10 g% = 200 ml)
- kaliumreiche Kost (wenn die Nierenfunktion normal ist).

Dem Patienten muß die *Bedeutung der regelmäßigen Blutdruckmessung* und der regelmäßigen Medikamenteneinnahme klargemacht werden. Er muß ermuntert werden, eventuelle Begleiterscheinungen und Nebenwirkungen zu melden. Eine regelmäßige hausärztliche Kontrolle ist unerläßlich.

Die Blutdruckmessung muß in Ruhe und Entspannung erfolgen, eine Meßwiederholung nach einigen Minuten zeigt oft niedrigere Werte als bei der ersten Messung.

Bei einem Patienten, der „sich nicht wohlfühlt", wenn seine gemessenen Blutdruckwerte normal sind, muß daran gedacht werden, daß diese vielleicht nur im Streß der Meßsituation normal sind, in der übrigen Zeit vielleicht viel zu tief liegen.

Eine 24-Stunden-Langzeit-Blutdruckmessung oder eine geschulte Selbstmessung kann die Regulation des Blutdrucks oft besser klären als sporadische Messungen durch professionelle Helfer.

Die *Angst des Patienten* darf bei diesen Maßnahmen nicht zu sehr stimuliert werden. Eine beruhigende Begleitung im Gespräch kann der ängstlichen Fixierung auf den Blutdruck gegensteuern. Der Rückgang der kardiovaskulären und zerebrovaskulären Sterblichkeit in den USA in den letzten Jahren und viele große Studien belegen die Wirksamkeit der blutdruckregulierenden Maßnahmen.

Krankenbeobachtung und Pflege beim Diabetes mellitus

Einführung

Der **Diabetes mellitus** ist keine einheitliche Erkrankung, sondern eine Bezeichnung für eine Störung des Glukosestoffwechsels, die verschiedene Ursachen haben kann.

Die B-Zellen des Pankreas (Inselzellen) produzieren und sezernieren das Insulin, das erforderlich ist, um Glucose aus dem Blut in die insulinverwertenden Gewebe (Gehirn, Leber, Muskeln, Fett) einzuschleusen.

▰▰▰ Definition ▰▰▰▰▰▰▰▰▰▰▰▰▰▰▰▰▰▰▰▰▰▰▰▰▰▰▰

Der Diabetes mellitus ist eine Stoffwechselstörung mit dauerhafter Erhöhung des Blutzuckers, die auf einen absoluten oder relativen Insulinmangel oder auf eine verminderte Ansprechbarkeit des Gewebes auf Insulin zurückzuführen ist.

Der Diabetes mellitus wird in in *zwei Hauptformen* unterteilt:

juveniler Diabetes	Altersdiabetes
meist im Kindes-, Jugendalter oder bei jüngeren Erwachsenen	meist in der 2. Lebenshälfte (nach 40. Lebensjahr)
Typ 1 (10 % aller Diabetiker)	**Typ 2** (90 % aller Diabetiker) a) ohne Adipositas b) mit Adipositas (80 %)
absoluter Insulinmangel (insulinabhängiger Diabetes) ohne Insulin Tod in Ketoazidose	eventuell sekundär Insulinbedarf (nicht-insulinabhängiger Diabetes)

Der **Altersdiabetes** (Typ 2-Diabetes, nicht-insulinabhängiger Diabetes) beruht nicht auf einem absoluten Insulinmangel, sondern auf einem verringerten Ansprechen der B-Zellen auf Erhöhung der Blutzuckerspiegel (relativer Insulinmangel) und auf einer verminderten Empfindlichkeit der Gewebe auf Insulin (Insulinresistenz). Er wird in zwei Unterformen eingeteilt (mit und ohne Adipositas), aus denen sich wesentliche Unterschiede in der Behandlung ergeben.

Die **Häufigkeit** des Typ-2-Diabetes nimmt mit steigendem Alter zu. Man schätzt, daß in Mitteleuropa ca. 5 % der Bevölkerung an einem Diabetes mellitus erkrankt sind. In der Altersgruppe von 65–75 Jahren haben 20 % einen Diabetes mellitus.

Seine *Bedeutung für die Geriatrie* gewinnt der Diabetes mellitus durch die Häufigkeit, mit der er vorkommt, und aus der Fülle der Spätschäden, die zu schweren Behinderungen führen.

Spätschäden des Diabetes mellitus:
diabetische Mikroangiopathie (Schädigung der Kapillaren und Präkapillaren) mit
– diabetischer Retinopathie (Netzhautschäden bis zu Erblindung),
- diabetischer Nephropathie (Nierenerkrankung bis hin zum Nierenversagen);
diabetische Makroangiopathie (Arteriosklerose der großen Blutgefäße) mit
– koronarer Herzerkrankung mit Myokardinfarkt,
– zerebraler Gefäßsklerose mit Hirninfarkten,
– arterieller Verschlußkrankheit der Extremitäten (AVK);
diabetische Neuropathie (Schädigung der peripheren und autonomen Nerven),
– Polyneuropathie der peripheren Nerven
– Neuropathie des autonomen Nervensystems

Krankengeschichte

Frau Bremer (73 Jahre, allein lebend, 162 cm groß, 83 kg schwer) war lange nicht mehr bei ihrem Hausarzt. Jetzt ruft sie an und bittet, ihr eine Überweisung zum Augenarzt zu schicken. Sie könne nicht mehr so gut sehen und brauche eine neue Brille. Sie könne leider nicht selber kommen, sie habe „ein Geschwür am Fuß". Das täte zwar nicht sehr weh, ginge aber hartnäckig nicht zu. Die Frage des Hausarztes, ob sie viel Durst habe, bejaht sie. Woher er das denn wisse? Beim Hausbesuch ergibt sich der vermutet hohe Blutzuckerspiegel (273 mg%), im Urin wird Zucker und eine Spur Eiweiß gefunden. Die späteren Untersuchungen ergeben eine Überlaufblase aufgrund einer diabetischen autonomen Neuropathie und einen Harnwegsinfekt ohne starke Beschwerden. Die häufigen kleinen Portionen bei der Miktion hat die Patientin auf ihr vermehrtes Trinken zurückgeführt. Der Augenarzt findet die erwarteten Netzhautschäden.

Assessment

Die **Diagnosestellung** ergibt sich aus der Messung der Blutzuckerwerte nüchtern und 1–2 Stunden nach einer Mahlzeit (postprandial = pp) und ergänzend aus dem Nachweis von Zucker im Urin (Glucosurie).

Blutzuckergrenzwerte der Europäischen Diabetesgesellschaft:

Ein Diabetes mellitus ist	nüchtern	nicht nüchtern
– eindeutig vorhanden	> 120 mg%	> 200 mg%
– unwahrscheinlich	< 80 mg%	< 140 mg%

Von **„pathologischer Glukosetoleranz"** (= Glukosetoleranz-störung) spricht man, wenn beim oralen Glukosetoleranztest nach 120 Minuten der Blutzucker zwischen 140 und 200 mg% liegt (oder weniger scharf definiert postprandial = 1–2 Stunden nach einer Mahlzeit). Die Nüchternblutzuckerwerte sind dabei normal.

Wenn der Blutzuckerspiegel höher liegt als die sogenannte **„Nie-renschwelle"** (160–180 mg%), kommt es zur Glucosurie, zum Auftreten von Zucker im Urin. Die Nierenschwelle liegt bei älteren Patienten und Patienten mit einer Nierenerkrankung höher, so daß es bei ihnen erst bei höheren Blutzuckerwerten zu einer Glukosurie kommt.

Es gibt **sekundäre Diabetesformen**, die die Folge bestimmter Grunderkrankungen sind.

Ein sekundärer Diabetes mellitus tritt auf bei:
- – Ausfall des Pankreas
- – Hämochromatose
- – endokrinen Erkrankungen (M. Cushing, Phäochromocytom, Hy-perthyreose, Akromegalie u. a. m.)
- – diabetogenen Medikamenten (Diuretika, Kortison)
- – verändertem Insulin oder verminderter Empfänglichkeit für Insu-lin (Insulinresistenz)

Man muß die **Symptome** der Hyperglykämie kennen, die Symptome der Komplikationen und Folgekrankheiten und die Symptome der Unter-zuckerung, zu der es bei der Behandlung eines Diabetes mit Insulin oder mit Medikamenten kommen kann, die den Insulinspiegel erhöhen.

Symptome eines manifesten Diabetes (langdauernde Hyper-glykämie):
- – Häufiges Wasserlassen (Polyurie)
- – Austrocknung (Exsikkose) und/oder verstärktes Trinken (Polydipsie),
- – Mattigkeit,
- – Heißhunger oder Appetitlosigkeit,
- – Juckreiz (Pruritus),
- – Hautinfektionen und Wundheilungsstörungen,
- – verminderte Infektabwehr (z. B. rezidivierende Harnwegsinfekte, Pilzerkrankungen),
- – Verschwommensehen,
- – Libido- und Potenzminderung, Amenorrhoe,
- – nächtliche Wadenkrämpfe.

Unter den diabetischen Notfällen (s. dort) sind zwei Formen der akuten Hyperglykämie und die Hypoglykämie (Unterzuckerung) zu unterschei-den.

Neben den direkt durch den Blutzuckerspiegel ausgelösten Sym-ptomen müssen die Manifestationen der Diabeteskomplikationen und

Folgeerkrankungen im Beobachtungsfeld der Pflege liegen. Die Tab. 4.**4** listet wichtige Symptome der Komplikationen und Folgeerkrankungen auf. Die pflegerische Aufmerksamkeit muß fachlich fundiert alle diese Bereiche im Auge behalten, ihre verschiedenen Manifestationsformen kennen, um vorbeugend und pflegend eingreifen zu können.

Tabelle 4.**4** Symptome der Komplikationen und Folgekrankheiten des Diabetes mellitus

Diagnose	Symptome
Diabetische Mikroangiopathie mit	
– diabetischer Retinopathie	Visusminderung, Schleiersehen bei Netzhautblutung
– diabetischer Nephropathie	Mikroalbuminurie, Proteinurie, Niereninsuffizienz, arterielle Hypertonie cave: Röntgenkontrastuntersuchungen können zum akuten Nierenversagen führen
– Hautdurchblutungsstörungen	Ulzera, Gangrän
Diabetische Polyneuropathie	strumpfförmige, distal betonte Herabsetzung des Empfindens für Berührung, Schmerz, Temperatur, Vibration, Lagesinn oft schmerhafte Mißempfindungen in den Beinen ("burning feet")
Diabetische autonome Neuropathie	Herzfrequenzstarre, häufiger plötzlicher Herztod, vermindertes Schmerzempfinden bei Herzinfarkt („stummer Herzinfarkt"), Diarrhoe, verminderte Peristaltik, Schwäche des Sphincter ani, Blasenatonie mit Überlaufblase, erektile Impotenz, retrograde Ejakulation, orthostatische Fehlregulation (Hypotonie)
Diabetische Makroangiopathie mit	
– arterieller Verschlußkrankheit	belastungsabhängige Schmerzen in den Beinen beim Gehen, Nekrosen
– koronarer Herzkrankheit, Herzinfarkt	Angina pectoris, Herzinsuffizienz
– Zerebralsklerose, Apoplex	neurologische Herdzeichen, Bewußtseinstrübungen
Diabetische Lipodystrophie	umschriebene Dellenbildung und subcutane weiche Knoten an Injektionsstellen

Interventionen

Die **Diät** ist die Grundlage jeder Diabetestherapie. Information als Motivation und Schulung ist dabei Bestandteil der Therapie! Der Patient muß über seine Stoffwechselstörung und die daraus resultierenden Risiken, Krankheiten und Behinderungen informiert werden. Das ist nicht nur Aufgabe des Arztes. Kein professioneller Helfer ist so oft und so lange bei einem geriatrischen Patienten wie die Pflegenden. Der gesamte Alltag muß in Ernährung, Bewegung und meist auch Medikation angepaßt werden. Nicht um den Patienten oberlehrerhaft zu überwachen und zu kontrollieren, sondern um eine objektive Grundlage für die Einschätzung der Situation zu haben, ist eine Beobachtung der Eßgewohnheiten nötig.

Auch die **Durchführung der medikamentösen Therapie** ist therapieentscheidend: Regelmäßigkeit der Medikamenteinnahme, Abstand zwischen Medikation und Essen, Gleichmäßigkeit der Eßgewohnheiten sind kritische Punkte.

Vergeßlichkeit und Eigenwilligkeit sind beim älteren Patienten ausgeprägter als in jüngeren Jahre. Anleitung ohne Bevormundung und Führung ohne Verführung zur Hilflosigkeit sind generelle rehabilitative Prinzipien geriatrischer Pflege. Die ständige Motivation mit lebenskluger Kompromißbereitschaft sollte die Besonderheiten der geriatrischen Lebenssituation berücksichtigen. Es hat wenig Sinn, mit rigorosem Zwang zum Verzicht eine lehrbuchgerechte Stoffwechsellage zu erzwingen. Bei einer 80jährigen hat die Verhütung von Spätkomplikationen nicht mehr denselben Stellenwert wie bei einer 40jährigen. Außerdem sind die Unterzuckerungen bei einem vorgeschädigten Gehirn und eingeschränkten Alltagsfunktionen schwerer zu erkennen. Das Augenmerk liegt also mehr bei der Vermeidung von Extremen und akuten Stoffwechselentgleisungen. Die Strenge der Stoffwechselführung muß abhängig gemacht werden von Begleiterkrankungen. Wenn der Diabetes mellitus bereits zu einer Schädigung der Netzhaut oder anderer Organe geführt hat, sind die Erlebnismöglichkeiten so weit reduziert, daß der Verzicht auf den Eßgenuß anders zu bewerten ist.

Ältere Menschen haben tendenziell ein ungesünderes **Eßverhalten** als jüngere. Gesunde Ernährung hat bei der jetzigen Generation der Älteren in der Regel keinen hohen Stellenwert. Die Mühe, die ein alleinlebender Älterer auf die Gestaltung und Vorbereitung des Essens verwendet, ist aus psychischen und physischen Gründen oft reduziert. Industriell aufbereitete kohlenhydratreiche Nahrungsmittel haben in der Nahrung der älteren Bevölkerung einen zu hohen Anteil. Funktionelle Einschränkungen führen dazu, daß beim Einkaufen und Kochen nicht mehr so viele Wege und Mühen aufgewendet werden können. Das macht eine gesunde, abwechslungsreiche Diabetesdiät schwieriger als in jungen, nicht-behinderten Jahren.

❗ Besonders bei der häufigsten Diabetesform (Typ 2b = mit Übergewicht) ist die Gewichtsreduktion die wichtigste und sehr wirksame
Maßnahme. Noch bevor größere Fettmengen abgebaut sind, schon
in der beginnenden Abbauphase des Körperfettes, reagiert das Gewebe empfindlicher auf Insulin.

Üblich ist die **Berechnung der Broteinheiten** (1 BE = 12 g anzu-
rechnender Kohlenhydrate), die aber nur den Kohlenhydratanteil der
Nahrung erfassen. Die bloße Berechnung von Broteinheiten genügt
nicht, weil dann die Gesamtkalorienmenge nicht erfaßt wird.

Eine **Berechnung des täglichen Kalorienbedarfes** ist erforderlich. Dafür gibt es unterschiedliche Regeln. Die *Kaloriengesamtaufnahme*
soll sich zu 55 % aus langsam resorbierbaren Kohlenhydraten, 30 % aus
Fett und 15 % aus Eiweiß zusammensetzen. Einige Autoren schlagen eine
Verteilung von 60 : 25 : 15 auf Kohlenhydrate, Fette und Eiweiß vor. Die
Nahrung soll also *kohlenhydratreich* sein, schnell resorbierbare Kohlenhydrate (reinen Zucker etc) vermeiden und auf 5 – 7 kleine Portionen über
den Tag verteilt sein.

In der Geriatrie bewährt hat sich folgendes *Berechnungssystem:*
20 kcal pro kg des Idealgewichtes zur Gewichtsreduzierung,
30 kcal pro kg des Idealgewichtes zur Gewichtserhaltung,
40 kcal pro kg des Idealgewichtes zur Erzielung einer Gewichts-
zunahme.
Pro Lebensdekade oberhalb des 50. Lebensjahres sind 10 % abzuziehen,
die körperliche Belastung ist zu berücksichtigen.

Die **Unterzuckerung** ist die aktuell gefährlichste Situation beim
medikamentös behandelten Diabetespatienten. Ihre Symptome sind oft
undeutlicher sind als bei jüngeren. Neben Schwitzen und Heißhunger
können Verwirrung und psychomotorische Unruhe Zeichen der Unterzuckerung sein, auch zerebrale Krampfanfälle und Bewußtseinstrübungen kommen vor.

Der Diabetesausweis, der mitgeführt werden soll, kann adäquate
Hilfe beschleunigen.

Die **Selbstkontrolle** von Blutzuckerspiegel und Urinzucker ist
wegen funktioneller Probleme oft nicht durchführbar. Hier muß oft pflegerische Hilfe einspringen. Kognitive Probleme und verschlechtertes Sehen, verringerte manuelle Geschicklichkeit im Umgang mit den diagnostischen Geräten und den Spritzen führen beim älteren Diabetiker in
vielen Fällen zum regelmäßigen Pflegebedarf. Grundsätzlich gilt hier
wie bei allen medizinischen Anordnungen, daß die persönliche Durchführbarkeit bei der Verordnung mitbedacht werden muß und im Be-
darfsfall pflegerische Hilfe organisiert werden muß.

▬▬ Krankengeschichte

Der Stationsarzt bespricht mit Frau Gnauk die Entlassung. Sie ist nach
einem Apoplex an den Rollstuhl gebunden. Sie soll in der Familie des
Sohnes versorgt werden, die häusliche Versorgung wird die Schwie-
gertocher übernehmen. Auf der Station war die Durchführung der

Diät komplikationslos, die Blutzuckerspiegel akzeptabel. Frau Gnauk wurde immer satt, es schmeckte ihr auch. Sie stellt im Entlassungsgespräch sorgenvoll einige Fragen zur Diät. Als der Stationsarzt nach Einzelheiten fragt, wird deutlich, daß Frau Gnauk, die eher untergewichtig von zu Hause zur stationären Rehabilitation kam, zu Hause „oft Hunger hat". Die Schwiegertochter sei sehr streng und würde die kärgliche Nahrung mit dem Diabetes und den Anweisungen der Ärzte erklären. Die Patientin meint, daß Geiz und Aggression bei der Schwiegertochter eine Rolle spielen. Das Problem kann nicht gelöst werden, wir geben unsere Beobachtungen an den Hausarzt weiter.

Gegen die gehäuften **Wundheilungsstörungen**, häufig an den Füßen, sind besondere pflegerische Vorsorgemaßnahmen erforderlich. Bei geriatrischen Patienten wird das Problem von Wunden und Wundheilungsstörungen noch zugespitzt durch eine veränderte Mechanik der Füße, die oft aufgrund degenerativer Veränderungen (Spreizfuß, Hallux valgus) Hautstellen mit ungünstiger Belastung haben. Durch die chronische Druckbelastung kommt es zu Wunden, die dann wieder in einem circulus vitiosus die Mechanik beim Stehen und Gehen verschlechtern. Eine Einschränkung der Mobilität tritt ein, wenn die Wunden ausgedehnt sind und nicht gut heilen.

Die **Abwehr gegen pathologische Keime** ist durch den Diabetes und physiologische Alterungsprozesse herabgesetzt, eventuell verringert noch eine arteriosklerotische Erkrankung der größeren Blutgefäße die Durchblutung.

Die **Reduktion der Mobilität** verschlechtert dann wieder die diabetische Stoffwechsellage, da bei Bewegungsmangel Zucker in den Muskeln vermindert abgebaut wird. Diese Spirale kann in der Immobiliät enden.

Deshalb ist auf eine fachkundige **Fußpflege** zu achten, oft sind bei eingewachsenen Großzehennägeln und Klavi auch ärztliche Eingriffe erforderlich.

5. Teamarbeit in der Geriatrie

Arbeitsteilung und Koordination

Von **Team** spricht man, wenn eine Gruppe von fachlich unterschiedlich spezialisierten Menschen an einem Ziel arbeitet, in der Zusammenarbeit fortlaufend auf Koordination und Kommunikation angewiesen ist und der Arbeitserfolg von keinem für sich allein erreicht werden kann.

In der Geriatrie ist das **therapeutische Team** die diagnostizierende und therapierende Einheit.

Das Team ist multiprofessionell. Es hat ein gemeinsames Konzept und Ziel, an dem jeder entsprechend seinem Berufsbild und seinen persönlichen Kenntnissen arbeitet. Die Leitung des Teams koordiniert und überprüft Informationen, Ziele, Planungen und Handlungen.

Die Leitungsaufgabe besteht in der Angleichung der Kenntnisse und Kompetenz im fachlichen und persönlichen Bereich und der Kontrolle über die Einhaltung des Konzeptes.

! Gerade im Team ist eine klare Abgrenzung von Verantwortlichkeit und Entscheidungsbefugnis Voraussetzung für Effektivität und Erfolg.

Wir können die juristischen Fragen der Verantwortlichkeit hier nicht im einzelnen besprechen.

! Die Gesamtverantwortung für die Anwendung medizinischer Maßnahmen und ihre gesundheitlichen Auswirkungen liegt beim behandelnden Arzt.

Ein professioneller nicht-ärztlicher Helfer (Pflegeperson, Therapeut) trägt die Ausführungsverantwortung im Rahmen seiner beruflichen Zuständigkeit.

Das **Aufgabenfeld der Geriatrie** erstreckt sich ganzheitlich auf körperliche, psychische und soziale Belange und auf Umgebungsfaktoren. Dieses gesundheitliche Feld ist nicht mit der klassischen Dyade Arzt – Patient allein abzudecken. Geriatrische Medizin braucht auch mehr als parallel verlaufende bilaterale Beziehungen.

Trotzdem gibt es immer *bilaterale Beziehungen,* nie die Beziehung eines Patienten zu einem „Team" insgesamt. Dabei weisen die Beziehungen des Patienten zu Arzt und Pflegeperson einen wichtigen Unterschied zu den anderen therapeutischen Beziehungen auf.

! Die Mitarbeiter von Pflege und Medizin sind die einzigen im therapeutischen Team, die ohne sektorielle Beschränkung für jeden Patienten 24 Stunden hindurch zuständig sind.

Koordination und Organisation fallen deshalb den Pflegepersonen und dem Arzt als Aufgaben zu. Die Pflegepersonen haben die Aufgabe, neben ihrer pflegerisch-therapeutischen Arbeit Therapiebedarf und Therapieerfolg im Alltag des Patienten zu überprüfen.

Der Arzt hat die Aufgabe, die medizinische Behandlung und Diagnostik durchzuführen und die Therapieformen einschließlich der Behandlungspflege zu verordnen und zu überwachen.

Der Patient sucht sich im therapeutischen Team besondere Bezugspersonen entsprechend fachlichen oder persönlichen Beziehungen heraus, die für ihn von besonderer Bedeutung sind. Auf diese Wahl des Patienten muß sich das Team in der Aufgabenverteilung einstellen. Neben dieser Zuordnung zum Team, die der Patient selbst vornimmt, gibt es sachliche Gründe für eine Aufgabenverteilung.

Die Diagnostik und Therapie des geriatrischen Patienten muß sich ganzheitlich und konkret bis in kleine Details auf den Alltag beziehen und die eigenen Befunde und Pläne bis in die Einzelheiten der einzelnen Therapiesitzung hinein mit den anderen abstimmen.

Notwendigkeit eines multiprofessionellen Zuganges

Die Rehabilitation ist von der **Verschiedenartigkeit ihrer Probleme** her inhomogener als die Akuterkrankung. Adäquate Problemlösungen kommen nicht vorwiegend aus dem Zuständigkeitsbereich einer Berufsgruppe. Die ganzheitliche Analyse eines Reha-Patienten und seiner Lebenssituation ergibt in der Regel so viele unterschiedliche Fragestellungen und Lösungsansätze, daß der Einsatz verschiedener wechselnder Fachkompetenzen notwendig ist.

! Aus der Mehrdimensionalität (somatisch, psychisch, sozial, Umgebungsfaktoren) der gesundheitlichen Störungen, Ressourcen und Lösungsansätze ergibt sich die Notwendigkeit eines multiprofessionellen Teams in der Geriatrie.

Das **multiprofessionelle Therapeutische Team** besteht aus
- ärztlichem Dienst,
- Pflegedienst,
- physikalischer Therapie,
- Krankengymnastik,
- Ergotherapie,
- Logopädie,
- Kunst- und Musiktherapie,

- Psychologie,
- Sozialarbeit,
- Orthopädiemechanik,
- Seelsorge.

Unser **Strukturmodell des Therapeutischen Teams auf Stationsebene** (Abb. 5.**1**) hat zwei konzentrische Kreise um den Patienten und seine Angehörigen, die zusammen im Mittelpunkt des Teams stehen.

Im inneren Ring stehen ärztlicher Dienst und Pflegedienst, die 24 Stunden rund um die Uhr und ohne sektorielle Begrenzung für alle Lebensbereiche zuständig sind.

Im äußeren Ring stehen gleichgeordnet alle Berufsgruppen inkl. Ärztlichem Dienst und Pflegedienst mit ihren spezifischen Aufgaben und Methoden

Die **Einheitlichkeit des Teams** in Konzept, Sprache, Kenntnisstand, Ziel und Methoden ist keine Selbstverständlichkeit. Nur eine engmaschige, detaillierte Abstimmung kann verhindern, daß Diagnostik und Therapie zerbröseln in Fragmente und einzelne bilaterale Beziehungen. Der Erfolg in der Geriatrie hängt wesentlich davon ab, eine Struktur

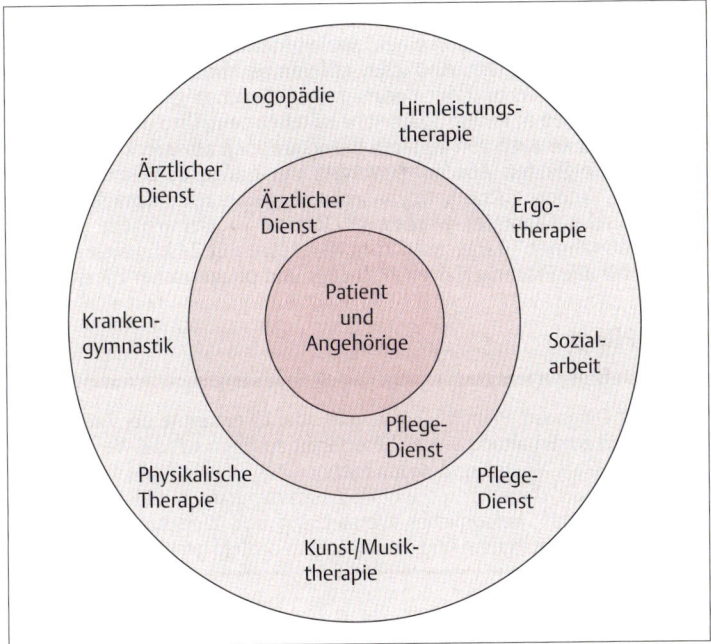

Abb. 5.**1**   Struktur des Therapeutischen Teams auf Stationsebene

und Atmosphäre zu schaffen, in der ein ein echter Austausch von Informationen nicht nur auf der verbalen Ebene stattfindet und in der gemeinsam geplant und interveniert wird.

Einzelne Berufsgruppen

Einführung

Um die Probleme, aber auch die **Möglichkeiten der interdisziplinären Zusammenarbeit** aufzuzeigen, folgt eine Darstellung verschiedener Berufsgruppen. Dabei sind wir der Ansicht, daß bei verschiedenen Aufgaben der Rehabilitation die formale berufliche Qualifikation nur eine Hilfe darstellt, geeignete Mitarbeiter auszusuchen. Für verschiedene neue Aufgaben geriatrischer Rehabilitation sind durchaus Zugänge aus verschiedenen Berufsgruppen möglich. Ob zum Beispiel ein Sozialarbeiter oder Psychologe zum Team gehört oder ob Aufgaben, die Mitarbeiter mit dieser Ausbildung ausführen könnten, von anderen Teammitgliedern übernommen werden, hängt von lokalen Gegebenheiten und dem Gesamtkonzept der Klinik ab.

Es muß jedoch immer wieder bedacht werden, daß die fachspezifische Delegation von Aufgaben die Arbeit des Teams partikularisieren kann. Es ist nicht sinnvoll, daß zum Beispiel Probleme der sozialen Reintegration hauptsächlich von einem Sozialarbeiter oder einer Sozialarbeiterin bearbeitet werden. Ähnliches gilt von psychotherapeutisch orientierten Gesprächen und der Berufsgruppe „Psychologie". Beide Berufsgruppen können in einem Team sehr nützlich sein, ihre denkbaren Aufgaben sind aber auch von anderen Berufsgruppen abzudecken.

Im folgenden Abschnitt werden nur einige Berufsgruppen besprochen, andere (Krankengymnastik, Ergotherapie, Sprachtherapie, physikalische Therapie) werden im Kapitel 6 „Geriatrische Behandlungsmaßnahmen" dargestellt. Zum Kernteam mit 24stündiger Zuständigkeit für alle Fragen gehören ärztlicher und pflegerischer Dienst.

Pflege

Definition

Pflege ist Diagnose, Planung, Förderung oder Übernahme der Tätigkeiten, die jemand zur Erhaltung seiner Gesundheit ausüben würde, wenn er dazu genügend Kraft, Wissen und Willen hätte.
Der Patient wird dabei konsequent im Zusammenhang mit Biographie, kultureller Herkunft, persönlicher Wertsetzung und Zielsetzung und familiärem, gesellschaftlichem und ökologischem Umfeld gesehen.

Der **Pflegebereich**
erstellt eine Pflegediagnose mit Beurteilung der Defizite und Ressourcen,

- erhebt und verfolgt den Funktionsstatus bei Alltagsaktivitäten,
- beurteilt die Pflegebedürfnisse,
- erkennt krankmachende Bedingungen,
- führt eine fortlaufende Krankenbeobachtung durch (Verlaufskontrolle),
- führt den Patienten zu einer gesunden Lebensweise (Prävention),
- vermeidet deaktivierende Überversorgung,
- führt die pflegerische Versorgung durch (Grundpflege),
- führt die ärztlichen Anordnungen aus (Behandlungspflege),
- fördert und erhält das Selbstpflegepotential (rehabilitative Pflege),
- führt Selbsthilfetraining in den Aktivitäten des täglichen Lebens durch,
- plant und organisiert die gesundheitliche Versorgung zusammen mit dem Arzt,
- hält in Information und Schulung den ständigen Kontakt zu den Angehörigen des Patienten und seinem personellen Umfeld,
- hilft bei der Koordination und Organisation von gesundheitlichen Maßnahmen in Zusammenarbeit mit kooperierenden Berufsgruppen,
- hilft bei der Schaffung eines psychosozial anregenden Klimas,
- leistet Krisenintervention bei problematischen somatischen und psychosozialen Situationen,
- unterstüzt Angehörige durch Beratung und Anleitung,
- bindet Angehörige in den Pflegeprozeß ein,
- hilft bei der Hinführung zur Krankheitseinsicht, Krankheitsbearbeitung und Annahme der Behinderung,
- begleitet den Patienten bis zum Tod.

In einem **verkürzten Verständnis von Pflege** wird diese gleichgesetzt mit reinen Erhaltungsmaßnahmen von Leben und Gesundheit (="Pflegefall"). In dieser verkürzten Auffassung von Pflege leistet die Medizin und der therapeutische Bereich aktive Verbesserung von Krankheiten und Funktionsdefiziten (= „Behandlungsfall"). Diese künstliche Abgrenzung und Gegenüberstellung ist inhaltlich falsch und führt zum Schaden des Patienten (nicht nur in der Geriatrie!).

Gerade in der Geriatrie hat sich aus einem **ganzheitlichen Ansatz** heraus als Antwort auf die komplexe Multidimensionalität der Gesundheitsstörungen im Alter ein neues Bezugssystem (Paradigma) gebildet. In diesem Paradigma sind die Berufsgruppen im therapeutischen Team inhaltlich und organisatorisch eng ineinander verflochten. In diesem Geflecht findet die Pflege zu ihren ursprünglichen Aufgaben zurück. Pflege besteht nämlich nur zu einem Teil in der Versorgung und Übernahme von gesundheitlich notwendigen Handlungen, die der Patient nicht mehr selber ausführen kann. Der jeder Pflege innewohnende rehabilitative (therapeutische) Anteil will den Menschen zu einer selbständigen Lebensbewältigung zurückführen, die allein in der Lage ist, Gesundheit zu erhalten.

❗ Gesundheit ist kein statisches Gut, sondern ein Element der Lebens, das täglich neu erarbeitet werden muß. Jeder Ausfall von natürlicher Eigenaktivität beeinträchtigt die Gesundheit.

Die **Besonderheiten der Pflege in der Geriatrie** ergeben sich zum einen aus den Besonderheiten des geriatrischen Patienten und zum anderen aus der besonderen Organisationsform, dem geriatrischen Team. Wie Pflege diese Aufgaben anzugehen hat, ist konkret und ausführlich im Kapitel 9 „Rehabilitatives Handeln" beschrieben.

❗ Pflege hat in der Geriatrie eine andere, eigenständigere Position als im derzeitigen System der Akutmedizin. Sie ist in höherem Umfang in Entscheidungsprozesse einbezogen.

Dies ergibt sich aus der Problemstellung und Zielsetzung der Geriatrie. Beim geriatrischen Patienten spielen neben den beiden Polen Gesundheit – Krankheit die beiden Pole Selbständigkeit – Pflegebedürftigkeit eine zentrale Rolle. Das Thema Pflege liegt damit mehr im diagnostischen und therapeutischen Blickfeld, und die Berufsgruppe „Pflege" ist in den Entscheidungsprozessen mehr gefordert und nicht erst in der Ausführung wie oft in der Akutmedizin und technischen Medizin.

Die Rehabilitation als wesentliches Element der Geriatrie fordert von den Pflegepersonen, Selbständigkeit zu erhöhen und Pflegebedarf zu vermindern. Pflege muß die therapeutischen Elemente ihres Fachbereiches den versorgenden Maßnahmen hinzufügen. Pflege wird zur rehabilitativen Pflege mit dem professionellen Anspruch, die jeweils richtige Verteilung von Rehabilitation und Versorgung in die pflegerische Handlung aufzunehmen.

Definition

Rehabilitative Pflege ist pflegerische Versorgung und Hinführung zur Selbstpflege in jeweils wechselnder Mischung. Sie bezieht sich auf Kranke, Behinderte und Sterbende und deren personales Umfeld. Sie umfaßt ganzheitlich alle Lebensäußerungen, die der einzelne zur Bewältigung seiner Krankheit und seines letzten Lebensabschnittes ausführen würde, wenn er selbständig dazu in der Lage wäre.

Pflegerisches Handeln ist dabei mitbestimmt durch das Selbstverständnis der Patienten und ihre persönlichen Lebensperspektiven. Pflege strebt an, daß der Patient sein eigenes Ziel erkennt und wenn möglich, Pflege selbst anfordert. Die Pflegenden beziehen ihr Handeln auf dieses persönliches Ziel unter Berücksichtigung ihrer fachlichen Kenntnisse über die körperliche, funktionelle und psychosoziale Situation.

Rehabilitative Pflege diagnostiziert Defizite der Selbstpflegefähigkeit, verbliebene Ressourcen und Potentiale. Die Pflegenden erarbeiten mit dem Patienten eine funktionelle und psychosoziale Anpassung an die verbliebenen Möglichkeiten. Sie sind sich bewußt, daß jeder pflegerische Eingriff einer klaren Indikation bedarf, um die Abhängigkeit von fremder Hilfe nicht mehr als nötig zu erhöhen.

Pflege ist ein selbständiger Arbeitsbereich neben und zusammen mit der ärztlichen Tätigkeit und anderen therapeutischen Berufen. Die Abstimmung eines gemeinsamen Behandlungskonzeptes und die gemeinsame Verlaufskontrolle des Pflegeprozesses zusammen mit den anderen Arbeitsbereichen ist Bestandteil rehabilitativer Pflege.

Ärztlicher Dienst

Die **Forderung nach einem neuen ärztlichen Rollenverständnis** ergibt sich aus der oft beschriebenen mehrdimensionale Ausrichtung geriatrischer Arbeit. In vielen Bereichen beobachten wir eine Technisierung und Partikularisierung der Medizin. Immer neue medizinische Fachbereiche mit immer stärker eingegrenzter Zuständigkeit entstehen. Aus dem Arzt wurde historisch der Internist und der Chirurg. Beide „Mutterdisziplinen" spalteten sich mit Zunahme des medizinischen Wissens und der medizinischen Techniken immer mehr auf. Aus dem Internisten wurde der Neurologe, Kardiologe, Pulmonologe, Gastroenterologe, Nephrologe, Hämatologe,… oge, … oge, … oge. In der nächsten Differenzierungsschicht entstehen interventionelle Kardiologen, Rhythmologen oder Neurootologen. Ein Ende ist nicht abzusehen. Der geriatrische Patient mit seiner unauflösbaren Verflechtung von Krankheiten und Behinderungen verlangt eine Zusammenführung der auseinanderstrebenden ärztlichen Fachdisziplinen am Patienten.

> **!** Der geriatrische Patient erfordert eine integrative, generalistische Medizin, eine Variante der Allgemeinmedizin, die in der Lage ist, die notwendigen Spezialgebiete einzusetzen und zu koordinieren.

Die Bundesärztekammer hat den zuständigen Landesärztkammern 1993 vorgeschlagen, eine fakultative Weiterbildung in „Klinischer Geriatrie" einzuführen. Einige Landesärztekammern haben diesen Entschluß bereits umgesetzt. Als Ausgangsbasis für diese Weiterbildung kommt die Allgemeinmedizin, Innere Medizin, Neurologie oder Psychiatrie in Frage.

Wenn man als eigentliche **Wertbestimmung und Zielsetzung des ärztlichen Tuns** die Heilung sieht im Sinne von „völlig gesund, heil und unversehrt", kommt es zu Unvereinbarkeiten zwischen den Aufgaben der Geriatrie und dem eigenen Selbstverständnis. Der geriatrische Patient wird nicht in diesem Sinne „geheilt". Das ärztliche Tun muß sich also neu definieren, antagonistisch zu einem Arztbild, das geprägt ist von technischen Triumphen und Siegen über die Krankheit. Das ist natürlich nicht nur in der Geriatrie notwendig, auch in Psychiatrie und Onkologie z. B. ist das verkürzte Arztbild einer partikularisierten, technischen Medizin nicht tragfähig.

Für eine **Neubestimmung des ärztlichen Berufes** bieten sich in der Geriatrie besonders günstige Voraussetzungen. Multidimensionalität, Alltagsbezug, Funktionsdenken, multiprofessionelle Teamarbeit, Familiendynamik, psychosoziale Bezüge, Konfrontation mit Alter, Behinderung und Tod – das sind Begriffe, die neue Herausforderungen kennzeichnen.

Erfolg in der Geriatrie muß neu definiert werden, in anderer Weise als zur Zeit in der Medizin üblich. Der Erfolg der Geriatrie liegt nicht im Sieg über die Krankheit. Der Patient, dem sich der Arzt in der rehabilitativen Geriatrie gegenüber sieht, hat Krankheiten überlebt, kann mit den Folgen aber nicht selbständig leben. Seine Situation kann nicht grundsätzlich geändert werden, nicht solange man den Jungbrunnen nicht findet.

> Erfolg in der Geriatrie und damit Ziel ärztlicher Arbeit ist die Besserung der Lebensqualität.

Die **Zuständigkeit des Arztes** im Therapeutischen Team erstreckt sich 24 Stunden hindurch auf alle Bereiche, ohne jede sektorielle Begrenzung. Er ist der Garant für die Ganzheitlichkeit und verhindert die Partikularisierung. Aufgrund seiner Aus- und Weiterbildung hat er fachlichen Einblick in alle anderen Bereiche des Therapeutischen Teams.

Aufgaben des Arztes in der Geriatrie. Er:
- leitet das Therapeutische Team,
- selektiert und hierarchisiert alle Maßnahmen im Dialog mit dem Patienten und dem Team,
- veranlaßt und führt diagnostische Maßnahmen durch und stellt die Diagnosen,
- bewertet die Diagnostik,
- beurteilt und integriert die persönlichen und fachlichen Zielvorstellungen,
- stellt die Indikation zu allen medizinischen, pflegerischen und therapeutischen Interventionen,
- ordnet die Interventionen an und beurteilt den Therapieverlauf,
- führt ärztliche Therapien durch,
- entscheidet über konsiliarische Einbindung anderer Gebietsärzte,
- repräsentiert das Therapeutische Team nach außen,
- führt den Dialog mit den Kostenträgern,
- leitet die gemeinsame Dokumentation,
- trägt die medizinische Gesamtverantwortung für alle Maßnahmen.

Die geriatrischen Patienten leben körperlich und geistig an vielen Grenzen. Sie sind in vielen Organsystemen und Funktionskreisen instabil, oft bedarf es nur eines verhältnismäßig kleinen Anstoßes, um als „Domino-Effekt" eine Kettenreaktion in Gang zu setzen, die zur Lebensgefahr führt. Es ist also unabdingbar, daß jeder diagnostische und therapeutische Schritt begleitet wird von einem geriatrisch erfahrenen Arzt, der die Belastbarkeitsgrenzen abschätzen kann und sich in der Fülle der somatischen Probleme hierarchisierend und wertend bewegen kann. Der Arzt ist verantwortlich für die Diagnosestellung dieser komplexen Situation. Neben dem Assessment führt er die medizinischen Therapien durch und verordnet und überwacht nicht-medikamentöse Therapien und Pflegeinterventionen.

Seelsorge

Die **Seelsorge** gehört zum therapeutischen Team. Fragen des Glaubens und der Ethik spielen bei den vielfältigen Zielsetzungen der Patienten eine unverzichtbare Rolle. Die Situation des geriatrischen Patienten ist auch dadurch gekennzeichnet, daß ihm plötzlich nur noch eine subjektiv oder objektiv eng begrenzte Zukunft zur Verfügung steht. Aus der Zukunft erfahren wir aber alle in hohem Umfang unsere Sinngebung.

Das **Ziel** gibt den Sinn. Wer im Lebensvollzug ein Ziel vor Augen hat, erlebt alles, was er tut, um dieses Ziel zu erreichen, als sinnvoll. Diese Lebenseinstellung hat tiefe kulturhistorische Wurzeln.

Unsere in ihren Urspüngen **jüdisch-christliche Zivilisation** hat eine lineare Zeitvorstellung, spannt den Bogen der Zeit zwischen Alpha und Omega, Anfang und Ende aus. Nach dem christlichen Glauben bewegt sich die Welt auf die Eschata, die letzten Dinge, den Erlöser zu. Diese Vorstellung von Erlösung hat in vielen Köpfen und Herzen ihre Gültigkeit verloren, die lineare Zeitauffassung aber ist geblieben.

In einer **säkularisierten Form** führt diese Zeitauffassung zu dem rastlosen Erfolgsstreben des abendländischen Industriezeitalters und hat jeden von uns beeinflußt. Wir holen uns den Sinn für unsere Tage aus der Zukunft. Wir verklären unsere Ziele, erträumen uns Glück und Erfüllung, wenn wir nur erst dieses oder jenes erreicht haben. Oft machen wir nach Erreichen eines Zieles die Erfahrung, daß die erträumte Erfüllung ausgeblieben ist. Wir trösten uns, indem wir uns neue Ziele suchen. Ziellos erscheint uns gleichbedeutend mit sinnlos.

Die **Sinnfrage** stellt sich vielen Menschen erst in biographischen Krisensituationen, wenn die bürgerlichen Werte wie Wohlstand, gesellschaftliche Stellung, Erfolg und Genuß radikal in Frage gestellt werden. Reflexion über den Sinn des Lebens sieht für einen Menschen, der am Anfang oder in der Mitte seines Leben steht, anders aus als für jemanden, der nur noch eine absehbar begrenzte Zeit zu leben hat. Alter, unheilbare Krankheit und letztlich die Todesnähe ermöglichen uns keine neuen Ziele in weiterer Zukunft mehr. Sie relativieren viele Werte, die unser berufliches und gesellschaftliches Leben bisher bestimmt haben.

„Was ist das gegen die Ewigkeit?", lautet eine bekannte Frage christlicher Spiritualität.

Die **Konfrontation mit dem Tod** kann zu einer „Umwertung" bisheriger Prioritäten führen. Wenn das Lebensende naht, wird auch Rückschau gehalten, alte seelische Wunden brechen auf, Versäumtes wird lebendig. Vielleicht entsteht der Wunsch, Dinge „ins Reine" zu bringen, Beziehungen zu klären, Worte auszusprechen, die ungesagt geblieben sind.

Alter, Krankheit und nahender Tod bieten damit die Gelegenheit zur spirituellen Umkehr, ein Vorgang, für den es nach der christlichen Botschaft niemals im Leben zu spät ist und der in der seelsorglichen Praxis der Kirche seinen festen Platz hat.

Kranke zu besuchen gehört zu den Werken der Barmherzigkeit, den Sterbenden Trost und Beistand zu geben, sie mit Gebet und Sakramentenspendung zu begleiten, ist vornehme Aufgabe christlichen Lebens. Dies muß natürlich dem Wunsch der Kranken oder Sterbenden entsprechen. Die christliche Praxis kann nicht einem Menschen übergestülpt werden, der in seinem Leben die christliche Botschaft abgelehnt hat. Missionierung oder Bekehrung angesichts des Lebensendes oder gar am Sterbebett ist nicht das Ziel der Seelsorge, ist nicht ehrlich und auch nicht menschlicher Würde und Autonomie angemessen.

Aber **Begleitung und Beistand** aus dem eigenen christlichen Glauben heraus kann jedem angeboten werden und wird auch von vielen akzeptiert, die nicht ihr Leben innerhalb der Kirche verbracht haben. Einen Gesprächspartner und menschliche Nähe zu finden, wenn man sich mit den Fragen seines Lebens beschäftigen will, ist ein Angebot, das die christlichen Kirchen in der Krankenhausseelsorge machen.

Für diejenigen, die **aus christlichem Glauben heraus** leben und sterben wollen, ist der Kontakt mit einem Seelsorger oder Priester ein wesentliches Element, das auch therapeutische Auswirkungen hat. Das seelsorgliche Gespräch kann Trost, Beruhigung und innere Klärung bringen. Die Seelsorge bezieht sich nicht nur auf den Kranken oder Sterbenden, sondern erstreckt sich auch auf die Menschen seiner Umgebung.

Die **Verarbeitung von Alter, Behinderung und Tod** ist nicht nur Aufgabe des Betroffenen selbst. Die Menschen seiner Umgebung stehen ebenfalls vor großen äußeren und inneren Herausforderungen. Sie befinden sich oft in einem Spannungsfeld aus Liebe, Pflichtgefühl, Trauer, Schuldgefühlen, Angst und Überforderung. Sie müssen mit ambivalenten und negativen Gefühlen fertigwerden. Ihr eigenes Pflichtgefühl, ihr Verständnis von Liebe, Treue und Dankbarkeit verlangen oft Lebensumstellungen und Leistungen, für die ihre Kräfte und machmal auch die äußeren Bedingungen ihres Lebens nicht ausreichen. In diesem ethischen Spannungsfeld kann eine behutsame und kundige Seelsorge wirkungsvolle Hilfe sein.

Zivildienstleistende, Praktikanten, freiwillige Helfer

Zivildienstleistende, Praktikanten und freiwillige Helfer leisten in vielen Bereichen unseres Gesundheitssystems einen wichtigen Beitrag. Sie haben keine pflegerische Ausbildung und sind deshalb auf fachliche

Anleitung und Überwachung angewiesen. Im Umgang mit Menschen gibt es aber neben formell erworbenen Qualifikationen immer Persönlichkeitsmerkmale, die für die Qualität einer Beziehung und damit auch für den therapeutischen Effekt entscheidend sind.

Es ist die Aufgabe des Therapeutischen Teams und seiner Leitung, die nicht ausgebildeten Helfer in ihren persönlichen Kompetenzen einzuschätzen, ihre fachlichen Kenntnisse, Fähigkeiten und Fertigkeiten zu schulen und sie entsprechend ihren Möglichkeiten einzusetzen.

Die **Schulung, Betreuung und Überwachung** der nicht-professionellen Helfer ist nicht ohne personellen und zeitlichen Aufwand möglich. Sie bringen durch ihre Jugend und Frische oder, wenn sie älter sind, durch ihre Lebenserfahrung wertvolle neue Impulse in den professionellen Bereich. Wenn sie im Rahmen eines Gesamtkonzeptes an Stellen und Aufgaben eingesetzt werden, die sie bewältigen und übersehen können, bringen sie wichtige Entlastung.

Es gibt nicht nur den **Nutzen**, den der Patient und das Therapeutische Team von den Laienhelfern hat. Die Arbeit im Sozialbereich nützt auch den freiwilligen Helfern selbst. Sie gewinnen an Lebenserfahrung, fachlicher Kompetenz, haben als junge Menschen Gelegenheit, Einblick in ein sinnvolles Berufsfeld zu finden und können sich so für ihren weiteren Berufsweg orientieren. Auch wenn ihre berufliche Entscheidung gegen eine Arbeit im sozialen und gesundheitlichen Gebiet ausfällt, haben sie wertvolle Erfahrungen gesammelt und sind vielleicht von einer Fehlentscheidung bewahrt worden. Die Auseinandersetzung mit dem Alter, in die sie durch ihren Einsatz in der Geriatrie geraten, nützt ihrer Lebenserfahrung und hilft im Umgang mit den eigenen älteren Angehörigen. Es gehört zu einer angemessenen Betreuung der Laienhelfer, ihnen bei der Verarbeitung ihrer Erfahrungen von Alter, Krankheit und menschlicher Not zur Seite zu stehen.

> Menschen, die in der Geriatrie gearbeitet haben und dadurch tiefere Einblicke in Probleme und Chancen älterer Menschen gewonnen haben, sind Botschafter der Geriatrie in der Gesellschaft.

Kostenträger

Das Therapeutische Team einer Klinik arbeitet nicht in einer Inselsituation (splendid isolation), sondern ist unmittelbar eingebunden in gesundheitspolitische Bedingungen, die nicht zuletzt von den Kostenträgern bestimmt werden.

Die **gesetzlichen Krankenversicherungen** decken für den Großteil der deutschen Bevölkerung (ca. 90 %) das gesundheitliche Risiko ab. Sie sind als Kostenträger für die ambulante und stationäre Verhütung, Früherkennung und Behandlung von Krankheiten zuständig. Bei allen politischen Diskussionen und Veränderungen der Leistungsbereiche und Leistungsbedingungen wird dieses funktionierende System von keiner maßgeblichen gesellschaftlichen Gruppe grundsätzlich in Frage gestellt.

Die **Zuständigkeit für gesundheitlich relevante Probleme**, die über die Behandlung von Krankheiten hinausgehen, ist im Bewußtsein der Mediziner und der Kostenträger weniger gut etabliert und zum Teil unscharf definiert. Dieses Dilemma wird in der Geriatrie oft unter den Schlagworten „Behandlungsfall" und „Pflegefall" abgehandelt und betrifft nicht den akutmedizinischen Teil der Behandlung, sondern die Rehabilitation und den Grenzbereich zwischen Pflege und geriatrischer Versorgung.

Die **nicht-geriatrische Rehabilitation** mit dem Ziel der beruflichen Wiedereingliederung hat als Kostenträger die Rentenversicherungsträger, d.h. die Bundesversicherungsanstalt für Angestellte (BfA) für die in den Ersatzkassen Versicherten und die Landesversicherungsanstalten (LVA) für die Versicherten der RVO-Kassen.

In der Geriatrie geht es aber um **„medizinische Rehabilitation"**, die zum Aufgabenbereich der Krankenkassen gehört.

> **!** Das Sozialgesetzbuch V (SGB V) verankert in Paragraph 11 Absatz 2 den Anspruch der Versicherten auf „medizinische und ergänzende Leistungen zur Rehabilitation, die notwendig sind, um einer drohenden Behinderung vorzubeugen, eine Behinderung zu beseitigen, zu bessern oder eine Verschlimmerung zu verhüten oder Pflegebedürftigkeit zu vermeiden oder zu mindern".

Nach dieser gesetzlich festgelegten Formulierung ist die weit verbreitete sprachliche Unterscheidung von „Behandlungsfall" und „Pflegefall" nicht mehr zulässig. Inhaltlich sinnvoll war sie nie, es war immer nur die verwaltungstechnische Simplifizierung einer komplexen gesundheitlichen Situation. Pflege und Behandlung scharf voneinander zu trennen, ist Ausdruck eines verengenden, einseitig auf den Akutfall ausgerichteten Denkens, das im Interesse der Patienten überwunden werden muß.

Wer **Selbstbestimmung und Selbständigkeit** im Alltag als Ziel medizinischen Handelns anerkennt, muß neben der Behandlungsbedürftigkeit im Akutfall die Rehabilitation als zentralen Bestandteil der Geriatrie anerkennen, und spätestens dann ist die Simplifizierung „Pflegefall" medizinisch inadäquat und moralisch nicht haltbar.

> **!** Jede alltagsrelevante Verminderung oder Vermeidung von Pflegebedarf ist Ziel geriatrischen Handelns und fällt damit in den Zuständigkeitsbereich der Krankenkassen.

Paragraph 40 des SGB V legt fest, daß die Krankenkassen diese Aufgabe stationär in Rehabilitationseinrichtungen erbringen, wenn ambulante Rehabilitationsmaßnahmen nicht ausreichen.

Diese **Rehabilitationseinrichtungen** sind oder werden gemäß Paragraph 111 SGB V eingerichtet und erhalten außerhalb des Krankenhausbedarfsplanes sogenannte „Versorgungsverträge". Die Gesetzgeber in vielen Bundesländern haben diese Aufgabe in Geriatriekonzepten konkretisiert und strukturiert.

Das Land Baden-Württemberg z. B. hat in seinem **Geriatriekonzept** bestimmt, daß flächendeckend 2450 geriatrische Rehabilitatonsplätze im Land eingerichtet werden.

Nach der Auffassung des Gesetzgebers haben diese Einrichtungen die Aufgabe, die geriatrisch-rehabilitative Versorgung sicherzustellen und *ersetzen somit die Krankenhausbehandlung*. Dies ist ein wesentlicher Unterschied zur nicht-geriatrischen Rehabilitation und begründet eine Gleichstellung mit der Krankenhausbehandlung.

Das Ministerium für Arbeit, Gesundheit, Familie und Sozialordnung Baden-Württemberg begründet die Abgrenzung der geriatrischen Rehabilitation von dem nicht-geriatrischen Kur- und Rehabilitationbereich mit der Aufgabe der geriatrischen Rehabilitationseinrichtungen, Rehabilitation möglichst nahtlos an die Akutbehandlung anzuschließen, Krankenhausbehandlung dadurch abzukürzen und die stationäre Therapie den spezifischen Erfordernissen des geriatrischen Patienten nach der Akutphase anzupassen.

Mit dieser Zielsetzung sind die üblichen Begrenzungen und Einschränkungen, die eine Rehabilitationsbehandlung gegenüber einer üblichen Krankenhausbehandlung hat, nicht zu vereinbaren.

> **!** Ein langwieriges Genehmigungsverfahren, eine Begrenzung der stationären Therapie auf üblicherweise 4 Wochen, ein Ausschluß der Rehabilitationswiederholung innerhalb von 3 Jahren – das alles sind Faktoren, die eine erfolgreiche geriatrische Rehabilitation unmöglich machen können.

Langwierige Genehmigungverfahren führen zu gesundheitsschädigenden Versäumnissen. Wenn Patienten, die in ihrer Selbstversorgung bedroht oder eingeschränkt sind, nach einer Akutphase, z. B. nach einem Apoplex oder einer Schenkelhalsfraktur, längere Zeit ohne therapeutische Interventionen bloß pflegerisch versorgt werden, wird wertvolles Selbständigkeitspotential verspielt. Inaktivität und Immobilität verschlechtern dann den Gesundheitszustand. Fehlanpassungen können bleibend spätere Rehabilitationsmöglichkeiten verschlechtern.

> **Beispiel**
> Der Sachbearbeiter einer Krankenkasse ruft in der Rehabilitationsklinik an, nachdem er 8 (acht!) Tage vor Ablauf der genehmigten Behandlungszeit den Verlängerungsantrag erhalten hat: „Sie müssen die Verlängerung früher beantragen, jetzt habe ich nur 8 Tage Zeit, um die Beurteilung des Medizinischen Dienstes zu bekommen."

Eine so absurde Aussage kann nur zustandekommen, wenn eine Krankenkasse keine Erfahrung mit geriatrischer Rehabilitation hat. Viele „geriatrieunerfahrene" Krankenkassen ordnen die *geriatrische* Rehabilitation dem *allgemeinen* Rehabilitationsbereich zu, bei dem die Dauer einer stationären Maßnahme von ganz anderen Gesichtspunkten abhängig ist.

In der vorbildlichen **Zusammenarbeit mit der örtlichen AOK** erleben wir, daß dies nicht so sein muß, sondern zügige, pragmatische, patientenorientierte Genehmigungsverfahren möglich sind. Ein Patient mit multiplen Krankheiten und Behinderungen, dessen Belastbarkeit begrenzt ist, der aus biologischen Gründen eine verlängerte Rekonvaleszenz hat, kann in der Regel nicht in 4 Wochen rehabilitiert werden.

Eine **Wiederholung der Rehabilitation** in kürzeren Zeiträumen als 3 Jahren wird oft durch die labile gesundheitliche Situation eines geriatrischen Patienten nötig, zumal wenn neue Ereignisse (Frakturen, Schlaganfälle) eintreten. Die Notwendigkeit geriatrischer Rehabilitation ergibt sich ja oft aus einem unmittelbar vorhergehenden Akutereignis.

Diese Punkte begründen die strikte **Abgrenzung der geriatrischen Rehabilitation** von dem nicht-geriatrischen Kur- und Rehabilitationsbereich. Dem muß der Kostenträger durch Anpassung der verwaltungstechnischen Verfahren Rechnung tragen, wenn er nicht das Ziel grundsätzlich in Frage stellen will.

6. Geriatrische Behandlungs-maßnahmen

Einführung

Unter **Behandlung** verstehen wir alle geplanten Eingriffe in den gesundheitlichen Zustand des Patienten, die eine Besserung herbeiführen sollen. In diesem Sinne werden die Ausdrücke Behandlung, Therapie, Intervention gleichbedeutend verwendet. Dabei ist im allgemeinen medizinischen Sprachgebrauch der Ausdruck „Behandlung" bzw. „Therapie" oft auf den ärztlichen und therapeutischen Bereich eingeengt. Pflege wird als „Erhalt von Gesundheit" oder gar als reiner „Hilfsberuf" nicht unter die therapeutischen Berufe gezählt. Um diesem Mißverständnis entgegenzutreten, benützen wir den Ausdruck „Intervention", um alle ärztlichen und pflegerischen und alle Maßnahmen der anderen therapeutischen Berufe zur Besserung zusammenzufassen.

Im Kapitel 2 „Prinzipien geriatrischer Diagnostik" wurde erläutert, wie anstehende Entscheidungen und mögliche Interventionen das diagnostische Vorgehen steuern. Das breite Spektrum möglicher Interventionen wurde dargestellt (s. S. 41).

Verschiede Interventionsarten können begrifflich (!) differenziert werden. In der klinischen Praxis gehen sie ineinander über:

– Prävention (Prophylaxe)   = Vorbeugung,
– kurative Therapie   = Heilung,
– palliative Therapie und
  pflegerische Dauerversorgung   = Linderung, Pflege und Trost.

Prävention

Der Begriff **Prävention (= Prophylaxe)** bezeichnet gesundheitserhaltende und gesundheitsfördernde Vorbeugemaßnahmen. Die Prävention ist eine wesentliche Aufgabe in der Geriatrie.

Sicherlich ist es in der Geriatrie für eine Prävention vor Krankheitsausbruch oft zu spät. Viele durch gesundheitliches Fehlverhalten begünstigte Erkrankungen haben sich bereits seit Jahren manifestiert. Es ist aber auch in höherem Alter keinesfalls sinnlos, präventive Maßnahmen zu beginnen, um das Fortschreiten einer Erkrankung oder eine Verschlechterung von Krankheitsfolgen zu verhindern.

Dabei ist die Früherkennung von Gesundheitsstörungen ebenfalls begrifflich unter Prävention einzuordnen.

Als **Primärprävention** oder Primärprophylaxe bezeichnet man gesunderhaltende Maßnahmen *vor* Eintreten einer Erkrankung, z. B.

– Normalisierung der Blutfettspiegel und Blutdruckwerte zur Verhinderung der Arteriosklerose oder

– kalziumreiche Nahrung, Hormonbehandlung, Sonnenlicht und Bewegung zur Prophylaxe der Osteoporose.

Als **Sekundärprävention** oder Sekundärprophylaxe wird die Früherkennung von Krankheiten in der frühen symptomfreien Phase bezeichnet. Dies gilt vor allem für bösartige Neubildungen, bei denen die Früherkennung die Behandlungsmöglichkeiten deutlich verbessern kann. Auch degenerative Erkrankungen des Bewegungsapparates können bei Früherkennung erfolgreicher als in Spätphasen behandelt werden.

Tertiärprävention bzw. Tertiärprophylaxe beginnt nach Auftreten der Krankheit, will Rezidive verhindern und Krankheitsfolgen lindern oder stabil halten. Das Ziel ist, die Lebensqualität trotz Erkrankung zu erhalten oder zu verbessern. Die meisten präventiven Maßnahmen in der Geriatrie sind der Tertiärprävention zuzuordnen.

Zu einer **gesunden Lebensführung im Alter** gehören eine gesunde, dem Alter angepaßte Ernährung, ausreichend Schlaf, hinreichende Bewegung, soziale Kontakte und geistige Anregungen (s. Tab. 6.1).

Tabelle 6.1   Sinnvolle Präventivmaßnahmen bei älteren Patienten

Präventionsbereiche:	Erläuterungen/ Beispiele:
Medikamenteneinnahme und -verordnung	Nebenwirkungen, Interaktionen, Compliance, manuelle Geschicklichkeit, sensorische und kognitive Möglichkeiten
Ernährungsgewohnheiten	Gewichtskontrolle, Vitamine, Ballaststoffe
Flüssigkeitsaufnahme	vermindertes Durstgefühl
Schlafgewohnheiten	Dauer und/oder Qualität. Ängste und Sorgen, Lärm und Temperatur, Schlafmittel
Nikotin, Rauchen	Brandgefahr, Herz-Kreislaufsystem
Alkohol	Intoxikationen, Sturzgefahr
Impfungen	Grippe, Tetanus
medizinische Routine-untersuchungen	Sehen, Hören, Augeninnendruck. AZ, RR, HF, Herz-Lunge, Abdomen, Gefäßstatus, Füße. Haut, Mundhöhle, Gebiß. Gelenke und WS (Körpergröße). Stuhl auf okkultes Blut, evtl. Rektoskopie, Prostata, Mamma, Gynäkologische Untersuchung, Harninkontinenz, psychopathometrische Tests. Labor: BZ, BB, evtl. Elektrolyte, Krea, Leberwerte, Hrs, Schilddrüse, Urin. EKG, Spirometrie, evtl. Thorax röntgen.
Funktionsstatus und Körperliche Hygiene	Mobilität, körperliche Selbstversorgung evtl. Barthel-Index
Sozialkontakte	gezielte Anamnese.
Gefahrenquellen in Wohnung	s. Checkliste in Kapitel 8, S. 276 f.
pflegerische Prophylaxen	Dekubitusprophylaxe, Pneumonieprophylaxe, Thromboseprophylaxe, Kontrakturprophylaxe, spastikhemmende Maßnahmen

Die präventiven Überlegungen dürfen sich nicht auf die körperlichen und psychosozialen Erkrankungen und Behinderungen beschränken, sondern müssen auch Alltagsverhalten und Umgebungsfaktoren mit einbeziehen.

Die **zahlreichen Medikamente** stellen eine häufige Gefahrenquelle für den geriatrischen Patienten dar. Ihre hohe Anzahl führt zwangsläufig zu vermehrten Fehlern bei der Verschreibung und Einnahme. Ihre Wirkung kann sich auch entsprechend dem gesundheitlichen Zustand verändern, so daß heute falsch ist, was gestern richtig war. Von der Verordnung angefangen über die praktischen Probleme bei ihrer Einnahme bis hin zu ihrer Verteilung im Körper und Wirkung in den Organen liegen Komplikationsmöglichkeiten vor. Medikamente sind damit ein Hauptthema der Geriatrie.

Im **Lebens- und Wohnumfeld** liegen weitere bedeutende Gefahrenquellen. Schlecht geheizte und schlecht beleuchtete Wohnungen mit Stolperfallen provozieren Unfälle und Infekte.

Die Schwierigkeit der Haushaltsarbeit muß den funktionellen Möglichkeiten angepaßt werden. Leitern zum Fensterputzen und ähnliche Gefahrenquellen müssen erkannt und vermieden werden (s. Kapitel 9 „Rehabilitatives Handeln").

Um diese **Vorsichtsmaßnahmen** vollziehen zu können, muß der ältere Mensch sich seine verminderten Möglichkeiten eingestanden haben. Das bedeutet eine innere Akzeptanz des Alterns. Er muß mit gefährlichen Aktivitäten im Alltag aufhören, darf aber gesundheitlich sinnvolle Aktivitäten wie Spaziergänge, soziale Aufgaben und Sozialkontakte nicht vermeiden.

Die **Hinführung des älteren Patienten zur Prävention** ist eine vordringliche Aufgabe aller Betreuenden. Wegen des engen und häufigen Kontaktes sind die Pflegepersonen hier besonders gefordert. Ohne bevormundend zu werden, muß Pflege auch als vorbeugende Gesundheitspflege verstanden werden.

! Der pädagogische Impuls zu präventivem Verhalten gehört in die Pflegebeziehung.

Die zunehmende **Akzeptanz und Auseinandersetzung mit dem Alter** verändert auch die Einstellung zur Gesunderhaltung. Wenn auch lebenslange ungesunde Gewohnheiten eine hohe Barriere sind, so wird doch die Bedeutung von Krankheit im Alter tiefer erlebt als früher und bietet dadurch die Chance zur Umkehr. Erfahrungen mit Aufklärungskampagnen haben leider gezeigt, daß bloße Information über Risiken nicht ausreicht, um gesundheitsnegatives Verhalten zurückzudrängen. Vielleicht bietet aber gerade die offensichtliche Bedrohung des alten Menschen durch Krankheit und Behinderung, mit der er bereits Erfahrungen gemacht hat, eine größere Chance als bei jüngeren.

Kurative Therapie

Der **geriatrische Patient** ist zwar gekennzeichnet durch multiple chronische Gesundheitsstörungen, die zur Bedrohung seiner Selbstversorgung führen, er ist aber auch häufiger als jüngere Menschen von akuten, kurativ behandelbaren Erkrankungen betroffen.

Im engen Sinn **kurativ** (curare = heilen) nennen wir eine medizinische Maßnahme, die zur vollständigen Heilung (restitutio ad integrum) führt. Schon eine kleine Narbe in der Haut nach einer Schnittwunde ist strenggenommen eine Defektheilung. Im allgemeinen und besonders in der Geriatrie sind wir aber sicher berechtigt, von einer Heilung zu sprechen, wenn nach einer Erkrankung keine funktionell relevanten Defekte zurückbleiben.

Diese Krankheiten sind im Prinzip genauso zu behandeln wie in jüngeren Jahren.

Therapeutische Probleme ergeben sich aus
– dem höheren Operationsrisiko,
– der größeren Empfindlichkeit gegen Medikamentennebenwirkungen und -wechselwirkungen,
– dem labilen Flüssigkeits- und Elektrolythaushalt,
– den Gefahren der Immobilisation,
– den Gefahren der kognitiven und emotionalen Dekompensation in fremder Umgebung.

Sinnvoller als Heilung eines eingetretenen Schadens ist ein **präventiver Ansatz**, der die körperlichen, psychosozialen und Umweltbedingungen so zu gestalten versucht, daß Heilung gar nicht erst nötig wird. Die kurative Medizin ist aber das heute in der Medizin herrschende Ideal. Beeindruckt zeigen sich die Menschen immer wieder durch dramatische Eingriffe. Kurative Medizin benötigt aber Schäden, um zum Zuge zu kommen, und kommt dadurch eigentlich immer zu spät.

So wird berichtet, daß die alten Chinesen ihre Ärzte bezahlten, solange sie gesund blieben, und mit den Zahlungen aufhörten, wenn Krankheit eintrat. Wenn dieses Konzept zur Zeit auch nicht politisch durchsetzbar erscheint, ist es doch ein Gedanke, der nicht oft genug erwähnt werden kann.

Der **therapeutische Nihilismus gegenüber alten Menschen** ist eine ständige Gefahrenquelle. Er ist nachweisbar in weiten Bereichen der Akutmedizin. Es gibt dort noch eine verbreitete innere Abwehr und Aversion gegen Behandlung und Rehabilitation alter Menschen. Die Quelle dieser Einstellung liegt tiefverwurzelt in unserer soziokulturellen Prägung (vgl. das Vorwort in Simone de Beauvoirs Buch „Das Alter"). In einer mehr äußerlichen Betrachtungsweise sind die gesundheitlichen Probleme der alten Menschen komplexer, ihre Kooperation vielfach schwieriger und eingeschränkt, und vor allem *sind die Erfolgsaussichten geringer und die Erfolge weniger offensichtlich.*

! Obwohl sich im Alter viele Akuterkrankungen im labilen Gesamtsystem kaskadenartig ausbreiten und in Defiziten und Verlust der

Alltagskompetenz enden, gibt es bei Akuterkrankungen doch überwiegend therapeutische Erfolge.

Auch wenn dieser Gedanke angesichts eines körperlich und geistig reduzierten Menschen skurril klingt – die alten und sehr alten Patienten sind die *genetische Elite*. Es sind die Menschen, deren Erbanlagen so gut auf Langlebigkeit programmiert sind, daß sie eine Fülle von gesundheitlichen Risiken und Katastrophen überlebt haben.

❗ Jede Ablehnung einer potentiell kurativen Maßnahme allein wegen des Alters ist ethisch unvertretbar und eine nicht tolerierbare Verletzung menschlicher Würde.
Der Gesundheitszustand und die Prognose sind entscheidend, nicht das kalendarische Alter. Abgelehnt werden darf eine kurative Maßnahme nur, wenn ihre Durchführung aufgrund des gesundheitlichen Zustandes mit zu viel Risiko verknüpft ist.

Palliative Therapie

Palliativ nennen wir eine medizinische Maßnahme, die lediglich die Symptome lindert, ohne gegen die Ursache der Krankheit selbst zu wirken. Entsprechend wird eine Operation palliativ genannt, wenn sie die Symptome lindert und die Grunderkrankung nicht beeinflußt.
Wenn absehbar ist, daß eine sicher zum Tod führende Erkrankung nicht grundsätzlich aufgehalten werden kann, sondern durch eine medizinische Maßnahme der Tod nur kurzfristig aufzuhalten ist, muß die Intervention am Patientenwillen und an der Lebensqualität orientiert sein.

❗ Mit „Lebensqualität" bezeichnen wir den gesundheitlichen Zustand eines Menschen, wie er von ihm selbst wahrgenommen wird. Der Begriff Lebensqualität kann inhaltlich bestimmt werden durch Autonomie, Wohlbefinden und Würde.

Palliativmaßnahmen sind auf eine Verbesserung der Lebensqualität ausgerichtet und nicht auf Lebensverlängerung. Sie lindern z.B. Schmerz (Anus praeter bei obstruierendem Darmkarzinom) oder ermöglichen Ernährung (PEG-Sonde beim obstruierenden Ösophaguskarzinom) oder versetzen den Patienten in einen Zustand, in dem er möglichst autonom und würdevoll leben kann.
Nach einem Wort, das dem berühmten Arzt Cushing zugeschrieben wird, kann die Aufgabe der Medizin folgendermaßen beschrieben werden:
Heilen – selten,
Lindern – oft,
Trösten – immer.
Von wem er **Trost** und menschlichen Beistand empfangen will, entscheidet der Patient selbst. Das Therapeutische Team hat die Aufgabe, das Be-

dürfnis nach Trost und menschlichem Beistand zu erkennen und Rahmenbedingungen zu schaffen, in denen dies möglich ist.

Zu diesen Rahmenbedingungen gehört die räumliche Unterbringung und die Gestaltung eines Gesprächsrahmens.

Trost ist etwas, das nicht an Ausbildung, formale Qualifikation und berufliche Stellung gebunden ist. Die Qualität der Beziehung ist entscheidend. Wem immer es gelingt, eine Beziehung zum trostbedürftigen Patienten aufzubauen, dem muß Gelegenheit gegeben werden, sich in den pflegerischen und therapeutischen Prozeß einzubringen.

Trost darf nicht mit Mitleid verwechselt werden. Trost setzt Annahme aller Gefühle voraus, ohne sie selbst zu übernehmen, setzt eine Beziehung voraus, die alle Gefühle zuläßt, ohne sie zu verurteilen. Trost bedeutet, daß seelisches Leid nach einer Begegnung erträglicher ist.

In der **Finalphase des Lebens** ermöglicht ein palliativer Eingriff dem Patienten vielleicht, sich bewußt auf sein Ende vorzubereiten (Lebensqualität hier = Autonomie und Würde).

Bei der Entscheidung zu palliativen Maßnahmen, mögen sie auch sehr aufwendig sein, darf es kein Rolle spielen, mit wieviel Überlebenszeit noch gerechnet wird.

> **!** Bei der palliativen Therapie ist ohne jede Rücksicht auf die verbleibende Zeit nur der Mensch mit seinem Recht auf Autonomie, Wohlbefinden und Würde maßgebend.

Pflege zwischen Versorgung und Aktivierung

Einführung

Pflege greift in ganz persönliche, zum Teil intime Aktivitäten ein, die ein Mensch bisher auf sehr individuelle Weise selbständig ausgeführt hat. Sie wird notwendig, weil diese Autonomie zusammengebrochen ist.

Pflege muß einen Weg suchen zwischen voller Selbständigkeit des Patienten und kompletter pflegerischer Übernahme aller Tätigkeiten, die er nicht mehr ausüben kann oder will.

Das **Gegenüber des Pflegenden** ist dabei nicht ein einzelner Mensch, sondern durch Einbindung des Patienten in Familie und Freundeskreis eine Gruppe von Menschen, die unvorbereitet einer neuen und spannungsvollen Situation gegenüberstehen, auf die sie unterschiedlich reagieren. Informationsstand, Methodenkenntnis und Zielsetzungen stimmen nicht überein. Jeder agiert und reagiert aus seinem unterschiedlichen Hintergrund.

▬▬ Krankengeschichte

Die Pflegemitarbeiter auf der Reha-Station diskutieren das auffällige Verhalten der neuen Patientin. Die 94jährige, die eindreiviertel Jahr nach einer osteoporotischen Wirbelfraktur noch nicht mobilisiert ist, läutet alle 5–10 Minuten und bittet um mannigfaltige Serviceleistungen, die meist nicht in einer erkennbaren Notlage begründet sind. Eine Strichliste belegt, daß diese Frequenz der Serviceanforderungen tatsächlich erreicht wird. Der Stationsarzt übernimmt die Aufgabe, das Problem mit der Patientin zu besprechen. Frau Kerning thront in ihrem Bett, vornehmer Habitus, kultivierte Sprache, gehäkeltes weißes Schultertuch. Sie eröffnet das Gespräch mit sanft formulierten Vorwürfen über viele Kleinigkeiten, die bisher nicht geklappt hätten. Tee mit zuviel Zucker, eine Schwester habe sie nicht kämmen wollen, zu langes Warten auf die Pflegedienstmitarbeiter nach dem Läuten usw. usw. Sie erwarte in der Rehabilitation eine „moderne Maschine", die ihr wieder auf die Beine hilft. Auf das Kämmen angesprochen: Das könne sie nicht mehr alleine. Sie kann es sehr wohl, wie sich herausstellt. Sie empfindet die damit verbundene Anstrengung aber als nicht zumutbar. Sie gibt auf der verbalen Ebene zwar zu, daß nur durch Eigenaktivität ein Trainingseffekt zu erreichen ist, kann dies aber faktisch nicht nachvollziehen. Aus einer langen biographischen Anamnese ergibt sich, daß ihr Ehemann, der nach fast 50jähriger Ehe vor 21 Jahren (!) gestorben ist, ihr „jeden Wunsch von den Augen abgelesen" habe. Danach haben die Töchter wohl diese Rolle übernommen. Die einfachsten Muskelübungen im Bett werden von ihr bereits als heroische Leistung gewertet, wenn sie sie einmal am Tag durchgeführt hat. Die Rehabilitation muß abgebrochen werden. Lebenslange Prägungen sind nicht aufzubrechen.

Die **Ursache der Spannungen in dieser Krankengeschichte** sind im therapeutischen Gespräch schnell deutlich geworden. Sie lagen in der Diskrepanz zwischen verbalen Forderungen nach Selbständigkeit und ihren realen Möglichkeiten begründet. Dies zu erkennnen und darauf die Rehabilitation abzubrechen, darf von den Beteiligten nicht als Mißerfolg gewertet werden, sondern als richtige rehabilitative Diagnose und angemessene weitere Intervention. Diese besteht aber nicht in Fortsetzung der Rehabilitation, sondern in häuslicher pflegerischer Versorgung. Die pflegerische Zielsetzung muß darin bestehen, die Ansprüche der Patientin nicht ins Uferlose abgleiten zu lassen – dies würde jedes Versorgungssystem überfordern –, sondern ihr geordnete Zuwendung in einem Umfang zu geben, der noch realisiert werden kann.

Innere Widersprüche im Patienten

Die **Position des Patienten** ist in der pflegerischen Beziehung von zentraler Bedeutung. Sein Standpunkt ist keinesfalls immer eindeutig. Im Patienten herrschen vielfältige, zum Teil widersprüchliche Motive und Wünsche (Ambivalenzen), die ihm nicht immer bewußt zugänglich sind und die sich schon gar nicht immer auflösen lassen.

Die **Krankheit und ihre Folgen** haben sein körperliches, psychisches und soziales Lebensgleichgewicht ins Schwanken oder zum Einsturz gebracht. Er sieht sich einer neuen Situation gegenüber, die er nicht freiwillig herbeigeführt hat, in der er alle bisherige Sicherheiten verloren hat und in der er einer ungewissen Zukunft gegenüber steht.

Krankheit ist ein Einschnitt in das Leben, der Bisheriges in Frage stellt, neben der zerstörenden Kraft aber auch Chancen für Neuorientierung bieten kann.

Große seelische Energien können freigesetzt werden, wenn bisherige Selbstverständlichkeiten zerbrechen. Krankheit, die nicht nur passagere Episode ohne Folgen ist, setzt Prozesse in Gang, deren Ausgang nicht regelhaft vorgegeben ist.

Die **inneren Veränderungen durch die Krankheit** sind nicht gleichförmig und berechenbar, sondern spannungsvoll und ungewiß. Spannungen entstehen also schon im Patienten in der Auseinandersetzung mit seinem bisherigen Leben und seinen Zukunftsängsten und Zukunftsplanungen. Die inneren Widersprüche kann und soll der Patient nicht mit sich allein ausmachen, er trägt sie in alle privaten und professionellen Beziehungen herein.

> **!** Krankheit und Behinderung führt zu ambivalenten Gefühlen und Motiven, zu Diskrepanzen zwischen Vergangenheit und Gegenwart. Daraus ergeben sich Spannungen als Belastung und Chance zur Neuorientierung.

Krankenkarriere als Rollenwechsel

Ein **Rollenwechsel** findet durch die Krankheit statt. Das Wort „Patient" leitet sich vom lateinischen Wort für „erleiden, erdulden" ab. Patienten erleben sich hilflos und abhängig von anderen, die sie sich nicht freiwillig auswählen konnten. Aus dem Bankdirektor mit Nadelstreifenanzug und Aktenkoffer wird ein hilfeabhängiger Patient im Flügelhemd auf dem Nachtstuhl. Das Konzept von sozialen „Rollen" ist hilfreich, um die zwangsläufig entstehenden Spannungen zu verstehen und die Situation bewältigen können.

Definition

„Rolle" ist die Summe von Erwartungen, die an eine Person gerichtet werden, die in einem sozialen System eine bestimmte Position einnimmt.

Rollenerwartungen beziehen sich auf alle soziale Funktionen, auf das gesamte Erscheinungsbild, das Verhalten, Zuständigkeiten, Rechte und Pflichten.

Soziale Vorgänge werden erleichtert, wenn die Beteiligten Rollenerwartungen erfüllen und wenn in einem System die Positionen mit den damit verbundenen Pflichten, Rechten und Zuständigkeiten eindeutig geregelt und gekennzeichnet sind.

Mit Krankheit und Hilfebedürftigkeit ist in bestimmtem Umfang eine Aufgabe von Selbstbestimmung und Autonomie verbunden. Dieser

Verzicht kann leichter vollzogen werden, wenn nicht in erster Linie die persönliche Ebene der Beziehungen gesehen wird, sondern in professionell geregelter Weise Rollenverteilungen festgelegt sind.

Dienstkleidung, Dienstbezeichnung, professionelles Verhalten und Reden hilft dem Patienten, sein eigenes Selbstgefühl trotz partieller Abhängigkeit stabil zu halten.

Rollenwechsel bedeutet einen spannungsvollen Prozeß, der um so stärker ist, je größer der zu vollziehende Rollenwechsel ist und je weniger die Betroffenen ihn innerlich vollzogen haben. Wer auf einer Intensivstation um sein Leben ringt, ist nicht mehr Bankdirektor, sondern ein vom Tode bedrohter Patient, dem es gewöhnlich leicht fällt, körperliche und medizinische Pflege zu empfangen. Spannungen entstehen vor allem in den Übergangszeiten, in denen ein Mensch den Rollenwechsel innerlich vollziehen muß. Dann ändern sich Erwartungen, Rechte und Pflichten.

Die **Patientenrolle** kann weiter differenziert werden und hat eine innere Dynamik. Die Position und damit Rollenerwartung an einen Intensivpflegepatienten ist anders als an einen Patienten in der Rekonvaleszenzphase oder der Rehabilitation. Zwischen den Polen volle Versorgung und volle Selbständigkeit strebt Pflege eine Entwicklung an. Diese Entwicklung kann in beide Richtungen verlaufen. Ein kachektisch auf den Tod zugehender Mensch verliert immer mehr an Selbstpflegepotential. Dieser Prozeß muß pflegerisch wahrgenommen und aufgegriffen werden. Der Anteil der Versorgung muß diesem Prozeß angepaßt werden. Gegenläufig ist die Entwicklung in Rekonvaleszenz und Rehabilitation. Hier muß der Anteil an Versorgung im richtigen Tempo zurückgenommen werden, um den Patienten aus der Krankenrolle herauszuführen oder herauswachsen zu lassen.

> **!** Phasen des Rollenwechsels in der Patientenkarriere sind Phasen erhöhter sozialer Spannungen. Pflege paßt sich an die Dynamik des Rollenwechsels an.

Zielvorstellungen im Pflegeprozeß

Wenn die Beteiligten **unterschiedliche Zielvorstellungen** haben oder unterschiedliche Einstellungen zur momentanen Verteilung zwischen Versorgungsanspruch und Eigenaktivität, entstehen Spannungen.

> **!** Pflege beobachtet, beurteilt, informiert, berät, plant, handelt und überprüft den Verlauf.
> Pflegerisches Handeln kann sich nicht allein nach den Wünschen und Einschätzungen des Patienten richten. Es hat fachlich begründete eigene Ziele, die mit den Zielen des Patienten abzugleichen sind.

Der Patient kann die Konsequenzen pflegerischer Interventionen und Unterlassungen nicht immer erkennen. Unter Umständen arbeitet er der generellen Zielvorstellung von Pflege, nämlich Selbständigkeit zu erhalten oder zu vergrößern, aus psychischen Gründen (Regression, Angst) entgegen.

Pflegende können die körperlichen und psychosozialen Möglichkeiten falsch einschätzen und den Patienten unter- oder überfordern. Sie können die persönlichen Ziele des Patienten fehleinschätzen oder ablehnen.

Beeinflussung der Lebensweise zwischen Selbstbestimmung und Patientenführung

Die **Aufgabe der Pflege** besteht darin, die Lebensweise so zu beeinflussen, daß gesundheitlicher Schaden verhindert oder verringert wird. Dem stehen in der Geriatrie lebenslange Gewohnheiten und eingespielte Systeme gegenüber.

❗ Um pflegerische Ziele zu erreichen, müssen im hohen Alter Lernprozesse in Gang gesetzt werden, die sich nicht nur auf der intellektuellen Ebene abspielen, sondern im Alltagsverhalten niederschlagen müssen.

Im Abschnitt Prävention wurde die Einflußnahme auf Verhaltensweisen besprochen, die zur Vorbeugung von Erkrankungen und ihren Verschlechterungen dienen.

Pflege beeinflußt bei eingetretener Erkrankung und Behinderung in vielfältiger Weise den Alltag. Freiheit und Selbstbestimmung wird im Fall von Pflegebedürftigkeit eingeschränkt. Professionelle Pflege muß jetzt einen erwachsenen Menschen in sehr persönlichen Lebensbereichen zu richtigem Verhalten bewegen, ohne Zwang, Vorwurf, Entmündigung.

Der Patient ist Partner in einer Beziehung, die von diesen Spannungen geprägt wird.

❗ Pflege handelt immer im Auftrag des Patienten. Nicht das, was wir dem Patienten anbieten, sondern was er annimmt, ist entscheidend für die Gestaltung der Pflege.

Lernen kann beschrieben werden als Verhaltensänderung aufgrund von Erfahrung und Training. Pflege muß also dem Patienten Erfahrungen vermitteln, die ihn von der Richtigkeit des Verhaltens überzeugen und ihm Erfolge vermitteln. Pflege muß überzeugen und darf nicht die eigene Macht und die Hilflosigkeit des Patienten ausnützen, um eigene Entscheidungen durchzusetzen. Fachliche Kompetenz, die sich theoretisch und praktisch darstellen kann, wird in dem notwendigen Lernprozeß den Patienten eher zum erwünschten Ziel führen können. Nichts überzeugt besser als Kompetenz, die sich praktisch bewährt.

Deshalb müssen Pflegediagnose und Pflegeplan dem Patienten vermittelt werden. Dann kann eine Abstimmung zwischen Selbstbestimmung und Patientenführung erfolgen.

Eine unsichere Pflegeperson wird auf dem Gebiet der Patientenführung mehr Probleme bekommen und läuft Gefahr, daß sie *allein* vom Patienten geführt wird, zu einem Ziel, über das sie nicht mitentschieden hat.

Entscheidungen des Patienten, die fachlichen Erkenntnissen zuwider laufen, stellen besondere Anforderungen. Wenn ein geistig klarer Patient in einer konkreten Situation eine pflegerelevante Fehlentscheidung fällt und sich von der Richtigkeit der Handlungsalternative nicht überzeugen läßt, sind folgende Reaktionen möglich:

– Beendigung der Pflegebeziehung,
– Tolerieren der Fehlentscheidung und Verlaufsbeobachtung,
– im Gespräch bleiben und weiter Kompromiß oder Rücknahme der Entscheidung suchen,
– pflegerischen Zwang ausüben,
– weitere Instanzen einschalten.

Es gibt persönlichkeitsbedingtes und krankheitsbedingtes Fehlverhalten, das nicht argumentativ oder pädagogisch zu beeinflussen ist. Dann ist der Gesichtspunkt der Fremdgefährdung und Selbstgefährdung zu berücksichtigen (s. Kapitel 9).

Compliance

Der **Begriff Compliance** (= Therapietreue) bezeichnet im Gesundheitssystem das konkrete Befolgen von fachlichen Anordnungen durch den Patienten. Wir beziehen diesen Begriff nicht nur auf das Befolgen ärztlicher Anordnungen, auch wenn der Begriff „Compliance" bzw. „Non-Compliance" in diesem Bereich geprägt und untersucht wurde.

Eine **Aufzählung typischer Non-Compliance-Fälle** soll den Problemkreis verdeutlichen:

– Frau W. bekommt ein Schmerzmittel in Tropfenform wegen Schmerzen in ihren arthrotischen Händen verordnet. Sie nimmt es nicht ein, weil sie die Kindersicherung mit ihren arthrotischen Handen nicht aufdrehen kann, und meldet sich nicht, weil sie sich deswegen schämt.
– Herr M. nimmt die gegen Durchblutungsstörungen verordneten großen Dragees nicht ein, weil er sie nicht gut schlucken kann. Sein Versuch, sie im Mörser zerstampft einzunehmen, war nicht erfolgreich, weil das zerstampfte Material sehr unangenehm schmeckte.
– Frau G. (AVK, Polyneuropathie) soll ein handwarmes Fußbad mit Betaisodona wegen eines Ulkus nehmen. Da sie immer „kalte Füße" hat, macht sie das Fußbad möglichst heiß (kontraindiziert!).
– Herr K. soll seine bettlägerige aphasische Frau wegen Rückenverspannungen mit Finalgonsalbe einreiben. Herr K. kann schlecht sehen und liest den Beipackzettel nicht. Er wundert sich nur, daß seine Frau bei der anschließenden Intimreinigung, die er nach

dem Einreiben des Rückens durchführt, starke Schmerzreaktionen zeigt.
- Frau E. ist nach einem Schlaganfall nicht gehfähig. Zur Schulung der Rumpfmuskulatur soll sie so wenig wie möglich im Rollstuhl (Hängematteneffekt!) sitzen. Sie befolgt die Anweisung nicht, weil sie ohne Rollstuhl nicht schnell genug ans Telefon kommt.

Es leuchtet unmittelbar ein, daß im pflegerisch-therapeutischen Bereich eine Anordnung nur so gut ist wie ihre Befolgung durch den Patient. Die Liste der kurzen Beispiele sollte deutlich machen, daß die Patienten oft gute Gründe haben, eine Verordnung nicht auszuführen.

Deshalb sollte jede pflegerisch-therapeutische Anordnung auf ihre Compliance hin überprüft werden.

Compliance-beeinflussende Faktoren müssen erkannt und berücksichtigt werden. Es gilt, die für die Compliance negativen Faktoren zu minimieren.

Negativ auf die Compliance wirken sich aus:
- Fehleinstellung zur Krankheit,
- vermindertes Gesundheitsbewußtsein,
- zu niedrige oder zu hohe Motivationslage,
- Seh- und Hörstörungen,
- lückenhafte oder falsche Information über Krankheit und Therapie,
- differierende Ziele im gesamten Beziehungsgeflecht (inkl. Laienratgeber),
- Komplexität der Anforderung (praktische oder theoretische Überforderung),
- körperliche Schwäche,
- kognitive Einschränkungen (z. B. Demenz, Wahn),
- emotionale Einschränkungen (Angst, Depression),
- funktionelle Einschränkungen bei Ausführung der Anweisungen,
- relevante negative frühere Erfahrungen,
- persönlichkeitsfremde Anforderungen,
- kulturfremde Anforderungen,
- fehlende soziale Unterstützung,
- Konflikte zwischen Verordner und Patient,
- fehlende Verlaufskontrolle.

Positiv auf die Compliance wirken sich aus:
- Häufigkeit und Qualität der therapeutischen Beziehung,
- Klarheit und Einfachheit der Anforderung,
- gute Verknüpfung mit dem Alltagsleben,
- Überschaubarkeit des zeitlichen Ablaufes,
- Rückkoppelung, eindeutige Erfolgsmeldung,
- Risikoarmut der Maßnahme,
- Nebenwirkungsarmut der Maßnahme,
- Lebenswillen, Lebensfreude,
- Eingebunden-sein in ein soziales Netzwerk.

Anordnungen im geriatrischen Bereich richten sich oft an Angehörige. Ihre Durchführung ist oft schwierig oder unangenehm. Um die Konfliktquellen nicht zu potenzieren, muß gerade im Bereich geriatrischer Betreuung die Übertragung pflegerischer Aufgaben auf Angehörige gut überlegt, beobachtet und geschult werden.

Ohne genaue Klärung der wechselseitigen Erwartungen und Wünsche und ohne eine praktische Überprüfung der Durchführbarkeit ist keine Compliance zu erreichen.

❗ Compliance ist zuerst ein Problem des Verordnenden und erst in zweiter Linie ein Problem des Patienten.

Ein bewährtes **Mittel gegen Non-Compliance** ist zuerst ein stabiles Vertrauensverhältnis und die Erfahrung des Patienten, daß man mit dem Verordnenden auch über unangenehme Dinge ohne Sanktionen sprechen kann. Die Menschen (auch die Patienten!) merken, ob wir sie und ihre Erfahrungen ernstnehmen.

Jede Verordnung muß darauf überprüft werden, ob sie durchführbar war und welchen Effekt sie in den Augen des Patienten hatte. Pflegende dürfen sich nicht beleidigt zurückziehen, wenn fachlich begründete Entscheidungen nicht akzeptiert werden. Sie müssen unter Umständen gegen fachliche Erkenntnis lebensnotwendige Dinge unterlasssen und später die negativen Folgen dieses Patientenverhaltens ausgleichen, ohne ihm das Fehlverhalten emotional anzukreiden.

Aufrechterhaltung der Pflegebedürftigkeit als Mittel zum Erhalt des sozialen Kontaktes

Ziel der Pflege ist Selbstbestimmung und Selbständigkeit. Pflege will sich auf Dauer selbst überflüssig machen. Das ist nicht von allen Patienten gewünscht und auch nicht von allen zu ertragen.

❗ Der Wunsch nach Kommunikation und Zuwendung ist manchmal nur über den Weg der Krankheit und Pflege zu verwirklichen.

Krankengeschichte
Frau Erdmann (77 Jahre), alleinstehend, 3. Stock, Polyarthrose, multiple venöse Ulzera an beiden Unterschenkeln, keine lebenden Verwandte, wenig Kontakt in der Nachbarschaft. Wegen der arthrotischen Schmerzen kommt sie kaum aus dem Haus. Zweimal täglich kommt die Gemeindeschwester zur Wundversorgung und zum Anlegen eines Kompressionsverbandes. Nach einigen Wochen sind die Ulzera abgeheilt, Kompressionsstrümpfe werden verordnet, die Frau Erdmann auch selbständig anlegen kann. Nach 5 Wochen sind die Ulzera wieder offen, die Kompressionsstrümpfe sind noch so sauber wie am ersten Tag.

Die Gemeindeschwester muß wieder kommen. Sie macht sich durch beiläufige, aber sehr gezielte Fragen ein Bild von der Entwicklung und stellt die pflegerische Diagnose, daß eine Non-Compliance im Hinblick auf das Tragen der Kompressionsstrümpfe vorlag, dieses Verhalten aber eine psychodynamische Notwendigkeit war, um den emotional bedeutsamen Kontakt mit der Gemeindeschwester aufrechtzuerhalten.

Im der zitierten Krankengeschichte wurden die Unterschenkelgeschwüre durch korrekte Pflege zur Abheilung gebracht. Damit war die weitere Notwendigkeit zur pflegerischen Intervention scheinbar entfallen. Der weitere Verlauf mit dem Rezidiv zeigt, daß dies eine Fehleinschätzung der Situation war. Richtig war dieses diagnostische Urteil nur, wenn man die Ulzera isoliert als bloß organisches Problem ansieht. Eine ganzheitliche Bewertung der Situation führte die Gemeindeschwester zu dem Urteil, daß der durch den körperlichen Befund ausgelöste Pflegebedarf für die Patientin auch im psychosozialen Bereich bestand. Ihre Non-Compliance war ein letztlich erfolgreiches Mittel, diese innere Not mitzuteilen. Dem diagnostischen Scharfblick der Schwester gelang die ganzheitliche Erfassung dieses Zusammenhanges.

Da das soziale Defizit nicht anders zu beheben war, wurde in weiter Auslegung des funktionellen Pflegebedarfes eine dauerhafte pflegerische Versorgung zum Anlegen der Kompressionsstrümpfe und der Verlaufskontrolle des Befundes mit Durchführung von Bewegungsübungen durch die Pflegekraft vereinbart.

Mitwirkung von Angehörigen

Der geriatrische Patient hat immer **Angehörige**. Seelisch sind sie auch dann anwesend, wenn sie schon lange tot sind oder weit weg wohnen. Man kann auch mit toten Angehörigen zusammenarbeiten, oft besser als mit lebenden. „Was würde denn Ihr Mann sagen, wenn er sie jetzt sähe?" Die Antwort der Patientin: „Marie, streng' dich an!" Und sie strengte sich an.

Die **Familie** ist die Institution, in der am meisten Pflege geleistet wird. Dies gilt auch unter heutigen Verhältnissen in der Bundesrepublik. Etwa 90 % aller Pflegebedürftigen werden in der Familie versorgt. Die Aufgaben, die durch die demographischen Entwicklungen auf uns zukommen, sind ohne die Familien und Partner/Freunde/Nachbarn nicht zu lösen.

Zur Aufgabe professioneller geriatrischer Gesundheitshelfer gehört die Unterstützung und Schulung der pflegenden Angehörigen. Angehörige sind die externen Ressourcen der geriatrischen Patienten. Wie kritisch und störanfällig diese Situation sein kann, soll an zwei Krankengeschichten deutlich gemacht werden.

Krankengeschichte A

In der Rehabilitationsklinik wird die spätere häusliche Versorgung besprochen. Herr Scheidle (69 Jahre) kann sich nach einem Apoplex vor 6 Monaten nicht allein aus dem Rollstuhl umsetzen, braucht folglich bei den meisten Alltagsaktivitäten fremde Hilfe. Das sei kein Problem, sagt die Tochter, die beim Gespräch dabei ist. Sie wohnt mit ihrer Familie im Haus nebenan. „Nachmittags ist ja mein Enkel dabei, der kann mir alles bringen, was ich brauche, oder etwas aufheben, was auf den Boden fällt", so der Patient. Genaues Nachfragen ergibt, daß der 9jährige Enkel täglich nach der Schule zu seinem Großvater muß, um diesem bis zum Abend als Leibdiener zur Verfügung zu stehen.

Diese Krankengeschichte ist als **Extremfall** nicht repräsentativ für die Unterstützung und Pflege in der Familie. Sie greift ein bestimmtes Problem heraus, nämlich die Fehlanpassung eines häuslichen Versorgungssystems. In unzähligen Fälle pflegen und versorgen Angehörige ihre kranken und behinderten Alten erfolgreich und liebevoll über Jahre hinweg.

Es gehört in den Aufgabenbereich des therapeutischen Teams, im Detail zu überprüfen, wie das häusliche Pflegesystem funktioniert. Dabei ist nicht immer der Patient derjenige, auf den pflegerische Sorge und Aufmerksamkeit gerichtet sein muß. Auch aus der Position des vermeintlich Schwachen ist Herrschaft und wie hier sogar Tyrannei möglich. In diesem Beispiel wurde von der Familie die Entwicklung des Kindes zugunsten der Bequemlichkeit des Patienten und der Erwachsenen gefährdet.

Das therapeutische Gespräch wurde mit dem Patienten und den Eltern des Kindes geführt, ihnen wurde die Untragbarkeit und Unverantwortbarkeit dieses Versorgungssystems klargemacht.

Die **Rechte und Interessen der Pflegenden** werden leicht übersehen. Man ist geneigt, in erster Linie auf den Patienten und seine Bedürfnisse zu schauen. Häufig wird in professionellen Kreisen darüber geklagt, daß die Pflegebedürftigen zu wenig Unterstützung von ihren Angehörigen erhalten. Oft schieben wir mit solchen Klagen von uns zu lösende Versorgungsprobleme in die Verantwortung der Familien ab.

> ❗ Auch Überlastungen und Fehlbelastungen im häuslichen Versorgungssystem gehören zum professionellen geriatrischen Aufgabengebiet.

Aus den **Interaktionen mit Angehörigen** kommt viel Hilfe, aber auch viel Problematik. Angehörige, die sich aktiv einmischen, können den Heilungsprozeß behindern. Wir müssen sie genau so wichtig nehmen wie den Patienten, wir müssen ihre Probleme und Ansichten ernstnehmen, um eine Lösung für den Patienten zu finden. Wir müssen sie sogar tolerieren, wenn sie gegen das von uns als richtig Angesehene entscheiden. Wir mögen fachlich im Recht sein, sie sind auf Dauer dem Patienten näher und für ihn wichtiger.

Krankengeschichte B

Frau Zeck (71 Jahre) macht trotz schwerer funktionell-motorischer Einschränkung und globaler Aphasie nach Apoplex sehr gut mit bei der rehabilitativen Pflege und in den Therapiesitzungen der stationären geriatrischen Rehabilitation. Sie wird sofort passiv und schlüpft in die Rolle der Hilflosen, sobald ihr Ehemann auftaucht, der sie von morgens bis abends umschwirrt, ihr die Essensreste aus dem Gesicht wischt, anstatt ihr dafür ein Tuch anzureichen, ihr die Bluse zuknöpft, obwohl sie dies – wenn auch mit Mühe – selber kann, der ihr also in allen Dingen mehr hilft, als es notwendig ist. Auf Erklärungen, welche Auswirkungen dies hat, reagiert er bei Pflegedienstmitarbeitern aggressiv und mit Vorwürfen, sie seien eben überlastet und könnten deshalb nicht genug für seine Frau tun. Diese könne sich ja auch nicht selbst verständlich machen (was nicht stimmt), er müsse sich für sie einsetzen. Im Gespräch mit dem Chefarzt präsentiert er sich auf der vordergründig-verbalen Ebene einsichtig, im Verhalten bescheiden, fast unterwürfig, emotional aber angespannt, vorwurfsvoll und von mühsam gebremster Aggression. Die offensichtlichen Fortschritte seiner Frau in der Rehabilitation kann er nicht wahrnehmen, er ist davon überzeugt, seiner Frau am besten helfen zu können. Er geht sofort auf das Angebot ein, die Rehabilitation abzubrechen. Offensichtlich braucht er seine Ehefrau als hilfebedürftig, braucht seine Rolle als aufopfernder Ehemann, der sich für alle sichtbar um seine behinderte Frau kümmert.

In der Krankengeschichte B waren die Ansichten und die Entscheidung von Herrn Zeck falsch. Seine Frau profitierte von der Rehabilitation und hätte bei Fortführung der Behandlung an Selbständigkeit gewonnen. Aus eigener psychischer Fehleinstellung konnte er diese Entwicklung nicht annehmen. Er war seelisch blockiert, seine eigene Hilfeleistung zurückzunehmen. Wir müssen solche Konstellationen erkennen und uns in der Planung darauf einstellen, wenn wir sie nicht verändern können.

❗ Die Angehörigen sind Teil des geriatrischen Patienten. Gegen oder ohne sie ist keine Planung möglich.

Angehörige, die stören, präsentieren damit keine Böswilligkeit, sondern ein Symptom eines ganzheitlichen Familiensystems, das es zu diagnostizieren und zu behandeln gilt. Sie brauchen unsere Hilfe ebenso wie der Patient. In den überaus meisten Fällen stehen Angehörige aber helfend und stützend im therapeutischen Team an unserer Seite.

Einzelne Behandlungsmaßnahmen

Medikation

Die **Anzahl der gleichzeitig verordneten Arzneimittel** nimmt parallel zur Multimorbidität beim älteren Patienten zu.

❗ Multimorbidität zwingt zur Vielfachmedikation.

Damit erhöht sich die Zahl der Nebenwirkungen und die Zahl der Wechselwirkungen. Die Compliance verringert sich mit steigender Anzahl verordneter Medikamente und mit fortschreitender Dauer der Behandlung.

Nach dem 1. Altenbericht des Bundesministeriums für Familie und Senioren sind 23 % aller Versicherten der gesetzlichen Krankenkassen Rentner. Auf sie entfallen aber 54,3 % der Kosten für Arzneimittel. Man kann davon ausgehen, daß nahezu 90 % der älteren, die sich in ärztlicher Behandlung befinden, mindestens ein Medikament regelmäßig einnehmen, die Mehrzahl wenigstens 2 und mehr als ein Drittel nehmen 3 oder mehr Medikamente gleichzeitig.

Kardiovaskuläre Medikamente und Analgetika sind besonders häufig, Laxantien spielen eine große Rolle, psychotrope (= auf das ZNS wirkende) Medikamenten sind in institutionalisierter Umgebung sehr bedeutsam.

Die **Zahl der Nebenwirkungen** steigt mit dem Alter. Die Nebenwirkungsquoten liegen je nach Untersuchung bei über 70jährigen 2- bis 7fach über der Quote von Jüngeren (20 bis 29jährigen).

Medikamentennebenwirkungen haben einen bedeutsamen Anteil an stationären Einweisungen (ca. 10 %) und führen oft zu langfristigen funktionellen und sozialen Folgen. Als Beispiel sind viele Stürze älterer Menschen anzusehen, die oft mit ZNS-Nebenwirkungen oder Kreislaufwirkungen von Medikamenten zusammenhängen.

30–40% aller Menschen über 65 Jahre stürzen mindestens einmal im Jahr, einer von 17 Stürzen führt schätzungsweise zu einer Fraktur.

❗ Es gibt kein Medikament ohne Nebenwirkungen. Die Zahl der Nebenwirkungen steigt mit der Anzahl der gleichzeitig verordneten Medikamente, mit dem Alter und mit der Anzahl komplizierender Begleiterkrankungen.

Mögliche **Ursachen für die hohe Nebenwirkungsrate:**
- die hohe Anzahl der gleichzeitig verabreichten Medikamente führt zu Wechselwirkungen,
- die Compliance ist schlecht bei komplexer Dauermedikation im Alter, und zwar in Abhängigkeit von funktionellen, kognitiven und sozialen Umständen sowie von Anzahl und Dauer der Medikation,
- Alter und Krankheit führen zu Veränderungen im Körper, die eine kalkulierbare Medikation schwieriger machen als in jungen Jahren.

Pharmakologische Betrachtungen unterscheiden zwischen Pharmakokinetik und Pharmakodynamik.

Pharmakokinetik beschreibt den Weg der Arzneimittel in den Körper (Resorption), die Verteilung im Körper (Distribution), ihre Verstoffwechselung (Metabolismus) und ihre Ausscheidung (Exkretion).

Die **Pharmakodynamik** beschreibt Wirkungsstärke und Wirkungsweise der Medikamente an den Geweben.

Altersbedingt kommt es zu pharmakologisch relevanten Veränderungen (Tab. 6.2).

Die **Resorption aus dem Magen-Darm-Trakt** verändert sich. Die absorbierende Fläche und die Durchblutung im Magen-Darm-Bereich verringern sich, das wird aber ausgeglichen, weil wegen der verringerten Motilität die Passagezeit und damit die Kontaktzeit der Pharmaka mit der Darmoberfläche verlängert ist. Im Nettoeffekt ergibt sich keine Folgerung für eine Dosisanpassung.

Die **Verteilungsräume der Substanzen** im Körper verändern sich relevant. Das Gesamtkörperwasser, die intrazellulläre Flüssigkeit und die Muskelmasse nehmen ab, das Körperfett nimmt zu. Daraus ergibt sich für wasserlösliche Medikamente ein geringerer Verteilungsraum und eine höhere Konzentration, für fettlösliche (z.B. Diazepam) ein vergrößerter Verteilungsraum und eine Verlängerung der Wirkungsdauer.

Die **Serumeiweiße**, an die sich viele Pharmaka binden, sind reduziert, daduch erhöht sich in einigen Fällen der Anteil der ungebundenen und wirksamen Substanz.

Lebergröße, Lebergewicht, Leberdurchblutung und einige Enzymaktivitäten verringern sich. Auch dadurch kommt es zu verlängerten Halbwertszeiten und erhöhter oraler Bioverfügbarkeit von einigen Medikamenten.

Die **Nierenleistung** nimmt im Alter regelhaft ab, und zwar Nierengewicht, renale Durchblutung, die glomeruläre Filtration und die tu-

Tab. 6.**2** Pharmakologisch relevante Veränderungen im Alter

Struktur/Funktion	Entwicklung im Alter
Gesamtkörperwasser	vermindert
Fettanteil des Körpers	vermehrt
fettfreie Körpermasse	vermindert
Muskelmasse	vermindert
Plasmaeiweiße	vermindert
Intracellulärflüssigkeit	vermindert
Nierendurchblutung	vermindert
glomeruläre Filtration	vermindert
Nierenclearance	vermindert
Leberdurchblutung	vermindert
Lebergewicht	vermindert
Resorption	vermindert, z. T. verlangsamt

buläre Sekretion. Die verminderte Nierenclearance ist dabei nicht mehr zuverlässig am Kreatininwert abzulesen, wegen der verringerten Muskelmasse steigt dieser im Alter erst später an. Durch Verringerung der renalen Exkretion ergeben sich erhöhte Plasmaspiegel und verlängerte Halbwertzeiten für nierengängige Pharmaka.

Im **Bereich der Pharmakodynamik** diskutiert man Veränderungen der Gewebsziele („Rezeptoren"), an denen die Medikamente ihre spezifische Wirkung entfalten. Andere Körperprozesse und Organfunktionen, die pharmakologisch von Belang sind, verändern sich ebenfalls im Alter. Insgesamt macht sich die verringerte Regulationfähigkeit zur Aufrechterhaltung der verschiedenen Gleichgewichte bemerkbar.

Herzminutenvolumen und Blutvolumen nehmen ab und sind dann medikamentös bedingten Störungen gegenüber anfälliger. Es kommt schneller zu Blutdruckabfällen und verminderten Organperfusionen bis hin zum Herzinfarkt und Schlaganfall. Kardial schädigende oder leistungsmindernde Pharmaka wie trizyklische Antidepressiva und Phenothiazine (Neuroleptika) führen leichter zu Nebenwirkungen.

Die **Blutdruckregulation** (Barorezeptoren) ist in ihrer Funktion eingeschränkt. Die Verminderung des Blutvolumens und der Herzleistung wirken sich dadurch schneller aus (z. B. bei diuretischer Therapie).

Die **ZNS-Funktionen** sind verletzlicher durch arteriosklerotische und degenerative Erkrankungen (Morbus Alzheimer). Dies wirkt sich gerade bei lipidlöslichen Pharmaka aus, die leichter ins ZNS eindringen (Diazepam, Opiate, β-Blocker, trizyklische Antidepressiva, Barbiturate).

Die **Flüssigkeits- und Elektrolytbalance** ist abhängig von einer komplexen Interaktion zerebraler, hormoneller, kardiopulmonaler und exkretorischer Funktionen. Durch Altern sind einige dieser Systeme geschwächt, durch chronische oder akute Erkrankungen können dann Negativfaktoren hinzukommen, die das Gesamtsystem zu einer deletären Dekompensation bringen.

Die geschilderten Veränderungen laufen aber nicht regelhaft bei jedem Älteren gleichmäßig ab, sondern individuell unterschiedlich entsprechend Alterungsprozeß und vorhandenen Krankheiten oder Krankheitsfolgen.

> ❗ Allgemein verbindliche Regeln für die Anpassung der Medikation an den geriatrischen Patienten sind nicht möglich, weil die jeweils vorliegenden pharmakologischen Bedingungen (Alternsprozesse, Begleitkrankheiten, Compliance) zu unterschiedlich sind.

Bei **gleichzeitiger Verordnung vieler Arzneimittel** entstehen schnell unübersichtliche und gefährliche Situationen, zumal wenn die wechselnde Compliance mit in Betracht gezogen wird.

Die Konsequenz besteht ein einer sorgfältigen Verordnung, die Prioritäten setzt und die medikamentös zu behandelnden Erkrankungen individuell festlegt, also selektiert und hierarchisiert.

Die Vielfachmedikation muß ständig auf entbehrliche Medikamente überprüft werden.

Dies ist nicht möglich ohne genaue Kenntnis der Anamnese und ohne eine genaue Krankenbeobachtung mit fachlichen Kenntnissen über das, was beobachtet werden muß. Die Tab. 6.3–6.5 bieten eine Auswahl über Besonderheiten der Pharmakotherapie im Alter. Vollständigkeit ist in diesem Rahmen weder möglich noch angezielt.

Die **Eigenmedikation mit frei erhältlichen Arzneimittel** spielt neben den ärztlich verordneten Medikamenten eine erhebliche und oft gefährliche Rolle. Schmerzmittel und Abführmittel stehen dabei im Vordergrund. Vor allem Abführmittel werden von den Patienten gar nicht als Medikamente angesehen, an Nebenwirkungen wird kaum gedacht. Durchfälle werden z. B. nicht als Risiko eingestuft, sondern als Erfolg gewertet. Da die Patienten spontan selten von der Einnahme von Abführmitteln sprechen, muß gesondert danach gefragt werden.

Eine enge Zusammenarbeit und ein **offener Informationsaustausch** zwischen Patienten, Angehörigen, Arzt und Pflegepersonen ist der beste Garant für eine Minimalisierung unerwünschter Arzneimittelwirkungen. Auf Complianceprobleme sind wir in diesem Kapitel ja bereits eingegangen.

Tab. 6.**3** Häufige Besonderheiten der Arzneimitteltherapie im Alter

Medikament	Wirkungsveränderung im Alter
Amphetamine	paradoxe Wirkungen, Wirkungsabnahme
Barbiturate	paradoxe Reaktionen
Benzodiazepine	verlängerte und verstärkte Wirkung (Verteilungsraum ↑, Lebermetabolismus ↓, Nierenausscheidung ↓), paradoxe Reaktionen
β-Rezeptoren-blocker	geringeres Ansprechen im Alter
Cumarine	Wirkungsverstärkung (verminderte Proteinbindung)
Digoxin	höhere Blutspiegel, da renale Ausscheidung verringert
Doxycyclin	höhere Blutspiegel, da renale Ausscheidung verringert
Eisen	Resorption vermindert
Kalzium	Resorption vermindert
Koffein	paradoxe Reaktionen
Lithium	höhere Blutspiegel, da renale Ausscheidung verringert
Neuroleptika	häufigere und stärkere Hypotonien und Dyskinesien
Penicillin	höhere Blutspiegel, da renale Ausscheidung verringert
Phenytoin	Wirkungsverstärkung (verminderte Proteinbindung)
Sulfamethizol	höhere Blutspiegel, da renale Ausscheidung verringert
Vitamin B_1	Resorption vermindert
Vitamin B_{12}	Resorption vermindert

Tab. 6.**4** Wichtige Arzneimittelwechselwirkungen

Medikament	Wechselwirkung
Benzodiazepine	Wirkungsverstärkung durch Cimetidin
Betablocker	maskieren Zeichen von Unterzuckerung bei antidiabetischer Therapie
Chinidin	Wirkungsabschwächung durch Barbiturate
Cumarine	*Wirkungsverstärkung u. a. durch:* Nichtsteroidale Antirheumatika, Fibrate, Tetracycline, Sulfonamide, Allopurinol, anabole Steroide, Schilddrüsenhormone, Chinidin, Propafenon, Erythromycin, Cephalosporine, akuten Alkoholkonsum, Metronidazol, Phenylbutazon *Wirkungsabschwächung* durch: Barbiturate, Carbamazepin, Thiouracil, Glukokortikoide, Colestyramin, chron. Alkoholkonsum, Disopyramid, Rifampicin
Phenytoin	Blutspiegel erhöht durch Cumarine
Prednison	Wirkungsabschwächung durch Barbiturate
Sulfonylharnstoffe	Wirkungsverstärkung durch Cotrimoxazol, Cumarine, Überdosierung durch β-Blocker maskiert
Theophyllin	Wirkungsabschwächung durch Tabak, Rifampicin, Phenytoin. Wirkungsverstärkung durch Cimetidin
Verapamil	Wirkungsverstärkung durch Diazepam, Salicylate oder Propranolol

Tab. 6.**5** Medikamente, die im Alter vermehrt Nebenwirkungen hervorrufen

Medikament	Nebenwirkung
Aminoglykoside	Nierenschäden, Hörschäden
Antiarrhythmika	
– Lidocain	Verwirrtheit
– Disopyramid	Harnverhalt
Antibiotika	Durchfall, Verwirrtheit, Kolitis
Anticholinergika	Glaukom, Harnverhalt
Benzodiazepine (z. B. Diazepam)	Sedierung, Stürze, Verwirrtheit, Ataxie, Blutdruckabfall, Schwindel, paradoxe Reaktionen mit Erregungszuständen
Kalziumantagonisten (z. B. Nifedipin)	Ödeme
Carbamazepin	Schwindel, Sedierung, Ataxie, Verwirrung, Unruhe, Herzrhythmusstörungen
Koffein	Unruhe, Glaukom, Herzrhythmusstörungen, paradoxe Reaktionen
Kortison	Glaukom, Katarakt, bei langem Gebrauch Osteoporose, Muskelschwund, Hautatrophien
Digitalis	Übelkeit, Sedierung, psychische Veränderungen, Herzrhythmusstörungen

Tab. 6.5   Fortsetzung

Medikament	Nebenwirkung
Diuretika (z. B. Furosemid)	Wasser- und Salzverlust (Exsikkose), Elektrolytverschiebungen, Herzrhythmusstörungen, Glukosetoleranzstörung, Blutdruckabfall
Isoniacid	Hepatitis
L-Dopa	Blutdruckabfall, Verwirrtheit, paranoide Episoden, Übelkeit
Neuroleptika (z. B. Haloperidol)	maligne Hyperthermie, (Spät-)Dyskinesien, Sedierung, Verwirrtheit, Blutdruckabfall, Harnverhalt
nichtsteroidale Antirheumatika (z. B. Diclofenac)	Ulzera und Blutung im Magen-Darm-Trakt, Flüssigkeitsretention, Verwirrtheit
Nitrate	Blutdruckabfall, Kopfschmerzen
Opiate	Verstopfung, Verwirrtheit, Sedierung
trizyklische Antidepressiva	Harnverhalt, Herzrhythmusstörungen, Blutbildveränderungen

In der **Zusammenarbeit von Arzt, Pflegebereich und Therapeuten** ergeben sich im stationären Bereich auch bei der Pharmakotherapie Möglichkeiten, die im ambulanten Bereich nicht bestehen. Medikamentenwirkungen und mögliche Nebenwirkungen können neben der Schilderung durch den Patienten durch engmaschige stationäre Beobachtung im Tagesablauf und in der Nacht wesentlich präziser festgestellt werden, als dies ambulant gewöhnlich möglich ist.

Hilfsmittelversorgung

Die **Mehrfachbehinderungen** des geriatrischen Patienten bieten die Indikation zu vielfältigen Hilfsmittelversorgungen, ähnlich wie die Mehrfacherkrankungen Anlaß geben zur Mehrfachmedikation.

Wir beschränken uns hier auf Hilfsmittel, die bei der funktionellen Alltagsbewältigung eine Rolle spielen, lebenserhaltende technische Geräte wie Apparate zur Sauerstoffanreicherung, Herzschrittmacher oder ähnliche Geräte sowie Endoprothesen sind hier nicht das Thema.

Eine **Hilfsmittelverschreibung**, die lautet „1 Rollstuhl", ist ungefähr genau so sinnvoll wie die Medikamentenverschreibung „1 Herzmittel", dessen Auswahl man dann dem Apotheker überläßt.

Wie in Kapitel 9 „Rehabilitatives Handeln" ausgeführt wird, muß Art, Zielsetzung, Zeitpunkt und Dauer einer Hilfsmittelverordnung genau abgeklärt werden. Diagnostische und therapeutische Gesichtspunkte der Einzelverordnungen werden in dem genannten Kapitel ausführlich besprochen, hier sollen allgemeine Gesichtspunkte abgehandelt werden.

Tab. 6.**6** bietet eine **Auswahl von rehabilitativen Hilfsmittel**, die in der Geriatrie zur Anpassung an eine Behinderung in Frage kommen.

Eine solche Tabelle kann und soll keine Vollständigkeit erreichen, sie soll auf die Vielfalt aufmerksam machen und die Probleme verdeutlichen, die eine patientengerechte Auswahl mit sich bringt (Abb. 6.**1a–p**).

Tab. 6.**6** Auswahl von häufigen Hilfsmittel in der Geriatrie (Abb. 6.**1a–p**)

Hilfsmittel	Indikation und Kommentar
Mobilität	
Delta-Gehrad	Bei Gehunsicherheit und Sturzgefahr. Beide Hände müssen funktiontüchtig sein. In Kurven nicht kippsicher, günstig für schmale Durchgänge.
Gehbock	Bei Gehunsicherheit und Sturzgefahr. Ermöglicht Abstützen und Festhalten, mit und ohne ohne Räder oder als reziprokes Gehgestell. Beide Hände müssen funktiontüchtig sein. Stabil, aber langsam, ermöglicht kein physiologisches Gangbild.
Gehschienen	Stabilisierung eines Gelenkes bei schlaffen Lämungen.
Gehstock	Entlastung, Abstützen und Balancierhilfe, weithin akzeptiert als „normal" im Alter und Zeichen des Hilfebedarf bzw. Mahnung an die Umgebung zur Vorsicht.
Gehwagen	Bei Gehunsicherheit und Sturzgefahr. Stabiler als Deltarad in Kurven. Beide Hände müssen funktiontüchtig sein. Ermöglicht Ablagekorb und Sitz zum Ausruhen.
Prothese	Ersatz einer Gliedmaße.
Rollstuhl	Bei Gehunfähigkeit. Muß auf Körpergröße (Höhe!) und Zweck Eigenmobilität) angepaßt werden.
Unterarm-Gehstütze	Abstützen, Entlastung, Balancierhilfe; verleitet zur Gewichtsverlagerung, deshalb bei Hemiparese kritisch zu überprüfen.
Valenserschiene	Gegen Supination/Inversion mit Plantarflexion im Sprunggelenk bei Hemiparese.
Vierpunkt-Stock	Abstützen und Gewichtsentlastung. Verleitet am meisten von allen Stockhilfen zur Gewichtsübernahme und begünstigt beim Apoplex ein unphysiologisch-asymmetrisches spastisches Gangmuster.
Scalamobil	Technischer Zusatz zu einem Rollstuhl, wird kurzfristig statt der Hinterräder montiert (Steckachsen erforderlich), um Treppen zu überwinden.

Tab. 6.6 Fortsetzung

Hilfsmittel	Indikation und Kommentar
Pflege und ATL	
Antirutschfolie	Auf dem Tisch gegen das Verrutschen von Teller etc. aber auch gegen das Abrutschen des gelagerten Armes.
Dekubitusmatrazen, -felle, -ringe	Druckentlastung zur Dekubitusprophylaxe.
Drehbrett	Zur Transfererleichterung, wenn dem Patienten Gewichtsverlagerung und damit physiologisches Drehen nicht möglich ist.
Einhänderbrettchen	Erleichterung beim Essen.
Griffverdickungen	Bei gestörter Feinmotorik.
Haltegriffe, Haltestangen	Zum Festhalten beim Transfer, z. B. Umsetzen auf die Toilette, Aufstehen aus dem Bett oder Rollstuhl.
Helfende Hand	Bei eingeschränkter Rumpfbeweglichkeit.
Höhenverstellbares (elektrisches) Krankenbett	Zur Mobilitätsförderung: ermöglicht das (teil)aktive Aufstehen von Patienten, die aus einem niedrigen Bett nicht allein oder nur schwer hochkommen. Entlastet Wirbelsäule der Helfer.
Lifter	Wenn keine Eigenaktivität beim Umsetzen möglich ist und auch ein Transfer mit Eigenbeteiligung und Fremdhilfe nicht gelingt.
Rutschbrett	Erleichterung des Umsetzens, wenn Transfer über das Stehen nicht möglich ist.
Strumpfanzieher	Erleichtert dem Patienten das Strumpfanziehen, wenn Rumpfbeugung oder Beugung von Hüfte und Knie nicht ausreichend sind oder die Kraft fehlt.
Bad und Toilette	
Badewannenlifter	Ermöglicht Ein- und Aussteigen aus der Badewanne mit Eigenbeteiligung des behinderten Patienten.
Badewannensitz	Erleichtert Ein- und Aussteigen aus der Wanne und Körperreinigung und ermöglicht dadurch Eigenbeteiligung des Patienten.
Duschhocker	Mindert Sturzgefahr in der Dusche und erleichtert Eigenaktivität bei der Reinigung.
Toilettengestell	Erleichtert selbständiges Umsetzen auf der Toilette.
Toilettenstuhl	Verkürzt den Weg zur Toilette.
Toilettensitzerhöhung	Erleichtert Umsetzen auf die meist niedrigen Toilettenschüsseln und ermöglicht mobilitätseingeschränkten Patienten oft erst den selbständigen Toilettengang bzw. vermindert die erforderliche Hilfe.

a

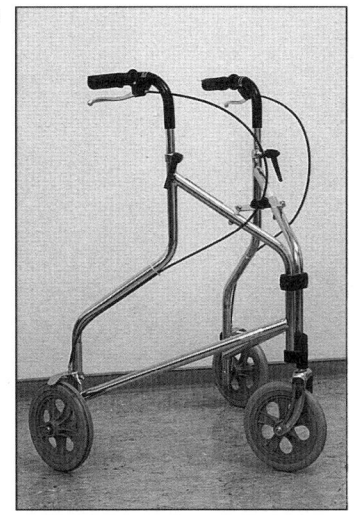

b

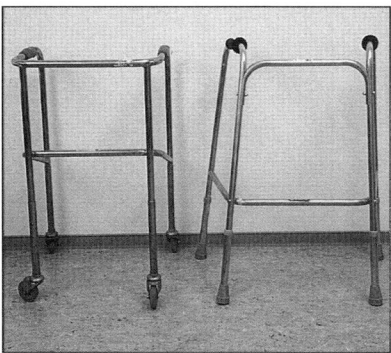

c

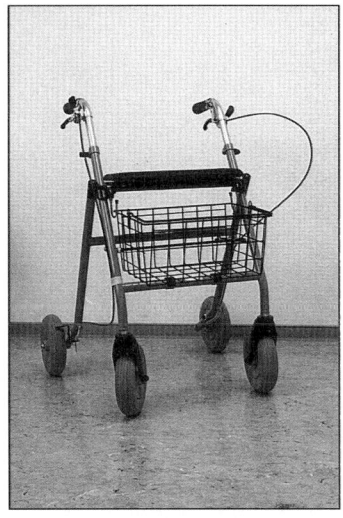

d

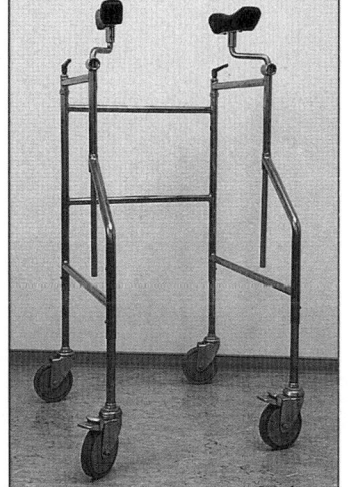

Abb. 6.**1a** Deltagehrad
Abb. 6.**1b** Gehbock mit und ohne Räder
Abb. 6.**1c** Gehwagen (Rollator) mit arretierbarer Bremse und Utensilienkorb
Abb. 6.**1d** Gehwagen mit Achselstützen (verleitet zum physiologisch und lern-psychologisch ungünstigen „Pseudogehen", wenn der Patient „eingehängt und geschaukelt" wird, obwohl seine Bewegungs- und Rumpfkontrolle noch nicht ausreichend ist.

e

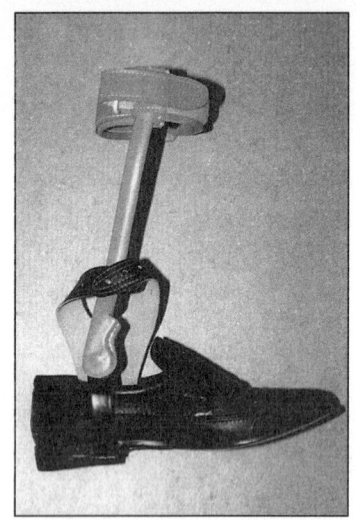

f

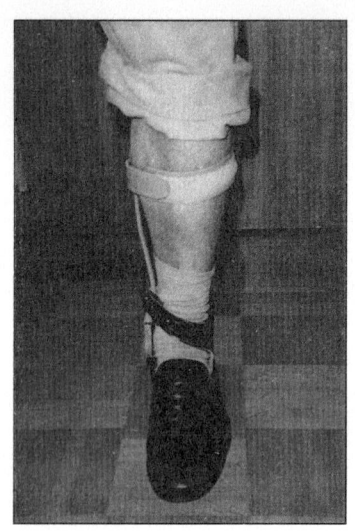

g

Abb. 6.1e, f Valenser-Schiene zur Unterstützung von Pronation und Dorsalflexion im oberen Sprunggelenk bei postapoplektischen Patienten

Abb. 6.1g Peronaeus-Schiene bei peripheren (schlaffen) Lähmungen der Fußheber

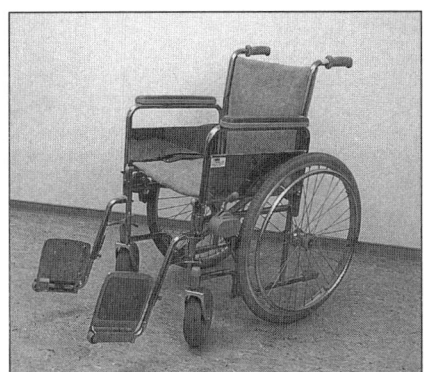

Abb. 6.**1h**
Standard-Rollstuhl (faltbar)

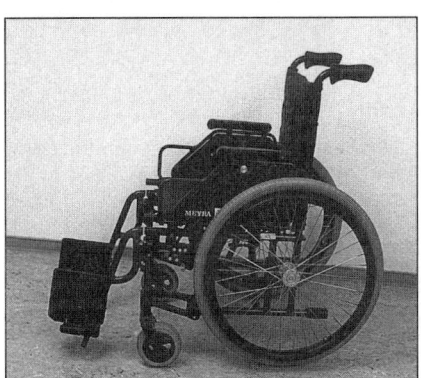

Abb. 6.**1i**
Leichtlauf-Adaptiv-Rollstuhl

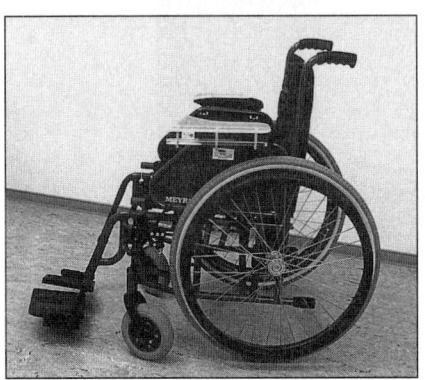

Abb. 6.**1j**
Leichtlauf-Adaptiv Rollstuhl
mit Therapietisch

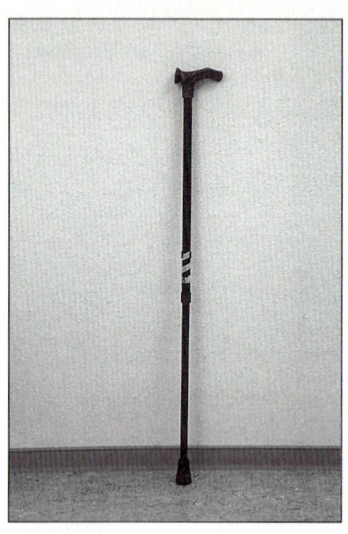

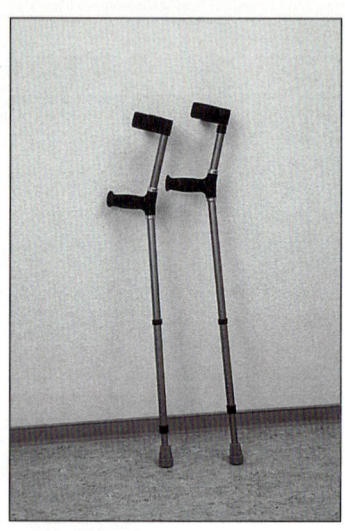

Abb. 6.1k Gehstock, höhenverstell-
bar und mit anatomisch geformtem
Handgriff

Abb. 6.1l Unterarm-Gehstützen

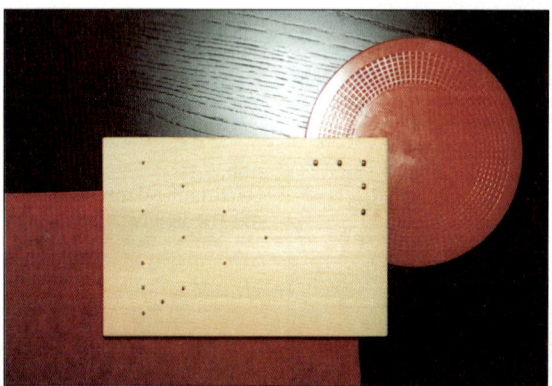

Abb. 6.1m Einhänder-Brettchen mit zwei verschiedenen Anti-Rutsch-Folien

n

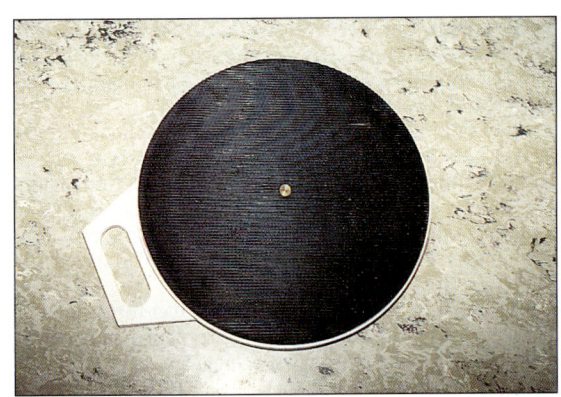

o

p

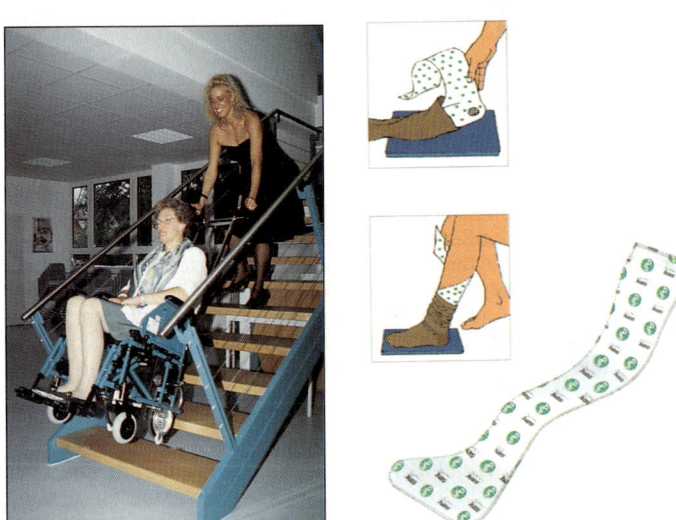

Abb. 6.**1n**   Drehbrett, ermöglicht Drehen eines stehenden Patienten, bei dem keine Gewichtsentlastung des Standbeines möglich ist

Abb. 6.**1o**   Scalamobil (Fa. Alber, Albstadt, mit freundlicher Genehmigung der Fa. Orthopädie-Technik Wenger, Esslingen)

Abb. 6.**1p**   Strumpfanziehhilfe Modell Slippie (mit freundlicher Genehmigung der Firma Juzo, Aichach)

Tab. 6.7 bietet Zahlen zur **Verordnungshäufigkeit** in der stationären geriatrischen Rehabilitation. Die Tabelle listet alle Hilfsmittel auf, die in der Geriatrischen Klinik Esslingen bei 596 nacheinander entlassenen Patienten verordnet wurden.

Die meisten der untersuchten Patienten waren vom Akutkrankenhaus zur geriatrischen Rehabilitation angemeldet worden, einige waren aber vor Rehabiliationsbeginn zu Hause oder in institutionalisierter Pflege (Pflegeheim oder Kurzzeitpflege). Viele hatten im Akutkrankenhaus oder vom Hausarzt schon Hilfsmittelverordnungen erhalten. Die aufgelisteten Hilfsmitelverordnungen sind also „Ergänzungsverordnungen".

Das **unausweichliche Dilemma der Hilfsmittelversorgung** liegt in der „unphysiologischen" Veränderung, die es für den normalen Ablauf von Bewegungen oder Verrichtungen mit sich bringt.

! Je mehr ein Hilfsmittel natürliche Bewegungs- und Handlungsabläufe verändert, desto sorgfältiger muß seine Indikation überdacht werden.

Die Hilfsmittelverordnung verlangt einigermaßen stabile funktionelle Verhältnisse, eine genaue Analyse des Patientenalltags und der Wohn- und Lebensverhältnisse sowie eine möglichst zuverlässige Prognose über den weiteren Verlauf. Die Funktionsdiagnostik steht dabei im Vordergrund, und nicht eine nosologische Einordnung.

Im **allgemeinen Bewußtsein der Akutmedizin und der Kostenträger** hat sich eine fachlich angemessene Sichtweise der geriatrischen (!) Hilfsmittelversorgung noch nicht durchgesetzt. Rollstühle werden z. B. ohne spezielle Anpassung verordnet, als passives Transportmittel fehlinterpretiert und nicht als Mittel zur selbständigen Mobilität. Analysen des Patientenalltags und des Wohnumfeldes sind in der stationären Akutmedizin nicht üblich oder werden dem ambulanten Bereich überlassen.

Oberflächliche Kostengesichtspunkte spielen hier unter dem Druck der Kostenträger bei den Verordnungen eine zu große Rolle. Oft werden in fachlich unkundiger und kurzsichtiger Weise nur die akut erforderlichen Anschaffungskosten gesehen, nicht die Kosten möglicher Folgeschäden. Die Hilfsmittelversorgung spielt sich in einem Grenzbereich zwischen üblichen Alltagsgegenständen und Alltagsverrichtungen, Pflegeerleichterungen und den medizinisch-therapeutischen Hilfen ab. Dient ein Hilfsmittel allein der Pflegeerleichterung, fällt es aus gesetzlichen Gründen nicht in den Zuständigkeitsbereich der Krankenkasse. Es muß direkten Bezug zum funktionellen Defizit und seiner therapeutischen Beeinflussung haben.

▬▬▬ Krankengeschichte

Herr Lettner (58 Jahre) wurde nach einer erfolgreichen stationären Rehabilitation nach Hause entlassen. Nach einem Schlaganfall mit linkseitiger Hemiparese, einem Neglect-Syndrom und einem Pusher-

Tab. 6.7 Hilfsmittelversorgung in der stationären Geriatrischen Rehabilitation

Untersuchung von allen im 1. Halbjahr 1994 entlassenen Patienten der Geriatrischen Klinik Esslingen.

596 stationäre Behandlungen von 587 Patienten, 391 Frauen, 196 Männer.
Arithmetisches Altersmittel 78 Jahre, 40,6 Tage durchschnittl. Aufenthaltsdauer.
Frauen: Durchschnittsalter 79 Jahre, 41,7 Tage durchschnittl. Aufenthaltsdauer.
Männer Durchschnittsalter 75 Jahre, 38,4 Tage durchschnittl. Aufenthaltsdauer.
Diagnosen, die zur Rehabilitation führten:

317	Patienten mit	Zustand nach Apoplex, Re-Apoplex, intrazerebraler Blutung.
161	Patienten mit	Zustand nach Fraktur, meist proximale Femurfraktur.
32	Patienten mit	Zustand nach Amputation.
23	Patienten mit	sonstigen Schäden des Bewegungsapparates.
54	Patienten mit	sonstigen Erkrankungen.

342 von 587 Patienten (= 58,3 %) erhielten ein oder mehrere Hilfsmittel verordnet.

Art des verordneten Hilfsmittels	Anzahl
Rollstuhl	151
Rollstuhltausch	23
Scalamobil	2
E-Fix	4
Rollstuhlrampe	2
Rollmobil, Gehwagen, Gehbock, Deltarad	65
Gehstock (Handstock)	52
4-Punkt-Stock	2
Unterarmgehstützen (ein Paar)	19
Unterarmgehstütze (eine)	3
Valenser-Schiene	2
Peronaeusschiene	3
Schuherhöhung	4
Badewannenlifter	76
Toilettenstuhl	61
Toilettensitzerhöhung	45
Haltegriffe, Stangen	34
höhenverstellbares Krankenbett	15
Unterschenkelprothese neu	2
Oberschenkelprothese neu	5
Prothesenänderung	4
Schwimmprothese	1
Kompressionsstrümpfe (1, 2 oder 4)	35

Nicht aufgeführt sind weniger aufwendige Einzelverordnungen wie Einhandbrettchen, Antirutschfolie, Griffverdickungen, Greifzangen, helfende Hand, Bettbügel, Bettgitter, Wasserhahnöffner, Bandagen, Tellerranderhöhungen, Sitzkissen, Schienenänderungen, Schienenaustausch.

Syndrom ist er auf ständige Hilfe durch die Ehefrau angewiesen, die während der Rehabilitation im „Handling" des Patienten geschult wurde. Herr Lettner kann sich jetzt mit Hilfe durch die Ehefrau und Eigenbeteiligung aus dem Rollstuhl umsetzen. Er ist auf einen Leichtlauf-Adaptiv-Rollstuhl angewiesen, den er im Gegensatz zu einem Standard-Rollstuhl selbständig manövrieren kann. Die Toilette ist zu schmal, als daß der Transfer Rollstuhl–Toilette dort von den beiden bewältigt werden kann. Also verodneten wir ihm einen fahrbaren Toilettenstuhl. Für die Körperreinigung ergab sich bei einem Hausbesuch noch die Notwendigkeit eines Duschhockers. Nach Einreichen der Rezepte bei der Krankenkasse ruft der Sachbearbeiter vorwurfsvoll den verschreibenden Klinikarzt an und moniert, daß der Patient „3 verschiedene Sitzgelegenheiten" verschrieben bekommen hätte. Der Sachbearbeiter kann in einem längeren Telefongespräch davon überzeugt werden, daß es sich nicht um „Luxusverordnungen" handelt, sondern daß alle Verordnungen wohlüberlegt und sinnvoll sind und dem Patienten ermöglichen, die verbliebenen Aktivitäten weiter auszuführen und dadurch zu erhalten.

Sicher wäre es in der aufgeführten Krankengeschichte auch möglich gewesen, den Patienten zu „windeln" und im Bett zu reinigen. Daß dies, sofern es vermeidbar ist, gegen die Lebensqualität und menschliche Würde geht, ist der erste Gesichtspunkt. Der zweite funktionell-therapeutische Gesichtspunkt ist es, daß der Patient bei der geplanten Versorgung das erreichte Ausmaß der Eigenaktivität erhalten und fördern kann. Seine Mitwirkung beim Umsetzen, die funktionellen Vorzüge des Sitzens gegenüber dem Liegen und die psychosozialen Effekte rechtfertigen den Hilfsmittelaufwand.

Die **Hilfsmittelindustrie** ist bei der Entwicklung und Namensgebung der Hilfsmittel einen unglücklichen Weg gegangen. Die Bezeichnungen sind nicht einheitlich, die Kostenstruktur ist nicht transparent. Hier muß die Geriatrie noch viel Aufklärungs- und Forschungsarbeit leisten.

Die Zielgruppe der Rollstuhlindustrie sind die jungen Behinderten, wenn man sich an den Prospekten der Firmen orientiert. Entsprechend fällt die Namensgebung aus. Da ist vom „Sportrollstuhl" die Rede, die technisch besseren und deutlich teuereren Modelle heißen „Fun", „Trend" oder „Primus". In den Gesprächen mit den Kostenträgern taucht nicht selten der Eindruck auf, diese Modelle seien für geriatrische Patienten doch nicht angemessen, diese würden doch wohl keinen Sport mehr treiben und müßten nicht „im Trend" liegen.

Neuerdings werden diese Rollstühle „Aktivrollstühle" genannt, außerdem werden in wechselnder Weise die Bezeichnungen „Leichtgewichtrollstuhl" und „Leichtlaufrollstuhl" benützt.

Die sogenannten **„Aktivrollstühle"** ermöglichen vielen geriatrischen Patienten erst eine selbständige Fortbewegung. Sie haben ein geringes Gewicht, sind leichter zu manövrieren, sind wendiger und sind vor allem auf unterschiedliche Sitzhöhen anzupassen. Sie sollten deshalb „Leichtlauf-Adaptiv-Rollstühle" genannt werden, um diese funktionell und medizinisch bedeutsamen Gesichtspunkte zu betonen.

Die Gruppe der Rollstühle, die von den technischen Eigenschaften zwischen Standard-Rollstühlen und den Leichtlauf-Adaptiv-Rollstühlen anzusiedeln sind, nennen wir „Leichtgewichtrollstühle".

Das Beispiel der Rollstuhlverordnung ist repräsentativ für den gesamten Bereich der Hilfsmittelversorgung. Es gibt hier zuviel unreflektierte Gewohnheiten und zuviel Beliebigkeiten. Solange die anstehenden Fragen nicht wissenschaftlich geklärt sind, ist eine fachlich fundierte Stellungnahme gegenüber der Öffentlichkeit und den Kostenträgern auch schwer.

Als generelle **Defizite der Hilfsmittelversorgung** kann festgehalten werden:
– kein einheitlicher Sprachgebrauch,
– Fehlen systematischer wissenschaftlicher Untersuchungen.
– wenig Daten zur Verlaufsbeobachtung, Compliance und Langzeitauswirkungen.

> **!** Die Hilfsmittelverordnung ist in weiten Kreisen der Medizin noch unzureichend, das gilt für die individuellen Verordnungen genauso wie für den allgemeinen wissenschaftlichen Kenntnisstand.

Da hier mit der demographischen Entwicklung und mit der weiteren Verbreitung geriatrischer Rehabilitation ein neuer Kostenschub auf das Gesundheitssystem zukommt, ist dieses Problem eine Aufgabe für die gesamte Geriatrie.

Operative Maßnahmen

Operative Maßnahmen an geriatrischen Patienten unterscheiden sich nicht grundsätzlich von den allgemeinen Prinzipien der Chirurgie.

Eine Reihe von **problematischen Faktoren** erfordert aber Beachtung bei Indikationstellung, Vorbereitung, Durchführung und Nachsorge:
• veränderte Symptompräsentation,
• häufig zerebrale Einschränkungen,
• multiple Begleiterkrankungen und Funktionseinschränkungen,
• Einschränkung der Funktionsreserven nicht direkt beteiligter Organe,
• erhöhtes Letalitätsrisiko in Abhängigkeit von Begleiterkrankungen und allgemeiner Vitalität,
• erhöhtes Komplikationsrisiko,
• reduzierte funktionelle Ergebnisse in Abhängigkeit von prämorbiden Funktionsdefiziten.

Die **Letalitätsziffern** bei Operationen belegen, wie der Fortschritt der Chirurgie älteren Menschen zugute gekommen ist. In den 40er und 50er Jahren betrug die Sterblichkeit bei operativen Eingriffen an geriatrischen

Patienten noch um die 50 %. Die modernen Operations- und Narkosetechniken haben dazu geführt, daß das Risiko von Wahleingriffen bei älteren Patienten heute nur geringfügig höher ist als bei jüngeren. Bei über 70jährigen Patienten werden für Elektiveingriffe (= Wahleingriffe, d. h. Zeitpunkt kann gewählt werden) insgesamt Letalitäten von 10–20 % angegeben. Für Gallenblaseneingriffe werden bei 50 bis 80jährigen Letalitätsraten von 5,3 % angegeben, die erst nach dem 80. Lebensjahr auf 15,9 % ansteigen.

Auch die Erhöhung der Lebenserwartung trägt zu einer veränderten Sichtweise bei. Eine 70jährige Frau hat heute eine 14jährige statistische Lebenserwartung.

! Keine Operation darf allein wegen eines hohen Alters verweigert werden.

Nicht das kalendarische Alter, sondern Multimorbidität und präoperative Funktionseinschränkungen bestimmen das Vorgehen. Das gilt auch für große chirurgische Eingriffe z. B. am Herzen.

Die **Hierarchisierung** (Prioritätensetzung) der gesundheitlichen Störungen und ihrer operativen Behandlung richtet sich bei Wahleingriffen wie bei allen therapeutischen Interventionen nach der somatischen und funktionellen Prognose, die zu dem Risiko des Eingriffs in einem akzeptablen Verhältnis stehen muß. Dabei spielt die Entscheidung des Patienten eine wichtige Rolle. Heilungschancen, funktionelle Besserungsmöglichkeiten und die Lebensqualität sind entscheidende Gesichtspunkte beim Entschluß zu einer Elektivoperation.

Zu **Wahloperationen im Alter** kommt es oft bei
– Karzinomen,
– Katarakten,
– Gallenblasenerkrankungen,
– Gelenkerkrankungen,
– Herz- und Gefäßerkrankungen,
– Leistenbrüchen,
– Prostataerkrankungen,
– Rektalprolaps,
– Urininkontinenzen.

Anders ist die Situation bei den **Notfalloperationen**, also den absolut und dringlich erforderlichen Eingriffen. Hier erfordert das akute Krankheitsbild ein sofortiges Handeln, ohne daß neben der Lebensbedrohung weitere Indikationserwägungen angestellt werden müssen.

Notfalloperationen im Alter sind häufig bei
– Hüftfrakturen und anderen Frakturen,
– eingeklemmten Hernien,
– Gallenblasenerkrankungen,
– Ileus,
– Appendizitis,
– Gefäßverschlüssen.

Bei Notfalloperationen ist die **perioperative Letalität** 2- bis 4mal größer als bei Wahleingriffen. Daraus ergibt sich die Folgerung, bei einigen Erkrankungen mit niedriger elektiver Operationsletalität und hoher Notfalletalität bei entsprechender Indikation die Wahloperation anzustreben. Dies gilt z. B. für Aortenaneurysmen und Inguinalhernien.

Für die **Abschätzung der Operationsrisikos** in Abhängigkeit von den Begleiterkrankungen gibt es verschiedene Skalen, in denen der Risikobeitrag der Einzelerkrankungen zu einem Gesamtrisiko verrechnet wird.

Bei der Abschätzung des Operationsrisikos spielen folgende Faktoren eine Rolle:
- Alter über 70 (oder 80) Jahre,
- Herzinfarkt in den letzten 6 Monaten,
- Zeichen von Herzinsuffizienz,
- KHK und Herzrhythmusstörungen,
- insulinpflichtiger Diabetes mellitus,
- manifeste Gefäßerkrankungen,
- zerebrale Insuffizienzzeichen,
- dekompensierte Niereninsuffizienz,
- stark reduzierter Ernährungsstatus,
- Bettlägerigkeit aus nicht-kardialen Gründen,
- Leberinsuffizienzen,
- starke Lungenfunktionseinschränkungen,
- Blutbildveränderungen und Bluteiweißveränderungen,
- Notfallsituation.

Die **Fülle der operationsrelevanten Vorbedingungen** erfordert ein umfassendes präoperatives Assessment, bei dem die Risikofaktoren erfaßt werden und ein Plan erstellt wird, wie diese zu reduzieren sind. Dabei ist wegen der alterstypischen Veränderungen, der atypischen Symptomenpräsentation, der Bedeutung der Funktionsparameter und der Bedeutung der psychosozialen Faktoren für den weiteren Verlauf geriatrisches Wissen gefragt.

Eine **Reihe von Maßnahmen senkt das perioperative Risiko:**
- Behandlung oder Neueinstellung von Herzkrankheiten, Lungenerkrankungen, Diabetes mellitus, arterielle Hypertonie,
- Normalisierung des Ernährungszustandes, wobei der Ausgleich von Unterernährung wichtiger ist als der Abbau von Übergewicht,
- Ausgleich einer Exsikkose oder einer Elektrolytstörung,
- Ausgleich von pathologisch veränderten Blutparametern (Hämoglobin, Albumin, Gerinnung),
- Atemgymnastik und Einstellen des Rauchens,
- psychosoziale Vorbereitung durch Angstminderung, Motivation,
- Vorbereitung der zu erwartenden pflegerischen oder rehabilitativen Maßnahmen,
- medikamentöse Umstellungen (Marcumar, Kortison, L-Dopa etc.),
- spezielle Maßnahmen wie Gebißsanierung, Hörhilfen,
- allgemeine Kräftigung durch körperliches Training.

Um möglichst viele dieser Maßmahmen effektiv durchführen zu können, ist eine enge Vernetzung zwischen allen pflegerisch, ärztlich und funktionell-therapeutisch Tätigen und ein guter Zeitplan erforderlich.

Die im folgenden aufgeführten präoperativen Maßnahmen spielen in der Geriatrie eine größere Rolle als bei jüngern Patienten.

Psychopathometrische Testung kann einen wichtigen Beitrag zur Frage leisten, in welchem Umfang kognitive Probleme nach der Operation zu erwarten sind. Dabei spielen neben den Testergebnissen anamnestische Angaben der Familie, pflegender professioneller Helfer und des Hausarztes eine wichtige Rolle.

Die Frage der **häuslichen pflegerischen Ressourcen** sollte von Beginn an abgeklärt werden.

Funktionell-therapeutische Übungen können schon vor der Operation zu erwartende Defizite berücksichtigen. Wenn nach der Operation die Benützung von Gehhilfen zu erwarten ist, hat es sich als günstig erwiesen, den Umgang damit schon präoperativ zu üben. Vor Amputationen können schon Stehübungen und Transferübungen im Hinblick auf die Prothesenversorgung gemacht werden.

Ein **Ausgleich von Fehlernährung** verringert ebenfalls die Häufigkeit späterer Komplikationen. Hypalbuminämie verdoppelt das Infektionsrisiko und verzehnfacht die Letalität. Ein Körpergewicht unter 80 % des Idealgewichtes ist häufiger als allgemein angenommen, ist ein Indikator für Unterernährung und damit für eine schlechte postoperative Prognose und sollte möglichst präoperativ angegangen werden.

Um bei **Eingriffen mit einem hohen Blutverlust** und Bluttransfusionsbedarf das Infektionsrisiko (AIDS) zu vermeiden, ist eine Eigenblutspende zur Vorbereitung einer autologen Hämotransfusion möglich. Die Patienten sollten auf diese Möglichkeit aufmerksam gemacht werden.

Der Operateur stellt die **endgültige Indikation** und entscheidet über die Art der durchzuführenden Operation, der Anästhesist entscheidet über das Narkoseverfahren. Dabei spielen präoperative Gesichtspunkte auch bei der Auswahl der Operationsmethode eine Rolle. Bei hohem Alter wählt man z. B. eher eine zementierte TEP, die eine sofortige Vollbelastung und Mobilisation ermöglicht. Eine zementfreie Endoprothese erfordert anfangs eine dosierte Entlastung und eine stufenweise Mehrbelastung, die viel Aufmerksamkeit und Körperbeherrschung verlangt und bei vielen geriatrischen Patienten nicht zuverlässig möglich ist.

Der Patient muß in vielen Fällen darauf vorbereitet werden, daß ein postoperativer Aufenthalt auf der Intensivstation erforderlich wird mit mehrfachem Wechsel der Umgebung und der Bezugspersonen. Auf Einzelheiten der präoperativen Diagnostik und der Operationsdurchführung soll hier nicht eingegangen werden.

Die **frühzeitige Mobilisation** ist der Schlüsselbegriff in der postoperativen Phase. Chirurgische Techniken bei der Versorgung der proximalen Femurfrakturen, die eine frühe Mobilisierung erst ermöglichten, haben zu einem dramatischen Rückgang der Sterblichkeit geführt. In den Zeiten, als vor Einführung der Osteosynthese die Patienten mit

Schenkelhalsfrakturen noch 6 Wochen in einem Streckverband liegen mußten, starben 35 – 40 %, meist an einer Pneumonie. Die Sterblichkeit sank nach Einführung der Totalendoprothesen auf 5–7 %.

❗ Die wichtigste postoperative Maßnahme ist die Vermeidung einer längerdauernden Immobilität.

Bei früher Mobilisierung entwickeln die Patienten ein weniger stark ausgeprägtes Krankheitsverhalten und weniger Versorgungsansprüche, ihr Alltag nähert sich schneller der Normalität.

Zur **Vermeidung von postoperativen Komplikationen** sind zusammenfasssend folgende Maßnahmen angezeigt:
- frühzeitige Mobilisierung,
- frühe und intensive Atemgymnastik und Pneumonieprophylaxe,
- sparsame Infusionsmengen,
- Thromboseprophylaxe (Heparin, TED-Strümpfe, Bettgymnastik),
- frühzeitige orale Ernährung,
- sowenig sedierende Medikamente wie möglich,
- Urin-Katheter so kurzzeitig wie möglich,
- angemessene Lagerung und Dekubitusprophylaxe,
- regelmäßige Hautkontrolle,
- kognitive Anregung und menschliche Zuwendung,
- frühzeitige Überprüfung des Rehabilitationsbedarfes,
- frühzeitige Einbindung in den normalen Alltag.

Krankengymnastik

Einschränkung der Mobilität und selbständigen Bewegungsfähigkeit ist die Folge vieler Krankheiten des geriatrischen Patienten. Dadurch verringert sich der Raum der aktiven Lebensgestaltung, die Stimuli der Umwelt werden seltener, soziale Kontakte nehmen ab. Immobilität bringt die Gefahr der kognitiven und emotionalen Deprivation (Reizverarmung) mit sich, und das Gefühl, nicht mehr dazuzugehören, den anderen nur eine Last zu sein, die bewegt werden muß und sich nicht mehr alleine bewegen kann.

Nach der **EDV-gestützten Dokumentation der Geriatrischen Klinik Esslingen** benennen ca. 70 % aller Patienten, nach ihrem persönlichen Rehabilitationsziel befragt, „Gehen lernen" als vordringliches Ziel. Hierbei erwarten sie vor allem von der Krankengymnastik Hilfe. „Bekomme ich auch viel Heilgymnastik?" ist eine häufig gestellt Frage. Daß Selbständigkeit mehr ist als „laufen können" und dementsprechend Rehabilitation mehr als „laufen lernen" ist ein Lernprozeß (bei Therapeuten und Patienten und Angehörigen).

Die **Aufgabe der Krankengymnastik** ist die Rückgewinnung, Verbesserung und Erhaltung der Selbständigkeit im Bereich der Köperbewegungen und der Lokomotion.

Lokomotion ist mehr als „Gehen". Der Begriff bezeichnet die Veränderung der Körperlage und Körperposition im Raum, beginnt bei der

Kontrolle von Kopf, Rumpf und Extremitäten, führt von der Lageveränderung im Liegen stufenweise über das Sich-aufsetzen, das Sitzen, Aufstehen und Stehen zum Gehen bis hin zum Treppensteigen und der Teilnahme am Straßenverkehr.

! Der untrennbare Zusammenhang zwischen Wahrnehmung, Denken
und Bewegung verbietet jede Beschränkung der Krankengymnastik
auf den isoliert betrachteten Bewegungsablauf.

Wahrnehmungsstörungen und kognitve Einschränkungen müssen in den krankengymnastischen Therapieprozeß, der für den Patienten und auch den Therapeuten ein Lernprozeß ist, miteinbezogen werden. Aus diesem Ansatz ergibt sich in der Geriatrie die zwingende Ver-
koppelung von krankengymnastischer Diagnose und Therapie mit den
anderen Fachgruppen des Therapeutischen Teams (Abb. 6.**2**).

Krankengymnastik ist ein eigener **Berufszweig** mit fachspezifischen Kenntnissen und Fertigkeiten. Seine Stellung in der Geriatrie ist
zentral und unverzichtbar. Die beiden häufigsten Krankheitsbilder, die
Patienten nach Apoplex und diejenigen nach Sturz mit Frakturen, haben
wesentliche Defizite in der Mobilität und benötigen eine individuelle
krankengymnastische Diagnostik und Therapie.

Es gibt in der Krankengymnastik eine **Fülle verschiedener Methoden und Konzepte,** die sich meist empirisch entwickelt haben und
von den Vertretern der einzelnen Schulen teilweise dogmatisch verabso-
lutiert werden. Das hilft keinem Patienten. Keine krankengymnastische
Methode kann beanspruchen, das gesamte Spektrum der geriatrischen
Bewegungsstörungen angemessen zu erfassen und zu behandeln.

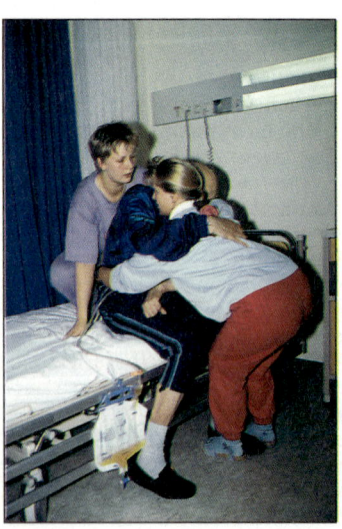

Abb. 6.**2** Gleichzeitige Behandlung
eines Postapoplexpatienten mit Hemiparese, Pusher-Syndom und Hemineglect-Syndrom durch Krankengymnastin und Ergotherapeutin

Außerdem ist unser Wissen in ständigem Fluß. Jedes Konzept muß bemüht sein, sich ständig zu hinterfragen, sich an neue Erkenntnisse aus allen Bereichen anzupassen.

Das **24-Stunden-Konzept nach Bobath** hat sich in den meisten Kliniken, die sich mit der Apoplex-Rehabilitation beschäftigen, zur Behandlung der spastischen Bewegungsstörung durchgesetzt. Ziel der Krankengymnastik nach dem Bobath-Konzept ist die Rückgewinnung möglichst physiologischer Bewegungsabläufe. Spastische Massenbewegungen sollen gehemmt, physiologische Bewegungen angebahnt („fazilitiert") werden, der Partient soll seine Körpermitte und Symmetrie wiederfinden und die spastisch gelähmten Körperteile in die gesamte Sensomotorik wieder einbeziehen.

In manchen Lehrbüchern und Artikeln über das Gehenlernen nach Apoplex wird die Ansicht vertreten, jede Form von Gehen sei besser als nicht zu gehen. Der Patient brauche diese Erfahrung als seelische Stütze und zur funktionellen Verbesserung.

! Die Ansicht, gehen um jeden Preis, egal wie, sei in der Rehabilitaion angezeigt, ist falsch und für den Patienten schädlich.

Der **spontane Impuls bei Schädigung** einzelner Körperteile ist die Schonung des „kranken" Teiles und die Übernahme der vollen Funktion durch die „gesund gebliebenen" Körperabschnitte. Dieser Ansatz führt zu einer kompensatorischen Rehabilitation, zur Vernachlässigung und vollends zur Schädigung der übermäßig geschonten und zu Überlastungsschäden der übermäßig belasteten Gliedmaßen.

Letztendlich führt **kompensatorisches Vorgehen** zu einer funktionellen Einschränkung. Fehlbelastungen und Langzeitschäden sind die Folgen. Die 7 Millionen Schritte, die wir Menschen brauchen, um sicher gehen zu lernen, legen wir zwar ohne fachliche Anweisung zurück, aber dabei haben wir auch ein intaktes Nervensystem.

Das **Ziel des Bobath-Konzeptes** ist durch die Hemmung der spastischen Bewegungsstörung die Integration der geschädigten Abschnitte, die symmetrische Einbeziehung der geschädigten Seite. Es wurde empirisch entwickelt und geprägt von der Physiotherapeutin Berta Bobath. Ihr Ehemann, der Neurologe Karel Bobath, hat die Entstehung wissenschaftlich begleitet.

Berta Bobath hatte bei der Behandlung eines spastisch gelähmten Patienten beobachtet, daß sich die Spastik durch Veränderung der Körperhaltung, durch bestimmte Bewegungen und durch Manipulationen an verschiedenen Körperabschnitten beeinflussen ließ. Sie hat diese Beobachtung in therapeutische Handlungen umgesetzt. Zuerst in der Behandlung zerebralparetischer Kinder, später zunehmend in der Therapie hemiparetischer Patienten nach lokalisierten Hirnschädigungen, hat sich das Bobath-Konzept vielfach klinisch bewährt.

Es fehlen noch kontrollierte klinische Studien, die die Überlegenheit dieses Konzeptes über andere Methoden in der Behandlung der Hemiplegie nachweisen. Nach unserer Erfahrung sind die klinischen Belege für die Wirksamkeit des Bobath-Konzeptes in Diagnose und Therapie der spastischen Bewegungsstörung unmittelbar evident und im klinischen Alltag jederzeit zu überprüfen.

Dem Bobath-Konzept kann sicher **kein Ausschließlichkeitsanspruch** zugeteilt werden. Dafür ist das Konzept wissenschaftlich bisher zu wenig untersucht, zu fragmentarisch und in seinen theoretischen Begründungen vielfach zu unausgereift. Im Kapitel über den Apoplex (Kapitel 7, S. 238 f.) gehen wir kurz auf die Grenzen des Bobath-Konzeptes ein.

Das Bobath-Konzept ermöglicht die **aktive Beteiligung des Patienten** an allen Bewegungsabläufen im Alltag. Er ist nicht nur passiver Empfänger, sondern aktiver Gestalter seines Körpers, seiner Haltungen und Bewegungen. Es bedarf aber einer intensiven Schulung und einer Übertragung der Bewegungsabläufe in den Alltag.

Nach dem Apoplex sind die motorischen Zentren des Zentralnervensystems nachhaltig gestört. Ohne fachliche Einmischung entwickeln die Patienten kompensatorische Bewegungsabläufe mit maximaler Anstrengung der gesunden Seite. Dies führt zu einer deutlichen Steigerung der Spastik. Die vermehrt entstehenden undifferenzierten Massenbewegungen sind funktionell ungünstig und verhindern die Rückgewinnung der gezielt dosierten Bewegungen.

Es ist nicht ausreichend, diese Prinzipien nur in der krankengymnastischen oder ergotherapeutischen Therapieeinheit anzuwenden, sie müssen übertragen werden in den Alltag, alle Beteiligten müssen über die Grundzüge dieses Konzeptes Bescheid wissen. Nur so ist eine einheitliche Vorgehensweise sichergestellt, die es dem Patienten ermöglicht, möglichst physiologische Bewegungsabläufe neu zu erlernen.

Der Bobath-Ansatz kann und muß als **24-Stunden-Konzept** in alle anderen Fachbereiche übernommen werden. Nur so können sich Bewegungsabläufe neu einprägen. Für den Pflegebereich bietet das Bobath-Konzept Pflicht und Möglichkeit, jede Lokomotion als therapeutische Handlung zu gestalten und die Impulse der Krankengymnastik in den Patientenalltag zu übertragen.

> **!** Entscheidend sind nicht die Leistungen des Patienten in der Therapieeinheit, sondern die Übernahme des neu Gelernten in die alltäglichen Abläufe. Dieser Prozeß ist nicht zuerst ein motorisch-funktionelles Geschehen, sondern ein psychodynamischer Prozeß. Das neu Angebotene muß innerlich akzeptiert werden und in die eigene Person integriert werden. Das ist genau die Stelle, an der viele funktionell-übende Therapien scheitern. Man erzeugt Trainingsweltmeister, die in der Arena des Alltags unverändert bleiben.

Der **Ablauf der Krankengymnastik** findet in der Apoplexrehabilitation im wesentlichen in Einzelsitzungen statt, für ausgesuchte Patienten sind zusätzlich auch speziell konzipierte Gruppensitzungen möglich. Neben den Apoplexpatienten fordern auch die meisten anderen Krankheitsbilder den gezielten Einsatz der Krankengymnastik. Der

Krankengymnast führt seine Therapie in eigener fachlicher Kompetenz durch.

Eine **ärztliche Diagnose** ist Voraussetzung für krankengymnastische Therapie. Der Arzt entscheidet über die Indikation zur Krankengymnastik, nachdem er Krankheiten ausgeschlossen hat, bei denen Krankengymnastik oder bestimmte Methoden der Krankengymnastik (!) kontraindiziert sind. Dazu muß er die angewendeten Methoden natürlich im Detail und in ihren Auswirkungen kennen.

Der Arzt legt **Zielsymptome** fest, er stellt die Indikation und Kontraindikation fest, verordnet bei entsprechender Kenntnis eine bestimmte Methode, kann dem Krankengymnasten aber auch fachliche Freiheit in der Wahl der Methode lassen, wenn er in der Lage ist, Verlauf und Ergebnis zu kontrollieren.

Geriatriespezifisch ist die limitierte Belastbarkeit des geriatrischen Patienten und die Beeinflussung seiner Bewegungsfunktionen duch multiple Erkrankungen und Behinderungen.

Begleitende Behinderungen und Erkrankungen müssen berücksichtigt werden. Neurogene Bewegungstörungen werden überlagert und verstärkt durch arthrogene Schäden, tendinöse und muskuläre Defizite, durchblutungsbedingte Belastungsgrenzen. Außerhalb des Bewegungsapparates spielen sensorische Einschränkungen von Sehen, Hören, Lage- und Bewegungssinn eine wichtige Rolle. Kognitive Störungen von Aufmerksamkeit und Gedächtnis interferieren mit den Bewegungen, umschriebene neuropsychologische Störungen beeinflussen ebenfalls die Sensomotorik. Emotionale Störungen wie Depression, Regression und Versorgungsanspruch blockieren Bewegungsimpulse.

Vor allem die ständige Gefahr der kardiopulmonalen Dekompensation erfordert die enge Abstimmung der krankengymnastischen Therapie mit dem Arzt.

Physikalische Therapie

Die **physikalische Therapie** mit verschiedenen Formen von Massagen, der Anwendung von Wärme und Kälte, Bädern und andern Maßnahmen wie Strom und Ultraschall ist aus dem Spektrum der Rehabilitation und damit der Geriatrie nicht wegzudenken. Viele akute und chronische Krankheitszustände lassen sich durch physikalische Kräfte positiv beeinflussen.

Voraussetzung einer rationalen physikalischen Therapie sind genaue Kenntnisse der Wirksamkeit verschiedener Maßnahmen bei bestimmten Indikationen. „Rationale Therapie" soll bedeuten, daß Ausgangsbefund, Indikation der Maßnahme und ganzheitliche therapeutische Zielsetzung konkret aufeinander bezogen sind.

Die **wissenschaftliche Datenlage** ist im Bereich dieser Anwendungen oft unzureichend. Wir stützen uns bei unseren Ausführungen auf klinische Erfahrungen in der geriatrischen Rehabilitation.

In der **öffentlichen Diskussion der physikalischen Therapie** haftet vielen Maßnahmen der Makel der „Passivität" an. Sie leiden unter der allgemeinen Einschätzung, sie seien auf Dauer wirkungslos und lediglich angenehm. Der Patient sei hierbei bloßer „Genießer". Der spöttische Satz „Morgens Fango, abends Tango" drückt dieses Vorurteil aus.

Die Patienten der Geriatrie stehen nicht unter dem Verdacht, sie wünschten sich eine Rehabilitationsmaßnahme ohne hinreichenden Grund. Sie sind meist so deutlich von gesundheitlichen Einschränkungen betroffen, daß auch die Wirkung physikalischer Therapien bei ihnen klarer zutage tritt als bei Jüngeren.

Selbst wenn **„bloßes" Wohlbefinden** der Effekt einer Maßnahme ist, genügt dies zur Rechtfertigung ihrer Anwendung bei funktionell schwer betroffenen Patienten. Sie brauchen jedes erreichbare Quentchen Wohlbefinden, um daraus Kraft für eigenen Bemühungen zu schöpfen. Wer seiner selbständigen Beweglichkeit beraubt ist, für den hat die Lockerung der Muskulatur durch eine Massage eine ungleich höhere Bedeutung als für einen Menschen, der genügend Eigenaktivität hat, um selbst etwas für seine Entspannung zu tun.

> **!** Geriatrische Patienten haben durch ihre funktionellen Einschränkungen die Fähigkeit verloren, selbst für körperliche Entspannung und körperlich vermitteltes Wohlbehagen zu sorgen. Bei ihnen sind auch „passive" Maßnahmen von hoher gesundheitlicher Bedeutung und stehen gleichberechtigt neben „aktiven" übenden Maßnahmen.

„Passive" physikalische Verfahren schaffen einen günstigen körperlichen und seelischen Ausgangszustand, um aktiv mit dem eigenen Körper arbeiten zu können. Der Mensch im Alter hat das Recht, nicht nur auf „Leistung" festgelegt zu werden. Er darf und muß Wohlbehagen erleben und genießen.

Die **positiven seelischen Auswirkungen** der intensiven körperlichen und menschlichen Zuwendung, die mit vielen physikalischen Therapien verbunden ist, können im klinischen Alltag der geriatrischen Rehabilitation täglich eindrücklich erlebt werden (Abb. 6.**3**).

Viele Ältere mußten die wohltuende Wirkung körperlicher Berührung und Zärtlichkeit lange Zeit entbehren. Wenn sie jetzt bei einer Massage, einem medizinischen Bad oder einer „Heißen Rolle" hautengen Kontakt mit den Therapeuten erleben, erfahren sie eine seelisch hochwirksame Aufmerksamkeit und Zuwendung.

> **!** Physikalische Verfahren mit engem Hautkontakt sind effektive Mittel zur Verbesserung von Stimmung, Motivation und Lebensmut.

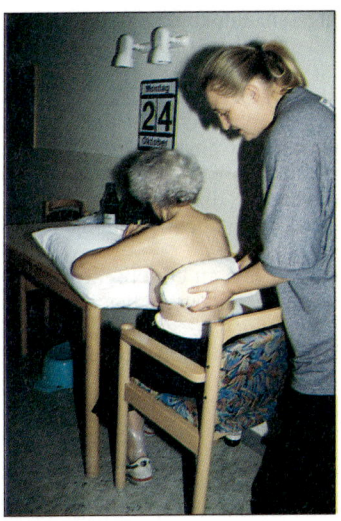

Abb. 6.3   Behandlung einer Patientin mit vertebragenen Beschwerden im Rahmen der physikalischen Therapie mit einer „Heißen Rolle"

In der **Schmerzbehandlung** kann durch nebenwirkungsarme physikalische Maßnahmen die medikamentöse Belastung verringert werden.

Die **Kombination physikalischer Verfahren** vermag ihre Wirksamkeit so zu steigern, daß klinisch unmittelbar zu beobachtende Effekte entstehen. Ein Beispiel für diesen summativen Effekt verschiedener physikalischer Prinzipien ist die Kombination von Ultraschall, Mittelfrequenz-Elektrotherapie und perkutan resorbierbaren analgetischen Gels und Emulgationen in der Behandlung von Schmerzzuständen an Knochen und Bindegeweben (Phonophorese plus Elektrotherapie).

Neben den üblichen **Massagen** zur Lockerung und Durchblutungssteigerung der Muskulatur sind im Bereich der Geriatrie die Kolonmassage und die manuelle Lymphdrainage von großer Bedeutung.

Viele Ältere leiden unter **Obstipation**, zumal bei Immobilisation. Stark wirkende Laxantien sind z. B. bei diuretisch behandelten Patienten mit labiler Elektrolytsituation nicht ohne Gefahr. Die Kolonmassage kann die Verdauung verbessern und Laxantien einsparen oder vermeiden helfen.

Lymphabflußstörungen sind sehr häufig nach Frakturen an Hüfte und Knie und bei Hemiparese. Sie belasten den Patienten psychisch, schränken Bewegungsmöglichkeiten ein, verursachen Schmerzen, belasten die Trophik der Haut und sind Wegbereiter für Ulzera und Entzündungen. Die manuelle Lymphdrainage mit sachgemäßer Kompressionsbehandlung ist ein wirkungsvolles Mittel zur Reduktion von Ödemen.

Unbehandelt führen Ödeme über Eiweißablagerungen im Gewebe zu Verhärtungen und Kontrakturen, also zu langfristigen Schäden mit hoher funktioneller Relevanz. Diese Folgeschäden können durch manuelle Lymphdrainage mit Kompressionstherapie bei langfristiger Anwendung (!) verhindert werden.

Die Kontraindikationen sind manifeste Herzinsuffizienz und jede akute Entzündung und Thrombose im Massagebereich.

Die **Fußpflege** gehört zum Spektrum der physikalischen Therapien. Viele ältere Patienten können aufgrund ihre eingeschränkten Beweglichkeit von Rumpf und Extremitäten ihre Füße nicht mehr selbst pflegen. Die präventive Bedeutung der Fußpflege beim Diabetiker und Patienten mit AVK ist unbestritten.

Die modernen **Elektrotherapiegeräte** bieten eine breite Palette von Applikationsformen mit nachgewiesener analgetischer Wirkung. Auch Durchblutungssteigerungen im Hautbereich lassen sich erreichen. Besondere Formen der elektrischen Muskelstimulation sind angezeigt bei atrophisierenden Prozessen.

Kälteapplikationen sind bei akut entzündlichen Erkrankungen und akuten geschlossenen Weichteilverletzungen von nachweisbarer Wirksamkeit.

Wärme in vielen Formen (Fango, Heiße Rolle, Heusack, Mikrowelle, Heißluft, medizinisches Bad) lockert Muskelverspannungen und bessert die dadurch verursachten Schmerzen.

Die breite Palette der **medizinischen Bäder** soll hier nur kursorisch erwähnt werden. Baden ist ein ursprüngliches Erlebnis, es kann neben seiner physikalischen Wirkung tiefsitzende Erlebnisqualitäten der Kindheit aktivieren. Nach dem Kirchenlehrer und Philosophen Thomas von Aquin gibt es zwei Mittel gegen die Traurigkeit – Baden und Schlafen.

Das **Bewegungsbad** ermöglicht Bewegungen in einem neuen Milieu unter partieller Aufhebung der Schwerkraft. Es vereinigt übende Elemente und Erlebniselemente. Patienten, die unter der Wirkung der Schwerkraft Körperabschnitte nicht richtig belasten können, haben hier zusätzliche Bewegungsmöglichkeiten. Besonders in der Rehabilitation der Parkinson-Patienten spielt die stimulierende Wirkung des Bewegungsbades eine besondere Rolle.

Ergotherapie

Um es etwas leger auszudrücken: **Ergotherapie** macht das im Schulter-Arm-Hand-Bereich, was die Krankengymnastik an den Beinen macht. Der Rumpf gehört bei beiden notwendigerweise dazu. Die Ergotherapie arbeitet in der Apoplexrehabilitation nach denselben Prinzipien, die wir gerade im Abschnitt über die Krankengymnastik beschrieben haben.

Spezifisches Element der Ergotherapie ist eine besonders enge Beziehung der motorischen Funktionen zu Alltagshandlungen und Wahrnehmungsprozessen. Diese mehr tendentiellen als grundsätzlichen Unterschiede haben sich in beiden Berufsgruppen in der Apoplexrehabilitation in dieser Weise historisch entwickelt. Eine Entwicklung, die natürlich noch im Gange ist und in den verschiedenen Kliniken sicherlich etwas unterschiedlich abläuft.

Die **Bedeutung der Wahrnehmungsprozesse** ist natürlich nicht an die Berufsgruppe gebunden, auch die krankengymnastische Arbeit nach Bobath muß in gleicher Weise Störungen der Wahrnehmung auf den unterschiedlichen Ebenen berücksichtigen. Sensorik und Motorik gehören so eng zusammen, daß sie in der täglichen Arbeit nicht sinnvoll getrennt werden können. Wer Arm oder Bein nicht fühlt, wird wenig Erfolg damit haben, die motorische Kontrolle darüber zurückzugewinnen.

Die **oberen Extremitäten** liegen besonders im ergotherapeutischen Aufgabenfeld. Mobilisierung und Tonusregulierung von Rumpf, Schulterblatt, Schulter, Arm und Hand sind Schwerpunkte der Arbeit. Rückgewinnung der Rumpfkontrolle und Feinmotorik sind die Ziele.

Der direkte **Bezug der Ergotherapie zu den Alltagsverrichtungen** ergibt sich aus der historischen Wurzel des Fachgebietes in der Beschäftigungstherapie und Arbeitstherapie. Arbeitstherapie spielt in der Geriatrie im Hinblick auf die Lebensplanung der meisten geriatrischen Patienten eine geringere Rolle. An ihre Stelle tritt die Planung und Übung der Haushaltsführung.

Beschäftigungstherapie im Sinne von handwerklichen Arbeiten wie Körbeflechten, Weben etc. erscheint uns bei komplexen motorisch-funktionellen Störungen nur sehr selten angezeigt zu sein. Die meisten Patienten brauchen eine Einzeltherapie mit ständiger Beobachtung und Anleitung, Fazilitierung der Bewegungen und Korrektur durch den Therapeuten. Wie in der Krankengymnastik werden ganze Bewegungsabläufe und einzelne Bewegungssegmente untersucht und übend durchgeführt (Abb. 6.**4**).

Der häufige **Bezug der Bewegungen zu Alltagsaktivitäten** hat seinen Sinn darin, daß wir die einzelnen Bewegungen ja auch nicht iso-

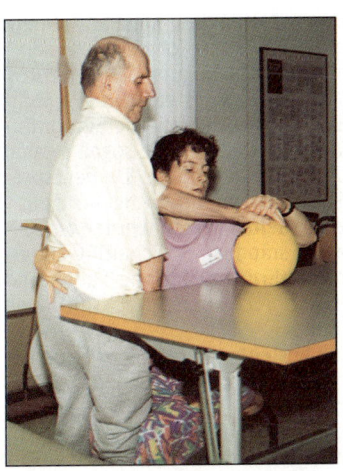

Abb. 6.4 Behandlung eines Postapoplexpatienten in der Ergotherapie

liert erlernt haben, sondern diese in unseren Bewegungszentren im Zusammenhang mit Alltagsfunktionen abgespeichert sind und vielleicht auch wieder leichter zugänglich werden, wenn sie in diesem Zusammenhang geübt werden.

Im Bereich der **Aktivitäten des täglichen Lebens** führen die Ergotherapeuten in Zusammenarbeit mit der rehabilitativen Pflege Anziehtraining und Waschtraining durch.

Auch Aufgaben im Bereich der **neuropsychologischen Diagnostik und Therapie** können von Ergotherapeuten in Zusammenarbeit mit Arzt und Neuropsychologen übernommen werden (vgl. Kapitel 3 „Geriatrisches Assessment" S. 58 ff. und 107 ff.). Im Bereich der Apraxien, der räumlich-konstruktiven Störungen, der Aufmerksamkeitsstörungen, des Pusher-Syndroms und des Neglect-Syndroms sind Diagnostik und Therapie noch im Fluß. Aus der ergotherapeutischen Praxis können wesentliche Impulse kommen, mit denen die Ergebnisse psychopathometrischer Testverfahren auf Alltagsrelevanz überprüft werden können.

Die **Anpassung und das Training mit Hilfsmitteln** gehören zu den Aufgaben der Ergotherapie (vgl. Kapitel 9, S. 437 f.). Eine Hilfsmittelversorgung erfordert oft die genaue Analyse und Anpassung des Wohnumfeldes und kann unter Umständen ausschlaggebend sein für die Entscheidung, ob der Patient nach Hause zurückkehren kann oder sich in familiäre oder institutionelle Pflege begeben muß. Bei den Hausbesuchen und der Wohnberatung sind die Ergotherapeuten besonders gefordert. Sie arbeiten hier an dem möglichst reibungslosen Übergang von stationärem Aufenthalt zum ambulanten Bereich.

Tab. 6.**8** listet in einer Übersicht noch einmal wichtige Aufgaben der Ergotherapie auf.

Sprachtherapie

Bleibende aphasische Störungen treten bei ungefähr einem Viertel der Schlaganfälle auf (vgl. Kapitel 3 „Geriatrisches Assessment" S. 103 ff.). Der Verlust der Kontrolle über die Muskulatur des Gesichtes, der Zunge, des Rachenraumes und des Kehlkopfes führt zu Sprechstörungen (Dysarthrien) und Eß- und Schluckstörungen. Die Einschränkung der Lebensqualität, die mit einem partiellen oder sogar totalen Verlust der Sprache verbunden ist, ist leicht einfühlbar. Dementsprechend hoch ist der Leidensdruck der Patienten und ihrer Angehörigen.

Krankhafte Veränderungen im Gesichtsbereich werden als seelisch außerordentlich belastend erlebt. Ein ständiger Speichelfluß aus einem Mundwinkel, die Unfähigkeit, die Nahrung richtig zu kauen und richtig herunterzuschlucken, sind neben Sprech- und Sprachstörungen häufige funktionelle Defizite nach Apoplex.

Die **Aufgabe der Sprachtherapie** besteht in der Diagnose und Behandlung der Sprech- und Sprachstörungen, der Eß- und Schluckstörungen und der Kommunikationsstörungen.

Durch den intensiven Einzelkontakt der Logopädinnen und Logopäden mit den sprachgestörten Patienten sind sie oft intensiv einge-

Tabelle 6.8   Ziele und Aufgaben der Ergotherapie

Bereich	Aufgabenstellung
motorisch-funktionell	neurogene und arthrogene Einschränkungen von Schultergürtel, Arm und Hand Bewegungskontrolle des Rumpfes Feinmotorik der Hand
körperliche Selbstversorgung	Anziehen, Ausziehen Körperhygiene, Waschen, Duschen, Baden Essen, Trinken
Haushaltstraining	Planung und Tagesstrukturierung Einkaufen, Umgang mit Geld Orientierung im Straßenverkehr Benutzung von Verkehrsmitteln
Hilfsmittel	Anpassung und Training Überprüfung der Akzeptanz Angehörigenschulung Umgang mit Kommunikationsmitteln Akzeptanz und Versorgung mit Notrufsystemen
Organisation ambulanter Hilfe	Hilfe bei der Organisation Akzeptanz des Hilfebedarfs
Hausbesuche	Analyse und Adaptation der Wohnumgebung Überprüfung der Selbständigkeit im Wohnumfeld
global-kognitiv	Mitwirkung bei Diagnostik und Therapie von Gedächtnis-, Denk-, Aufmerksamkeitsstörungen
spezifische neuropsychologische Störungen	Mitwirkung bei Diagnostik und Therapie von Apraxien, räumlich-konstruktiven Störungen, Neglect-Syndrom, Pusher-Syndrom, Hemianopsie und Sensibilitätsstörungen
Freizeitgestaltung und Kreativität, Erlebniswelt	Neuanpassung der Tagesstruktur an Behinderung, Erschließen neuer Erlebnisbereiche

bunden in Vorgänge der Krankheitsbearbeitung und Krankheitsbewältigung, in die psychosozialen Abläufe der Partnerschaften und Familien. So werden sie zum Bindeglied, Sprecher und Dolmetscher des Patienten gegenüber seiner Umgebung.

Sprache und Verständigung in jeder Form ist das Thema der Logopädie. Dazu gehören neben dem Sprechen und Sprachverständnis auch Lesen und Schreiben, Kommunikation mit Gesten, Mimik und Kommunikationstafeln.

Die **Übungstherapie im Gesichts-, Mund- und Schlundbereich** wird orofaziale Therapie genannt (Abb. 6.**5**). Wegen der Gefahr der Aspiration mit anschließenden Pneumonien ist sie oft von vitaler Indikation.

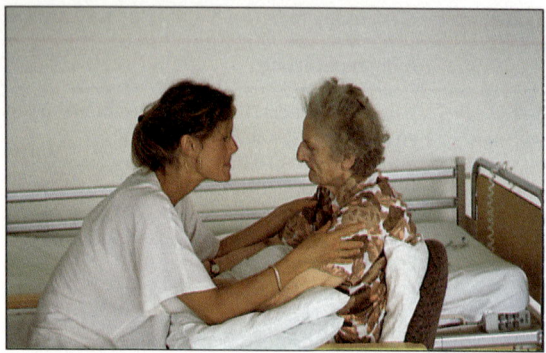

a

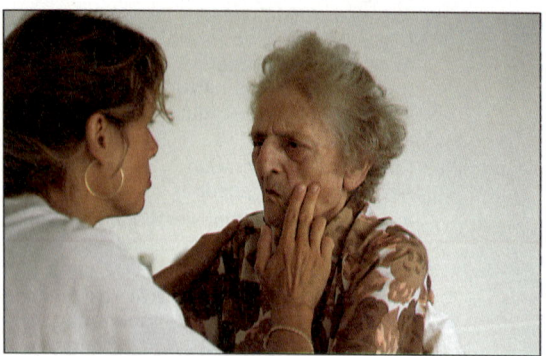

b

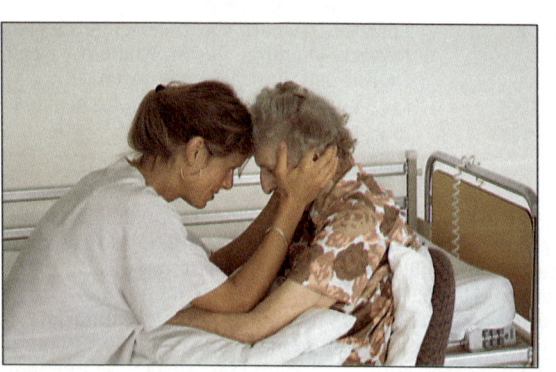

c

Abb. 6.**5a–c**   Oro-faziale Therapie einer Patientin mit postapoplektischer Fazialisparese

In einem **ganzheitlichen Ansatz von Rehabilitation** geht der Aufgabenbereich der Logopädie über die bloße Funktion „Sprache und Sprechen" hinaus. Sprachverlust ist oft gleichbedeutend mit Kompetenzverlust. Sprache bestimmt über unsere soziale Stellung, über Durchsetzungsvermögen, Kontaktmöglichkeiten und soziale Erlebnismöglichkeiten. Ein Patient, der das Instrument der Sprache teilweise oder ganz verloren hat, muß sich seine Position in Familie und Gesellschaft neu erarbeiten und auch ein neues Selbstbild schaffen.

In diesem Bereich muß die Logopädie auch psychosoziale Diagnostik und Therapie leisten und ins Therapeutische Team einbringen.

Informationen über Art und Umfang der Sprachstörung müssen den Patienten und Angehörigen vermittelt werden. Auch in medizinisch informierten Kreisen herrscht oft Unklarheit über das Ausmaß des Sprachverständnisses. Tendentiell wird bei aphasischen Patienten das Ausmaß ihres Sprachverständnisses überschätzt. Den Patienten gelingt es, die situativen, gestischen und mimischen Informationen ihres Gegenübers so gut zu interpretieren, daß dieser vor allem in Routinesituationen von der guten Kooperation fälschlich auf ein gutes Sprachverständnis schließt. Kommt es dann zu einer Anforderung, die nur über sprachliche Kanäle richtig verstanden werden kann, wird der Patient schnell überfordert und reagiert verwirrt, verzweifelt oder zornig.

Die **Broca-Aphasie** (Kapitel 3, S. 103 f.) wird zum Teil auch motorische Aphasie genannt, ein Begriff, der den falschen Eindruck erweckt, die Patienten könnten lediglich schlecht sprechen, würden aber gut verstehen. Das ist meist nicht der Fall. Auch die Patienten mit Broca-Aphasie haben oft ein eingeschränktes Sprachverständnis.

Sprache hat **psychosoziale Funktionen** über die Informationsvermittlung hinaus. Sie ermöglicht es, sich als eigene Persönlichkeit darzustellen. Sie integriert uns in die Gemeinschaft. Sie ermöglicht es uns, unseren Willen darzustellen und durchzusetzen. Sie drückt Gefühle und Einstellungen aus, wir reagieren uns emotional ab mit der Sprache, präsentieren unsere Intelligenz, Bildung und gesellschaftliche Position. Durch den Verlust der Sprache verlieren wir schlagartig diese Ausdrucksmöglichkeiten. Das führt zu Veränderungen auch des nonverbalen Ausdrucksverhaltens. Statt Gefühle, Willen, Wissen und Selbstdarstellung mit Worten auszudrücken, muß die komplette Botschaft jetzt durch die Körpersprache übernommen werden. Die Folge ist eine gegenüber gesunden Zeiten fremd oder überzogen wirkende Körpersprache. Der Patient wirkt also auch im psychomotorischen Bereich fremd auf seine Angehörigen. Sie können seine Reaktionen nicht so deuten wie zuvor, die Maßstäbe haben sich verändert.

Die **Schulung des Umfeldes** im Umgang mit dem Aphasiker gehört also zu den Aufgaben der Logopädie. Grobe Mißverständnisse über die Natur der Sprachstörung müssen bereinigt werden, konkrete Umgangsformen müssen eingeübt werden. Die Umgebung muß dahin geführt werden, den sprachgestörten Patienten als Mensch in seiner vollen Kompetenz zu respektieren. Wer nicht mehr sprechen kann, wird leicht wie ein Kind behandelt. Man entscheidet für ihn, oft über seinen

Kopf hinweg, bezieht ihn nicht mehr in Gespräche ein. Die richtigen Gesprächstechniken müssen vermittelt werden.

Wenn die **Ja-nein-Kodierung** unzuverlässig ist, ergeben sich besondere Probleme. Der Patient sagt „nein" und meint „ja". Auch Kopfnicken und Kopfschütteln als allgemein gültige Symbolisierungen für ja und nein können fehlerhaft eingesetzt werden.

Ganzheitliche Sprachtherapie ist also nicht nur funktionell orientiert, sondern enthält viele psychotherapeutische und sozialtherapeutische Elemente.

Zusammenfassend sind die **Aufgaben der Sprachtherapie:**
- Diagnostik von Sprach-, Sprech- und Stimmstörungen,
- Diagnostik von Schluck- und Eßstörungen,
- Verbesserung der expressiven Sprachfähigkeit beim Sprechen und Schreiben,
- Verbesserung des Sprachverständnisses beim Hören und Lesen,
- Therapie von Atmung und Körperhaltung,
- Verbesserung der Mund- und Gesichtsmotorik,
- Umgang mit den verbliebenen sprachlichen und kommunikativen Ressourcen,
- Erarbeiten von Kompensationsstrategien,
- Vermeidung falscher Anpassungsstrategien,
- Verbesserung von Gedächtnis und Aufmerksamkeit,
- Erarbeitung von Eigenwahrnehmung und Eigenkontrolle,
- Vermittelung von Lernstrategien,
- Verbesserung der nonverbalen Kommunikationsmöglichkeiten,
- Hilfe bei der Krankheitsverarbeitung,
- Hilfe bei der Neuformulierung von Selbstbild und sozialer Kompetenz,
- Integration der Behinderung in das soziale Umfeld,
- Information der Angehörigen,
- konkrete Schulung der Angehörigen.

Kunsttherapie

Die **Kunsttherapie** ist eine neue, noch nicht allgemein etablierte Therapieform in der Geriatrie. Im Gegensatz zum kunsttherapeutischen Ansatz, wie er in der Psychiatrie verbreitet ist, will diese Form der Kunsttherapie nicht innerpsychische Vorgänge im Produkt des künstlerischen Tuns darstellen und aufarbeiten.

In der **geriatrisch-rehabilitativen Kunsttherapie** wird der Patient zum Umgang mit Farben, Formen und bestimmten Materialien hingeführt. Nicht das Produkt ist entscheidend, sondern der Prozeß des Schaffens und Erlebens. Künstlerische Qualitäten und Erfahrungen sind nicht erforderlich. Bei vielen Menschen, bei denen künstlerisches Tun nie eine Rolle gespielt hat, kann das Potential freigelegt werden, sich im Umgang mit Farben und Formen zu entspannen. Körpergefühl soll vermittelt werden. Ruhe und inneres Gleichgewicht können das Ergebnis dieses Prozesses sein. Erlebnis statt Leistung, lautet das Motto.

Eine so verstandene Kunsttherapie versteht sich als **psychische Begleitung** während einer unbewältigten Lebenskrise, als erlebnisorientierte Ergänzung zu funktionellen Therapien.

Der geriatrische Mensch steht am Ende seines Lebens. Der starre Blick auf den verrinnenden Rest seiner Tage kann ihn lähmen und ängstigen, kann ihm jede Kraft entziehen. Ein Ausweg aus dieser angstvollen Fixierung auf das nahende Ende ist das intensive, selbstvergessene Erleben des Jetzt, wie es im Spiel, der Meditation und eben auch im künstlerischen Tun möglich ist.

Verschiedene Techniken kommen entsprechend dem Krankheitsbild und der Zielsetzung zum Einsatz, z. B.
- Zeichnen, Formenzeichnen, zum Teil sehr großformatig,
- Malen, Aquarelltechniken, Naß-in-Naß-Techniken,
- Modellieren,
- partnerschaftliches Zeichnen,
- Farbmeditation.

Auch die **Behandlung neuropsychologischer und motorischer Defizite** ist möglich. Großflächige Zeichnungen im Stehen beziehen den gesamten Körper mit ein, in der Konzentration auf das gestaltende Tun wird die bewußte, oft verkrampfende Aufmerksamkeit vom eigenen Körper weggelenkt, der Zugang zu automatisierten Bewegungsabläufen wird gebahnt. Bei solchen Übungen sind Kombinationsbehandlungen mit anderen Fachbereichen, z. B. mit der Krankengymnastik, möglich und sinnvoll (Abb. 6.6).

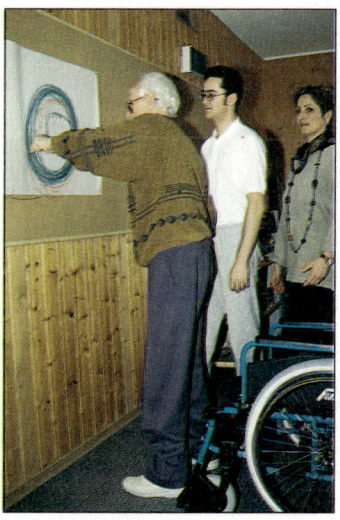

Abb. 6.6 Kombinierte Behandlung eines Postapoplexpatienten mit Hemiparese und Neglect-Syndrom durch Krankengymnastik und Kunsttherapie

Durch Zeichnen und Malen erarbeiten sich Patienten mit Neglect-Syndromen und räumlich-konstruktiven Störungen ein neues Raumgefühl.

Übungsfelder in der Kunsttherapie sind:
– psychische Entspannung,
– körperliche Entspannung,
– meditatives Erleben,
– Verbesserung der Atemtechnik,
– nonverbale Ausdrucksmöglichkeiten,
– Arbeit an räumlich-konstruktiven Störungen,
– Neglect-Behandlung,
– Koordination einzelner Elemente eines Handlungsablaufes,
– selektive Motorik,
– Rumpf- und Gleichgewichtsübungen,
– Schreib- und Schwungübungen.

Die Entwicklung einer so verstandenen Kunsttherapie in der rehabilitativen Geriatrie bietet verheißungsvolle Möglichkeiten, den ganzen Menschen und nicht nur seine funktionelle Leistungsfähigkeit zu berücksichtigen.

Hirnleistungstraining und Kommunikationsförderung

Hirnleistungstraining ist in geriatrischen Kliniken weit verbreitet. Meist wird es unter der populären Bezeichnung „Gehirnjogging" durchgeführt. Man kann unterschiedlicher Auffassung sein, welche ko-

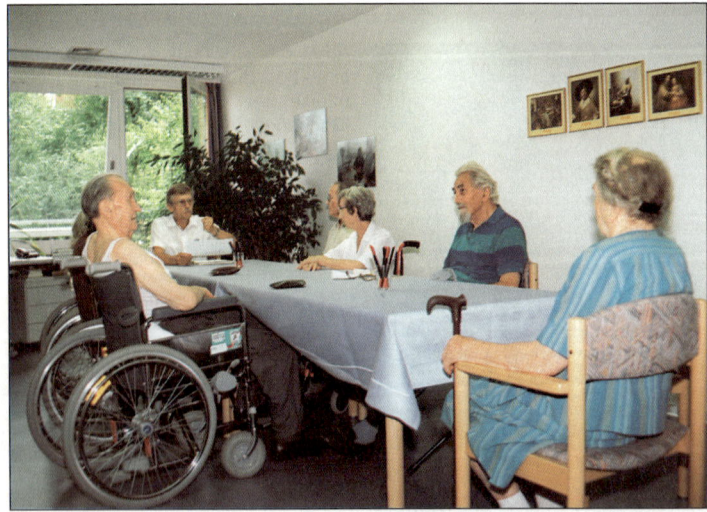

Abb. 6.7   Gedächtnis- und Kommunikationstraining in der Gruppe

gnitiven Funktionen dabei geübt werden und ob Langzeiteffekte nachweisbar sind.

Unzweifelhaft tut **geistige Anregung** dem älteren, funktionell und sozial eingeschränktem Menschen gut. Jeder Ansatz, der systematisch ein kognitives Engagement fördert, ist zu begrüßen, egal, unter welchem psychologische Konstrukt man das Thema abhandelt.

Fischer und **Lehrl** haben ein System ausgearbeitet, Gedächtnis, Auffassung und kognitive Verarbeitungsgeschwindigkeit zu üben. Diese Übungen werden von älteren Menschen bereitwillig aufgegriffen und sind nach vielen Erfahrungsberichten subjektiv erfolgreich.

Im klinischen Alltag ist vor allem in der **Gruppenarbeit** nach diesem Ansatz eine spürbare Anregung der geistigen und sozialen Aktivität zu bemerken. Patienten, die in der Stationsatmosphäre nur schwer aus ihrer Rolle als Patient zu locken sind, zeigen sich in diesen Gruppen in selbstbewußter sozialer Kompetenz, zeigen sich als Person mit individueller Erfahrung. Wir erleben immer wieder, daß die Patienten unter dem Einfluß einer solchen Gruppe kontaktfreudiger und kontaktfähiger werden und ihr Selbstwertgefühl wieder aufbauen. Im Bereich der Kommunikation ist also auf jeden Fall ein Effekt festzustellen (Abb. 6.7).

7. Der Schlaganfallpatient als Modell geriatrischer Rehabilitation

Einführung

Der Schlaganfall ist das **häufigste Krankheitsbild** in der geriatrischen Rehabilitation. 40–68 % der Patienten in geriatrischen Rehabilitationskliniken werden wegen eines Schlaganfalles behandelt.

Einschränkung der Selbständigkeit und Pflegebedürftigkeit sind häufig Folgen des Schlaganfalles. Er ist deshalb von besonderer praktischer und theoretischer Bedeutung für die Pflegepraxis und Pflegewissenschaft.

Die komplexen Zusammenhänge der Apoplexfolgen mit den sonstigen Erkrankungen und Behinderungen des geriatrischen Patienten sind gut geeignet, typische Besonderheiten geriatrischer Medizin aufzuzeigen.

Es ist notwendig, dem verbreiteten Vorurteil entgegenzuarbeiten, bei so einer schweren Krankheit des älteren Menschen könne man „eh nichts mehr machen".

Das Schicksal vieler Schlaganfallpatienten wird durch die Rehabilitation und durch Umfang und Art der Pflege in hohem Maße beeinflußt. Diese besondere therapeutische und rehabilitative Funktion der Pflege im Kontext der anderen medizinischen Berufe kann am Beispiel der Apoplex-Patienten eindrücklich belegt werden.

Definition des Begriffes Schlaganfall

Unter dem **Begriff Schlaganfall** wird eine Gruppe unterschiedlicher Krankheitsbilder zusammengefaßt, die verschiedene Entstehungsursachen haben. Ihre Gemeinsamkeit besteht darin, daß eine umschriebene Durchblutungsstörung zu einer Hirnschädigung geführt hat.

Das *schlagartige* Auftreten der durch die Hirndurchblutungsstörung hervorgerufenen Symptome hat der Krankheitsgruppe nicht nur in unserer Sprache (vgl. Schlägle, stroke) den Namen gegeben. Synonym zum Ausdruck Schlaganfall werden die Begriffe Apoplex und apoplektischer Insult verwendet.

Wenn die Durchblutung eines umschriebenen Hirngebietes 5–7 Minuten lang auf 40–20 % herabgesetzt ist, kommt es zuerst zu einem Ausfall der von diesem Hirngebiet aus gesteuerten Funktionen und anschließend zu einer irreversiblen Zellschädigung.

Es gibt bestimmte **Prädilektionsstellen im Gehirn**, das sind Stellen, an denen besonders oft Gefäßverengungen entstehen, weil dort die Strömungsverhältnisse Thrombusbildungen begünstigen. Wegen dieser Vorzugslokalisation ergeben sich in vielen Fällen ähnliche Schädigungsmuster und ähnliche funktionelle Ausfälle, also die typischen Bilder des Schlaganfallpatienten.

Einteilung der Schlaganfallformen

Die **Gruppe der Schlaganfallerkrankungen** kann nach folgenden Gesichtspunkten eingeteilt werden:
- – nach zeitlichem Ablauf,
- – nach der örtlichen Verteilung der Hirnschädigung,
- – nach der Ursache.

Einteilung nach dem zeitlichen Ablauf

Man spricht von einer **transitorisch ischämischen Attacke (TIA)**, wenn die Symptome nicht länger als 24 Stunden anhalten.

Als **prolongiertes reversibles ischämisches neurologisches Defizit (PRIND)** bezeichnet man ein apoplektisches Ereignis, dessen Folgen in 2 – 7 Tagen vollständig abklingen.

Als kompletter Insult oder **kompletter Schlaganfall** (completed stroke) wird ein Schlaganfallereignis bezeichnet, das zu bleibenden Folgen führt.

Das **Multiinfarktsyndrom** ist eine besondere zeitliche Verlaufsform, die mit modernen bildgebenden Verfahren (kranielle Computertomographie, Kernspintomographie) diagnostiziert wird. Klinisch oft unauffällig und verstreut über einen längeren Zeitraum sind viele kleine gefäßbedingte Schädigungen abgelaufen, die oft – aber nicht immer – zu einer allgemeinen Minderung der geistigen oder sensomotorischen Leistungen führen.

Einteilung nach der örtlichen Verteilung

Aus der **lokalen Verteilung der Hirnsubstanzschädigungen** und ihren Beziehungen zu den Hirngefäßen ergeben sich andere Einteilungsmöglichkeiten. Es gibt eine anatomisch vorgegebene Zuordnung von Hirngefäßen zu bestimmten Hirngebieten. Seit langem ist bekannt, daß bei umschriebenen Hirnschädigungen schwerpunktmäßig bestimmte Funktionen ausfallen. Daraus resultiert eine (in Maßen) regelhafte Beziehung zwischen geschädigter Hirnarterie und bestimmten Funktionsausfällen. Individuelle Variationen in dieser Zuordnung „geschädigtes Gefäß – verletztes Hirnareal – Funktionsausfall" sind natürlich möglich.

Aus diesen Beziehungen ergibt sich ein Rückschluß vom neurologischen Defizit zum geschädigten Hirnareal. Der typische Schlaganfall spielt sich in einer Großhirnhälfte ab, reicht oft vom Mark (der weißen Substanz im Inneren der Gehirns) bis zur grauen Substanz, der Hirnrinde.

Von einem **Territorialinfarkt** spricht man, wenn ein Arterienast und damit sein Versorgungsgebiet isoliert und komplett betroffen ist.

Bei der **lakunären Mikroangiopathie** treten aufgrund degenerativer Veränderungen kleiner Hirnarterien kleine Schädigungsherde diffus verstreut in der grauen Substanz auf. Dies ist oft bei arterieller Hypertonie der Fall.

Eine **weitere Einteilung** orientiert sich an den größeren Hirnregionen, in denen sich der Insult abgespielt hat. Man spricht von Großhirn-, Kleinhirn- oder Hirnstamminfarkt. Die Symptomatik ist entsprechend unterschiedlich.

Von einem **Grenzzoneninfarkt** spricht man, wenn in beiden Hirnhälften gerade die Anteile betroffen sind, die gleichsam als „letzte Wiese" im Grenzgebiet zwischen den Versorgungsarealen zweier großer Hirnarterien liegen. Bei einer plötzlichen Durchblutungsverminderung im gesamten Kreislauf kann es zu dieser Apoplexform kommen.

Einteilung nach Ursachen

Ein **ischämischer Insult** entsteht durch Verschluß einer Hirnarterie und ist die häufigste Apoplexform. Das durch diese Arterie versorgte Gebiet ist vom Blutstrom weitgehend abgeschnitten, die Hirnsubstanzschädigung entsteht durch Ischämie (Blutleere). 70–80% der apoplektischen Insulte entstehen auf diese Weise.

Es gibt **zwei Hauptformen des ischämischen Insultes.**

In den meisten Fällen führen arteriosklerotische (thrombotische) Wandauflagerungen in den Hirnarterien zur Ischämie.

Als weitere Ursache für den Verschluß einer Gefäßstrombahn kommt eine Embolie in Frage. Hierbei löst sich meist außerhalb des Gehirns ein wandständiger Gerinnungspfropf (= Thrombus), wird so zum Embolus, der mit dem Blutstrom durch die Schlagadern getrieben wird, bis er an einer Engstelle hängenbleibt und die Schlagader verschließt.

Patienten mit absoluter Arrhythmie bei Vorhofflimmern neigen besonders zu dieser Art von Schlaganfall, weil die Arrhythmie häufig zu thrombotischen Wandauflagerungen im Herzen führt.

Intrazerebrale Blutungen sind als weitere Form des Apoplex von den ischämischen Insulten zu unterscheiden. Sie entstehen, wenn die degenerativ veränderte Wand einer Hirnarterie einreißt. Das Blut dringt durch die Gefäßwand, wühlt sich ins Hirngewebe und verursacht so die Schädigung. Zu dieser Art von Apoplex kommt es oft bei Patienten mit langjährigem hohen Blutdruck, bei denen die Gefäßwände durch die Erkrankung starr und damit verletzlich geworden sind.

Ein **angeborenes oder degenerativ erworbenes Hirnaneurysma** kann in selteneren Fällen ebenfalls die Ursache für eine Hirnblutung sein. Aneurysmen sind kleine Aussackungen der Arterien, deren Wände dünn und verletzlich sind.

5–15% der Apoplexe erfolgen als Hirnblutung. Auf andere seltene Ursachen gehen wir an dieser Stelle nicht ein.

Epidemiologische Daten

Epidemiologische Berechnungen belaufen sich auf ca. 250000 neue Apoplexfälle pro Jahr in Deutschland (inkl. der neuen Bundesländer). Außer den gerontopsychiatrischen Krankheitsbildern führt keine andere Erkrankung so oft zur Pflegeabhängigkeit.

Die **Mortalität** des Schlaganfalles liegt in der Todesursachenstatistik westlicher Industrieländer an dritter Stelle hinter kardiovaskulären Erkrankungen und Neoplasien.

Die berichteten **Prävalenzdaten** (gegenwärtige Krankheitsfälle) zerebrovaskulärer Erkrankungen streuen stark zwischen 300 und 794 pro 100000 Einwohnern, sie sind stark altersabhängig und regional unterschiedlich.

Nach **US-amerikanischen Angaben** litten 1984 zum Stichtag der Untersuchung 2 Millionen Amerikaner an den Folgen eines Apoplexes, in einem Jahr kam es zu 500000 neuen Schlaganfällen, und mehr als 155000 der betroffenen Patienten starben daran.

Aus **England** werden Apoplex-Inzidenzzahlen (Neuerkrankungen) von 1,7 Neuerkrankungen pro Jahr und pro 1000 Einwohnern berichtet. Diese Zahl liegt aber viel zu niedrig, setzt man sie zu den gut 100000 Apoplextoten in Deutschland in Beziehung, die 1989 dem statistischen Bundesamt gemeldet wurden.

Aus dieser Zahl ergibt sich eine **Apoplexhäufigkeit in Deutschland** von ca. 250000, wenn man von einer Todesrate von 30 % ausgeht. Mortalität und Inzidenz haben eine näherungsweise exponentielle Zunahme mit dem Alter. In (Gesamt-)Deutschland waren von den 104000 Apoplextoten des Jahres 1989 96000 älter als 65 Jahre, 82000 waren älter als 75 Jahre.

Akutphase des Schlaganfalles

Klinischer Ablauf

Der **zeitliche Ablauf** ist unterschiedlich. Transitorisch-ischämische Attacken (TIA) mit schnell vorübergehenden Gehstörungen, Lähmungen, Sprachstörungen, Sehstörungen eines Auges oder Bewußtseinsstörungen können Vorboten eines Apoplexes sein. Oft ereignet sich der Apoplex schlagartig und ohne Vorankündigung. Manche Apoplexe haben einen über Tage zunehmenden Verlauf, der Patient „schiebt nach", wie es im Klinikjargon heißt.

Die möglichen **Symptome** sind so vielgestaltig wie die Funktionen, die von den geschädigten Hirnarealen gesteuert werden. Hier können nur die wichtigsten und häufigsten kursorisch aufgeführt werden.

Die **anfänglich schlaffe Lähmung** der rechten oder linken Körperseite ist das häufigste Akutsymptom. Oft ist die Lähmung am Arm ausgeprägter als am Bein.

Besondere Lokalisationen der Schädigung können auch zu anderen Verteilungsmustern der Lähmungen führen oder zu Verlusten der motorischen Koordination.

Ein **Bewußtseinsverlust** zeigt einen höheren Schweregrad des Ereignisses an und ist eher (sicher nicht obligat) ein Hinweis auf eine Blutung.

Sensibilitätsstörungen und Wahrnehmungsstörungen der betroffenen Körperhälfte können ebenfalls auftreten.

Schluckstörungen sind für die Versorgung in der ersten Krankheitsphase von entscheidender Bedeutung.

Sprachstörungen (Aphasien) treten auf, wenn die sprachdominante Hirnhälfte betroffen ist. Das ist bei Rechtshändern die linke Hemisphäre.

Davon abzugrenzen sind **Sprechstörungen,** bei denen die motorische Kontrolle über die Sprechmuskulatur verlorengegangen ist, das sprachliche Denken und Verstehen aber erhalten geblieben ist (Dysarthrien).

Ausdruck einer **Gesichtsnervenlähmung** ist eine neu aufgetretene Asymmetrie der Gesichtsmuskulatur mit Verstreichen der Nasolabialfalte und Herabhängen des Mundwinkels.

Die funktionell wichtigen **Lähmungen der Rumpfmuskulatur** zeigen sich an der Unfähigkeit, frei zu sitzen und den Rumpf gezielt und abgestuft (selektiv) zu bewegen (Abb. 7.**1**).

Apparative Diagnostik

Das **kranielle Computertomogramm** liefert wichtige Informationen über die Entstehungsursache. Therapierelevant ist die Unterscheidung zwischen Ischämie und Blutung, um zu entscheiden, ob eine neurochirurgische Intervention erfolgversprechend ist. Außerdem ist das CT geeignet, einen Hirntumor oder andere seltenere Ursachen für ein apoplektisches Ereignis aufzudecken.

Ein **EKG und die entsprechenden Laboruntersuchungen** sind erforderlich, um einen Herzinfarkt auszuschließen. Häufig kommt es im Verlauf eines Herzinfarktes zu einem Apoplex, wenn die verminderte Förderleistung des Herzens nicht mehr ausreicht, das Gehirn mit Blut zu versorgen. Am 4.–5. Tag nach einem Herzinfarkt besteht eine besonders hohe Gefahr, daß sich ein wandständiger Thrombus im geschädigten Herzmuskelareal löst und zu einer Hirnembolie führt.

Laboruntersuchungen sind natürlich notwendig, um die Flüssigkeitsbilanz und Elektrolytsstörungen angemessen behandeln zu können. Der Hämatokritwert spielt eine Rolle bei der Beurteilung der Fließeigenschaften des Blutes. Ein Hämoatkritwert über 45 % scheint die Aggregation korpuskulärer Blutanteile zu begünstigen und würde damit die Durchblutung verschlechtern. Neue Untersuchungen sprechen auch dem Fibrinogenspiegel eine entscheidende Rolle bei der Schlaganfallentstehung zu. Ein entgleister Blutzucker kann ebenfalls die Prognose des Apoplex-Patienten verschlechtern.

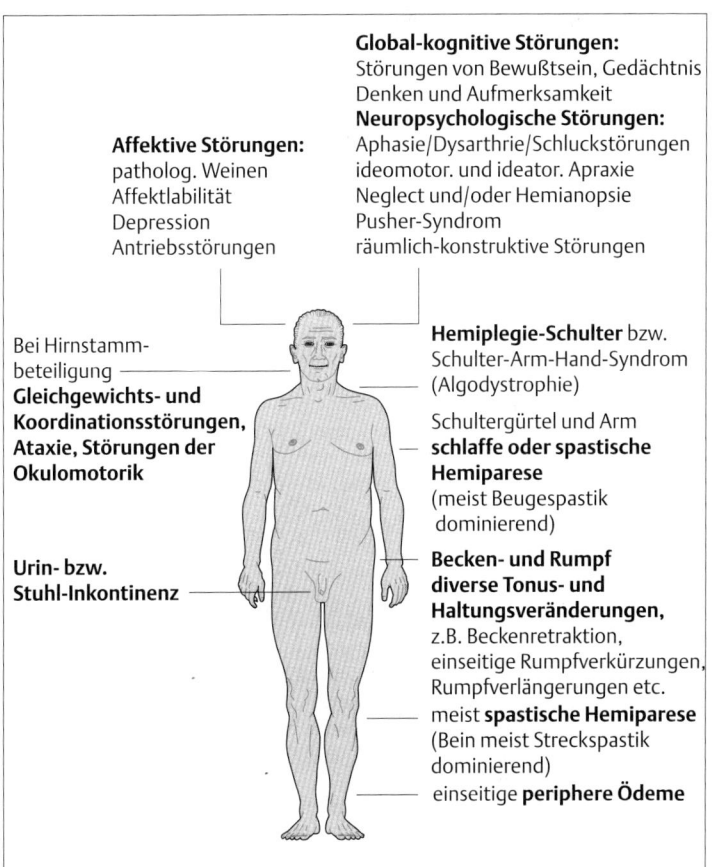

Global-kognitive Störungen:
Störungen von Bewußtsein, Gedächtnis
Denken und Aufmerksamkeit
Neuropsychologische Störungen:
Aphasie/Dysarthrie/Schluckstörungen
ideomotor. und ideator. Apraxie
Neglect und/oder Hemianopsie
Pusher-Syndrom
räumlich-konstruktive Störungen

Affektive Störungen:
patholog. Weinen
Affektlabilität
Depression
Antriebsstörungen

Bei Hirnstamm-
beteiligung
**Gleichgewichts- und
Koordinationsstörungen,
Ataxie, Störungen der
Okulomotorik**

**Urin- bzw.
Stuhl-Inkontinenz**

Hemiplegie-Schulter bzw.
Schulter-Arm-Hand-Syndrom
(Algodystrophie)

Schultergürtel und Arm
**schlaffe oder spastische
Hemiparese**
(meist Beugespastik
dominierend)

**Becken- und Rumpf
diverse Tonus- und
Haltungsveränderungen,**
z.B. Beckenretraktion,
einseitige Rumpfverkürzungen,
Rumpfverlängerungen etc.
meist **spastische Hemiparese**
(Bein meist Streckspastik
dominierend)
einseitige **periphere Ödeme**

Abb. 7.1   Symptome des Apoplex

Zur Behandlung in der Akutphase

Eine gesicherte **spezifische Therapie** des *akuten* (!) ischämischen Insultes ist noch nicht verfügbar. Viele Kliniken arbeiten mit Medikamenten, von denen sie eine Durchblutungsverbesserung erhoffen. Allgemein akzeptierte Wirksamkeitsnachweise konnten bisher nicht erbracht werden. Das bedeutet aber keinesfalls, daß wir in der Akutphase zum therapeutischen Nichtstun verurteilt sind.

Die **Regulierung der Vitalparameter** (Kreislauf und Atmung) ist oft lebensrettend.

Der **Blutdruck** muß reguliert werden, wobei sich heute die Erkenntnis durchgesetzt hat, daß ein niedriger Blutdruck *in dieser Phase*
gefährlicher ist als ein leicht erhöhter.

Erst bei systolischen Werten über 200 mmHg soll eine milde
Blutdrucksenkung nicht unter 170 mmHg systolisch erfolgen. Elektrolyte, Flüssigkeit und Blutzucker müssen überwacht und reguliert werden.

Die **Pflege** ist in vielen Fällen entscheidend für das Überleben. Die
Vermeidung von Komplikationen durch angemessene Pflege wird zum
Hauptziel, um den „natürlichen" Ablauf der Akutphase erst zu ermöglichen. Die größten Gefahren gehen von Infektionen (Pneumonien, Harnwegsinfekten) aus, die Flüssigkeitsbilanz muß stabil gehalten werden,
Dekubitus und Kontrakturen müssen vermieden werden (Abb. 7.**2**).
Nicht abzuschätzen ist der psychische Einfluß, der von der Zuwendung
des Pflegepersonals auf den Patienten ausgeht. Wieweit sich hier positive oder negative Impulse auswirken, über die Rückkoppelung auf das
Gruppenverhalten oder direkt im Einzelkontakt auf den im Bewußtsein
eingeschränkten Patienten, entzieht sich der Beweisbarkeit durch die
heute üblichen klinischen Versuche. Erinnerungen von Patienten aus
dieser ersten Krankheitsphase lassen aber vermuten, daß hier mehr
krankheitsentscheidende Wahrnehmungen stattfinden als auf den er-

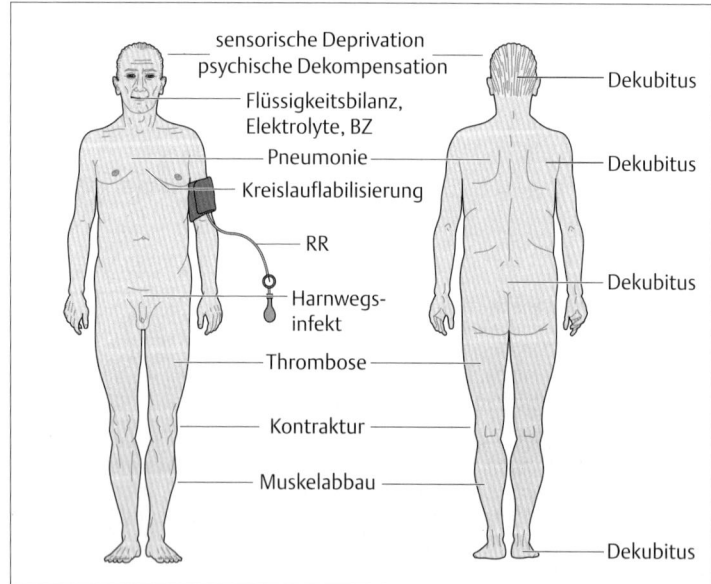

Abb. 7.**2** Komplikationen nach Apoplex

sten Blick zu vermuten ist. Überlebt der Patient die Akutphase, ist die Krankheit in vielen Fällen keineswegs überwunden.

Funktionelle Prognose nach Apoplex

Der **Verlauf in den ersten 14 Tagen** kann sehr wechselhaft sein, Verschlechterungen („Nachschieben") und sofortige Verbesserungen sind möglich. Nach einer groben Faustregel stirbt ein Drittel der Patienten unmittelbar am Apoplex oder seinen direkten Folgen, von den überlebenden zwei Dritteln bleiben bei mindestens der Hälfte erhebliche alltagsrelevante Behinderungen zurück, die eine selbständige Lebensführung erst einmal unmöglich machen oder gefährden.

Nach dem Überleben der Akutphase erfolgt in vielen Fällen eine deutliche Rückbildung der Symptome. Als Faustregel darf gelten, daß Defizite, die noch nach 3 – 6 Monaten bestehen, sich kaum oder wenig von allein zurückbilden.

! Therapeutisch bewirkte Besserungen sind noch 6 und mehr Monate nach Apoplex möglich. Die Folgeschäden dürfen deshalb nicht ohne weitere Überprüfung als schicksalhafte Residuen hingenommen werden. Es gehört damit obligat zur Betreuung eines Schlaganfallpatienten (auch eines älteren), seine Rehabilitationsmöglichkeiten zu prüfen.

Schlaganfallrehabilitation

Krankengeschichte

Herr Grundmann (70 Jahre) wurde wegen eines Schlaganfalles am 16. Juli ins Akutkrankenhaus eingewiesen.

Befunde des Akutkrankenhauses

Anamnese: Bei Aufnahme seit 4 Tagen eine Schwäche im linken Arm, dazu Gangunsicherheit, seit 2 Tagen hängender Mundwinkel links, zwischenzeitlich immer wieder undeutliche Sprache.

Aufnahmebefund: Adipöser Patient, verlangsamt, schwitzig, unvollständige Lähmung links, verwaschene Sprache, gestörte Koordination. Grobe Kraft links vermindert. Blutdruck bei Aufnahme 180/100 mmHg. Unauffällig sind die klinischen Befunde von Lunge, Herz, Gefäßen und Bauchbereich.

Computertomogramm des Schädels vom 27. Juli: ischämische Läsion rechtsokzipital, eine wohl ältere ischämische Läsion rechts im Bereich Capsula-interna-Marklager sowie periventrikuläre Marklagerschäden beidseits.

Röntgenaufnahme des Brustkorbes: Vermehrte BWS-Kyphose mit degenerativen Veränderungen. Aortenelongation und -sklerose, sonst keine Besonderheiten.

Abdominelle Sonographie, Labor und EKG ohne relevante Normabweichungen.

Epikrise: Anfänglich wechselnde Symptomatik mit zeitweiliger Bewußtseinstrübung und Verstärkung der Parese, dann Stabilisierung des körperlichen, kognitiven und funktionellen Zustandes. Zuletzt kann der Patient frei sitzen, mit Hilfe aufstehen und laufen und selbständig essen.

Diagnosen: Zerebraler Insult mit inkompletter Hemiparese links, rezidivierende transitorisch-ischämische Attacken, arterielle Hypertonie.

Herr Grundmann wurde nach 14tägiger Akutbehandlung zur Rehabilitation in eine geriatrische Klinik verlegt.

Die bis jetzt vorliegenden Informationen sind hinreichend für die akutmedizinische Bewältigung der Situation, jedoch ergänzungsbedürftig für die Planung und Durchführung einer Rehabilitation. Die für die Rehabilitation relevanten Daten erhalten wir durch ärztliche Untersuchungen und durch Untersuchungen anderer Berufsgruppen, durch die geschulte Beobachtung des Alltagsverhaltens, durch spezielle psychopathometrische und neuropsychologische Testverfahren und durch Verwendung normierter und graduierter Skalen und Indizes der Alltagsaktivitäten als Beobachtungsinstrumente. Die Reaktionen des Patienten auf das rehabilitative Stations-Setting und auf die ersten pflegerischen und therapeutischen Maßnahmen sind Teil des diagnostischen Prozesses.

Assessment in der Geriatrischen Klinik

Aufnahmebericht des Pflegedienstes

Freundlicher, eher zurückhaltender erster Eindruck. Herr Grundmann sei verheiratet, die Ehefrau sei wegen einer Darmgrippe beim Aufnahmegespräch nicht dabei.

Wohnung im 2. Stock (32 Stufen, kein Aufzug) zusammen mit der Ehefrau, zwei Söhne wohnen in der Nähe. Vor dem Schlaganfall aktives Rentnerleben mit Handwerken, regelmäßigem Urlaub auf Mallorca.

Zur Planung des Entlassungszieles: Die Entlassung nach Hause erscheine unter diesen Umständen unproblematisch.

Zur Krankheitsverarbeitung und persönlichen Zielvorstellung: Herr Grundmann wisse über seine Krankheit nicht Bescheid, er habe hohe Erwartungen an den Reha-Aufenthalt: „Gesund werden, wieder ganz fit sein", so wörtlich die von ihm bei der Aufnahme formulierten Ziele.

Ärztliche Erstdiagnostik und Befundung

Zustand nach apoplektischem Insult mit inkompletter spastischer Hemiparese links, Aufmerksamkeitsstörungen und Verlangsamung kognitiver Prozesse, vor allem Neglect-Syndrom, Anosognosie, arterielle Hypertonie.

Die linksseitigen Extremitäten sind selektiv beweglich, in der groben Kraft nur wenig herabgesetzt. Die Muskeleigenreflexe sind links diskret gesteigert.

Bei gleichzeitiger Berührung beider Körperseiten reagiert der Patient nur auf die Berührung der rechten Seite, bei gezielter Berührung der betroffenen linken Seite ist er jedoch in der Lage, dies wahrzunehmen (Untersuchungsmethode der doppelten simultanen Stimulation). Der Ehefrau war bereits aufgefallen, daß ihr Mann kaum reagiert, wenn man ihn von links her anspricht. Er stoße auch oft links an.

Der Patient hat keine angemessene Wahrnehmung für seine Defizite (= Anosognosie), ohne daß man dies durch einen generellen kognitiven Abbau erklären könnte.

Beobachtung des Alltagsverhaltens auf der Station

Herr Grundmann ist, wenn auch noch unsicher, allein gehfähig, braucht aber bei allen Tätigkeiten der täglichen Selbstversorgung Hilfe. Er findet im Zimmer das Waschbecken nicht, auch mit den zeitlichen Strukturen des Stationsablaufes kommt er nicht zurecht. Beim Anziehen wirft er mit der rechten Hand ohne Einsatz der linken Hand sein Hemd hoch, könne es nicht allein anziehen.

Er trägt bei der Aufnahme noch einen Blasendauerkatheter. Nach dem Entfernen des Dauerkatheters ist er nach kurzem Toilettentraining tagsüber kontinent, nachts ist die Einlage öfters naß. Auf der Toilette braucht er Hilfe. Die Einlage ist mit einer Netzhose fixiert, es kommt öfter vor, daß er seine linke Hand beim Anziehen in die Netzhose einklemmt.

Krankengymnastischer Befund

Herr Grundmann könne alle Lagewechsel im Liegen, das Sitzen, das Sichaufsetzen, das Aufstehen, Stehen und Gehen ohne fremde Hilfe, wenn auch unsicher, ausführen.

Bei körperlicher Anstrengung komme es zu einer Rumpfverkürzung links, der linke Arm ziehe dann in einer Massenbewegung ins pathologische spastische Muster.

Er stoße beim Gehen oft links an, bleibe links mit Fuß oder Arm hängen. Die linke Körperhälfte werde nur gestört wahrgenommen.

Ergotherapeutischer Befund

Verschlossener, hilfloser erster Eindruck, starke Verharmlosung der Situation durch den Patienten. Selektive Bewegungen seien mit links möglich. Das gezielte Greifen mit links ist jedoch verlangsamt und ungenau.

Das Sich-Konzentrieren auf eine Aufgabe sei stark vermindert, er sei erhöht ablenkbar. Auch hier ergibt die Beobachtung die gestörte Wahrnehmung der linken Raum- und Körperhälfte, dies wird mit neuropsychologischen Tests verifiziert.

Das Explorationsverhalten nach links sei deutlich reduziert. Bei der Aufgabe, eine vorgegebene Linie zu halbieren, verschiebt er den subjektiven Mittelpunkt stark nach rechts, also in seine „gesunde Seite".

Weiterhin sind seine Fähigkeiten, im standardisierten Test räumliche Strukturen zu erkennen und aus Einzelteilen Gesamtfiguren zusammenzulegen, stark eingeschränkt.

Logopädischer Befund

Dysarthrie. Leicht verlangsamte Sprechweise mit leicht verwaschener Artikulation. Heisere, monotone Stimme. Lippen- und Zungenbewegungen leicht unkoordiniert.

Sprechatmung: Hochatmung, kurzatmig. Der Patient nimmt sein Sprechen nicht als verändert wahr, empfindet bei Nachfragen seine Stimme aber als heiser.

Sozialtherapeutischer Befund (im Rahmen einer Kommunikationsgruppe mit Gedächtnistraining)

Keine Vigilanzstörung, keine offensichtlichen Probleme bei der Einordnung in die Gruppe, Patient sei in der Lage, von sich aus soziale Kontakte anzubahnen. Er sei aber verlangsamt, erhöht ablenkbar, er überspiele seine Defizite.

Bei den kognitiven Aufgaben (schriftlich und mündlich) fallen die Probleme des Patienten bei der Erfassung räumlicher Strukturen und eine Minderung des Kurzzeitgedächtnisses auf.

Kunsttherapeutischer Befund

Patient sei noch nicht in der Lage, den nahegelegenen Therapieraum wiederzufinden. Ambivalente Einstellungen im Hinblick auf seine Defizite fielen auf, zum einen wirke er bei einfachen Aufgaben unsicher, zum anderen streite er auf der verbalen Ebene Leistungsdefizite ab. Sein Selbstwertgefühl wirke angeschlagen. Auch in der Kunsttherapie fallen Probleme bei der Wahrnehmung der linken Raumhälfte auf. Die ersten praktischen Übungen zeigen eine stark gestörte Fähigkeit, Raumstrukturen aufzufassen und zu gestalten.

Zusammenfassung des Assessments in der Teambesprechung

Die hier dargestellten Informationen werden in einer Therapiebesprechung auf Stationsebene unter Beteiligung aller Berufsgruppen ausgetauscht, beurteilt und in eine gemeinsame Planung zusammengeführt.

Ergebnis der Diagnostik des therapeutischen Teams:

Zustand nach Apoplex mit
- spastischer Hemiparese links,
- Neglect-Syndrom mit Anosognosie,
- räumlich-konstruktiven Störungen,
- Dysarthrie,
- Aufmerksamkeitsstörungen,
- arterielle Hypertonie.

Behandlungsplan des therapeutischen Teams

Bezugspunkt ist neben den vom Team erhobenen Befunden das persönliche Ziel des Patienten und seiner Angehörigen. Er formuliert seine Ziele ohne konkreten Bezug zu seinen Defiziten (Anosognosie!). Sein Wunsch, nach Hause zurückzukehren, ist aber realistisch.

Konkrete Ziele

– Verbesserung zur größtmöglichen Selbständigkeit in der täglichen körperlichen Selbstversorgung,
– größere Sicherheit im Bereich von Mobilität und Lokomotion,
– größtmögliche Angemessenheit bei geistigen Entscheidungen,
– Verbesserung von Wahrnehmung, Einsicht und Umgang im Hinblick auf die Defizite,
– Vertrautmachen der Ehefrau (theoretisch und praktisch) mit den Ausfällen und Ressourcen ihres Mannes,
– Beobachtung und Training des Patienten im Straßenverkehr.

Im Straßenverkehr ist er bis auf weiters hoch gefährdet. Wegen der Aufmerksamkeitsstörung ist er nicht in der Lage, sich anhaltend auf eine Reizquelle zu konzentrieren, relevante von irrelevanten Reizen konstant zu unterscheiden. Durch seine räumlich-konstruktiven Störungen (s. S. 107 ff.) ist er beim Abschätzen von Richtungen, Entfernungen und Geschwindigkeiten hochgradig behindert. Exploration nach links durch den Neglect massiv eingeschränkt.

Geplante Therapien während der stationären Rehabilitation

– Rehabilitative Pflege mit Selbsthilfetraining und Anziehtraining, Training des Toilettenganges, Training der Tagesstrukturierung.
– Multimodale Stimulation des betroffenen Halbfeldes im Stations-Setting.
– Krankengymnastik auf neurophysiologischer Grundlage nach dem Bobath-Konzept, um spastische Bewegungsmuster abzubauen und zu kontrollieren, die Rumpfkontrolle zu verbessern, das Gangbild sicherer und die Körperwahrnehmung symmetrischer zu machen.
– Funktionsorientierte Ergotherapie mit Training des Explorationsverhaltens im Rahmen eines Neglect-Trainings, Anzieh- und Selbsthilfetraining, Training räumlich-konstruktiver Fähigkeiten. Hinführung des Patienten zur Wahrnehmung der eigenen Defizite.
– Therapie kognitiver, mnestischer und kommunikativer Leistungen in der Kommunikations- und Gedächtnisgruppe.
– Logopädische Therapie der Dysarthrie: Arbeit an Artikulation, Verlängerung der Ausatmung, Stimmübungen.
– Kunsttherapie zur emotinalen Entspannung, um affektive Offenheit zu ermöglichen, gleichzeitig Erarbeitung räumlicher Struk-

turen im therapeutischen Malen und Zeichnen. Konzentrations-
übungen.
– Im medizinischen Bereich Indikationsstellung und Koordination
  aller Maßnahmen sowie Überprüfung und Einstellung des Blut-
  druckes, Fortsetzung der medikamentösen Therapie. Sozialmedizinisch und präventiv orientierte Gespräche, auch zusammen mit
  der Ehefrau, um den Prozeß der Krankheitsverarbeitung anzure-
  gen und zu begleiten.
– Durch Pflegedienst und therapeutische Dienste praktische Angehörigenschulung.
– Aufbau und Organisation der ambulanten Betreuung (Hausarzt,
  Sozialstation, ambulanter Ergotherapeut etc.), damit der Patient
  im pflegerischen, medizinischen und funktionell-übenden Bereich eine Kontinuität erleben kann.

Soweit die Krankengeschichte.

Diagnostik der Schlaganfallfolgen

Eine **rein medizinische Diagnostik** traditioneller Art, die hauptsächlich auf einzelne Krankheitsbilder ausgerichtet ist, genügt nicht, um
die komplexen Fragen der Alltagskompetenz zu klären und den Ablauf
der Rehabilitation zu planen. Dies sollte die Krankengeschichte exemplarisch und ausführlich belegen.

Vielgestaltige Funktionsdefizite verschiedenen Schweregrades
verbergen sich hinter der medizinischen Diagnose „Zustand nach
Schlaganfall". Diese gilt es zu erfassen und in ihrer Bedeutung für die
Alltagsbewältigung und Rehabilitation einzuordnen.

Im äußeren Erscheinungsbild fällt die Halbseiten"lähmung", die
Bewegungsstörung einer Körperhälfte auf.

Weniger offenkundig, aber von großer Bedeutung für eine selbständige Lebensführung sind die neuropsychologischen Störungen. Dies
sind die Sprachstörungen (Aphasien) und Sprechstörungen (Dysarthrien), die Störungen im Handlungsablauf und der Handlungsplanung
(Apraxien), das Neglect-Syndrom, das Pusher-Syndrom und die räumlich-konstruktiven Störungen (s. Krankengeschichte).

Neben diesen Störungen umgrenzter Hirnfunktionen sind globale
Störungen kognitiver Funktionen wie Gedächtnisstörungen und die
wichtigen und häufigen Aufmerksamkeitsstörungen zu berücksichtigen
(Abb. 7.**1**).

Schädigungsfolgen nach Apoplex im einzelnen

Spastische Hemiparese

Die **Halbseitenlähmung** (= Hemiparese) auf der Seite, die der Hirnschädigung gegenüber liegt, ist die auffälligste Störung nach Schlaganfall.

In der Akutphase liegt eine **schlaffe Lähmung** vor. In Ruhe (Spontanhaltung) und bei Bewegungsversuchen kontrahieren sich die Muskeln nicht, eine passiv angehobene Extremität fällt schlaff herunter, die Muskeleigenreflexe sind nicht auszulösen (vgl. S. 50ff.). Die Lähmung betrifft nicht nur die Extremitäten. Wesentlich für die funktionelle Beurteilung und die therapeutische Beeinflussung sind die Bewegungsstörungen und verbliebenen Bewegungsmöglichkeiten des Rumpfes.

Die **Rumpffunktionen** sind für die Alltagsfunktionen und damit für den pflegerischen Bereich besonders wichtig. Es ist wichtig, ob ein Patient frei, d.h. ohne Stützen und Anlehnen, sitzen kann, ob er den Rumpf beugen und wieder aufrichten kann, ob er in der Lage ist, nach etwas zu greifen, das sich außerhalb seiner unmittelbaren Reichweite befindet. Diese Fähigkeiten ermöglichen ein selbständiges Sitzen und den Einsatz des nicht betroffenen Armes.

Sie werden trainiert, wenn der Patient auf einer harten Unterlage, z.B. auf einem geeigneten Stuhl, sitzt. Dann ist im Gegensatz zur weichen Matratze im Bett ein besseres Empfinden des Körpers und seiner Lage im Raum möglich und demzufolge auch eine bessere motorische Kontrolle der Bewegungen. Deshalb sollte ein Patient, sobald bestimmte Grundvoraussetzungen der Rumpfkontrolle gegeben sind, so oft wie möglich auf einem festen Stuhl mit Seitenlehnen, und nicht ständig in einem weichen Rollstuhl sitzen. Es ist Aufgabe des Pflegepersonals, gemeinsam mit Arzt und Therapeuten die Sitzkontrolle und Rumpffunktionen zu beurteilen und den Tagesablauf so einzuteilen, daß die nötigen Trainingseffekte ohne schädigende Überforderung erreicht werden können (Abb. 7.3a–c).

Die **spastische Parese** entsteht erst nach einigen Tagen oder Wochen. Nach der Phase der schlaffen Lähmung „kommt Leben" in die gelähmte Seite. Der Tonus, die unwillkürliche Anspannung der Muskulatur, nimmt zu.

Die Prüfung der Muskeleigenreflexe zeigt im Gegensatz zu den vorher nicht auslösbaren Reflexen eine im Vergleich zur „gesunden" Seite gesteigerte Reflexantwort.

Die neu entstandenen Bewegungen, so begeistert sie auch vom Patienten und seinen Angehörigen begrüßt werden, unterscheiden sich aber wesentlich von natürlichen (physiologischen) Bewegungen.

Es kommt zu **Bewegungssynergien**. Statt der differenzierten Vielfalt der natürlichen Bewegungen finden die Bewegungen der betroffenen Körperabschnitte in undifferenzierten „Massenbewegungen" statt, die einen stereotypen, immer gleichen Ablauf haben.

a

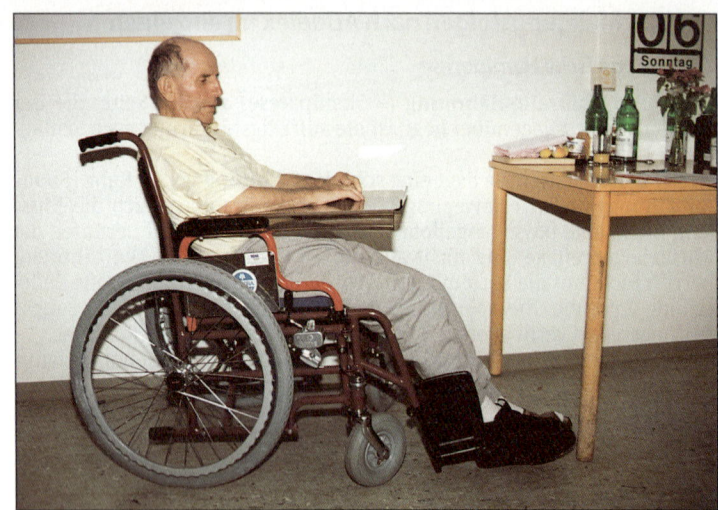

b

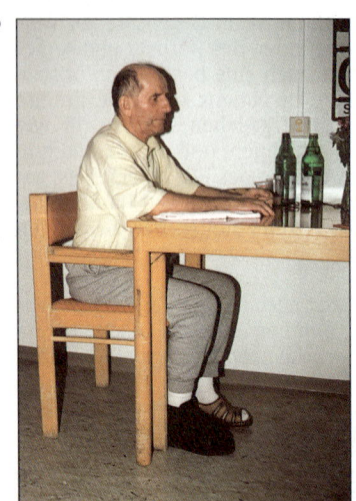

c

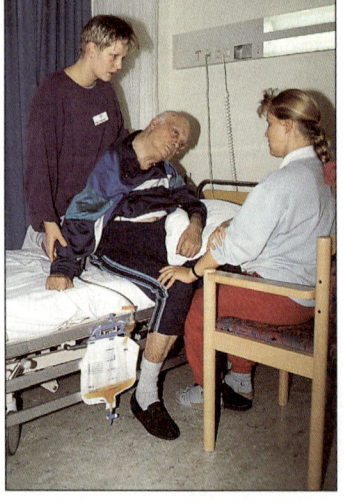

Abb. 7.**3a** Postapoplex-Patient in „Liegestuhlhaltung" im Rollstuhl
b Postapoplex-Patient in festem Stuhl mit Seitenlehnen in aktiver, aufgerichteter Sitzhaltung
c Postapoplex-Patient mit Pusher-Syndrom und Unfähigkeit, frei zu sitzen

Das örtliche und zeitliche Muster der Bewegung läuft nicht in der gewohnten, am funktionellen Ziel orientierten Präzision ab.

Der **koordinierte Bewegungsimpuls** („Bewegungsprogramm") des ZNS „rekrutiert" nicht in gewohnter Weise die präzise für eine Bewegung erforderlichen motorischen Einheiten (motorische Vorderhornzellen plus zugehörige Muskelfasern). Im Hinblick auf die örtliche Verteilung stehen nicht mehr alle erforderlichen motorischen Einheiten zur Verfügung, der Bewegungsimpuls breitet sich unkontrolliert auf andere, „überflüssige" bzw. „störende" motorische Einheiten aus. Im Hinblick auf die zeitliche Verteilung der Muskelaktivität werden die Muskelfasern zu spät, zu früh oder zu schwach aktiviert und vor allem zu spät *de*-aktiviert.

Die **Muskelaktivierung** erstreckt sich also auf zu viele Muskelabschnitte, hat keinen präzisen zeitlichen Ablauf mit Aktivierung, Kraftanstieg und Lösung der Anspannung. Sie ist unter Umständen auch zu schwach, da nicht genügend motorische Einheiten aktiviert werden. Die mögliche Kraftentwicklung kommt nicht zur Geltung, wenn Agonist und Antagonist (also z.B. Beuger und Strecker) gleichzeitig angespannt werden. Dies wiederholt sich ohne Rücksicht auf wechselnde funktionelle Anforderungen in stereotypen, d.h. gleichbleibenden Mustern, die für den einzelnen Patient und den einzelnen Körperabschnitt typisch sind.

Die **Diagnose der spastischen Synergien** erfolgt durch das „Placing". Ein gesunder Körperabschnitt läßt sich bei kooperativen Patienten leicht in bestimmte Positionen bringen. In Rückenlage des Patienten kann z.B. das Bein in der Hüfte gebeugt und im Knie gestreckt werden oder umgekehrt. Bei spastischen Bewegungsstörungen ist es dem Patienten unter Umständen nur möglich, Hüfte und Knie gleichzeitig zu strecken oder (!) zu beugen.

Die **erhaltenen selektiven Bewegungen** können daran erkannt werden, daß dem Patienten alternierende Bewegungen gegen das spastische Muster möglich sind.Wenn nur eine spastische Massenbewegung möglich ist, gelingt dem Patienten z.B. am Arm (Ellbogengelenk) nur (!) eine Beugung, die er auch nicht flüssig lösen kann.

Die häufigsten **spastischen Muster** sind
– an Schulter und Arm **Beugesynergien**:
   Schulterblatt an die Wirbelsäule gezogen,
   Schultergürtel heruntergezogen,
   Oberarm im Schultergelenk adduziert und innenrotiert,
   Arm im Ellbogengelenk gebeugt,
   Unterarm in Pronation,
   Handgelenk und Finger gebeugt;
– an Becken und Bein **Strecksynergien**:
   Becken nach hinten und oben gezogen,
   Hüftgelenk gestreckt, adduziert und innenrotiert,
   Kniegelenk gestreckt,
   Fuß plantarflektiert, Innenkante in Plantarflexion hochgezogen
   (= Inversion);

– am Rumpf:
auf der hemiplegischen Seite oft verkürzt und mit Seitenflexion nach hinten rotiert.

Diese schematische Darstellung darf nicht zu dem Fehlschluß verleiten, die Spastik bestünde in der Regel *nur* in den „Beugern" oder *nur* in den Streckern. Beobachtung, Reflexprüfung und Tonusprüfung zeigen leicht auf, daß oft in Agonist *und* Antagonist Spastik nachzuweisen ist. Das „Muster" beruht auf dem *Überwiegen* der Spastik in einer funktionell gleichgerichteten Muskelgruppe.

Das Bild der „Wernicke-Mann-Gehstörung" ist Resultat typischer spastischer Synergien (Abb. 7.**4**).

Die **Verteilung der spastischen Phänomene** ist dabei von Patient zu Patient unterschiedlich. Auch beim einzelnen Patienten sind Muskeln und Muskelgruppen ungleichmäßig betroffen. Da unterschiedliche mo-

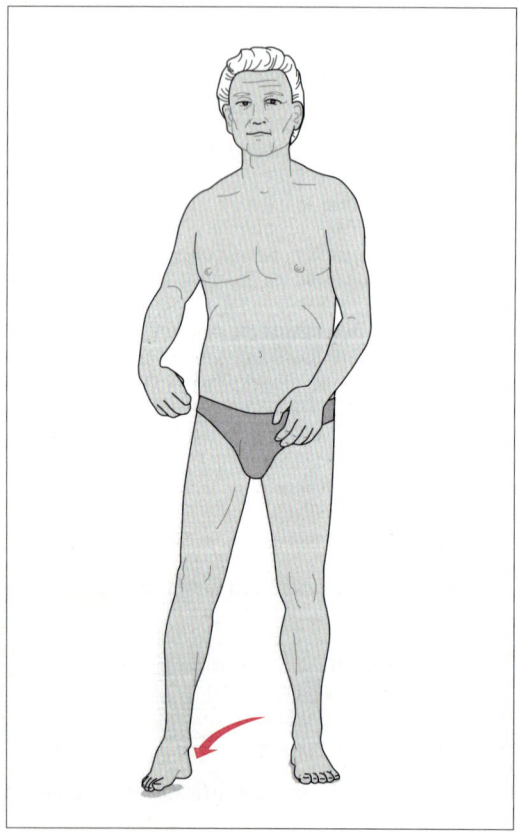

Abb. 7.**4** Wernicke-Mannsche Gangbild von Postapoplex-Patienten

torische Hirnareale betroffen sind, sind auch unterschiedliche Muskelbereiche betroffen. So kann die Spastik distal in der Hand zum Beispiel größer sein als im Ellbogengelenk. Hier sind alle Kombinationen möglich.

Kraftverlust und spastische Tonuserhöhung überlagern sich. Aus Gründen, die noch nicht genau bekannt sind, überwiegt in einigen Muskelgruppen der Kraftverlust und damit ein schlaffer Ruhetonus und stark kraftverminderte oder gänzlich aufgehobene Bewegungsmöglichkeiten, an anderen Körperabschnitten entwickelt sich eine „kräftige" spastische Tonuserhöhung bereits in Ruhe.

Wir haben also in jeweils unterschiedlicher Verteilung Kraftminderung und spastische Phänomene über den Körper verteilt. Es kommt oft vor, daß z. B. proximal an einem Arm ein schlaffer Tonus vorherrscht, aber distal eine Spastik vorliegt.

Am Bein kann es, wohl gefördert durch Rückenlage, zum Überwiegen von Beugesynergien kommen, die für die Funktionsabläufe des Aufstehens, Stehens und Gehens natürlich ungleich ungünstiger sind als die Streckspastik.

Es kommt zu einer **Überlagerung** von den einzelnen motorischen Störungen und den erhaltenen selektiven Bewegungsmöglichkeiten. Erhaltene selektive Bewegungen können gleichsam „in Spastik eingepackt sein". Spastische Phänomene (z.B. elastischer Widerstand bei passiver Dehnung) lassen sich auch in Gliedmaßenabschnitten auslösen, die einen schlaffen Ruhetonus aufweisen.

Das **Ausmaß der Spastik variiert** stark mit der Körperlage und Körperhaltung, der seelischen Vefassung, mit Schmerz, Temperatur und anderen Umgebungseinflüssen. Diese Abhängigkeit bietet vielfältige Möglichkeiten der pflegerisch-therapeutischen Einflußnahme.

Entsprechend den Hauptlokalisationen der Schlaganfälle bleiben die Bewegungsstörungen am Arm oft schlaff vom Ruhetonus her, das Bein entwickelt meist eine Streckspastik, seltener die funktionell ungünstigere Beugespastik. Wenn sich im Arm eine Spastik entwickelt, ist es meist eine Beugespastik.

Assoziierte Reaktionen sind wesentliche Teilphänomene der spastischen Hemiparese. Es sind nicht unterdrückbare Bewegungen von Körperteilen, die an der intendierten Bewegung eigentlich nicht beteiligt sind. Bei maximaler Anstrengung, wenn die Muskelgruppen der nicht direkt betroffenen Seite sich stark anspannen, fällt oft auf, daß die Muskeln der betroffenen Seite „im Muster" mitreagieren. Der Patient kann diese motorischen Mitreaktionen nicht willentlich unterdrücken und auch nicht sofort lösen. Dieses Phänomen tritt auch beim Husten und Niesen auf.

Der **Ruhetonus** der betroffenen Seite erhöht sich nach der anfänglich schlaffen Phase. Der Muskeltonus kann bereits in Ruhe ohne willentliche Bewegungsintention so stark erhöht, daß der Arm z. B. ständig gebeugt gehalten wird, oder das Bein in Hüfte, Knie und Fußgelenk dauernd gestreckt wird. Die Muskeln können nicht mehr willkürlich entspannt werden.

Auch hier zeigen sich charakteristische Muster der spastischen Massenbewegung.

Spastik kann beeinflußt werden durch gezielte Manipulationen von Körperlage und Bewegungen. Der Patient kann spastikhemmende Verhaltensweisen erlernen und damit eine bessere Kontrolle über die Massensynergien gewinnen. Gelingt es ihm, die Spastik zurückzudrängen, werden erhaltene selektive Bewegungen verfügbar. Darauf basiert das Bobath-Konzept (vgl. S. 205 f.). Es erscheint nach unserem heutigen Erkenntnisstand zwar wünschenswert, aber sehr zweifelhaft, daß durch die neurophysiologischen Therapieformen biologische Substrate verändert werden. Es kann aber gelingen, Komplikationen zu vermeiden und biologisch vorgegebene Spielräume maximal auszunützen.

Funktionelle Fortschritte, also eine den Alltagsanforderungen besser entsprechende Verfügung über die verbliebenen Bewegungsmöglichkeiten, sind in vielen Fällen zu erreichen. Diese Fortschritte können von großer Bedeutung für die Lebensqualität sein.

Die **Aufgabe des Pflegebereiches** besteht auch darin, die in den krankengymnastischen und ergotherapeutischen Therapiesitzungen begonnenen und geplanten Bewegungen und Haltungen 24 Stunden hindurch in den Alltag zu integrieren.

Die Entwicklung der Spastik und damit der unfunktionellen, nicht-selektiven Massenbewegungen kann durch richtige Pflege positiv beeinflußt werden. Effektiv kann dies aber nur geschehen, wenn Pflegebereich, Arzt und Therapeuten koordiniert in einem 24-Stunden-Konzept zusammenarbeiten.

Dieses Vorgehen ist auch dem Patienten und seinen Angehörigen zu vermitteln. Sie müssen begreifen und akzeptieren, daß nicht jede Bewegung gut und erwünscht ist, müssen berücksichtigen, daß große Anstrengungen zur Spastikerhöhung führen, müssen lernen, welche Körperhaltung und welche Bewegungen nützlich sind.

> **!** Die Spastik nach Apoplex ist nicht ausschließlich schicksalhafte Krankheitsfolge, sondern kann verringert werden durch richtige Lagerung, richtige Sitzposition in Stuhl und Rollstuhl, Anbahnung des richtigen Gangbildes, das richtige „Handling" beim Transfer und bei anderen Hilfestellungen und durch entsprechende Anleitung des Patienten und seiner Umgebung.

Kompensatorische Rehabilitation geht den Weg, daß die erhaltenen Funktionen, hier also die „gesunde" Seite, durch maximale Ausschöpfung ihrer Kraft die Bewegungsdefizite ausgleichen soll. Diese Einstellung, die von den Patienten in verständlichem Streben nach möglichst schneller Mobilität unreflektiert geteilt wird, führt auf lange Sicht zu Gewebeschäden mit Schmerzen und zu weiteren Funktionseinschränkungen.

❗ Kompensierendes Verhalten führt beim Postapoplex-Patienten zu einer Reduktion der Fähigkeit, die spastischen Phänomene zu kontrollieren, und damit zu einer dauerhaften weiteren funktionellen und strukturellen Schädigung.

Kompensation verspielt die Möglichkeit, in frühen Krankheitsphasen zu erlernen, die Symmetrie des Körpers zurückzuerlangen, Bewegungsabläufe harmonischer und physiologischer zu gestalten, die Spastik zu kontrollieren. Fixiert wird ein asymmetrisches, unphysiologisches Bewegungsmuster.

Selbstverständlich sind diese Negativfolgen in Abhängigkeit vom Ausmaß der Hirnschädigung oft nicht vollständig zu vermeiden. Es gilt aber von Beginn an, diesen überkompensierenden Fehlweg so weit wie möglich zu kontrollieren.

❗ Schädigend für das Wiedererlernen physiologischer Bewegungsabläufe sind:
  – spastikerhöhendes Krafttraining,
  – Bettbügel (Aufrichthilfe),
  – Bettkasten an den Fußsohlen,
  – ständige Lagerung auf dem Rücken,
  – eine Sitzhaltung in Stuhl oder Rollstuhl, die keine aufrechte Rumpfposition und keinen 90-Grad-Winkel in Knie und Fußgelenk ermöglicht,
  – jegliches Halten, Ziehen und Zerren am paretischen Arm und an der paretischen Schulter,
  – ständige Beugehaltung des betroffenen Armes und der Hand,
  – zu frühes kompensatorisches Gehen im spastischen Muster.

Der Ausdruck **Sensomotorik** betont den Zusammenhang zwischen Wahrnehmung und Motorik. Die Motorik ist im Nervensystem kein isoliert ablaufender Bereich, sondern in vielen Regelkreisen eng gekoppelt an die Wahrnehmung des eigenen Körpers und der Umgebung.

Wir können nicht kontrolliert bewegen, was wir nicht differenziert wahrnehmen. Wir erlernen im Laufe der kindlichen Entwicklung die Integration unserer einzelnen Sinneswahrnehmungen zu einem einheitlichen Bild unserer Umgebung in ständiger Rückkoppelung zwischen Motorik und Wahrnehmung.

Diese Zusammenhänge gelten auch beim Neulernen von Bewegungen nach Hirnschädigung. Wir müssen die Wahrnehmungsstörungen beim Patienten erkennen, sie sind nicht so auffällig wie die motorischen Ausfälle. Nur so können wir seine wirkliche Situation abschätzen und gezielte pflegerische und therapeutische Einflußnahmen planen und durchführen.

Sensibilitätsstörungen nach Apoplex

Sensibilitätsstörungen treten in unterschiedlichem Umfang je nach Schädigungsort auf. Die Modalitäten der Oberflächensensibilität (Wärme/Kälte, Druck und Berührung) und die sogenannte Tiefensensibilität (Lage- und Bewegungssinn, Wahrnehmung der Muskelspannung) können vermindert oder aufgehoben sein. Mit der Störung der Wahrnehmung des eigenen Körpers und der eigenen Bewegungen verliert der Patient auch motorische Möglichkeiten.

Es leuchtet unmittelbar ein, findet im klinischen Alltag aber zu wenig Berücksichtigung, daß eine Störung der Propriozeption (Lage- und Bewegungssinnes, Wahrnehmung der Muskelspannung) enorme Auswirkungen auf die willkürliche Kontrolle von Bewegungen hat. Vor allem das Neulernen von Bewegungen ist gravierend gehemmt, wenn der Patient nicht empfindet, welche Position sein Rumpf, sein Arm oder Bein im Raum einnimmt.

Im **Pflegealltag** muß darauf geachtet werden, daß der Patient nicht quasi in Watte gepackt wird, sondern daß er entsprechend seiner sensomotorischen Restitution gefordert wird, nicht im Bett liegt, sondern so früh wie möglich den Widerstand einer festen Unterlage im Sitzen spürt, um in aufrechter Körperhaltung das Gleichgewichtssystem und die Rumpfmuskulatur wieder zu üben. Er sollte Unterwäsche und möglichst schnell normale Kleidung tragen. Nicht nur wegen der psychischen Wirkung (eigene Kleidung als Rückkehr zur Selbständigkeit), sondern auch wegen der entsprechenden Hautkontakte durch die Kleidung, durch den Vorgang des An- und Ausziehens. Außerdem ist das Erlebnisfeld und Gesichtsfeld im Sitzen ungleich größer als im Liegen.

Sehstörungen sind nach Apoplex nicht selten. Meist liegt eine homonyme Hemianopsie vor, also ein Gesichtfeldausfall jeweils der rechten oder linken Gesichtfeldhälften beider Augen. Dieses Muster ergibt sich aus der Anatomie der Sehbahn und den Vorzugsstellen vaskulärer Schädigung. Meist lernen Patienten mit einer Hemianopsie sehr bald, die Verkleinerung ihres Gesichtsfeldes durch Kopfbewegungen auszugleichen. Die reine Hemianopsie hat im Alltag im Haus (anders natürlich im Straßenverkehr) keine sehr gravierenden Auswirkungen. Gravierender wird die Situation, wenn ein Neglect-Syndrom hinzukommt.

Hemineglect-Syndrom

Das in der Krankengeschichte erwähnte **Hemineglect-Syndrom** kommt im Klientel der Geriatrischen Klinik Eßlingen bei ca. 14 % der Patienten vor, ist also sicher keine diagnostische Seltenheit (Abb. 7.**5**).

In der heute weithin akzeptierten Form wurde das Syndrom 1941 von Brain und 1953 von Critchley zusammengefaßt, aber z.B. von Luria in wesentlichen Zügen schon vorher beschrieben.

Das **Erscheinungsbild des Hemineglect-Syndroms** kann folgendermaßen beschrieben werden: Der Patient reagiert nicht oder nur vermindert auf Reize aus der betroffenen Hälfte des Raumes und seines eigenen Körpers. Er wendet sich dieser Raum- und Körperhälfte vermin-

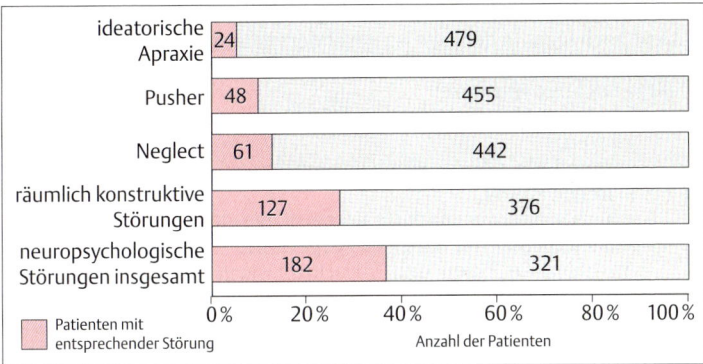

Abb. 7.**5** Häufigkeit verschiedener neuropsychologischer Störungen bei Post-apoplexpatienten (503 sukzessiv aufgenommene Postapoplex-Patienten, Altersmedian 74 Jahre, Geriatrische Klinik Esslingen, 1992/93)

dert zu und führt dort nicht in gleicher Weise die üblichen Suchbewegungen der Wahrnehmung (Exploration) durch. Dabei sind beim reinen Neglect ohne begleitende sensible oder sensorische Ausfälle die Sinnesleistungen erhalten. Der Patient *kann* also sehen, hören, Berührungen fühlen, er registriert die üblichen Reize aber nicht.

Das Hemineglect-Syndrom kann in **drei Komponenten** aufgeteilt werden, die auch dissoziiert (einzeln) vorkommen können:

1. Verminderte Reaktion auf optische, akustische und taktile sowie propriozeptive Reize aus dem betroffenen Halbfeld, reduzierte sensomotorische Exploration des betroffenen Halbfeldes. Die sensorischen Leistungen (visuell, akustisch und taktil) sind bei reiner Ausprägung des Syndroms erhalten, sind aber oft zusätzlich gestört.
2. Störungen der kognitiven Repräsentation der äußeren Raumhälfte und betroffenen Körperhälfte.
3. Anosognosie, d.h. Nichtregistrieren der offenkundigen Krankheitsfolgen auf der verbalen Ebene und der Ebene der Handlungen und Planungen.

Anosodiaphorie ist Anosognosie in abgeschwächter oder partiell restituierter Form, d.h. die offenkundigen Krankheitsfolgen werden wohl auf der verbalen Ebene registriert, aber in den Konsequenzen für Handlungen und Planungen bagatellisiert.

Diese Störungen beziehen sich jeweils nur auf die betroffene Raum- und Körperhälfte, deshalb ist die korrekte Bezeichnung *Hemi*neglect. Im Klinikalltag hat sich oft die Bezeichnung „Neglect" eingebürgert.

Das Syndrom ist nach Rechtshirnschädigung häufiger, stärker ausgeprägt und länger anhaltend als nach Schädigung der sprachdominanten Seite.

Die **Diagnostik** geschieht zuerst im klinischen Alltag. Wenn ein Patient noch nicht in der Lage ist, gesondert neuropsychologisch getestet zu werden, ergeben sich oft schon aus der Krankenbeobachtung im Pflegealltag wichtige Hinweise:

– fehlendes Absuchen der betroffenen Seite mit Augenfolgebewegungen,
– verminderte Gliedmaßenbewegungen auf einer Seite ohne erklärende Parese,
– fehlende oder verminderte Körperpflege einer Seite,
– Ankleidefehler nur auf einer Körperseite,
– Anstoßen an Türen und Einrichtungsgegenständen mit immer derselben Seite,
– fehlendes Essen von einer Teller- oder Tablettseite,
– fehlende oder verminderte Reaktion bei Ansprache von der betroffenen Seite.

Nicht selten fallen die Patienten im Alltag dadurch auf, daß sie nur in einer Gesichtshälfte geschminkt oder rasiert sind, sie essen unter Umständen nur die eine Hälfte ihres Tellers leer, sie drehen den Kopf ständig zur „gesunden" Seite und reagieren viel leichter und häufiger auf alle möglichen Reize, die aus dieser Raumhälfte kommen

Die **neuropsychologische Diagnostik** erfolgt noch mit relativ unstandardisierten Reiz-Reaktionsaufgaben und Papier- und Bleistifttests. Hemineglect-Patienten mit stärkerer Ausprägung der Störung verschieben bei Linienhalbierung den Mittelpunkt zur gesunden Seite, bei Ausstreichaufgaben ignorieren sie eine Seite der Vorlage.

Deutliche Belege für einen Neglect sind Patientenzeichnungen, die nur eine Hälfte des Motives zeigen (Abb. 7.**6a** u. **b**). Diskrete Störungen werden deutlich bei „doppelter simultaner Stimulation". Im taktilen Bereich berührt man einen Patienten an zwei korrespondierenden Körperstellen. Wenn er anfangs noch in der Lage ist, beide Berührungen getrennt zu registrieren, kommt es bei mehrfacher Reizwiederholung zu

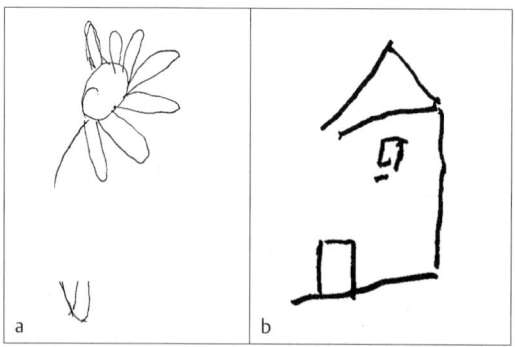

Abb. 7.**6a** und **b**   Zeichnungen nach Vorlage eines Postapoplex-Patienten mit linksseitigem Hemineglect

einer „Überlagerung" der Wahrnehmung auf der gestörten Seite, und er nimmt nur noch den Reiz auf der gesunden Seite wahr.

Das Hemineglect-Syndrom hat weitreichende **Folgen für das Reha-Ergebnis.** Es bremst und behindert rehabilitative Fortschritte signifikant. Das Ausmaß an funktioneller Selbständigkeit, das in vergleichbarer Behandlungszeit bei Neglect-Patienten erreicht werden kann, ist niedriger als bei Apoplex-Patienten ohne eine funktionell relevante neuropsychologische Störung.

Die **multimodale Stimulation der betroffenen Seite** ist das therapeutische Stichwort für die Behandlung des Neglect-Syndroms. Die materielle und personelle Umgebung soll im Stationsalltag möglichst so organisiert werden, daß die sensorischen Reize aller Modalitäten (= multimodal) vornehmlich oder zuerst aus der betroffen Raumhälfte und über die betroffene Körperhälfte kommen (Abb. 7.**7**).

Aufgabe der professionellen Pflege ist es, für dieses „Setting" möglichst 24 Stunden zu sorgen, das Verhalten des Patienten zu analysieren, die Beobachtungen mit den anderen Bereichen auszutauschen und die gemeinsamen Maßnahmen an den Fortschritt des Patienten anzupassen.

Ein **zum Teil gebräuchlicher Name des Neglect-Syndroms** lautet „Halbseitenvernachlässigung". Wir halten diesen an die Umgangssprache angelehnten Begriff für therapeutisch belastend, mißverständlich und deshalb entbehrlich. Er suggeriert Mutwillen und Absicht und vermittelt den Patienten und den Angehörigen den völlig falschen Eindruck, es käme hier nur auf etwas guten Willen an, der Patient brauche eben nur nicht so „nachlässig" sein. Tatsächlich wird dieser falsche Eindruck unterstützt durch häufige Schwankungen der Symptome vor allem in Fällen, die zum Teil gebessert sind.

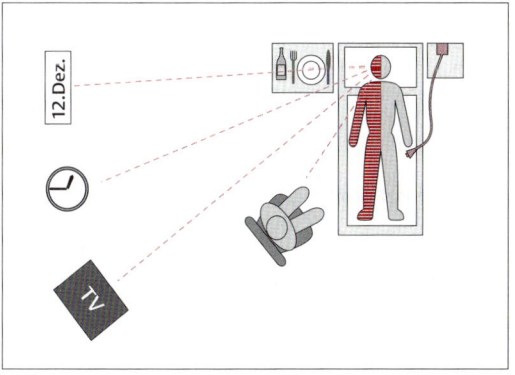

Abb. 7.7 Multimodale Stimulation: Möglichst viele Reize sollen über die betroffene Raum- und Körperhälfte kommen, die „Glocke" zum Herbeirufen des Pflegedienstes liegt aus Sicherheitsgründen auf der gesunden Seite.

Der Patient kann lernen, mit diesem Defizit umzugehen, dies verlangt aber eine sehr hohe ständige Konzentration, die nicht den ganzen Tag durchzuhalten ist. Dann kommt es zu dem Eindruck, er könne, wenn er nur wolle.

Aber gerade die inneren Systeme, die in uns für eine ständige Repräsentation und Aufmerksamkeit für Umwelt und Körper sorgen, sind hier gestört und sind durch den blanken Willen und eine bewußte Form der Aufmerksamkeit nur phasenweise zu ersetzen.

Die **Differenzierung zwischen Hemianopsie und Hemineglect** ist oft schwierig. Die beiden Störungen treten häufig zusammen auf. Mit klinischen Mitteln fällt es oft schwer, Hemianopsie und Neglect voneinander abzugrenzen. Die reine Hemianopsie ohne Neglect ist noch vergleichsweise einfach zu identifizieren. Diese Patienten sind wenig auffällig, stoßen selten auf der betroffenen Seite an, explorieren taktil und visuell in beide Raumhälften. Bei der Linienhalbierung verschieben viele von ihnen den Mittelpunkt in die betroffene Seite, also genau anders als die Neglect-Patienten.

Die aktive Exploration ist beim Neglect-Patienten nachhaltiger und schwerer gestört als beim Hemianopsie-Patienten. Er hat seine Ausfälle gerade in dem System, das die Suchbewegungen automatisch ohne besondere willensmäßige Vorsatzbildung bei uns steuert. So kompensiert er seine Störung aus eigenem Antrieb nicht.

Es kann klinisch unmöglich sein zu unterscheiden, ob ein Patient nur einen Neglect hat oder zusätzlich eine Hemianopsie. Mit visuell evozierten Potentialen ist festzustellen, ob optische Informationen das primäre Rindenfeld der entsprechenden Gesichtsfeldhälfte errreichen. Bei Hemineglect-Patienten ist dort ein Antwortpotential abzuleiten, bei Hemianopsie nicht.

Pusher-Syndrom

Das **„Pusher-Syndrom",** eine therapierelevante Raumanalysestörung der eigenen Körperachse, tritt häufig gemeinsam mit dem Neglect-Syndrom auf. Die Bobath-Therapeutin Pat Davies hat das Syndrom als erste beschrieben. Im Klientel der Geriatrischen Klinik Esslingen ist es in eindeutiger Form bei 9,5 % der Apoplex-Patienten festzustellen.

Der **klinisch prägende Befund** besteht darin, daß die betroffenen Hemiplegie-Patienten sich aktiv zur betroffenen Seite hin stoßen (to push = stoßen, Abb. 7.**8**). Funktionell sinnvoll und von Hemiplegie-Patienten mit intakten Gleichgewichtsreaktionen auch üblicherweise ausgeführt ist eine Gewichtsverlagerung zur gesunden Seite, falls das erkrankte Bein zur Gewichtsübernahme nicht zur Verfügung steht.

Dem Syndrom liegt eventuell eine Verschiebung der subjektiven Körperlängsachse zur gesunden Seite hin zugrunde. Aus dieser Fehlwahrnehmung ergibt sich als Reaktion ein Abstoßen in Richtung der betroffenen Seite. In der klassischen Ausprägung geben die Patienten auch an, sie hätten das Gefühl der Schräglage, wenn man sie senkrecht ausrichtet.

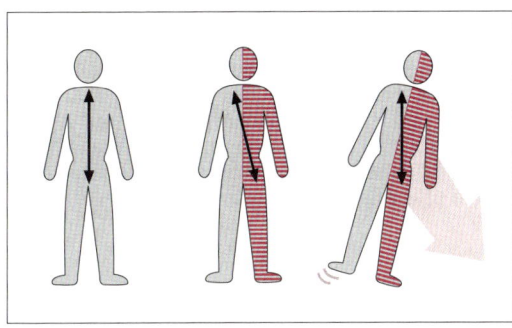

Abb. 7.**8**   Schema-Zeichnung des Pusher-Syndroms: Verschieben der subjektiven Körperlängsachse zur gesunden Seite hin, daraus ergibt sich als Gegenregulation das Abstoßen zur betroffenen Seite.

Das Vorliegen eines **Pusher-Syndroms** ist beim **Transfer** im Pflegealltag natürlich mit besonderer Aufmerksamkeit zu beachten, die Sturzgefahr ist beachtlich, vor allem wenn ein Helfer nicht mit dieser Reaktion rechnet. Weniger erfahrene Mitarbeiter und die Angehörigen sind aufzuklären, mit den Krankengymnasten ist abzusprechen, wie der Patient am besten umzusetzen ist. Eine gute Transfertechnik ist wichtig, um Schaden zu vermeiden.

Räumlich-konstruktive Störungen

An **räumlich-konstruktiven Störungen** (Kapitel 3, S. 107ff.) leiden ca. 25 % der Postapoplex-Patienten der Geriatrischen Klinik Esslingen. Als ein Unterscheidungsmerkmal zum Hemineglect-Syndrom treten hierbei die Störungen in beiden Halbfeldern auf.

Beim Apoplex-Patienten sind die **Störungen bei Alltagsaktivitäten,** z.B. beim Waschen und Anziehen, längst nicht immer nur durch die motorischen Ausfälle zu erklären. Ein zerebral gesunder Mensch, dem man zu Test- oder Demonstrationszwecken Arm und Bein einer Seite fixiert, z.B. duch einen Gips, ist nach einigem Probieren durchaus in der Lage sich selbst anzuziehen.

Beim Apoplex-Patient fällt oft auf, daß sie mit Alltagsgegenständen in wenig zielgerichteter Weise umgehen. Patienten mit räumlich-konstruktiven Störungen können sich in der räumlichen Anordnung ihrer Umwelt nicht orientieren. Diese Störungen dürfen nicht mit einem allgemeinen intellektuellen Abbau gleichgesetzt werden, so nach dem Motto, wer noch nicht einmal seinen Pullover richtig anziehen kann, muß ja wohl geistig sehr abgebaut sein. Hier liegt eine große Gefahr für die nicht informierte Umgebung, den Patienten geistig zu unterschätzen, und damit ein hohes Konfliktpotential.

Therapeutisch erforderlich sind geführte Bewegungen, Absprache des Anziehtrainings zwischen Ergotherapeuten und Pflegedienstmitarbeitern und Erörterung der Ausfälle mit dem Patienten selbst und seinen Angehörigen. Man muß wissen, daß hier notwendige Basisleistungen der Wahrnehmung und Handlungsplanung gestört sind. Appelle, sich doch anzustrengen und zu konzentrieren, sind so fehl am Platze wie die Inaktivierung der Patienten durch zu weitgehende Pflege. „Erlernte Hilflosigkeit" durch pflegerische Übernahme von zuviel Eigenaktivität ist zu vermeiden.

Apraxien

Apraxien treten nur auf, wenn die sprachdominante Hirnhälfte geschädigt ist (Kapitel 3, S. 58 ff.). Sie zeigen sich durch **Parapraxien in beiden Körperhälften.**

Dabei fällt die **ideomotorische Apraxie** im Alltag normalerweise nicht auf.

Die **ideatorische Apraxie** ist im Alltag zu erkennen, wird aber als Verwirrung oder Demenz fehlgedeutet, wenn sie nicht als umschriebene neuropsychologische Störung erkannt wurde. Da immer eine Aphasie besteht, ist die Verständigung mit dem Patienten über sein Defizit erschwert oder unmöglich. Die Patienten selbst scheinen die Natur der Störung auch nur schwer zu begreifen, wenn man ihre hilflosen und verzweifelten Versuche einfühlend beobachtet, mit denen sie scheinbar einfache Handlungsabläufe des Alltags durchzuführen versuchen. Sie richten z. B. auf einem Essenstablett ein heilloses Durcheinander an, schmieren die Butter in die Tasse, gießen den Kaffee in den Teller. Da die einzelnen Bewegungen gelingen, die Bewegungen aber in einen sinnlosen Zusammenhang eingeordnet werden, entsteht der falsche Eindruck eines absichtlichen Fehlverhaltens oder einer völligen Demenz.

Der **Umgang mit wichtigen Alltagsgegenständen**, z. B. mit der Nachtglocke, ist oft nicht möglich. Auch wenn diese direkt vor ihnen liegt, gelingt es ihnen nicht regelmäßig, den Rufknopf zu ergreifen und zu drücken. Der Umgang mit der Urinflasche ist ebenfalls gestört, mit den entsprechenden Folgen.

Die Apraxie ist an den oberen Extremitäten zwar am leichtesten zu erkennen, es gibt sie aber auch an Bein und Fuß und im Bereich der Gesichtsmuskulatur.

Ihre Berücksichtigung müssen diese Befunde beim Anziehtraining, beim Waschtraining, bei der Schulung der Eßvorgänge finden. Generell gesprochen bevorzugen wir im pflegerischen Umgang statt verbaler Erklärungen das Führen von Bewegungen.

Die **Besserungstendenz** ist oft recht günstig, es gibt aber auch viele Patienten, bei denen die Apraxie bestehen bleibt.

Die **Mißverständnisse,** die durch parapraktisches Fehlverhalten bei den Angehörigen ausgelöst werden, sind leicht vorstellbar. Wer seine Marmelade in die Kaffeetasse schmiert und den Kaffee auf den Brotteller schüttet, wird leicht für völlig verwirrt oder dement gehalten. In der geriatrischen Rehabilitation wird man immer wieder überrascht, daß bei Patienten mit ausgeprägter ideatorischer Apraxie dies nicht im Arztbrief oder Pflegebericht erwähnt wird. Dies belegt die Notwendigkeit einer Fortbildung in neuropsychologischen Störungen.

Aphasien

Die **Aphasien** als Störung der Sprachproduktion und des Sprachverständnisses sind unterschiedlich schwer ausgeprägt. Oft liegt kein kompletter Ausfall aller sprachlichen Fähigkeiten vor. Das Spektrum des Schweregrades reicht von der schweren globalen Aphasie, bei der nur Lauteverbindungen als Prosodieträger wiederholt werden (Dodo. . .dodo. . .do ...), bis zu diskret ausgeprägten Wortfindungsstörungen bei amnestischen Aphasien (Kapitel 3, S. 103 ff.).

Das **häufigste Mißverständnis,** das man bei Unerfahrenen im Umgang mit Aphasien beobachten kann, ist eine deutliche Überschätzung des Sprachverständnisses. Wenn das Wortverständnis auf einer gegenständlichen Wortebene in einer Routinesituation gut erhalten erscheint, darf der Einfluß der situativen und nonverbalen Informationsvermittlung nicht übersehen werden. In einer Testsituation müssen diese Informationswege, die im therapeutischen und pflegerischen Umgang natürlich gezielt zur Kommunikationsverbesserung eingesetzt werden, bewußt ausgeschaltet werden.

Viele Aphasiker entwickeln gerade in **Routinesituationen** eine große Fähigkeit, Situationen zu erfassen und zu interpretieren. Dieser Art von Kommunikation kommt zugute, daß die meisten Patienten den Ablauf pflegerischer und medizinischer Routinevorgänge kennen, die Pflegenden ihre Tätigkeiten mit Worten begleiten, und Mimik und Gestik dabei so eindeutig sind, daß sie als Informationsquellen vom Patienten benützt werden können.

Die **Kombination einer Aphasie mit einer Apraxie** ist besonders problematisch. Dadurch steht dem Betroffenen unter Umständen keine angemessene Gestik zur Verfügung. Wir müssen uns immer wieder vergegenwärtigen, daß der Aphasiker zwar seine Sprache zum Teil verloren hat, aber nicht seine Intelligenz. Wir müssen ihm also die erforderlichen Informationen durch Mimik, Gestik und die Gestaltung von möglichst eindeutigen Situationen liefern und durch eine Anpassung des sprachlichen Verhaltens.

Die **Vorstellung beim Sprachtherapeuten** ist angezeigt zur exakten psychopathometrischen und klinischen Diagnostik und Einordnung der Sprachstörung sowie zur Planung und Durchführung der logopädischen Therapie. Diese erstreckt sich nicht nur auf Sprache in allen Modalitäten, sondern auf die gesamte Kommunikation. Hierzu gehört auch die Therapie der Dysarthrien und Sprechapraxien sowie die fazioorale Therapie der Gesichtsmuskulatur und von Schluck- und Eßstörungen.

Therapeutisch bewirkte Besserungen von Aphasien wurden auch viele Monate nach Apoplex nachgewiesen. Es kann zur Rückbildung einer globalen Aphasie in eine Broca-Aphasie oder die Rückbildung einer Wernicke-Aphasie in eine amnestische Aphasie kommen.

Die **Schulung der Angehörigen** im Umgang mit aphasischen (und auch dysarthrischen) Patienten ist ein wichtiges Aufgabengebiet der Logopädie.

Merksätze für die Kommunikation mit aphasischen Patienten

- Der Patient hat nicht seinen Verstand, sondern seine Sprache verloren.
- Die Aphasie erstreckt sich auf Sprechen, Verstehen, Schreiben, Lesen und den Umgang mit Zahlen.
- Unter Umständen sind auch Gesten und Mimik gestört.
- Die Patienten verstehen Wörter, Formulierungen oder Sätze nicht oder nur teilweise, oder sie verwechseln Wörter.
- Auch die Ja-Nein-Benützung kann in Worten oder Gesten fehlerhaft sein.
- Viele aphasische Patienten reagieren mit zustimmenden Gesten und Worten, obwohl sie nicht richtig verstanden haben.
- Schwankungen im Sprachvermögen und Sprachverständnis sind häufig, dies darf nicht als „Nicht wollen" interpretiert werden.
- Aphasische Patienten wiederholen oft Wörter, auch wenn sie nicht mehr ins Gespräch passen.
- Die Sprache ist nicht in gewohntem Umfang als Ventil für Gefühle einsetzbar, deshalb verändern oder verstärken sich oft die nonverbalen Ausdrucksweisen.
- Aphasische Patienten reagieren oft zornig, wenn sie sich nicht verständlich machen können.

Verhaltensregeln für die Kommunikation mit aphasischen Patienten

- Ein Gespräch mit einem aphasischen Patienten braucht viel Zeit, Geduld, Kenntnis über die Art der Sprachstörung und eine störungsarme Umgebung.
- Ein aphasischer Patient ist nicht schwerhörig, erhöhen Sie also nicht die Lautstärke. (Das ist übrigens bei vielen Schwerhörigen auch sinnlos oder sogar abträglich!)
- Korrigieren Sie nicht, versuchen Sie zu verstehen, geben Sie aber offen Rückmeldung, wenn Sie etwas nicht verstanden haben.
- Halten Sie Blickkontakt, achten Sie auf Tonfall, Gestik, Mimik und Lautstärke.
- Sprechen Sie ihn von vorne an, setzen Sie bewußt Tonfall, Gestik, Mimik und Hinweise aus der Umgebung ein.
- Vergewissern Sie sich zuerst über das Thema, das vom Patienten angesprochen wird.
- Mehrere Sprecher gleichzeitig verwirren und erschweren die Verständigung.

– Sprechen Sie langsam und mit einfachen Worten und Sätzen, aber vermeiden Sie bitte eine „Babysprache".
– Wenn der Patient Sie nicht versteht, wiederholen Sie es mit anderen Worten. Vermeiden Sie dabei soweit wie möglich Verneinungen und benützen Sie positive Inhaltswörter („Bleiben Sie bitte sitzen" ist besser als „Stehen Sie bitte nicht auf").
– Bieten Sie dem aphasischen Gesprächspartner langsam und deutlich das zur Stellungnahme an, was Sie glauben verstanden zu haben.
– Ermutigen Sie ihn nachzufragen.
– Beim Mißlingen der Kommunikation versuchen Sie es zu einem späteren Zeitpunkt erneut.
– Machen Sie sehr deutlich, wenn Sie das Thema wechseln.
– Bieten Sie ihm in langsamer Reihenfolge Ja-Nein-Alternativen an, um seine Meinung und Wünsche zu erfassen, und verlassen Sie sich bei der Interpretation der Antwort nicht nur auf die gesprochene Antwort, auch nicht vollständig auf Kopfnicken oder Kopfschütteln, sondern interpretieren Sie seine Reaktionen als Ganzes.
– Rechnen Sie immer damit, daß Sie ihn nicht ganz richtig verstanden haben oder er Sie nicht richtig verstanden hat.
– Nehmen Sie Ihrem aphasischen Gesprächspartner nicht zu schnell das Wort aus dem Mund, er braucht mehrere Chancen, um sich selbst auszudrücken.
– Sprechen Sie ihn direkt an, gerade wenn Angehörige die Tendenz haben, ihn zu „entmündigen".
– Manche aphasische Patienten können singen, beten oder fluchen, Gedichte oder Reihen (Wochentage, Zahlenreihen etc.) nachsprechen. Verwechseln Sie dies nicht mit einer freien Verfügung über die sprachlichen Möglichkeiten, aber lassen Sie ihm das Erfolgserlebnis.
– Beachten Sie seine Probleme mit Zahlen, Zeichen, Datumsangaben und Uhrzeiten.
– Prüfen Sie, ob der Patient gut und vollständig sehen kann.
– Lernen Sie seine Vorlieben, Abneigungen und Gewohnheiten kennen.
– Der Umgang mit der gestörten Sprache ist für den aphasischen Patienten in hohem Maße anstrengend. Berücksichtigen Sie seine vielleicht stark verminderte Ausdauer.
– Begleiten Sie pflegerisches Handeln mit kurzen erklärenden Sätzen, auch wenn Sie meinen, der aphasische Patient verstehe Sie nicht.
– Stellen sie sich vor, Sie wachen eines Morgens in einem fremden Land auf, keiner versteht Sie mehr, Sie verstehen nichts mehr. Sie wissen auch nicht, wie und warum Sie dorthin gekommen sind. Aphasie ist noch viel belastender.

Globale kognitive Störungen

Wir benützen den Ausdruck **kognitive Störungen** als Sammelbegriff für alle Störungen von Wahrnehmungsverarbeitung und Denken. Mit globalen kognitiven Störungen meinen wir im Gegensatz zu umschriebenen Leistungsausfällen Schädigungen der zerebralen Prozesse, die bei allen Hirnleistungen beteiligt sind. Beispiele hierfür sind Denkgeschwindigkeit, Gedächtnis und Aufmerksamkeit.

Viele geriatrische Patienten zeigen in diesen Bereichen alltagsrelevante Störungen. Zum Teil liegen schon diffuse Vorschädigungen des Gehirns vor, entweder aufgrund seniler Demenzen vom Alzheimer-Typ, durch vaskuläre Vorereignissse oder durch beides. Der Schlaganfall trifft also oft auf ein vorgeschädigtes Gehirn, dessen Möglichkeiten zum Ausgleich von Ausfällen begrenzt sind.

Die **Aufmerksamkeitsstörung** ist eine der häufigsten globalen kognitiven Störungen (Kapitel 3, S. 97 ff.). „Aufmerksamkeit" hat als eigenständige Funktion des Wahrnehmens und Denkens bisher nicht die Aufmerksamkeit erweckt, die ihr von der klinischen Relevanz her zukommt. Man darf sich nicht durch den Alltagsgebrauch des Begriffes dazu verleiten lassen, Aufmerksamkeit als etwas einzuordnen, das bei einigem guten Willen schon zu regeln ist.

Es ist eine **biologisch determinierte kognitive Funktion,** deren Ausfall weitreichende Konsequenzen für den Alltag hat. Reine Willensakte sind auf Dauer nicht in der Lage, die vielen automatisierten Aufmerksamkeitsprozesse aufrechtzuerhalten, die ständig bei Gesunden ablaufen. Es leuchtet ein, wie wichtig diese Fähigkeiten für funktionell geschädigte Patienten ist.

Die **Automatisierung** vieler Vorgänge der Wahrnehmung und Motorik findet im Laufe der kindlichen Entwicklung und späterer Lernvorgänge statt. Diese Automatisierung macht uns fähig, präzise Bewegungen und komplexe Beobachtungen gleichzeitig durchzuführen und dabei mehrere Aufgaben unterschiedlicher Art simultan zu lösen.

Wir gehen eilig eine Teppe hoch, unterhalten uns dabei und denken vielleicht gleichzeitig über ein Thema nach, das nicht unmittelbar zum Gespräch gehört. Das System, das dabei unsere kognitiven Kapazitäten verteilt und ordnet, ist die Aufmerksamkeit. Mit deren Störung ist unseren Patienten ein großes Stück Normalität verloren gegangen.

Die **Gedächtnisstörung** ist diagnostisch die wichtigste Funktion bei der Beurteilung, ob ein dementieller Abbau vorliegt. Keine Demenzdiagnose ohne Nachweis alltagsrelevant eingeschränkter Gedächtnisleistungen. Bekannt ist die Tatsache, daß im Alter bei Gedächtnisstörungen die Erinnerungsfähigkeit an Ereignisse und Kenntnisse der weit zurückliegenden Vergangenheit oft gut erhalten bleibt, die Speicherungsfähigkeit für neue Inhalte aber deutlich nachläßt.

Je nach Vorschädigung, Lokalisation und Ausmaß des Schlaganfalles treten unterschiedlich stark ausgeprägte Gedächtnisstörungen auf. Es ist zur Zeit allgemein verbreitete Ansicht, daß Gedächtnisstörungen im engeren Sinne sich nicht mehr entscheidend bessern. Hierbei ist aber zu beachten, daß andere Störungen einen Gedächtnisabbau vortäuschen können.

Oft wird das Ausmaß der **Seh- und Hörstörungen** unterschätzt. Geriatrische Patienten haben oft einfach nicht gehört oder gesehen, was wir als selbstverständlich voraussetzten.

Oder sie haben **nicht zugehört**, z.B. wegen einer Aufmerksamkeitsstörung, oder weil in ihrem inneren Erleben in diesem Moment ganz andere Dinge wichtig waren.

! Eine Depression kann über verschiedene Mechanismen ebenfalls eine Gedächtnisstörung vortäuschen.

Auch Patienten, bei denen offenkundig eine Gedächtnisstörung besteht, können **neue Inhalte und neue Verhaltensweisen lernen.** Sie brauchen oft mehr Wiederholungen und haben ein langsameres Lerntempo. Auf jeden Fall gehört eine möglichst genaue Abschätzung der Gedächtnisleistung zur adäquaten Betreuung eines geriatrischen Patienten. Die Fähigkeit, selbständig leben zu können und damit Ausmaß und Art der erforderlichen pflegerischen Hilfe hängt wesentlich von einem funktionstüchtigen Gedächtnis ab.

Emotionale Störungen nach Apoplex

Eine **schnelle Bereitschaft zum Weinen** ist eine auffallende Verhaltensweise vieler Post-Apoplex-Patienten. Zu unterscheiden sind hierbei schnelle, aber vorübergehende Gefühlsschwankungen, die bei kritischen Themen auftauchen, von langanhaltenden depressiven Verstimmungen. Deren Schweregrad kann gerade im Pflegealltag gut beobachtet werden.

Affektlabilität ist häufiges Symptom. Hierbei kommt es auch bei relativ neutralen Themen zu sekunden- oder minutenlangem Weinen und anderen Gesten der Verzweiflung, diese Phasen gehen aber schnell wieder in eine bessere Stimmungslage zurück. Das Weinen ist begleitet von traurigen Gefühlen.

„**Pathologisches Weinen**" ist demgegenüber ein Weinen, ohne daß der Patient dabei ein trauriges oder verzweifeltes Gefühl empfindet. Hier hat sich sozusagen die Äußerungsform „Weinen" verselbständigt. Zu unterscheiden sind die beiden letzgenannten Störungen nur durch die Schilderung des Patienten.

Störungen des Antriebs, sichtbar als Passivität bei der pflegerischen Versorgung sind gewichtige Anzeichen für die Tiefe einer depressiven Störung. Interesselosigkeit über lange Zeiträume, Rückzug von sozialen Kontakten, fehlende Eigeninitiative bei den Alltagsaktivitäten sind oft wesentlich zuverlässigere Daten als Testergebnisse oder das Verhalten bei ärztlichen Gesprächen, die doch meist eine Ausnahmesituation sind mit oft untypischem Verhalten.

Schmerzhafte Hemiplegieschulter

Viele Hemiplegie-Patients entwickeln **Schulterschmerzen**. Wir unterscheiden im Bereich der schmerzhaften Schulter zwei unterschiedliche Schmerzsyndrome.

Ein **mechanisch verursachtes Schmerzsyndrom** entsteht deshalb besonders leicht, weil die Schulter aufgrund ihrer anatomischen Struktur als muskelgeführtes Gelenk durch die anfänglich schlaffe Lähmung besonders leicht verwundbar ist. Durch unsachgemäßes Ziehen und Festhalten, aber wohl auch durch Schwerkraft und unvermeidbare Bewegungen (auch im Schlaf) kommt es zu mechanisch verursachten Mikrotraumen. Bei dem „Handling" des Patienten ist jedes Ziehen und Halten am betroffenen Arm streng untersagt. Das Schultergelenk wird im wesentlichen durch Muskeln stabilisiert. Diese sind postapoplektisch geschädigt, und der Oberarmkopf rutscht leicht aus der Pfanne des Schulterblattes, die die Gelenkkonvexität ja nur zu einem Drittel bedeckt. Gerade der ungeschulte Helfer neigt sehr dazu, den Patienten an Arm oder Hand festzuhalten.

Ein **neurovegetatives Schmerzsyndrom** kann durch die schlaganfallbedingte Schädigung vegetativer Nerven entstehen. Das neurovegetative Syndrom ist unter Umständen demselben Formenkreis zuzurechnen wie das Sudeck-Syndrom. Es ist von mechanisch verursachten Schmerzen zu unterscheiden durch vegetative Begleitsymptome wie Verfärbung der Haut (blaß oder bläulich-livide), kältere Akren aufgrund von veränderten Durchblutungsverhältnissen, ödematöse Anschwellungen und veränderte Schweißsekretion. Die körperliche Untersuchung zeigt im typischen Fall auch keine auf Druck schmerzhaften Punkte und keine Schmerzauslösung durch bestimmte Gelenkpositionen wie beim mechanisch ausgelösten Schmerzsyndrom. Die neurovegetativen Schmerzen werden also nicht durch bestimmte Bewegungen ausgelöst. Sie reagieren in vielen Fällen auf eine orale Kortisonmedikation.

Durch **richtiges „Handling"** und durch richtige Lagerung ist das Schulter-Syndrom sehr günstig zu beeinflussen. Nicht obligat mit Schmerzen verbunden ist die häufige Subluxation der Schulter, leicht zu erkennen am seitendifferent erweiterten Schulterspalt (Abb. 7.**9**).

Bei **hartnäckigen Schmerzen**, die von umschriebenen Bindegewebsstrukturen ausgehen und das pflegerische Handling und die Therapie behindern, sind Lokalinjektionen mit Lidocain und ähnlichen Lokalanästhetika von Nutzen.

Apoplexbedingte Ödeme

Ödeme in Hand, Unterarm sowie Fuß und Bein der betroffenen Seite entwickeln sich bei einem hohen Prozentsatz der Apoplex-Patienten im Laufe der ersten Monate (Abb. 7.**10**).

Einer der **Gründe** ist offensichtlich der Ausfall der physiologischen Muskelpumpe. Der venöse Rückstrom und damit die periphere Resorption der Gewebsflüssigkeit hängt weitgehend von dem regel-

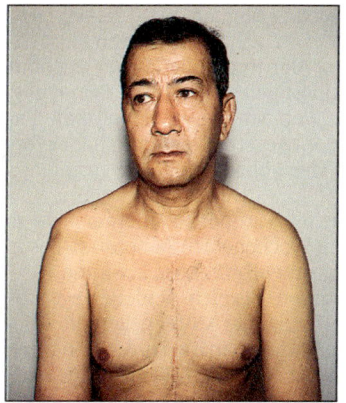

Abb. 7.**9** Subluxation der Schulter mit sichtbarem und tastbarem Spalt zwischen Acromion und Humeruskopf

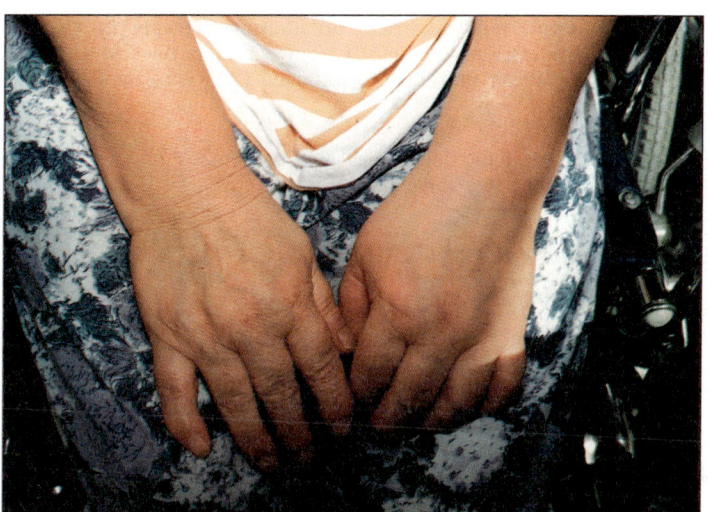

Abb. 7.**10** Handödem bei linksseitiger Hemiplegie

mäßigen Anspannen der Muskeln ab. Der bei Muskelanspannung dicker werdende Muskelbauch drückt mit Hilfe der Venenklappen das venöse Blut herzwärts. Dieser Mechanismus ist in der schlaffen Lähmungsphase und auch bei überwiegend spastischen Paresen gestört. Daraus ergibt sich eine verminderte Lymphdrainage. Die ungünstige Lagerung der paretischen Gliedmaße begünstigt diesen Effekt.

Durch **Verhärtung und Fibrosierung** können aus Ödemen Dauerschäden entstehen. Hier zeigt sich ein enger Zusammenhang zwischen Mobilität und Gewebsernährung. Der immobile Körperabschnitt neigt zu trophischen Störungen. Deshalb ist jede willkürliche Bewegung, die der Patient wieder erreichen kann, von Nutzen, auch wenn die Bewegung nicht zu Alltagsverrichtungen eingesetzt werden kann. Deformierende und schmerzhafte Dauerschäden können vielleicht vermieden werden.

Eine **tiefe Beinvenenthrombose** muß immer als Ödemursache in Betracht gezogen werden. In den ersten Wochen nach Apoplex soll es in bis zu 70 % der Fälle zu einer tiefen Beinvenenthrombose kommen.

Als **Maßnahmen im pflegerischen Bereich** sind Bewegungsübungen und sachgemäße Lagerungen geeignete Mittel gegen die Ödeme. Auch hier ist wieder eine enge interdisziplinäre Zusammenarbeit sinnvoll. Kardiale Ödeme müssen abgegrenzt werden (Begleitende Luftnot? Beidseitig?), andere Ödemursachen (Thrombosen!) müssen ausgeschlossen werden.

Die **komplexe physikalische Entstauungstherapie** (Lymphdrainage und Kompressionsverbände) ist ein wirkungsvolles Mittel, aber nicht ohne Gefahren und Nebenwirkungen (z.B. kardiale Belastung, Erysipel).

! Bei Bestehen einer tiefen Beinvenenthrombose ist manuelle Lymphdrainage lebensgefährlich.

Ablauf der Rehabilitation

Erarbeitung eines Gesamt-Reha-Zieles

Wir beschreiben den **Ablauf einer geriatrischen Rehabilitation**, wie er in unserer Klinik stattfindet. In den ersten Tagen wird ein umfassendes Assessment durchgeführt. Nach dem Aufnahmegespräch mit einem entsprechend geschulten Mitarbeiter des Pflegedienstes und der Aufnahmeuntersuchung durch den Stationsarzt ordnet dieser die erforderlichen Therapien an. Die Therapeuten untersuchen den Patienten entsprechend ihrem Fachgebiet und beginnen ihre Therapiemaßnahmen. Die Ergebnisse der Untersuchungen, darunter verstehen wir auch die tägliche Krankenbeobachtung auf der Station und die Reaktionen des Patienten in den ersten Therapiesitzungen, werden in täglichen Teambesprechungen auf Stationsebene zusammengefaßt und in der wöchentlichen Leitungsvisite besprochen. Das Team versucht eine Integration aus den persönlichen Zielvorstellungen des Patienten und den realistischen Möglichkeiten, die sich aus dem Assessment ergeben haben. Die vom Patienten formulierte Zielvorstellung ist nicht ohne weiteres auf die Planung der Rehabilitation zu übertragen. Das persönliche Rehabilitationsziel des Patienten ist prozeßhaft als jeweils neues Ergebnis einer Auseinandersetzung mit den Erfahrungen in der Rehabilitation anzusehen.

❗ Persönliche Rehabilitationsziele sind dynamische Ergebnisse eines Erfahrungsprozesses, den der Patient in Zusammenarbeit mit den anderen Mitgliedern des therapeutischen Teams durchläuft.

Standortgespräch – Einbindung der Angehörigen

Nach zirka 14 Tagen findet das **Standortgespräch** mit dem Patienten und den von ihm benannten Angehörigen statt. Der Stationsarzt und ein Mitglied des Pflegebereiches, bei Bedarf auch andere Teammitglieder, besprechen mit dem Patienten und den Angehörigen den bisherigen Verlauf, die erhobenen Befunde, die weitere Planung der Rehabilitation und die konkreten Zielvorstellungen nach der Rehabilitation.

Wenn sich ergeben hat, daß eine weitere Rehabilitation nicht sinnvoll ist, bereiten wir die weitere Versorgung vor, schulen eventuell noch pflegende Angehörige, vervollständigen die Hilfsmittelversorgung und entlassen den Patienten.

Auch bei Fortsetzung der stationären Therapie besprechen wir die genauen Details der poststationären Phase. Das vom Patienten und seinen Angehörigen geplante „Wohin" nach der Rehabilitation spielt von der Anmeldung an eine wichtige Rolle. Genaue Kenntnisse vom späteren Lebensbereich gehören zu einer soliden Reha-Planung.

Rehabilitation als Prozeß in einer biographischen Krise ist selten konfliktfrei. Es kommt in der Rehabilitation auch oft zu Übertragungen und objektiv falschen Schuldzuschiebungen. „Wenn Sie mehr mit unserer Mutter üben würden, könnte sie schon wieder gehen." Formulierungen fallen, die auf TV-vermittelte naive Allmachtszuschreibungen schließen lassen: „Jetzt ist meine Mutter schon 3 Wochen hier und kann immer noch nicht gehen." Diese Prozesse finden in den Standortgesprächen explizit eine Plattform, wenn die Patienten und ihre Angehörigen mit der Prognose konfrontiert werden.

Hilfsmittelversorgung des Apoplex-Patienten

Die **Hilfsmittelversorgung** verlangt eine genaue Kenntnis der Defizite, Ressourcen und der zu erwartenden Entwicklung. Ein Hilfsmittel, das zu früh eingesetzt wird, kann Lernprozesse blockieren.

Im Tagesablauf gehört das Einhänderbrett beim Schmieren von Broten und die Antirutschfolie auf dem Tisch zur Routineversorgung des hemiparetischen Patienten. Dadurch wird die Selbständigkeit beim Essen deutlich verbessert.

Die Rollstuhlversorgung und die Gehhilfen spielen im Rahmen der Apoplexrehabilitation eine besondere Rolle.

Wichtige **Hilfsmittel bei der Lokomotion** von Postapoplex-Patienten sind:
– der Rollstuhl und sein Zubehör
– die Unterarmgehstützen
– der Gehstock

– das Rollmobil (Rollator, Deltagehrad) und der Gehbock
– die Valenser-Schiene
(Abb. 6.**1a**–6.**1l**, S. 191 ff.)

Rollstuhlversorgung des Postapoplex-Patienten

Der **Rollstuhl** bietet nicht gehfähigen Patienten eine Möglichkeit zur selbständigen Fortbewegung. Eine rollstuhlgerechte Umgebung vorausgesetzt, wird dadurch ein entscheidender „Schritt" zur Selbständigkeit und zur sozialen Integration ermöglicht.

Ein landläufiges Mißverständnis versteht den Rollstuhl als Transportmittel, in dem ein sitzender Patient geschoben wird. Das ist in unserem Zusammenhang falsch. Der Rollstuhl soll den Patienten befähigen, sich eigenständig ohne fremde Hilfe in möglichst physiologischer Haltung fortzubewegen.

Die **Sitzhöhe** als wichtigster Meßwert muß im aufrechten Sitzen das spannungsfreie Aufsetzen des Fußes auf dem Boden ermöglichen. Die Gelenke sollen dabei in einem 90-Grad-Winkel stehen. Das Becken kann dann aufgerichtet werden, die Wirbelsäule kann dieselbe Haltung wie im Gehen einnehmen. Die gesunde Hand sorgt über den Greifring für Antrieb und lenkt. Ist ein Bein noch paretisch, kann es auf die Beinablage gestellt werden. Das gesunde Bein wird vor dem Rollstuhl aufgesetzt, und zieht in einer gehähnlichen Bewegung den Rollstuhl nach und unterstützt Richtungsänderungen.

Das **„Rollstuhlgehen"**, das so entsteht, ähnelt vom Rhythmus, von der Aktivierung der Rumpf- und Beinmuskulatur her gesehen am weitesten dem normalen Gehen. Der Rumpf wird in den für das Gehen wichtigen Abschnitten trainiert, und der Patient ist nicht passives Opfer für die Rangier- und Mitleidsübungen der Umgebung (Abb. 7.**11a–b**).

> **!** Längeres Sitzen im Rollstuhl soll so weit wie möglich vermieden werden. Eine feste Sitzfläche ist wichtig für die Wiedererlangung der Rumpfkontrolle. Die Sitzfläche und Rückenlehne sollen also möglichst wenig von einer Couch oder einer Hängematte haben.

Der **Transfer vom Rollstuhl** und in den Rollstuhl wird bei vielen Patienten zum entscheidenden Schritt, der über die Selbständigkeit im Alltag entscheidet. Ist die Umgebung rollstuhlgerecht und sind vor allem die Toilettenräume richtig bemessen, ist auch der Toilettengang im Rollstuhl selbständig möglich. Und dies ist oft der kritische Punkt bei der Frage, ob ein Patient wenigstens einige Stunden ohne pflegerische Hilfe in unmittelbarer Nähe leben kann.

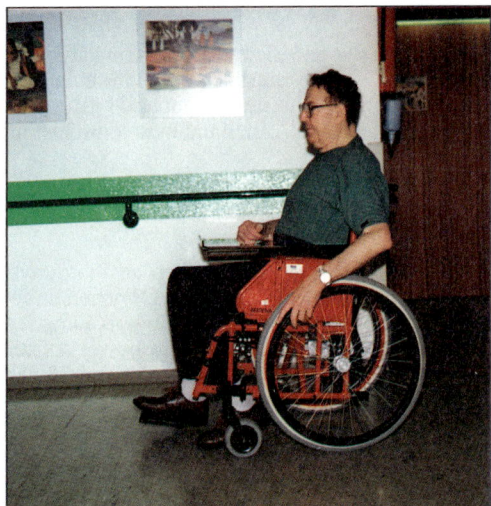

a

b

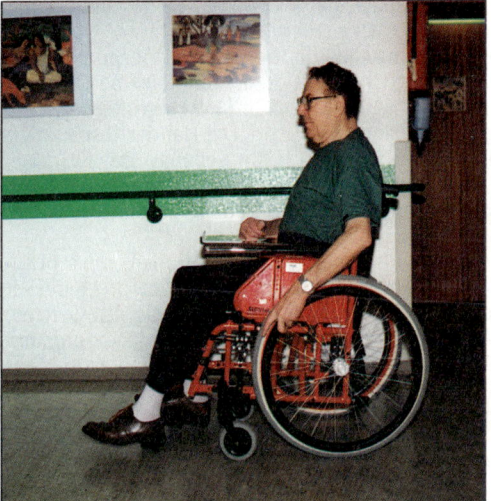

Abb. 7.**11a** u. **b**   Rollstuhlgehen („Trippeln") eines Patienten mit rechtsseitiger Hemiplegie, dadurch Aktivierung der Rumpfmuskulatur

Stöcke und Gehhilfen

Die **Parole „Gehen so früh wie möglich"** wird oft von Patienten, Angehörigen und leider auch von einigen Lehrbüchern über Rehabilitation vertreten. Diese These ist für die meisten Postapoplex-Patienten falsch. Zu frühes Gehen fördert die Spastik durch unphysiologische und asymmetrische Belastung.

! „Gehen um jeden Preis" ist kein sinnvolles Motto.

„Kompensatorisches Gehen" mit Festklammern an Vierpunktstöcken, Gehwagen und Haltegriffen sollte in den ersten Wochen unbedingt vermieden wird. Falsch eingeschliffene Bewegungsabläufe sind sehr konstant. Die enorme Motivation zum Gehen wird besser auf die Wiedererlangung möglichst physiologischer Bewegungsabläufe gelenkt.

Gehen mit Beckenführung ist in der Therapie und im Pflegealltag die Losung in dieser ersten Zeit. Und auch dies erst dann, wenn die nötige Rumpf- und Gelenkkontrolle gegeben ist und nicht jeder Schritt die Spastik fördert (Abb. 7.**12a-d**).

Bei der Beckenführung können physiologische Bewegungsabläufe gebahnt („fazilitiert") werden, pathologische Bewegungen (z.B. Zirkumduktion = Herumführen des spastisch gestreckten Beines und Durchschlagen des Knies etc). können vermieden werden.

Bei den diversen Ausführungen der **Gehstöcke** (Vierpunkt-Stock, Unterarmgehstütze, Gehstock) ist darauf zu achten, daß die Griffhöhe über dem Boden so bemessen ist, daß sie nicht eine zu große Gewichtsverlagerung auf die „gesunde" Seite provoziert. Der Handgriff soll in Trochanterhöhe sein, der Arm im Ellbogen leicht gebeugt. Der Stock soll möglichst Balancierhilfe sein und nicht die asymmetrische Gewichtsverlagerung und maximale Kraftanstrengung durch die gesunde Seite hervorrufen.

Bestehen keine medizinischen Kontraindikationen, muß der in der Apoplexrehabilitation erfahrene Krankengymnast entsprechend seinem funktionell-motorischen Befund entscheiden, ob, wie, mit welchem Hilfsmittel und ab wann der Patient gehen soll. Diese Entscheidung muß im Therapeutischen Team besprochen werden, Gesichtspunkte aus Medizin, Pflegealltag und Ergotherapie müssen eingebunden werden, und diese Entscheidung muß dem Patienten und seinen Angehörigen vermittelt werden.

Bei **ataktischen Störungen** und Gleichgewichtsstörungen anderer Ursache kann es erforderlich werden, auf einen Gehbock oder Gehwagen zurückzugreifen. Dabei spielt der Funktionszustand des betroffenen Armes, kognitive Fähigkeiten und das räumliche Orientierungsvermögen natürlich eine wichtige Rolle.

Die **Einschätzung der Sturzgefahr** wird zur entscheidenden Frage. Bei dieser Entscheidung müssen alle Betroffenen mitreden können. Rehabilitation ist oft nicht ohne Sturzgefahr zu haben. Dieses Risiko müssen der Patient und seine Angehörigen kennen. Die Beobachtungen

a

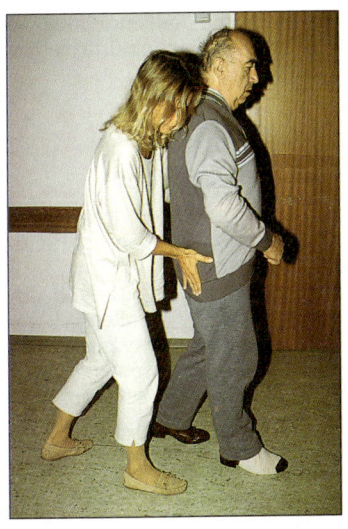

b

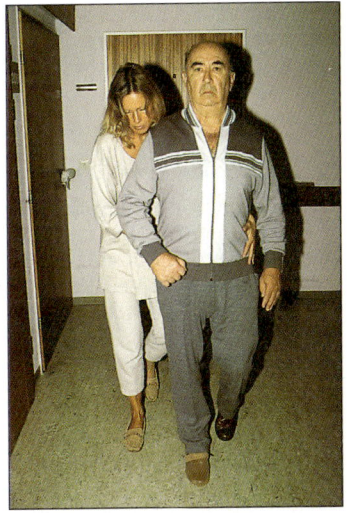

c

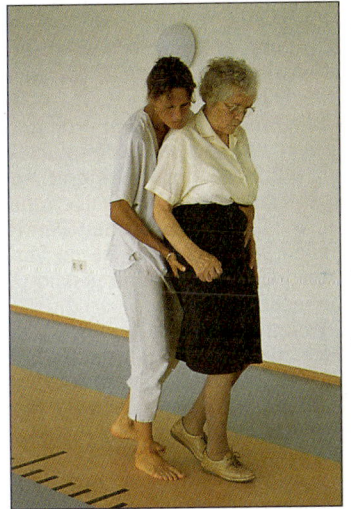

d

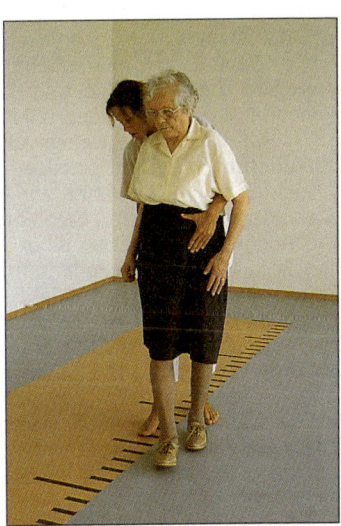

Abb. 7.**12a–d**   Beckenführung von Patienten mit Hemiplegie

des Pflegealltags fließen in diese Entscheidung ein. Die Beurteilung der kognitiven Funktionen (Anosognosie, s. S. 241) sind jetzt natürlich ebenfalls von Bedeutung.

Typische Probleme der Apoplex-Rehabilitation

Rehabilitation als Lernprozeß für Patient und Angehörige

Wenn wir **Lernen** definieren als „Verhaltensänderung aufgrund von Anleitung, Training und Erfahrung" haben wir ein Konzept dieses zentralen Begriffes, das für den Pflegealltag taugt.

Wie bringen wir den Patienten dazu, die fachlich richtigen Verhaltensweisen in seinen Alltag fest zu integrieren? Wir wollen ja keine „Trainingsweltmeister" produzieren, die eifrig in die Therapie gehen, dort eine halbe Stunde gut mitmachen und sich anschließend im Tagesverlauf so verhalten, daß sich nichts von dem Gelernten verfestigt. Viele geriatrische Patienten neigen auch zu „Lippenbekenntnissen". Oft widersprechen sie den „Autoritäten" nicht, machen unter dem Druck der Situation gut mit, sind aber dann nicht in der Lage, all dies in ihr festes Verhaltensrepertoire einzubauen. Mechanistische Heilserwartungen („Der Heilgymnast wird mich schon wieder ans Gehen bringen.") blockieren den eigentlichen Rehabilitationsprozeß, der sich im Alltag, und das ist im stationären Bereich der Pflegealltag, abspielt.

Wenn es hier keine **fachliche Einigung und enge Kooperation** zwischen Therapeut, Arzt und Pflegedienstmitarbeitern gibt, verspielt Rehabilitation einen großen Teil ihrer Möglichkeiten.

Das Beispiel des Gehenwollens hat gezeigt, daß an den Patienten Anforderungen gestellt werden, die gegenläufig zu seinen spontanen Absichten sind. Oft müssen wir auch den Äußerungen widersprechen, die andere medizinische Fachleute getan haben. Dies gilt vor allem für die Apoplexrehabilitation, über die in medizinischen Kreisen häufig falsche oder unzureichende Informationen kursieren. Hier ist ein Vertrauensvorschuß von seiten des Patienten und seiner Angehörigen nötig, der sich erst im Laufe der Rehabilitation rechtfertigt.

Forderungen, die wir erheben, laufen oft inneren Impulsen der Patienten entgegen. Viele haben innerlich die Rolle des hilflosen Greises oder der hilflosen Greisin übernommen, der (oder die) aufgrund der Lebensleistung für die Familie Anspruch auf deren Fürsorge und Hilfe hat. Diese Hilfe wird in vielen Details des Alltags nach bestimmten sozial vorgegebenen Mustern eingefordert und erbracht.

! In die Strukturen der spontanen Hilfsbereitschaft das Prinzip „Rehabilitation" bleibend hineinzubringen, ist eine der wesentlichen Aufgaben der Pflege.

Umgang mit der Prognose und den Erwartungen des Patienten

Die **Vorbereitung auf die Rehabilitation,** die in den Akutkrankenhäusern geschieht, ist oft verbesserungsfähig. Die Erwartungen, die gerade auch von fachlicher Seite in den Patienten und ihren Angehörigen erweckt werden, sind teilweise unrealistisch hoch. Gegen diese hohen Erwartungen wirken dann kleinere, aber durchaus alltagsrelevante Fortschritte unscheinbar und wenig erheblich. Fehlende Detailkenntnis lenkt den Blick weg von konkreten Teilerfolgen hin zu pauschalen Hoffnungen und Versprechungen. Betrachtet der Patient jemanden als fachliche Autorität, wirkt das, was dieser als Hoffnung ausspricht, wie ein Versprechen. Der richtige Umgang mit den Erwartungen des Patienten erfordert die gemeinsame Erarbeitung von erreichbaren Teilzielen und den stufenweisen Aufbau einer größeren Perspektive entsprechend den beobachteten Erfolgen.

Unterschätzung der rehabilitativen Pflege

Die **Therapiefrequenz** ist ein wichtiges und strittiges Thema. Landläufige Überzeugungen auch in fachlichen Kreisen sehen die Apoplexrehabilitation als ein Unternehmen, in dem „möglichst viel Krankengymnastik" zum Erfolg führt. Die Therapiefrequenz scheint in dieser Fehleinstellung der entscheidende Pluspunkt für die stationäre Rehabilitation zu sein. Zu wenig gesehen wird die Funktion der rehabilitativen Diagnostik, die für die Planung der Rehabilitation, die Prognosefestlegung und damit für die Beratung des Patienten von zentraler Bedeutung ist.

Zuwenig gesehen werden die **funktionellen Auswirkungen des Pflegeverhaltens.** So viel Krankengymnastik, um unter rehabilitativen Gesichtspunkten falsche Pflege auszugleichen, ist gar nicht durchführbar. In den Alltag integrierte rehabilitative Pflege ist ein zentraler Teil der Therapie. Die Bedeutung der Pflege als kontinuierliche Arbeit am Verhalten und Erleben des Patienten und damit an seinen Fortschritten wird außerhalb der geriatrischen Rehabilitation zu oft übersehen oder unterschätzt.

❗ Rehabilitative Pflege macht den Alltag zur Übung und begünstigt die Umsetzung der neuerlernten Bewegungsabläufe aus der Therapieeinheit in das Alltagsrepertoire.

Defizite in der Apoplexdiagnostik außerhalb der Rehabilitation

Die **Arztbriefe aus Akutkrankenhäusern** zeigen in auffallend deutlicher Weise, daß der Funktionszustand des Patienten nicht angemessen erfaßt wird, daß neuropsychologische Defizite nicht hinreichend erkannt werden und daß etwas als „Gehen mit Hilfe" beschrieben wird, das höchstens als „Geschlepptwerden" eingestuft werden darf. Der letzte Punkt hat seine Ursache in der Vernachlässigung der Rumpffunktionen, die oft nicht beachtet werden. Außerdem fehlt meist in den ärztlichen Beschreibungen die Unterscheidung zwischen spastischer Massenbewegung und selektiven Bewegungen. Weiterhin gehört zu den vernachlässigten Gebieten die Inkontinenz von Urin und Stuhl, auf die zumindest im ärztlichen Management der Erkrankung zu selten eingegangen wird. Die schmerzhafte Hemiplegieschulter, Kontrakturen und das Lymphödem nach Apoplex finden ebenfalls zu wenig Beachtung.

Entscheidung zur Kompensation

Kompensation mit unphysiologischen Bewegungsabläufen fördert spastische Entwicklungen und Spätschäden. In der Rehabilitation untersagen wir deshalb den Patienten *vorübergehend* Tätigkeiten, die sie „mit Kompensation" ausführen könnten. Dieses Vorgehen führt also zu einem scheinbaren Rückschritt in der Selbständigkeit und ist vom Patient und seinen Angehörigen schwer zu akzeptieren. Erkennen wir, daß in sinnvoller Zeit keine Fortschritte auf diesem Weg möglich sind, verändern wir unser Vorgehen und erlauben gezielt die Kompensation. Es ist wenig sinnvoll, auf einem Prinzip zu beharren, wenn dies nicht in einem akzeptablen Zeitrahmen zum nachvollziehbaren Erfolg führt. Bei dieser Entscheidung zur Kompensation spielt natürlich die Prognose der Funktionsstörungen und die Lebenserwartung des Patienten eine Rolle.

Rezidiv-Prophylaxe

Die **Vorbeugung** gehört zur Rehabilitation. Der Schlaganfall ist die Folge von Veränderungen in den Hirngefäßen und in anderen Bereichen des Blutkreislaufes. Die Bedingungen, die zu einem Schlaganfall geführt haben, bleiben in der Regel bestehen und führen mit einer gewissen Wahrscheinlichkeit zu weiteren Schlaganfällen.

Man kann davon ausgehen, daß von den Postapoplex-Patienten 40 % der Männer und 20 % der Frauen innerhalb von 5 Jahren einen weiteren Schlaganfall erleiden, bei Bluthochdruck und Herzerkrankungen ist das Risiko eines Rezidivs weitaus höher, bei Frauen ist auch der Diabetes ein Risikofaktor.

Das **Risiko eines erneuten Apoplexes** ist bei folgenden Merkmalen erhöht: Statistisch gesehen hat das Alter den größten Einfluß. Ein Patient über 75 Jahre hat das ca. 12fache Risiko im Vergleich zur Altersgruppe von 45–54 Jahren. Der Bluthochdruck erhöht im Vergleich zur Bezugsgruppe der 45- bis 54jährigen das statistische Risiko um den Faktor 6–8, eine TIA ergibt eine Risikoerhöhung um den Faktor 6–7. Die Herzerkrankungen gehören auch zur Gruppe der zerebrovaskulären Risikofaktoren, vor allem die absolute Arrhythmie (Faktor 4–5), aber auch eine Herzinsuffizienz. Die Tab. 7.1 zeigt eine Liste der Risikofaktoren. Zu einigen Punkten gibt es kontroverse Meinungen. So haben einige Untersuchungen festgestellt, daß das Rauchen im Gegensatz zur KHK beim Apoplex das Risiko nicht erhöht, auch die Rolle des Fettstoffwechsels ist beim Apoplex sicher deutlich geringer als im Bereich der Herzkranzgefäße. Der Einfluß des Diabetes mellitus ist für Frauen gesichert, für Männer nicht. Das Gesamtrisiko bei mehreren Risikofaktoren liegt auf jeden Fall deutlich höher als

Tabelle 7.1 Relative Gewichtung eines Risikofaktors für das Auftreten eines ischämischen Insultes

Bei	ist das Apoplexrisiko erhöht um den Faktor
Alter 45–54	1,0 (Bezugswert)
55–64	2,5
65–74	6,5
75->80	11,9
arterielle Hypertonie	6–8
TIA	6–7
Absolute Arrhythmie	4–5
KHK	2–3
AVK der Beine	3
Diabetes mellitus	2–3
chronischer Alkoholismus	2–3
Polyglobulie	2
Fettstoffwechselstörung	2
Rauchen	1,5–2
Übergewicht	1,5
Kontrazeptiva	1,2

die einfache Summe der Einzelrisiken. Es gehört also zur Rehabilitation, den Patienten auf Risikofaktoren zu untersuchen und diejenigen Faktoren zu behandeln, die einer Behandlung zugänglich sind.

Das ist in erster Linie der **Bluthochdruck** (arterielle Hypertonie), der genau untersucht werden muß, eventuell mit einer 24-Stunden-Blutdruckmessung, um auch die nächtliche Blutdruckrhythmik zu erfassen. Im Zusammenhang mit dem Blutdruck ist wichtig, daß auch zu starke Blutdrucksenkungen zu einem Schlaganfall führen können. Geriatrische Patienten haben meist Blutgefäße mit wenig elastischen Gefäßwänden, bei ihnen steigt der Blutdruckwert unter Belastung schnell an. Schon die Blutdruckmessung durch einen Arzt oder einen Pflegedienstmitarbeiter wird von vielen als Belastung erlebt und ist mit entsprechenden Blutdruckanstiegen verbunden.Wer sich die Zeit nimmt, bei liegender Blutdruckmanschette und beruhigendem Gespräch mehrfach zu messen, wird immer wieder feststellen, daß die erste Messung deutlich höher liegt als die folgenden. Daraus ergibt sich die Gefahr, daß der Blutdruck bei geriatrischen Patienten leicht zu niedrig eingestellt wird. Kommen jetzt nächtliche Blutdrucksenkungen hinzu, kann sich eine Schlaganfallgefahr aus zu niedrigem Blutdruck ergeben.

Ob das **Rauchen** einem geriatrischen Patienten, dessen Genuß- und Erlebnismöglichkeiten unter Umständen weitgehend reduziert sind, noch untersagt werden soll, ist unseres Erachtens eine Einzelfallentscheidung. Genauso gehen wir bei Übergewicht vor.

Die **Diabeteseinstellung** gehört sicher zu den sinnvollen Maßnahmen gegen ein Apoplexrezidiv, zumal hier auch viele andere Organschäden drohen, die die Lebensqualität einschränken können.

Gerinnungsbeeinflussende Maßnahmen sind bei embolisch ausgelösten Schlaganfällen zu erwägen. Die Marcumarisierung ist besonders bei absoluter Arrhythmie indiziert, sofern keine Kontraindikationen bestehen. Das ist bei geriatrischen Patienten aber nicht selten. Deshalb werden zur Zeit weltweit Versuche mit der sogenannten „**Low-dose-Marcumarisierung**" durchgeführt. Das ist eine Marcumarisierung mit einem Quick-Wert von 30–40% als therapeutisches Ziel. Es gibt verheißungsvolle erste Ergebnisse, daß unter diesem Vorgehen die Risiken kleiner sind und doch ein relevanter Nutzen erzielt wird.

Acetylsalicylsäure (Aspirin) vermindert nachweisbar die Gerinnungsneigung bei zerebralen Durchblutungsstörungen und hat sich bei embolisch und thrombotisch verursachten Schlaganfällen als Sekundärprophylaxe durchgesetzt. Das sollte bei jedem Apoplex-Patient durchgeführt werden, wenn es keine gravierenden Nebenwirkungen von seiten des Magen-Darm-Traktes gibt. Acetylsalicylsäure kann Schleimhautblutungen bis hin zum Ulkus im Magen und Duodenum verursachen. Neuere Untersuchungen halten eine Menge von 100 mg oder 2 x 100 mg oder sogar von 30 mg für ausreichend, um die Wahrscheinlichkeit eines neuen Schlaganfalles merklich zu senken. Bei solchen Dosen sind Magen-Darm-Nebenwirkungen selten. Wenn Magen-Darm-Nebenwirkungen auftreten, ist Ticlopidin als Thrombozytenaggregationshemmer eine Alternative. Wegen möglicher Blutbildveränderungen ist dabei aber eine engmaschige Kontrolle des Blutbildes nötig.

Indikatoren für eine ungünstige funktionelle Entwicklung

Die **Abschätzung der individuellen Prognose** gehört nicht nur in der Apoplexrehabilitation zu den schwierigen Aufgaben. Zur Planung einer Rehabilitation benötigen wir aber eine Prognose über die funktionellen Besserungsmöglichkeiten. Verlaufsuntersuchungen großer Gruppen von Apoplex-Patienten haben ergeben, daß es einige Merkmale gibt, die eine gute Besserung der Apoplexfolgen wenig wahrscheinlich machen.

Ohne an dieser Stelle auf diese komplexen Untersuchungen mit durchaus divergierenden Egebnissen im einzelnen eingehen zu können, halten wir folgende Patientenmerkmale für Negativprädiktoren, d.h. für Indikatoren für einen eher ungünstigen Verlauf:

– Bewußtseinsverlust in der Akutphase,
– Urininkontinenz noch 1 Monat nach Apoplex,
– Stuhlinkontinenz noch 1 Monat nach Apoplex,
– schwere neuropsychologische Störungen (besonders Neglect, räumlich-konstruktive Störungen, Pusher-Syndrom, ideatorische Apraxie),
– schwere dementielle Entwicklungen,
– hoher Versorgungsanspruch des Patienten, vor allem bei Überversorgung durch Angehörige,
– ungünstiger Verlauf der bisherigen Restitution 3 Monate nach Akutereignis,

– ungünstiger Verlauf einer vorhergehenden stationären geriatrischen Rehabilitationsmaßnahme,
– ungünstige Krankheitsverarbeitung,
– Depression mit Antriebsverlust.

❗ Die Prognose für einen einzelnen Patienten ist unausweichlich mit vielen Unsicherheiten verbunden. Sie ist aber von zentraler Bedeutung für die Beratung und eine realistische Planung von Rehabilitation.

Entlassungsplanung

Die **Entlassungsplanung** beginnt mit der Anmeldung zu Rehabilitation, denn viele konkrete Rehabilitationsmaßnahmen hängen vom Entlassungsziel ab. Funktionelle Prognose, Lebensplanung des Patienten, Pflegekapazität der Angehörige und viele andere individuelle Gesichtspunkte sind dabei unter einen Hut zu bringen.

Wir haben erlebt, daß ein Patient gute Fortschritte machte, durchaus nach der Rehabilitation allein in seiner Wohnung hätte weiterleben können, die Angehörigen die Wohnung aber bereits aufgelöst hatten. Im Wechselspiel zwischen fachlich festgestelltem Hilfebedarf, funktionell möglicher Entlassung nach Hause und Entscheidungen des Patienten und seiner Angehörigen kommen alle denkbaren Variationen vor.

Deshalb ist ein **ständiger Meinungsaustausch über das „Wohin"** erforderlich. Unter Einbeziehung des wahrscheinlichen Verlaufes muß der funktionelle Zustand mit Patient und Angehörigen besprochen werden. Allen Beteiligten muß klar sein, was der Patient am Ende der Rehabilitation kann, mit welchen Leistungsschwankungen zu rechnen ist, wobei und wie oft er Hilfe braucht und wie schwierig diese Hilfe zu leisten ist. In vielen Fällen haben die Angehörigen bei der praktischen Schulung konkrete Erfahrungen machen können und können jetzt recht genau abschätzen, ob sie die erforderliche Hilfe auf Dauer leisten wollen und können. In gemeinsamen Gesprächen sind die gegenseitigen Erwartungen, Befürchtungen und Entscheidungen offen zu erörtern. Die häuslichen Wohnverhältnisse und Pflegeverhältnisse sind im Detail zu klären. Patient und Angehörige müssen entscheiden, ob eine Rückkehr nach Hause möglich ist oder institutionalisierte Pflege nötig ist. Die Hilfsmittel müssen auf dieses Ziel hin angepaßt, ausprobiert und verordnet werden. Die ambulanten Stellen sind zu informieren, welche Aufgaben auf sie zukommen. Gibt es hier entscheidungsrelevante Unsicherheiten, kann ein Hausbesuch von der Reha-Klinik aus zur Klärung beitragen. Es ist günstig, wenn alle in die Versorgung Eingebundenen bei dem Hausbesuch anwesend sind.

Vernetzung zwischen stationärem und ambulantem Bereich

Kontinuität zwischen Reha-Klinik und ambulantem Bereich ist nötig, damit der Erfolg einer stationären Rehabilitation erhalten bleibt und ausgebaut wird. Dies ist ein Ideal, von dem wir nicht zuletzt wegen der gesetzlichen Trennung zwischen stationärem und ambulantem Bereich noch weit entfernt sind. Zu unterschiedlich sind Zuständigkeiten, Interessenlagen und Kenntnisstand in rehabilitativen Fragen des Apoplex, zu unterschiedlich auch der therapeutische und pflegerische Umgang mit dem Patienten.

Durch mündliche und schriftliche Informationen, durch die Angehörigenschulung, durch Visiten aus dem ambulanten Bereich in Rehabilitationskliniken und durch Hausbesuche aus der Klinik, zu denen ambulante Stellen eingeladen werden, kann eine für den Patienten erfahrbare Kontinuität aufgebaut werden. Die Schnittstelle zwischen Rehabilitation und ambulantem Bereich darf kein Graben sein, wenn Reha-Erfolge nach Hause mitgenommen werden sollen.

Umgekehrt sind **Informationen aus dem ambulanten Bereich** zu Beginn der Rehabilitation einzuholen. Die Erfahrungen der ambulant Betreuenden sind natürlich wichtig für die Rehabilitation. Dieser wechselseitige Informationsaustausch ermöglicht erst, daß in der Rehabilitation Erreichtes ambulant verfestigt und ausgebaut werden kann.

Das **Ende der Rehabilitation** wird eingeleitet, wenn in überschaubarer Zeit keine Fortschritte mehr zu erwarten sind. Wenn der Patient in der für ihn fremden und dann vielleicht überfordernden Umgebung der Reha-Klinik nicht zu rehabilitativen Lernvorgängen in der Lage ist, wird nach Rücksprache mit allen Beteiligten die Rehabilitation möglichst früh abgebrochen.

Es gibt ja nicht nur stationäre Rehabilitation, auch im ambulanten Bereich sind rehabilitative Lernvorgänge möglich. Hier gibt es natürlich noch Probleme, wenn nicht genügend ambulante Therapiemöglichkeiten zur Verfügung stehen (Pflege, Krankengymnastik und Ergotherapie nach dem Bobath-Konzept, Sprachtherapie).

! Kognitiv eingeschränkte Patienten lernen leichter in gewohnter häuslicher Umgebung.

Dauernde pflegerische Betreuung des Apoplex-Patienten

Stationäre Rehabilitation ist eine vorübergehende Maßnahme. Wenn die Rehabilitation beendet ist, bleiben in vielen Fällen schwere Behinderungen zurück, die ein Weiterleben in der eigenen Wohnung oder der Wohnung von Angehörigen nur ermöglichen, wenn regelmäßige oder ständige Hilfe bei den Alltagsaktivitäten zur Verfügung steht. In diesen Fällen muß die ambulante Pflege entscheiden, in welchem Umfang rehabilitativ-pflegerische Komponenten in die Betreuung eingebunden werden können.

Im **Bereich der häuslichen Pflege** ist die Planung und Durchführung von rehabilitativen Maßnahmen ungleich schwerer als in der Reha-Klinik. Es gibt kein einheitlich geführtes Reha-Team, die zur Verfügung stehende Zeit läßt die deutlich zeitaufwendigere Reha-Pflege oft nicht zu, in der eigenen Umgebung sind die Versorgungsansprüche von Patient und Angehörigen unverhohlener. Hier wird professionelle pflegerische Hilfe zur Entlastung gewünscht.

Die Erkenntnisse der Apoplexrehabilitation sind aber auch hilfreich und sinnvoll, wenn die pflegerische Versorgung im Mittelpunkt steht. Spastikmindernde Lagerung und Sitzposition verhindern Schmerzen und erhalten den erreichten Funktionsstatus. Begleitende Krankengymnastik und/oder Ergotherapie nach dem Bobath-Konzept kann den Alltag für Patient und Pflegende erleichtern. Jede Kleinigkeit, die der Patient selbständig zu tun gelernt hat, ist eine Entlastung der Pflegenden.

Fördern durch Fordern. Soviel Hilfe wie nötig, sowenig Hilfe wie möglich. Es wird immer wieder gelingen, den Grundgedanken von geriatrisch-rehabilitativer Pflege zum Tragen kommen zu lassen: Pflege als Erziehungsprozeß zur Selbständigkeit, Pflege als Vermeidung von „erlernter Hilflosigkeit". Dies gelingt nur, wenn Patient und Angehörige rehabilitative Prinzipien begreifen und nicht nur als Lippenbekenntnis wollen. Es gelingt leichter in Kontakt mit Reha-Kliniken, die dies vielleicht während der Rehabilitation als bleibende Prinzipien vermitteln konnten.

Immer ist der **Wille der Betroffenen** entscheidender Maßstab. Pflege ist immer mit Aufmerksamkeit und Respekt gegenüber dem Willen des Patienten verbunden. Wir müssen akzeptieren, wenn ein Mensch in seinem letzten Lebensabschnitt den Willen zur Selbständigkeit aufgegeben hat und soviel wie möglich pflegerische Fürsorge und Hilfe erwartet.

In einer solchen Situation ist es eine professionelle Entscheidung, auf rehabilitative Pflege zu verzichten und statt dessen die erwartete versorgende Pflege zu leisten.

8. Geriatrische Krankheitsbilder und Syndrome

Stürze, Gleichgewichts- und Gehstörungen

Einführung

Stürze sind ein häufiges und einschneidendes Geschehen im Leben älterer Patienten. Sie sind gleichermaßen Ursache und Folge von Krankheiten und Behinderungen. Sehr unterschiedliche Bedingungen und Bedingungsgeflechte führen zu einem Sturz. Es ist sinnvoll, Stürze nach ihrer vermuteten Ursache in drei Gruppen zu klassifizieren:

1. Sturz als Folge einer massiven äußeren Ursache (z. B. auf Glatteis oder als passives Opfer eines Verkehrsunfalles),
2. Sturz als Folge einer bewußtseinseinschränkenden Krankheitsattacke (z. B. durch Blutdruckabfall oder Herzrhythmusstörungen oder plötzliche zerebrale Störungen),
3. Sturz bei Patienten mit eingeschränkter Gehfähigkeit bei normalen Umgebungsbedingungen und normalen Alltagsverrichtungen (= lokomotorisch bedingte Stürze).

Während bei der ersten Gruppe medizinische oder funktionelle Überlegungen als Sturzursache nicht im Vordergrund stehen, gilt es bei der zweiten Gruppe die verursachende Erkrankung zu finden und wenn möglich zu behandeln. In der geriatrischen Rehabilitation sind die weitaus meisten Stürze der dritten Gruppe zuzuordnen, die wir als **„lokomotorisch induzierte Stürze"** oder **„multifunktionell bedingte Stürze"** ausführlich besprechen.

Auch wenn ein Sturz keine bleibenden körperlichen Schäden verursacht, kann er als augenfälliges Zeichen von Gebrechlichkeit und Alter dem Selbstwertgefühl einen schweren Schlag versetzen. Angst und Unsicherheit sind die Folge. Ein Sturz gibt oft den entscheidenden Anstoß, daß Angehörige darauf drängen, die eigene Wohnung aufzugeben.

❗ Damit die Umgebung nicht die Fähigkeit anzweifelt, selbständig leben zu können, werden Stürze von älteren Menschen oft verschwiegen oder verdrängt.

Führt ein Sturz zur **Immobilität**, drohen Trainingsverlust für den Kreislauf, Muskelatrophie, Gelenkversteifungen und Dekubitalgeschwüre, die ihrerseits die Bewegungsfähigkeit verschlechtern und die Sturzgefahr weiter erhöhen.

Die **Häufigkeit von Stürzen** belegt die Bedeutung des Themas. Bei einem Drittel der Menschen über 65 Jahren kann man mit mindestens einem Sturz pro Jahr rechnen. Bei Über-90jährigen liegt die jährliche Prävalenz bei über 50 %. In Pflegeeinrichtungen werden 0,67–2,0 Stürze pro Bett und Jahr gezählt. Bis zu 20 % der Krankenhaus-Patienten und ca. 45 % der Patienten in Pflegeeinrichtungen stürzen mindestens einmal während des Aufenthaltes.

Mit einer großen **Dunkelziffer** ist zu rechnen, weil viele Stürze von den Betroffenen nicht berichtet werden oder wegen scheinbarer Unerheblichkeit nicht registriert werden.

Bei über 65jährigen sind Stürze das häufigste Unfallgeschehen und die häufigste Todesursache durch Unfall.

Bei allen unterschiedlichen **epidemiologischen Angaben** herrscht über die folgenden Punkte weitgehende Einigkeit:
- Stürze werden mit dem Alter häufiger,
- Sturzfolgen sind mit zunehmendem Alter schwerer,
- Stürze sind bei Frauen doppelt so häufig wie bei Männern,
- Stürze sind in Institutionen häufiger als bei Menschen, die in ihrer eigenen Wohnung leben,
- schwere Sturzfolgen sind bei institutionalisierten Älteren häufiger (17,5 % gegenüber 3 %),
- die meisten Stürze ereignen sich tagsüber,
- Stürze auf Treppen ereignen sich häufiger beim Heruntergehen,
- Stürze in Institutionen ereignen sich besonders häufig in der ersten Woche des Aufenthaltes.

Die **Mortalität durch Stürze** steigt mit dem Alter steil an.
Die Todesrate durch Sturz pro 100 000 Einwohnern beträgt bei

65jährigen	75jährigen	über 85jährigen
< 50	150	525.

Die **häufigste schwere Sturzfolge** ist die Hüftfraktur oder hüftnahe Fraktur (s. S. 281 ff.). Die Stürze führen oft zu Krankenhauseinweisungen, dabei werden näherungsweise 47 % der Patienten, die nach einem Sturz ins Krankenhaus kommen, langzeitpflegebedürftig.

Auch **kleinere Verletzungen,** die nicht ausreichend behandelt werden oder zu einer längeren Immobilität führen, können die Bewegungsfähigkeit auf Dauer vermindern.

Diese Daten weisen darauf hin, daß bei geriatrischen Patienten die Frakturen und besonders die Hüftfraktur im Zusammenhang mit den Stürzen und den Sturzursachen betrachtet werden müssen.

▬▬ Krankengeschichte

Frau Hübner (verwitwet, 83 Jahre) kam nach totalendoprothetischer Versorgung einer medialen Schenkelhalsfraktur zur stationären geriatrischen Rehabilitation. Im chirurgischen Arztbrief wird lapidar „Stolpern" als Sturzursache angegeben. Das operierte Hüftgelenk ist gut beweglich und schmerzfrei. Sie steht aber nicht alleine auf, geht alleine keinen einzigen Schritt, obwohl Bewegungsapparat und allgemeiner Kräftezustand nicht erkennen lassen, worin der Grund dafür liegt. Nur mit fremder Hilfe steht sie auf und geht dann mit relativ physiologischem Gangbild, besondere Bewegungsstörungen fallen dabei nicht auf. Ihr Verhalten ist offenkundig von Angst beherrscht.

Auf geduldiges Nachfragen, nicht als spontane Mitteilung, ergibt sich, daß sie sich die Schenkelhalsfraktur bei einem nächtlichen Sturz auf dem Weg zum Badezimmer zugezogen hatte und mehrere Stunden auf dem Boden lag, bis ihre Tochter sie fand. Seitdem ist sie noch nicht wieder ohne fremde Hilfe gegangen.

Sie braucht mehrere Wochen Rehabilitation, bis sie ihre Angst verloren hat. Entlassen wird sie selbständig und gehfähig in die eigene Wohnung. Ein Hausnotruf mit Funkfinger, den sie um den Hals tragen kann, gibt ihr zusätzliche Sicherheit.

Assessment

Die **Klärung der Sturzursache** ist der erste Schritt nach und neben der akutmedizinischen Versorgung der Sturzfolgen. Dies wird aufgrund einer spärlichen Datenlage oft eine hypothetische, vorläufige Zuordnung bleiben.

Die Analyse der Sturzursachen und damit die Prävention wird in der Akutmedizin noch zu wenig beachtet. Die funktionellen und psychosozialen Randbedingungen werden unzureichend berücksichtigt (s. Kapitel 11, S. 521). Lapidare Formulierungen wie „Man kann den alten Leuten ja nicht alle Teppiche wegnehmen" bagatellisieren das Bedingungsgeflecht, das zum Sturz führt, und versperren Lösungswege zur Prävention.

Die traditionelle Annäherung an das Problem „Sturz" ist die Alternative „Zufall" versus umschriebener Krankheit, die zum Sturz führte.

> **!** Stürze sind in vielen Fällen nicht monokausal durch eine zugrundeliegende Krankheit zu erklären. Sie sind ein multifaktorielles Geschehen. Die Annahme eines „Zufalls" als Sturzursache ist unzureichend und blockiert Diagnose und Therapie.

Die **Anwendung der Haddon-Matrix** kann zu einer multifaktoriellen Sichtweise des Sturzes beitragen. Die Haddon-Matrix (Abb. 8.1) teilt den Sturz in drei Phasen auf und untersucht nach dieser Gliederung die beteiligten Faktoren und ihre Wechselwirkungen.

- Die „Vorphase" (pre-event phase) ist bestimmt durch die Exposition des Patienten mit der schädigenden Energiequelle unter bestimmten Randbedingungen, die entweder im Patienten oder in seiner Umgebung liegen.
- In der „Ereignisphase" (event phase) kommt es zum Kontakt mit der schädigenden Energiequelle.
- In der „Folgephase" (post-event phase) ist der gestürzte Patient Faktoren ausgesetzt, die über das Ausmaß des bleibenden Schadens wesentlich mitbestimmen.

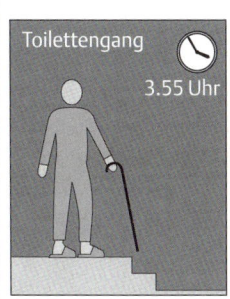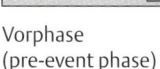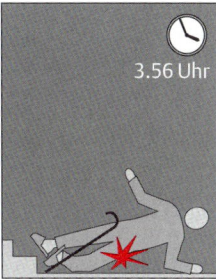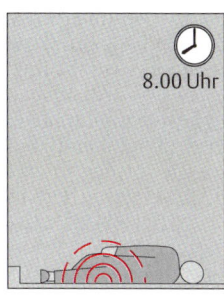

Vorphase
(pre-event phase)

Ereignisphase
(event phase)

Folgephase
(post-event phase)

Abb. 8.1 Haddon-Matrix: zeitliche Einteilung des Sturzereignisses in Vorphase, Ereignisphase und Folgephase

Fortsetzung der Krankengeschichte

Vorphase: Frau Hübners Sehkraft hatte sich in letzter Zeit verschlechtert. Sie war in der Nacht in einer kalten Wohnung beim Toilettengang über eine Teppichkante gestolpert. Am Bett hatte sie keinen Lichtschalter. Sie stand unter dem Einfluß eines Schlafmittels, das sie aber schon längere Zeit in dieser Dosierung einnahm.

Ereignisphase: Sie schlug ohne Schutzreaktion durch ausgestreckte Hände auf einen teppichbedeckten Holzfußboden.

Folgephase: Sie lebt allein, war ohne fremde Hilfe nicht in der Lage, sich aufzurichten und aus eigener Kraft Tür oder Telefon zu erreichen. Ihr Rufen war von Nachbarn nicht zu hören. Sie wurde erst nach vielen Stunden von einem Familienmitglied gefunden, das aufmerksam wurde, weil sie nicht ans Telefon ging.

Die Anwendung der Haddon-Matrix auf die Krankengeschichte macht deutlich, daß in dem Bedingungsgeflecht, das zum Sturz führte, eine Reihe Faktoren verändert werden können, um die Wahrscheinlichkeit eines erneuten Sturzes zu verringern.

Meist führt eine Kombination externer und interner Faktoren zum Sturz. Dieses Faktorengeflecht hat die Gehfähigkeit so weit vermindert, daß Stürze wahrscheinlich werden, ohne daß eine einzelne Krankheit Sturzursache ist.

Der Begriff der **Kompetenz** kann zum Verständnis der Stürze beitragen. Kompetenz kann verstanden werden als das Ergebnis von Wechselwirkungen zwischen den Fähigkeiten eines Individuums und den Anforderungen der Umgebung.

Eine umfassende **Analyse der Fähigkeiten zur Lokomotion** (= gezielte Veränderung von Lage und Position im Raum) ist Voraussetzung für einen angemessenen Zugang zum Problem „Sturz im Alter" und damit an die sturzbedingten Frakturen.

Die sichere Lokomotion erfordert ein hochkomplexes System von Sinneswahrnehmungen und motorischen Reaktionen. Im Deutschen wird zunehmend in Anlehnung an den angelsächsischen Sprachgebrauch der Begriff *„postural"* für die Gesamtheit der Faktoren benützt, die für einen sicheren Stand und Gang zuständig sind.

Der **Begriff „Gleichgewichtssystem"** überschneidet sich mit den angesprochenen Faktoren teilweise, meint aber in enger Wortbedeutung das vestibuläre System im Innenohr. Die Störung des Gleichgewichtssystems taucht im klinischen Alltag als „Schwindel" auf, ein Ausdruck, unter dem sehr verschiedene Inhalte subsummiert werden.

„Systemischer Schwindel" bezeichnet eine nur subjektiv empfundene Scheinbewegung der Umgebung („es dreht sich alles"). Man unterscheidet Drehschwindel, Schwankschwindel und Liftschwindel, je nach der Art der empfundenen Bewegung. In einer weiteren Bedeutung meint Schwindel jedes Unsicherheitsgefühl in puncto Gleichgewicht.

Um die Analyse der Sturzbedingungen nicht einzuengen, erscheint die Einführung des Ausdrucks „postural" gerechtfertigt (posture = Körperhaltung, Stellung).

Das posturale System besteht aus vielen Komponenten in unterschiedlichen Organen (Tab. 8.**1** und Abb. 8.**2**). Es weist eine enge Verflechtung von Eigenimpulsen, Wahrnehmung und motorischen Reaktionen auf (= Psychomotorik). Die einzelnen Systemkomponenten sind durch Regelkreise miteinander verbunden und befähigen uns zu gewöhnlichen Alltagsleistungen wie Aufstehen, Stehen und Gehen bis hin zu Höchstleistungen wie Dreifachsprüngen beim Eiskunstlauf oder der Artistik im Zirkus.

Die Informationen aus Vestibularorgan, Gelenk-, Muskel- und Hautrezeptoren und aus dem visuellen System müssen in hinreichender Genauigkeit einlaufen, schnell und genau im Zentralnervensystem verarbeitet werden, und zu einer schnellen, präzise koordinierten und kräftigen muskulären Antwort führen. Das posturale System muß sich dabei ständig an Veränderungen der Umgebungsbedingungen anpassen und Störungen von außen und innen ausgleichen.

Eine **Verschlechterung der posturalen Reflexe** ergibt sich durch Erkrankungen, Altersveränderungen, neurovegetative Bedingungen, bewußtseins- und reaktionsverändernde Substanzen und viele Umgebungsbedingungen (Tab. 8.**2** und 8.**3**).

Beispiele für typische **monokausale krankheitsbedingte Sturzursachen** sind Herzrhythmusstörungen, vagovasale Synkopen, epileptische Krampfanfälle, transitorisch ischämische Attacken und vestibuläre Störungen wie der Morbus Ménière.

Altersbedingte Veränderungen zeigen sich experimentell darin, daß im Alter beim Stand auf beiden Beinen die Schwingungsamplituden des Körpers größer werden. Die Zeit, die ein älterer Mensch auf einem Bein stehen kann, nimmt ab. Die koordinierte Reaktion auf plötzliche

Tabelle 8.1   Teilkomponenten des posturalen Systems

Teilsystem	Erläuterung	Funktion
Vestibularorgan	Gleichgewichtsorgan im Innenohr	Information über die Lage des Kopfes relativ zur Schwerkraft und Beschleunigung im Raum
Rezeptoren im Gelenkbereich	Körperzellen zum Empfang und zur Weiterleitung von Sinnesreizen, hier Gelenkstellungen	Information über Stellung und Bewegung von Kopf, Rumpf, Extremitäten
Rezeptoren in Sehnen und Muskeln	Sinneszellen in Muskeln und Sehnen	Information über Muskelspannung, Lage der Körperteile und Bewegungen
Hautrezeptoren	Sinneszellen in Gelenknähe, v.a. auch an Fußsohlen und Händen	Information über Druckverhältnisse, auch beteiligt an Information über Gelenkstellungen
Auge	Sinnesorgan für optische Reize	Informationen über sichtbare Umgebung
Zentralnervensystem	alle an der Weiterleitung und Verarbeitung beteiligten Strukturen von Rückenmark und Gehirn	verrechnet „input" und geplante bzw. reflexgesteuerte Reaktionen und steuert die muskuläre Antwort
Muskeln	Effektoren des Regelkreises	müssen in Schnelligkeit, Genauigkeit, Koordination und Kraft ausreichend für die gegebenen physikalischen Bedingungen sein
Stützapparat	Skelett und Gelenke	müssen richtige anatomische Verhältnisse für schnelle Bewegungen und günstige Statik geben
Herz-Kreislaufsystem	Herz, Gefäße, Barorezeptoren, glatte Muskulatur, peripheres vegetatives Nervensystem	Regulation des Blutdrucks unter verschiedenen Situationen, z.B. Orthostase oder bei Miktion, Husten

Bewegungen wird altersabhängig schlechter. Die Balancefähigkeiten nehmen also insgesamt ab.

Häufigkeit und Nebenwirkungsrate von **Medikamenten**, die Gleichgewicht, Wahrnehmung und psychomotorische Geschwindigkeit beeinflussen, nehmen im Alter ebenfalls zu.

In dieser umfassenden **multifaktoriellen Sichtweise** ist der Sturz über den berühmten Teppich, der doch jahrelang dort gelegen hat, kein

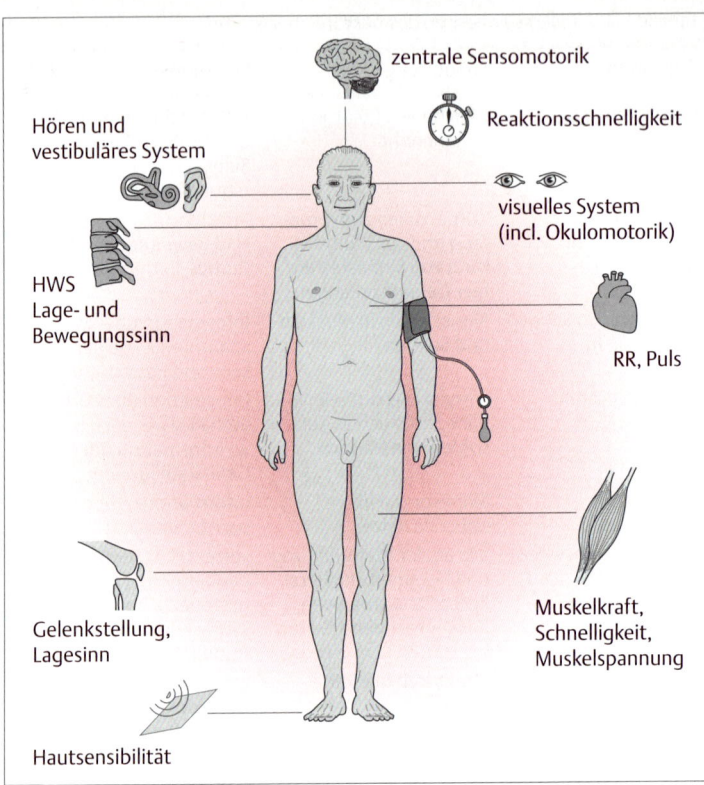

Abb. 8.**2**   Komponenten des posturalen Systems

Zufall. Es kam früher vielleicht zu einem kurzen Stolpern, dies wurde aber durch eine schnelle Ausgleichsreaktion aufgefangen.

Einzelne Autoren vor allem in der angelsächsischen Literatur nennen den Ursachenkomplex, der altersbedingt zur konstanten Verschlechterung der Gehfähigkeit und der posturalen Reaktionen führt, „senile Gehstörung" oder „multifunktionelle Gehstörung".

> ❗ Wir verstehen unter multifunktioneller Gehstörung ein komplexes Bedingungsgeflecht interner Faktoren, die die Fähigkeit des Patienten zur selbständigen Lokomotion so weit herabsetzen, daß er sich im Alltag ständig an der oberen Grenze seines posturalen Leistungsvermögens befindet und dementsprechend sturzgefährdet ist. Diese Stürze können als „lokomotorisch induzierte Stürze" von denen abgegrenzt werden, die als zwangsläufige Folge bei akutem Bewußtseinsverlust oder durch zwingende Fremdeinwirkung auftreten.

Tabelle 8.2 Veränderungen im posturalen System durch Alter und Krankheit

Teilsystem	Altersveränderungen	Krankheiten
Vestibularorgan	Funktionsminderung	Tumoren, Morbus Ménière, Neuritiden des VIII. Hirnnerven, andere Ursachen von vestibulärem Schwindel
Rezeptoren im Gelenkbereich	Funktionsminderung	Arthrosen und andere degenerative und rheumatische Erkrankungen von Knochen und Bindegewebe, Amputationen, Polyneuropathie
Rezeptoren in Sehnen und Muskeln	Funktionsminderung	Polyneuropathie, Amputationen
Hautrezeptoren	Funktionsminderung	Polyneuropathie, Amputationen
Auge	Sehen vor allem von bewegten Objekten, Geschwindigkeiten und Richtungen herabgesetzt, Blendempfindlichkeit erhöht, Akkomodation und Adaptation vermindert	Glaukom, Katarakt, senile Makuladegeneration, hypertensive und diabetische Retinopathie
Zentralnervensystem	langsamere Verarbeitungsgeschwindigkeit	Demenz, Normaldruckhydrozephalus, Apoplex, zerebrale Krampfanfälle, Tumoren, Parkinson-Syndrom, Rückenmarkserkrankungen, extrapyramidale Erkrankungen, Kleinhirnerkrankungen, Medikamentenwirkungen, Alkoholabusus
Muskeln	Abnahme von Kraft, Ausdauer, Schnelligkeit, Koordination und Adaption an Kälte	Spastik, andere Paresen, Morbus Parkinson, Gehstörungen bei Demenzen, Kleinhirnerkrankungen, Immobilisationssyndrom
Stützapparat	im Alter ungünstigere Statik, Verlagerung des Schwerpunktes und verminderte Gelenkbeweglichkeit	Arthrosen, Wirbelsäulenerkrankungen, andere rheumatische Erkrankungen, Kontrakturen
Herz-Kreislaufsystem	verminderte Leistung und verminderte Anpassung an Orthostase, an körperliche Belastungen und vegetative Ausnahmesituationen	Herzinsuffizienz, Herzrhythmusstörungen, orthostatische Fehlreaktionen, Medikamentennebenwirkungen

Tabelle 8.3   Checkliste äußerer Sturzursachen

Beobachtungsbereich	Sturzfördernd bzw. ungünstig nach Sturz	Risikomindernd bzw. günstig nach Sturz
Schuhwerk	Schlappen, nicht passende Größe, stark bremsende Sohlen, hohe Absätze, zu stark federnde Sohlen mit schlechtem Bodenkontakt	Bequemes, festes Schuhwerk mit Ledersohle ohne hohe Absätze
Bodenbelag	Flauschiger Teppich, Brücken, Läufer, Fußmatten, zu glatter Boden, nasser Boden nach Reinigung	Nicht zu flauschiger Teppich ohne Kanten, Bodenbelag mit gutem Halt, keine Türschwellen
Sehen/Beleuchtung	Brillen verschmutzt, fehlangepaßt, an ungünstigem Aufbewahrungsort. Lichtschalter klein, ungünstig positioniert, schwierige Mechanik; Lampen zu spärlich, an ungünstiger Stelle, zu dunkel, blendend, Lampenschirme brennbar, umherliegende Kabel	Saubere, gut angepaßte Brille in Reichweite, Ersatzbrille. Beleuchtung blendarm, ausreichend hell. Große, gut zu bedienende Schalter an strategisch günstigen Orten (Bett, Toilette, Treppe, Eingang)
Türen	Schlösser/Griffe ungünstig zu bedienen oder instabil. Schwellen als Stolperfalle, Türbreite zu gering für Rollstuhl oder Gehwagen. Richtung der Türöffnung in kleinen Räumen nach innen	Ohne Schwellen, leichtgängig, feste Griffe. Sichere, leichtgängige Schlösser an Außentüren. Guckloch oder Sprechanlage an Außentüren
Kleinmöbel	Verengung von Wegen und Durchgängen, ungünstige Greifhöhe, Instabilität, Verwendung als Haltegriff	Nicht an ungünstigen Stellen, verleiten nicht zum Festhalten, kein tiefes Bücken nötig, günstige Mechanik der Türen und Schubladen
Stühle, Sitzgelegenheiten	Sitzhöhe zu niedrig, keine Rutschfestigkeit, keine Lehnen, Position wegbehindernd, geringe Stabilität	Feste Armlehnen, günstige Sitzhöhe zum Aufstehen, rutschfest, stabil, feste Sitzfläche zur Übung der aktiven Rumpfkontrolle
Tische	Stabilität zu gering zum Festhalten, Höhe zu niedrig, keine Rutschfestigkeit, wegbehindernde Position	Standfest, hoch genug zum Unterfahren mit Rollstuhl, geeignet zum Festhalten, groß genug als Ablagefläche

Tabelle 8.3 Fortsetzung

Beobachtungsbereich	Sturzfördernd bzw. ungünstig nach Sturz	Risikomindernd bzw. günstig nach Sturz
Schränke	Geringe Stabilität, klemmende Türen und Schubladen, Greifhöhe zu niedrig oder zu hoch	Leicht zu bedienende Türen, Fächer und Schubladen leichtgängig und in günstiger Höhe, kein Klettern erforderlich
Leitern, Hocker	Immer gefährlich	Generell Vermeidung von Arbeiten über normaler Greifhöhe
Heizung, Temperaturregulation	Schwer zu transportierendes Brennmaterial bei Kohleöfen, auskühlender Zug, morgendlich zu kalte Wohnung. Bettdecken und Kleidung, die Auskühlung nicht verhindern	Zentralheizung, Badezimmer und Toilette gut und zum rechten Zeitpunkt geheizt, Kleidung tagsüber und nachts verhindert Unterkühlung der Muskeln
Küche	Gasherd, offene Flammen, wenig Ablegemöglichkeiten, ungünstige Greifhöhen. Elektrogeräte, die sich überhitzen	Moderne Geräte mit Schutz vor Überhitzung. Vermeidung von explosiblen Stoffen
Toilette/Bad	Fußboden mit Läufern, rutschenden Matten. Herumliegende Gegenstände, zu enge räumliche Verhältnisse. Kleinmöbel, die als Haltemöglichkeit mißbraucht werden. Fehlende oder ungünstige Heizmöglichkeit, offene Flammen (Geyser), fehlendes warmes Wasser, schlechte Beleuchtung	Geometrie/Abmessung von Tür und Wegen innerhalb des Bades gestattet den Einsatz von Hilfsmitteln (Rollstuhl, Gehwagen). Einstieghilfe und Griffe an Badewanne, Griffe an Toilette und Dusche. Duschhocker, Tollettensitzerhöhung, gute Ablagemöglichkeiten, gute Heizmöglichkeit, niedrige oder keine Duschwanne
Telefon, Notrufsysteme	Zu kleine Tasten oder noch Wählscheibe am Telefon, Telefon im Notfall schlecht erreichbar, wichtige Telefonnummern nicht lesbar	Regelmäßige Besuche, regelmäßige Telefonanrufe, Hausnotruf (Funkfinger) vorhanden

So wie eine Eiskunstläuferin bei einem schwierigen Sprung, der an ihrer oberen Leistungsgrenze liegt, immer wieder stürzt, wenn nicht alle Systemkomponenten optimal zusammenwirken, stürzt der geriatrische Patient, wenn er sich bereits bei normalen Alltagstätigkeiten an seiner individuellen oberen Leistungsgrenze befindet.

Um zu dieser Diagnose zu kommen, müssen einzelne Organerkrankungen, die monokausal zum Sturz führen, vorher diagnostisch ausgeschlossen werden.

Die **geschulte Beobachtung des Gangbildes** und des Alltagsverhaltens gibt besser als jeder Test Auskunft über die Sturzgefahr (Kapitel 3, S. 70). Die Gehprüfung nach Tinetti enthält z. B. einen Balancetest, bei dem die Gleichgewichtsreaktion des Patienten bei einem Stoß gegen das Brustbein getestet wird. Alle Testverfahren geben aber letzlich nur Auskunft über eine Sondersituation, in der die Aufmerksamkeit des Patienten durch die Untersuchungssituation maximal stimuliert ist. Das Testergebnis ist nicht repräsentativ für den Alltag, in dem Türen plötzlich aufgehen, andere Menschen sich von hinten nähern, die richtigen Schuhe aus Vergeßlichkeit, Gewohnheit oder Bequemlichkeit nicht angezogen werden, Stufen und Schwellen übersehen werden und viele andere Negativeinflüsse die posturalen Reaktionen beeinträchtigt.

Die **Gefahren** ergeben sich nicht allein aus den physikalischen Bedingungen der Wohnumgebung, sondern aus dem Zusammenspiel zwischen Verhalten und Gewohnheiten des Patienten auf der einen und der Wohnumgebung auf der anderen Seite.

Von der **Pflegedokumentation** des sturzgefährdeten Patienten wird eine Erfassung der Stürze verlangt, um mit Hilfe dieser Daten Häufigkeit und auslösende Bedingungen beurteilen zu können.

Interventionen

Behandlung von Stürzen, die nicht monokausal auf eine Grunderkrankung zurückzuführen sind, bedeutet Verbesserung der Sensomotorik durch funktionell-übende Verfahren und Umgestaltung der Wohnumgebung. Das Training der sensorischen, kognitiven und motorischen Fertigkeiten, die zu einer sicheren Lokomotion nötig sind, wird präzise auf die vorliegenden Defizite ausgerichtet.

Maßnahmen gegen äußere Sturzursachen umfassen Brillen, Kleidung, Schuhwerk, Hilfsmittel und Licht, Temperatur sowie Bauweise und Einrichtungsgegenstände der Wohnumgebung (Tab. 8.3 und Abb. 8.**3**).

Die **Toilette und das Bad** verdienen als besondere Gefahrenquellen erhöhte Aufmerksamkeit. Im Bad oder der Toilette kommt es besonders oft zu Stürzen oder Ohnmachtsanfällen. Ein Helfer sollte dann ohne Schwierigkeiten in den Raum hineinkönnen. Deshalb sollte sich die Tür nach außen öffnen, weil bei einer Tür, die sich nach innen öffnet, ein innen liegender Körper den Zugang blockieren kann.

Für **Treppen** gelten die Untersuchungen von Licht und Bodenbelag natürlich besonders. Das Bärenfell auf dem oberen Treppenabsatz

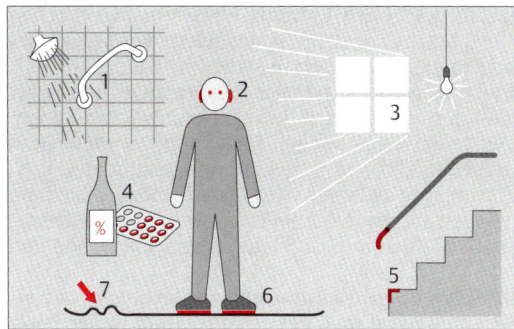

Abb. 8.**3**   Mögliche sturzauslösende Faktoren:
1) Badezimmer/Toilette 2) Hör- und Sehstörungen, Störungen des Vestibular-
organes 3) schlechte oder blendende Beleuchtung 4) Einfluß von Alkohol und
Medikamenten 5) Treppen, Stufen, Absätze 6) ungünstige Schuhe 7) Teppiche und andere Stolperfallen auf dem Fußboden

eignet sich nur für Slapstick-Einlagen im Kino. Handläufe in der richtigen Höhe und in gebührendem Abstand von der Wand, vielleicht beidseits, sind oft eine notwendige Hilfe auf der Treppe. Die Höhe der Treppenstufen kann zu hoch sein. Unten und oben an der Treppe sollte ein
Lichtschalter sein.

Schränke und Schubladen sollten so angeordnet und aufgebaut
sein, daß sie in bequemer Griffhöhe liegen. Die täglichen Gebrauchsgegenstände sollten ohne tiefes Bücken, ohne Zehenstand und ohne Klet-
tern zu erreichen sein, denn bei diesen Manövern kommt es oft zu Stürzen oder Ohnmachtsanfällen.

Möbel sollen stabil und standfest sein, das gilt für Stühle und Tische und für alle Einrichtungsgegenstände, an denen man sich festhalten kann oder die zum Festhalten einladen.

Die **Heizung** muß leicht zu bedienen sein und für eine ausreichende Erwärmung der Wohnung sorgen. Ältere Menschen brauchen
wegen der schlechten Wärmeregulation und der verminderten körperlichen Aktivität höhere Innentemperaturen.

In der **Küche** (auch im Bad, Boiler!) sollten die Wärmequellen
und elektrischen Geräte so beschaffen sein, daß Vergeßlichkeit nicht
gleich zur Katastrophe führt. Brände sind eine häufige Todesursache für
alte Menschen.

Die **Medikation** muß dem Alter angepaßt werden. Bei einem
Wunsch nach Schlafmitteln muß dem Patienten vielleicht klargemacht
werden, daß seine Vorstellungen von ungestörtem Nachtschlaf nicht
mehr dem Alter angemessen sind oder daß ein gewisses Maß an Schlafstörungen gesundheitlich unbedenklicher ist als wirkungsvolle Schlaf-
mittel. Vor und neben Medikamenten sind auch viele „schlafhygieni-
sche" Maßnahmen möglich.

Als **Maßnahme in der „Nach-Ereignis-Phase"** kann ein Hausnotruf (Funkfinger) angebracht werden, Telefonketten können aufgebaut werden, Nachbarn können Schlüssel zur Wohnung haben.

Verhaltensänderungen des Patienten müssen angestrebt werden, das Verhalten muß den verringerten Bewegungsmöglichkeit angepaßt werden, das Aufstehen vom Boden kann geübt werden. Man braucht dabei nicht unbedingt so weit zu gehen, sturzgefährdeten Patienten einen Hüftschutz anlegen zu lassen wie einem Footballspieler, um den Aufprall auf dem Boden abzufedern. Dies ist sicherlich eine extreme, aber durchaus denkbare Maßnahme. Untersuchungen hierzu werden durchgeführt.

Bespricht man **notwendige Wohnungsveränderungen** mit einem geriatrischen Patienten, wird man bei einigen schon in der Beratungssituation Widerstand erfahren. Viele ältere Patienten beharren auf der Konstanz ihrer Wohnungsverhältnisse. Die Ablehnung wird oft vordergründig mit Geld oder den Umständen bei den Umbaumaßnahmen begründet. Manchmal schimmern bei geduldiger Gesprächsführung gefühlsmäßige Gründe durch. „Diesen Teppich hat meine verstorbene Frau ausgesucht." Vieles wird aus Pietät gegenüber dem verstorbenen Lebenspartner nicht verändert.

Andere stimmen im Gespräch nur scheinbar zu, unternehmen aber keine konkreten Maßnahmen oder blockieren sogar Schritte zur Wohnungsumgestaltung. Es wir deutlich, daß es hier nicht um bloße Informationsvermittlung geht, sondern um Verhaltensänderung. Respekt vor der Selbstbestimmung und sachliche Reha-Erkenntnisse können oft kollidieren.

Gehhilfen (Kapitel 9, S. 442 f.) können die Sturzgefahr vermindern. Es ist jedoch darauf zu achten, ob der Patient durch die Handhabung der Gehhilfen nicht überfordert oder zusätzlich abgelenkt ist. Dann ist die Gehhilfe eine „Sturzhilfe".

Mobilität und Sicherheit stehen in einem Spannungsverhältnis. Die Angehörigen und der Patient müssen über das Dilemma zwischen Sicherheit vor Stürzen auf der einen Seite und Aktivierung und Mobilisation auf der anderen Seite aufgeklärt werden. Zunehmende Mobilisierung bedeutet zwangsläufig eine Erhöhung der Sturzgefahr. Wer stets im Bett oder im Stuhl bleibt, wird seltener stürzen als jemand, der trotz einer gewissen Unsicherheit selbständig aufsteht und losgeht. Der Zeitpunkt, zu dem das Sturzrisiko akzeptabel herabgesetzt ist, muß von allen Beteiligten besprochen werden. Allgemein gültige Regeln gibt es nicht. Der Patient selbst wählt denjenigen Weg, der seiner Lebenseinstellung am meisten entspricht.

Dem **Sturzrisiko bei Mobilisierung** steht als keineswegs ungefährlichere Alternative die Immobilität gegenüber. Rehabilitation ist im Bereich der Lokomotion ohne Risiko nicht zu haben. Besondere Probleme ergeben sich, wenn der Patient wegen kognitiver Störungen zu einer sinnvollen Risikoabschätzung nicht in der Lage ist. Die Pflegemitarbeiter haben hier wegen des häufigen und langen Kontaktes mit dem Alltag des Patienten eine besondere Aufgabe. Die Geriatrie mit ihrem teamorientierten ganzheitlichen Ansatz ist wie keine andere medizinische Disziplin geeignet, sich dem Problem der funktionellen Gehstörungen und lokomotorisch induzierten Stürze zu stellen.

> ❗ Es ist nicht sinnvoll, Einschränkungen und Sicherheitsmaßnahmen gegen Stürze so auszudehnen, daß ein mobiles Leben unterbunden wird. Stürze können im Alter der Preis sein, den Patienten für Mobilität und Selbstbestimmung bezahlen müssen.

Rehabilitation von Frakturen

Einführung

Frakturen des geriatrischen Patienten sind kein Zufall, sondern in den meisten Fällen Folge von Stürzen bei einer alters- und/oder krankheitsbedingt verschlechterten Sensomotorik und bei veränderter Knochenstruktur. In 90 % der Fälle sind Stürze beim Aufstehen, Gehen oder Treppensteigen die Ursache der Frakturen von Hüfte, Unterarm und Becken. Die Konzentration auf diesen Aspekt unterscheidet den geriatrischen Zugang zum Frakturpatienten von einem vorwiegend technisch-unfallchirurgisch orientierten.

> ❗ Geriatrische Fraktur-Patienten sind in der Regel Patienten mit Gehstörungen, die gestürzt sind. Die Fraktur ist als Sturzfolge zu sehen. Das multifaktorielle Bedingungsgefüge, das zum Sturz führte, enthält gesundheitliche Probleme, die in der Rehabilitation zu berücksichtigen sind.

Eine **Altersabhängigkeit** liegt nur bei bestimmten Arten von Frakturen vor:
- proximale Femurfrakturen,
- Radiusfrakturen,
- Tibiafrakturen,
- Frakturen des proximalen Humerus,
- Wirbelkörperfrakturen (BWS und LWS),
- Frakturen des Beckens.

Frakturen der Diaphysen (= Schaft) der langen Röhrenknochen zeigen keine erhöhte Häufigkeit im Alter. Altersabhängige Frakturen ereignen sich vor allem an trabekulären (spongiösen) Knochenabschnitten, also im Bereich der Metaphyse (proximaler Femur, proximaler Humerus, Radius, s. Abb. 8.**4**) oder bei spongiösen Knochen wie den Wirbelkörpern.

Das hängt neben dem Ablauf der Stürze damit zusammen, daß sich die Stabilität von Material und Struktur im Bereich der Metaphyse mit zunehmendem Alter verringert, wohingegen im Bereich des Schaftes (Diaphyse) keine entscheidende strukturelle Schwächung auftritt.

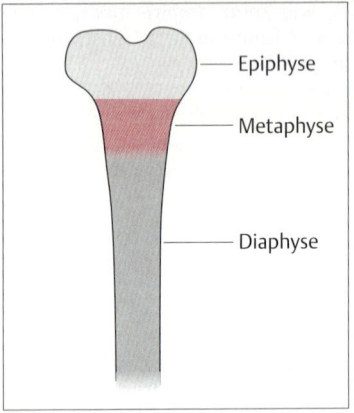

Abb. 8.**4** Anatomische Einteilung eines Röhrenknochens in Epiphyse, Metaphyse und Diaphyse

Epiphyse

Metaphyse

Diaphyse

Die **Osteoporose** und ihre Beziehungen zu „normalen" Altersveränderungen des Knochens soll hier nur erwähnt und nicht abgehandelt werden. Osteoporose ist nach der Definition der deutschen Gesellschaft für Endokrinologie „ein mit Frakturen einhergehender Verlust bzw. Verminderung von Knochenmasse, -struktur und -funktion".

Wir finden bei Männern und Frauen physiologischerweise einen Verlust an Knochensubstanz mit dem Alter. Das hormonell geregelte Gleichgewicht zwischen ständigem Knochenabbau und -aufbau zeigt ab dem 35. bis 45. Lebensjahr eine negative Bilanz. Bei Frauen wirkt sich ein Östrogenmangel negativ auf den Erhalt von Knochendichte und -struktur aus und fördert so das Frakturrisiko. Allerdings führt Östrogenmangel nur bei einem Teil der Frauen zu einer klinisch manifesten Osteoporose.

Sicher ist, daß die Osteoporose eine sehr häufige Erkrankung im Alter ist und in vielen Fällen durch eine Minderung von Struktur und Substanz der Knochen dazu beiträgt, daß Bagatelltraumen zur Frakturentstehung ausreichen. 25–30 % aller postmenopausaler Frauen sind von osteoporotischen Wirbelkörperfrakturen betroffen, und auch bei Männern wird mit zunehmendem Alter das Risiko immer größer.

Pathologischen Frakturen liegen vor, wenn ein durch Grunderkrankungen veränderter Knochen bricht. Dies geschieht bei
- Osteoporose,
- metabolischen Erkrankungen mit Knochenbeteiligung,
- malignen Prozessen des Knochens selbst,
- Metastasen von Malignomen,
- gutartigen Knochentumoren,
- Infektionen des Knochens.

Neben der Osteoporose, auf die sicher der Löwenanteil pathologisch veränderter Knochen zurückzuführen ist, spielen die Knochenmetastasen maligner Tumoren eine wichtige Rolle.

Knochenmetastasen finden wir vor allem bei Neoplasmen von
* Brust,
* Lunge,
* Prostata,
* Gastrointestinaltrakt,
* Nieren,
* Schilddrüse.

Neben diesen Strukturveränderungen sind die im Alter häufigen sturz-
begünstigenden Faktoren abzuklären.

Folgende **pathologische altersassoziierte Bedingungen** tragen
zur Frakturhäufigkeit bei:
* verlangsamte kognitive Verarbeitung von Wahrnehmungen,
* verringerte Reaktionsgeschwindigkeit,
* verringerte Kraft,
* Arthrosen,
* verschlechtertes Sehen,
* verschlechterte Blutdruckregulation,
* Herzrhythmusstörungen,
* verschlechterter Lage- und Bewegungssinn,
* verschlechterte vestibuläre Leistungen,
* Schwindel,
* andere neurologische Störungen,
* sedierende und kognitiv mindernde Medikamente.

! Der Knochenbruch ist das Resultat aus einem komplexen Geflecht
struktureller und funktioneller Bedingungen, die es in ihrer Gesamtheit aufzuklären und zu beeinflussen gilt.

Die **Häufigkeit der Hüftfraktur** (= Schenkelhals- und schenkel-
halsnahe Fraktur = Fraktur des proximalen Femurs) und ihre Auswirkungen auf die Alltagskompetenz führen dazu, daß dieser Frakturtyp im
Mittelpunkt des geriatrischen Interesses steht. Ein Drittel der Frauen
und ein Sechstel der Männer, die das 90. Lebensjahr erreichen, werden
eine Fraktur des proximalen Oberschenkels erleiden.

In den **USA** kommt es zu ca. 225 000 Hüftfrakturen pro Jahr, 84 %
der Betroffenen sind Personen über 65 Jahre. 20–30 % dieser Patienten
sterben innerhalb von 6 Monaten, ca. 25 % sind 6 Monate danach noch
pflegebedürftig.

In **Deutschland** rechnet man mit ca. 50 000 Hüftfrakturen pro
Jahr. In deutschen geriatrischen Rehabilitationskliniken sind die Patienten mit proximalen Femurfrakturen die zweitgrößte Patientengruppe.

Die Häufigkeit von Hüftfrakturen ist stark **altersabhängig**. Bei
65- bis 74jährigen beträgt die jährliche Inzidenz 28,4/10000, bei 85jäh-

rigen und älteren ist sie mit 251,4/10000 fast zehnfach höher. Dabei ist die Frakturrate von Frauen (weiße Rasse) doppelt so hoch wie die der Männer, Weiße haben insgesamt eine doppelt so hohe Frakturrate wie alle anderen Rassen. Aus England wird in den letzten Jahren eine Zunahme der proximalen Femurfrakturen um 6 % pro Jahr berichtet. Mit dem demographischen Wachstum der am meisten gefährdeten Altersgruppe (> 85 Jahre) ist mit einer weiteren Zunahme in allen industrialisierten Ländern zu rechnen.

Die **proximalen Femurfrakturen** haben regelhafte Altersveränderungen des Knochens als begünstigende Voraussetzung. Durch Verminderung der trajektoriellen Spongiosazüge im Bereich des proximalen Femurs und Schenkelhalses entsteht ein locus minoris resistentiae (Ort geringerer Widerstandskraft), der zu Frakturen nach Bagatelltraumen oder sogar zu Spontanfrakturen führen kann. Der kalksalzverarmte Knochenbereich bricht bei Stürzen auf die Hüfte, es kommt zu Schenkelhalsfrakturen oder pertrochantären Frakturen (Abb. 8.**5**–8.**7**).

Man kann bei den älteren Patienten mit proximalen Femurfrakturen zwei Gruppen unterscheiden: die „aktiven" Alten haben sich die Fraktur als Unfall zugezogen, wie er auch in jüngeren Jahren zu einer Fraktur geführt hätte, z. B. im Straßenverkehr, im Haushalt bei waghalsigen Kletterpartien oder beim Sport. Der typische geriatrische Patient hingegen stürzt wegen alters- oder krankheitsbedingeter eingeschränkter Fähigkeit zu Lokomotion (s. oben).

Schenkelhalsfrakturen sind unter den proximalen Femurfrakturen doppelt so häufig wie pertrochantäre Frakturen. Ihre Einteilung erfolgt nach Lokalisation und Verlauf der Frakturlinien und nach der Anzahl der Fragmente. Es wird unterschieden, ob die Bruchlinien innerhalb oder außerhalb der Gelenkkapsel liegen, ob die Fraktur eingestaucht

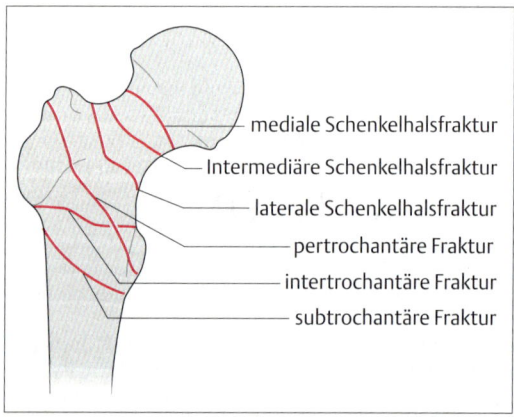

mediale Schenkelhalsfraktur
Intermediäre Schenkelhalsfraktur
laterale Schenkelhalsfraktur
pertrochantäre Fraktur
intertrochantäre Fraktur
subtrochantäre Fraktur

Abb. 8.**5**   Bruchlinien bei proximalen Femurfrakturen

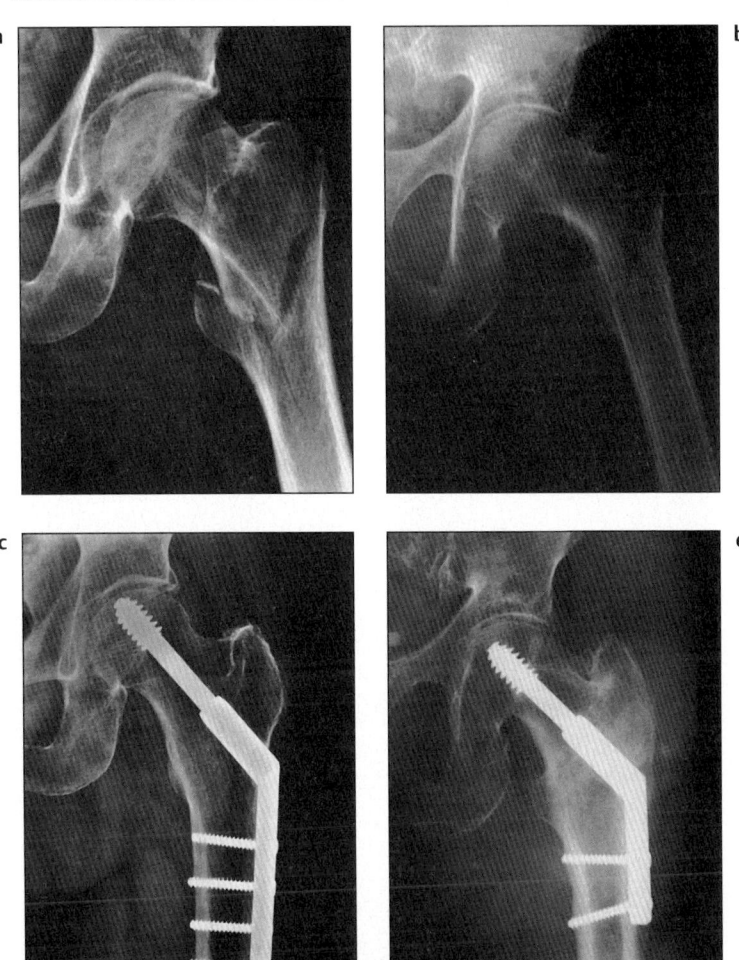

Abb. 8.**6a** u. **b**   Pertrochantäre Femurfrakturen:
a) 67jährige Patientin
b) 85jährige Patientin

Abb. 8.**6c** u. **d**   Osteosynthetische Versorgung der pertrochantären Frakturen:
c) Fraktur (a) 12 Monate nach DHS-Versorgung
d) Fraktur (b) 12 Monate nach DHS-Versorgung

Abb. 8.**6a–d** mit freundlicher Genehmigung der Fa. Synthes, Umkirch.

a

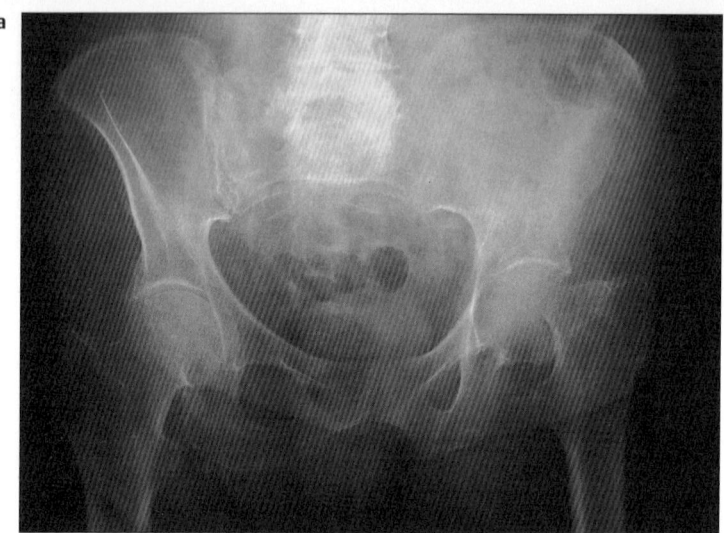

b

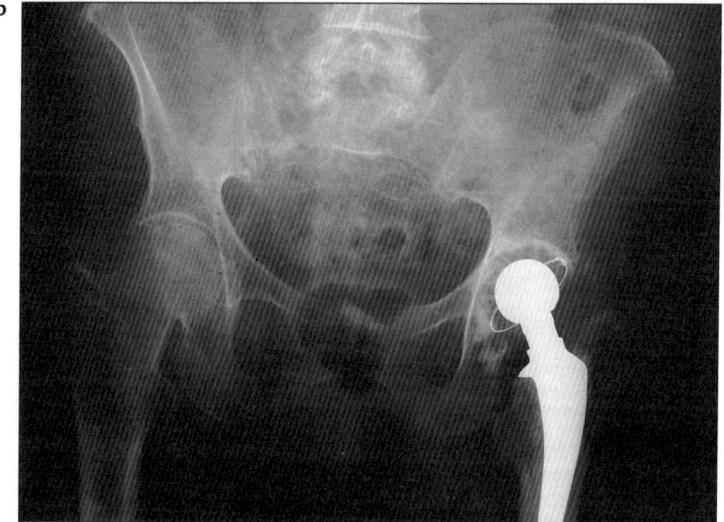

Abb. 8.**7a**   Mediale Schenkelhalsfraktur (80jährige Frau)
Abb. 8.**7b**   Osteosynthetische Versorgung der Schenkelhalsfraktur mit einer zementierten TEP
Die Röntgenbilder der Abb 8.**7, 9–12** und **15** wurden uns freundlicherweise von Herrn Prof. Dr. med. V. Barth, Radiologisches Zentralinstitut der Städtischen Krankenanstalten Esslingen, zur Verfügung gestellt.

Tabelle 8.**4**   Einteilung der medialen Schenkelhalsfraktur nach Pauwels

Einteilung nach Pauwels	Neigung der Bruchflächenebene	Biomechanische Auswirkung
Pauwels I	bis 30 Grad	reine Druckkräfte, ausgezeichnete Stabilität
Pauwels II	30 – 60 Grad	Scherkräfte, Dislokation bei konservativer Behandlung
Pauwels III	über 60 Grad	keine Druckkräfte, sondern Scher- und Kippkräfte, instabilste Art, 4/5 des Hüftkopfes anämisch

oder disloziert ist. Es wird weiterhin differenziert nach der Anzahl der Fragmente und nach dem Winkel, den die Bruchflächenebene zur Horizontalen bildet. Die Einteilung nach Pauwels (Tab. 8.**4**) unterscheidet aus biomechanischen Gründen drei Typen. Je steiler der Winkel der Bruchflächenebene zur Horizontalen ist, desto instabiler ist die Fraktur aufgrund der entstehenden Scher- und Kippkräfte (Abb. 8.**8**).

Das **besondere Risiko der medialen Schenkelhalsfraktur** liegt in der Entwicklung einer Kopfnekrose. Die Blutversorgung des Femurkopfes erfolgt vor allem durch den Schenkelhals, daneben durch die Gelenkkapsel und das Lig. teres, dessen Blutgefäße aber bei zwei Drittel der Erwachsenen verschlossen sind. Je nach Bruchfläche und Dislokation kann der Femurkopf von der Blutversorgung ganz oder teilweise abgeschnitten sein. Kopfnekrose oder Pseudarthrose sind die Folge.

Ohne endoprothetische Versorgung liegt das Risiko einer Pseudarthrose bei den Schenkelhalsfrakturen zwischen 15 und 20 %, das einer

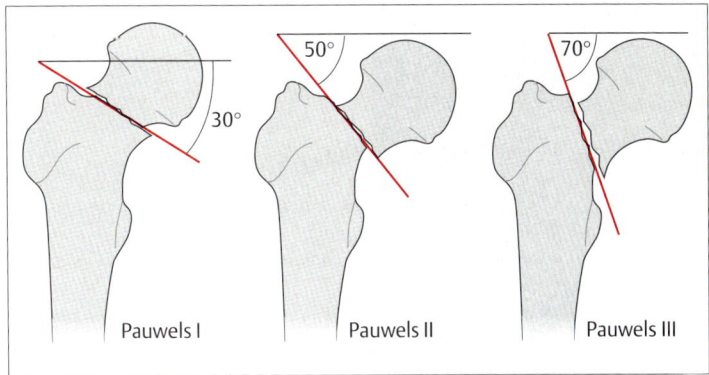

Abb. 8.**8**   Einteilung der Schenkelhalsfraktur nach Pauwels (Aachener Chirurg)

Kopfnekrose zwischen 15 und 30 %. Bei den pertrochantären Frakturen kommt es selten zu avaskulären Knochennekrosen oder Pseudarthrosen.

Die **postoperative Letalitätsziffer der Hüftfrakturen** betrug in den Zeiten vor Einführung der modernen Osteosynthese in höheren Altersgruppen bei konservativer Behandlung 35–40 %.

6 – 8 Wochen Rückenlage unter Extension führten zu Pneumonien, Thrombosen, Dekubiti, Muskelabbau. Nach Einführung der Schenkelhalsnagelung sank die perioperative Letalität auf 11 % und nach Einführung der Alloendoplastik auf 5–7 %.

Proximale Humerusfrakturen sind ebenfalls eine typische altersabhängige Fraktur. Ähnlich wie am proximalen Femur finden wir am proximalen Humerus im Alter Strukturauflockerungen durch Abbau der Spongiosa. Der häufigste Unfallmechanismus ist der Sturz auf die ausgestreckte Hand. In 80 % der Fälle kommt es nur zu geringen Dislokationen (Abb. 8.**9**).

Distale Radiusfrakturen (= Speichenbrüche loco typico) entstehen durch Sturz auf die Hand. Ihre Erstbeschreibung erfolgte durch Colles 1814 und Smith 1874. Wird die Hand im Augenblick des Aufpralls dorsal extendiert gehalten, entsteht die klassische Radiusextensionsfraktur (Colles-Fraktur, Abb. 8.**10a–b**) mit Verschiebung zur Speichenseite und/oder Abknickung nach dorsal (Bajonettstellung bzw. Gabelstellung). Seltener ist die Radiusflexionsfraktur mit Abknickung nach volar (Smith-Fraktur). Sie entsteht, wenn z. B. beim Aufprall eine Tasche in der Hand getragen wird.

Die **Schutzreflexe älterer Menschen** funktionieren nicht mehr so gut wie in jüngeren Jahren. Das belegt die Häufigkeit von Radiusfrakturen, die über 65 Jahre nicht mehr weiter zunimmt. Das reflexartige Auf-

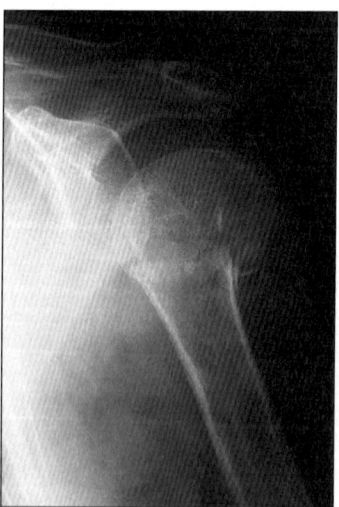

Abb. 8.**9** Röntgenbild einer subkapitalen Humerusfraktur (85jährige Frau). Röntgenbild Prof. Dr. V. Barth, vgl. Abb. 8.**7**

a b

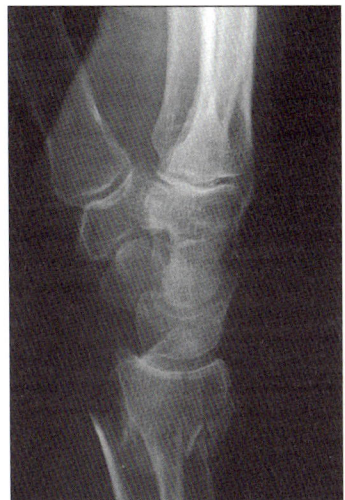 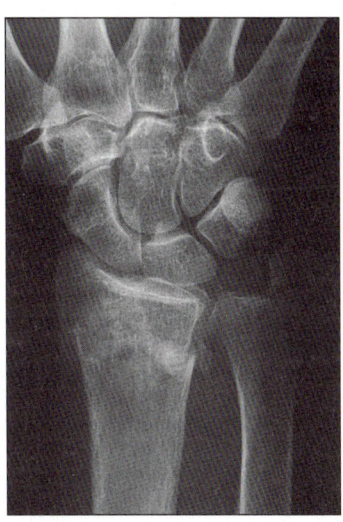

Abb. 8.**10a–b**   Röntgenbild einer distalen Radiusfraktur (loco typico, nach dorsal abgeknickt = Colles-Fraktur, 73jährige Frau)

fangen des stürzenden Körpers mit den Händen bleibt aus. Dadurch werden die Kopfverletzungen häufiger und schwerer.

Bei den **Frakturen des Beckens** unterscheiden wir Beckenringfrakturen und Beckenrandbrüche. Der vordere Beckenringbruch ist eine einseitige Kombination von Sitz- *und* Schambeinfraktur. Im geriatrischen Klientel sind die vorderen Beckenrandbrüche häufiger, gebrochen ist also Schambeinast *oder* Sitzbeinast (Abb. 8.**11**). Dabei ist das Schambein doppelt so häufig betroffen wie das Sitzbein. Das Os ilium, das die hauptsächliche gewichtstragende Funktion hat, bleibt meist intakt.

Die **Wirbelsäule und ihre degenerativen und osteoporotischen Veränderungen** sind eine häufige Quelle für Schmerzen und Behinderungen der Mobilität bei älteren Patienten. Dabei sind Bandscheibenvorfälle seltener als in jüngeren Jahren, im Vordergrund stehen die Beschwerden, die von osteoporotischen Frakturen, Gefügeveränderungen der Wirbelsäule, von degenerativen Veränderungen der Wirbelsäulengelenke und von Weichteilerkrankungen ausgehen.

> **!** Da viele osteoporotische Wirbelkörperfrakturen ohne auffälliges Trauma entstehen, müssen sie in der Differentialdiagnose von Rückenschmerzen besonders bedacht werden.

Die osteoporotischen Veränderungen des trabekulären Wirbelkörperknochens führen zu einer verminderten Widerstandskraft gegen vertikal wirkende Kräfte, z.B. beim Sturz auf das Gesäß, bei einem Fehl-

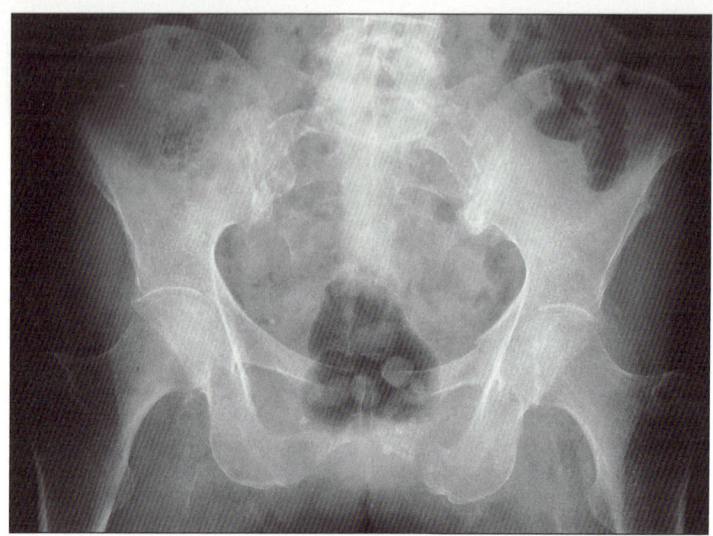

Abb. 8.**11**   Röntgenbild einer Schambeinastfraktur (s. Stufenbildung im linken oberen Schambeinast, 74jährige Frau). Röntgenbild Prof. Dr. V. Barth, vgl. Abb. 8.**7**

tritt mit heftigem Aufsetzen oder beim Heben von schweren Gegenständen. Je nach Position der Wirbelsäule im Augenblick des Aufpralls oder der Vertikalbelastung kommt es zu unterschiedlichen Brüchen des Wirbelkörpers. Einbrüche des vorderen Abschnittes entstehen bei Vorbeugung (kyphotischer Haltung) im Moment der Belastungsspitze und führen zu „Keilwirbeln", bei aufrechter Stellung kommt es zu Deckplatteneinbrüchen (Abb. 8.**12**a u. **b**). Immer wieder werden Wirbelkörperfrakturen festgestellt, ohne daß sich auch kognitiv unauffällige Patienten an irgendeine besondere Belastung erinnern können.

▬▬▬ Krankengeschichte

Frau Webmann (87 Jahre) ist eine zerbrechlich wirkende alte Dame, verwitwet, die mit ihrer Tochter in einem Haus lebt. Nach einem Schenkelhalsbruch vor 4 Jahren kann sie nur noch mühsam kurze Strecken gehen, verläßt die Wohnung nur noch ganz selten in Begleitung. Außer sich selbst den Kaffee zu kochen, überläßt sie alle Haushaltstätigkeiten ihrer Tochter. Anziehen kann sie sich noch alleine, zum Baden kommt zweimal in der Woche die Gemeindeschwester. Dieser fällt beim Baden auf, daß die Patientin kleiner geworden ist und gebückter steht als sonst. Darauf angesprochen berichtet die Tochter, daß ihre Mutter seit einigen Tagen auch nicht mehr an die Kaffeedose kommt, die seit vielen Jahren an ihrem festen Platz nicht allzu hoch im Küchenschrank stand. Frau Webmann „gibt zu", daß sie

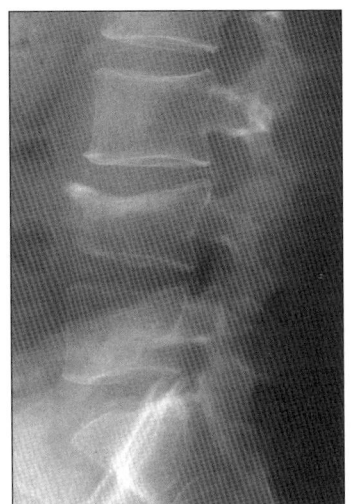 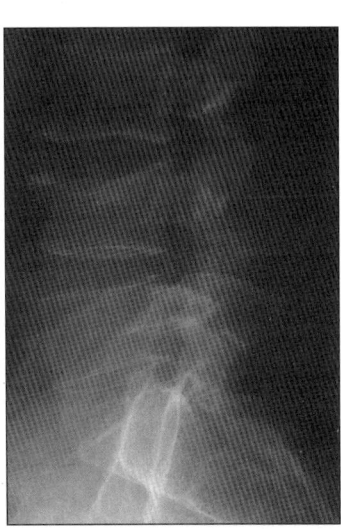

Abb. 8.**12a** Röntgenbild einer Wirbelkörperfraktur (Deckplatteneinbruch LWK 4, 53jähriger Mann.
b Dieselbe Fraktur nach 14 Tagen (Entwicklung eines Keilwirbels).
Röntgenbilder Prof. Dr. V. Barth, vgl. Abb. 8.**7**

seit 5 Tagen starke Rückenschmerzen hat. Sie müsse drei von den Rheumatabletten einnehmen, die ihr der Hausarzt vor einigen Monaten wegen ihrer Kniegelenksarthrose verschrieben hat. Nein, gestürzt sei sie nicht. Sie habe auch nichts Schweres gehoben. Die Schmerzen seien zum ersten Mal aufgetreten, als sie einen Küchenstuhl verrückt habe.

Eine vom Hausarzt veranlaßte Röntgenaufnahme der Wirbelsäule bestätigt den klinischen Verdacht, es ist zu einem Einbruch der Vorderkante eines Brustwirbelkörpers gekommen. Da keine neurologischen Ausfälle bestehen und Frau Webmann die Schmerzen mit Hilfe der Schmerzmittel, die sie gut verträgt, in den Griff bekommt, kann auf eine Krankenhauseinweisung und Immobilisation verzichtet werden. Die Kaffeedose findet einen niedrigeren Platz im Küchenschrank.

Assessment

Die **Diagnostik der akuten Frakturen** wird hier nicht behandelt. In die geriatrische Rehabilitation kommt der Patient mit diagnostisch abgeklärter und akutmedizinisch versorgter Fraktur. Wegen der häufigen Stürze ist die Akutdiagnose von Frakturen aber ein wichtiges Thema der Geriatrie.

Eine **pathologische Fraktur** muß im geriatrischen Assessment ausgeschlossen werden. Vor allem wenn keine intraoperative Gewebeprobe (Histologie) von der Frakturstelle vorliegt, ist dieser Gesichtspunkt von Bedeutung. Ein metastasierender Tumor oder die Osteoporose kommen als häufigste Ursachen in Frage.

Zu den **Untersuchungen,** die hierfür erforderlich werden können, zählen neben einer sorgfältigen Anamnese und klinischen Untersuchung
- Röntgenuntersuchungen, zum Teil auch von Regionen außerhalb der Hauptläsion,
- Ultraschalluntersuchungen,
- endoskopische Untersuchungen (Magen, Darm),
- Knochenszintigramm,
- Knochendensitometrie (Dual-Photonen-Absorptionsmetrie, quantitative Computertomographie),
- Laboruntersuchungen (BSG, Differentialblutbild, Elektrophorese, alkalische Phosphatase, Ca, Phosphor, TSH, T_3, T_4, Nierenwerte, Bence-Jones-Protein im Urin, Immunelektrophorese etc).

Die **Analyse der Sturzursachen** ist ein Eckstein geriatrischer Diagnostik. Die Klärung der Sturzursachen ist der erste Schritt, um Rezidive zu verhindern.

Ein Patient, der in den letzten Monaten vor seinem Schenkelhalsbruch mehrfach gestürzt ist, wird durch die Diagnose „Z.n. Schenkelhalsfraktur mit TEP" nicht hinreichend beschrieben.

Eine **detaillierte Sturzanamnese** umfaßt Häufigkeit und Begleitumstände der Stürze, relevante Erkrankungen und funktionelle Einschränkungen der Gehfähigkeit, den kognitiven Status, die Medikation sowie eine Analyse der Wohnumgebung.

Funktionell und psychosozial relevante Behinderungen bleiben oft auch nach der operativen oder konservativen Akutbehandlung von Frakturen zurück. Darauf muß sich die Planung der Rehabilitaton beziehen. Eine normierte Erfassung der Selbständigkeit bei den Aktivitäten des täglichen Lebens und der Qualität und Quantität der notwendigen pflegerischen Versorgung gehört zum Standardassessment beim Zustand nach Fraktur.

Die komplexen Fähigkeiten, die zu einem selbständigen Toilettengang und zur Erhaltung der Kontinenz erforderlich sind, können z.B. durch die Folgen einer Fraktur betroffen sein, auch ohne daß die ableitenden Harnorgane direkt betroffen sind.

Ein **Schwerpunkt des Assessments** ist die Lokomotion und Gleichgewichtsregulation, beginnend bei der Lageveränderung im Bett. Gerade bei proximalen Femurfrakturen sind Fersendekubiti als Folge von Immobilität im Liegen nicht selten.

In einer **Untersuchung der Geriatrischen Klinik Esslingen** vom 15.3.–30.4. 1994 haben von 169 konsekutiv zur Rehabilitation aufgenommenen Patienten 16,6% (= 28/169) **Dekubitalulzera** gehabt, die in den begleitenden Arztbriefen zu einem großen Teil nicht erwähnt wurden.

Ebenfalls außerhalb der routinemäßigen Aufmerksamkeit der Akutmedizin liegen die **Lymphabflußstörungen** nach proximalen Femurfrakturen und die Kontrakturen der nicht direkt beteiligten Gelenke. Aus diesen Befunden ergeben sich wichtige Rückschlüsse auf Therapieplanung und Prognose.

Die **psychischen Folgen** des zur Fraktur führenden Ereignisses sind ebenfalls von prognostischem und therapeutischem Belang.

> ⚠️ Die Angst vor einem erneuten Sturz ist ein wichtiger Faktor, der zur Immobilität führen kann.

Wer sich beim Anheben eines Stuhles eine Wirbelsäulenfraktur zugezogen hat (s. Krankengeschichte), wird in Zukunft sehr zurückhaltend sein bei allen motorischen Aktivitäten. Wer nach einem Sturz stunden- oder sogar tagelang auf dem Boden lag, ohne Hilfe herbeirufen zu können, hat gewöhnlich langanhaltende Hemmungen vor selbständiger Mobilität. Das führt zu einem Defizit des körperlichen Trainingszustandes.

Standardisierte **Angstfragebögen** können helfen, den Verlauf der Angst zu quantifizieren. Am zuverlässigsten gelingt die Einschätzung der Angst jedoch durch geschulte klinische Beobachtung der Bewegungsabläufe und des Alltagsverhaltens.

Das **selbständige Aufstehen** aus dem Bett oder Stuhl ist ein Zentralpunkt selbständiger Mobilität. Beugeeinschränkungen der Hüfte blockieren die für ein physiologisches Aufstehen notwendige Beckenkippung und Rumpfbeugung nach vorn. Denselben Effekt hat eine schmerzhaft oder kyphotisch fixierte Einschränkung der Wirbelsäulenbeweglichkeit.

Die posttraumatisch unvermeidliche **Immobilisierung** kann zu gravierenden muskulären Kraftverlusten führen, die das Aufstehen noch mehr als das Gehen einschränken können.

Die **Muskelkraft** muß normiert erfaßt werden (Kapitel 3, S. 51).

Das **Trendelenburg-Zeichen** ist eine Komplikation bei totalendoprothetisch versorgten Hüftfrakturen. Es besteht in einer Abduktions„schwäche" des Beines. Die Glutäalmuskulatur der operierten Seite ist nicht mehr in der Lage, das Becken am Standbein zu fixieren. Das Becken sinkt dadurch in der Standbeinphase des betroffenen Beines zur gesunden Seite hin ab (Abb. 8.**13**). Die Ursache liegt in einem postoperativen Auseinanderklaffen (Dehiszenz) der muskulären und bindegewebigen Glutäalstrukturen.

Die **tiefe Venenthrombose** ist die wichtigste postoperative Komplikation nach Hüftfraktur. Ohne entsprechende Prophylaxe kann sie in 50 % der Fälle klinisch diagnostiziert werden. Wahrscheinlich ist sie asymptomatisch noch häufiger. Sie führt in 10 % der Fälle zu Lungenembolien und in 2 % zum Tod durch Lungenembolie.

Die **Zeichen der tiefen Venenthrombose** sind
- Schmerzen,
- Anschwellung,
- Palpationsschmerz,

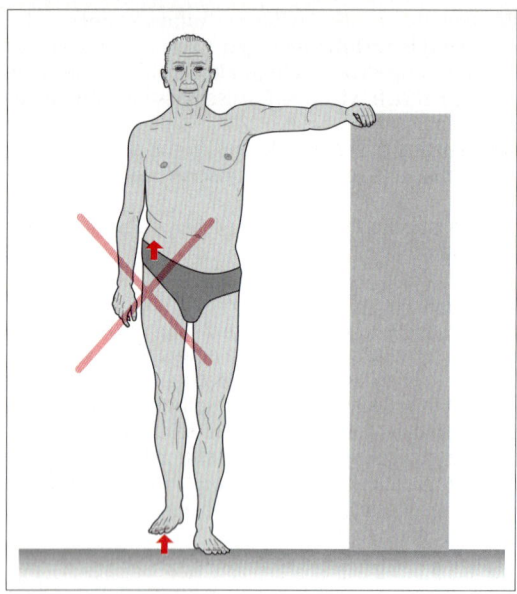

Abb. 8.13 Trendelenburgsches Zeichen: Abduktionsinsuffizienz auf der Standbeinseite führt zum Absinken der gegenseitigen Hüfte bzw. zur Unfähigkeit, diese anzuheben

• Schmerzen bei forcierter Dorsalflexion des Fußes,
• Sohlendruckschmerz.

Den **Beinumfang** an normierter Stelle zu dokumentieren (z. B. 10 oder 15 cm über oder unter der Kniegelenksbeugefalte), ist ein sinnvolles Vorgehen und vor allem dann notwendig, wenn wegen einer posttraumatischen/postoperativen Lymphabflußstörung sowieso schon eine leichte Schwellung und Seitendifferenz vorliegt. Pfropft sich auf die bestehende Schwellung eine thrombosebedingte auf, kann dies leicht übersehen werden.

Ein klinisch sensibles Zeichen bei noch nicht angeschwollenen Beinen ist die **Kontrolle des Muskelreliefs** an der medialen Schienbeinkante. Dort besteht bei vielen Beinen eine leichte Konkavität zwischen medialer Schienbeinkante und Wadenmuskulatur, sichtbar oder palpierbar. Dort sind Schwellungen des Unterschenkels schnell zu bemerken. Allerdings kann nur ein Teil der tiefen Venenthrombosen klinisch erfaßt werden.

Risikofaktoren für ein Auftreten von tiefen Venenthrombosen nach Hüftfraktur sind
• fortgeschrittenes Alter,
• tiefe Venenthrombosen in der Vorgeschichte,

- Immobilisation,
- Vorliegen einer malignen Erkrankung,
- Übergewicht.

Gut ein Drittel aller postoperativ verstorbenen Patienten mit Hüftfraktur sterben nach Autopsiebefunden an einer Lungenembolie.

Weitere Komplikationen der Akutphase sind Fettembolien, Kompartmentsyndrome und tiefe Infektionen. Bis zu 2–4 Wochen nach einer osteosynthetischen Versorgung kann es zu tiefen Infektionen kommen. Sie treten mit einer Häufigkeit auf, die zwischen 5–10 % angegeben wird. Eine weitere Komplikation ist die Dislokation der Prothese. Wenn es zu einer Prothesendislokation oder tiefen Infektion kommt, steigt das Todesrisiko in der Akutphase auf 50 %.

Pertrochantäre Femurfrakturen werden in Deutschland meist mit einer dynamischen Hüftschraube (DHS, Abb. **8.6 c** u. **d**) versorgt, weil sich übliche Schrauben bei einer postoperativen Verkürzung des Schenkelhalses in das Gelenk einbohren können. Durch die besondere Mechanik der Schraube, die sich teleskopartig durch die Platte nach außen schieben kann, ist bis zu 8 Wochen postoperativ mit Bewegung im lädierten Gebiet und Schmerzen zu rechnen. Nach 12 Wochen sollte sich die Fraktur stabilisiert haben.

❗ Bei postoperativen Schmerzen bei Patienten mit erhaltenem Femurkopf ist immer an eine Kopfnekrose zu denken, die man radiologisch ausschließen muß.

Bei **Wirbelkörperfrakturen** ist die Schmerzhaftigkeit mit ihren Auswirkungen auf die Mobilität zu kontrollieren. Reaktiv kommt es immer zu dolenten paravertebralen Muskelverspannungen und Mitreaktion der Bindegewebsstrukturen der Wirbelsäule. Nicht selten sind auch viszerale Auswirkungen, z.B. hartnäckige Obstipationen, reaktiv auf den Schmerz oder auf die Immobilisation. Die meist vorhandene Osteoporose hat in der Regel zu einer Strukturveränderung der gesamten Wirbelsäule geführt, ablesbar an der Verringerung der Körpergröße und an der Kyphosierung („Witwenbuckel"). Die klassische Hexe oder alte Bettlerin in Märchendarstellungen ist eine osteoporotische alte Frau, vornübergebeugt mit buckeligem Rücken. Die üblichen Maße der Wirbelsäulenbeweglichkeit (Schober, Ott, Finger-Boden-Abstand, Kinn-Jugulum-Abstand) und die exakt gemessene Körpergröße sind Verlaufsmaße für funktionelle Einschränkungen der Wirbelsäulenbeweglichkeit.

Neurologische Ausfälle sind selten, sind aber möglich, wenn durch frakturbedingte Strukturveränderungen Spinalkanal oder Intervertebralöffnungen verengt werden. Sie müssen in der Verlaufskontrolle immer bedacht werden.

Die **distale Radiusfraktur** gehört ebenfalls zu den im Alter häufigen Frakturen. Sie heilt längst nicht immer unkompliziert aus. Unter der Annahme, daß ein alter Mensch nicht mehr schwer zu arbeiten hätte, werden die funktionellen Ergebnisse in der Literatur oft als gut betrachtet. Diese Einschätzung übersieht die Notwendigkeit, daß viele alte

Menschen auf Gehstöcke und Gehwagen angewiesen sind. Unter diesen Bedingungen, die ja gerade bei Menschen, die stürzen, nicht selten sind, kann die zusätzliche Behinderung beim Greifen, Abstützen und Festhalten die Mobilität entscheidend einschränken und zur Pflegebedürftigkeit führen.

Die Gelenkverbindung im **peripheren Radio-Ulnar-Gelenk** ist entscheidend für Pronation und Supination von Unterarm und Hand. Eine Einschränkung dieser Funktion hat weitgehende Auswirkungen auf die Alltagstauglichkeit der Hand. Eine starke Behinderung der Greiffunktion bei gut erhaltener Umwendbewegung ist funktionell günstiger als eine starke Einschränkung der Umwendbewegung der Hand bei gut erhaltener Flexion und Extension in Handgelenk und Fingern.

Das **Sudeck-Syndrom** gehört zu den funktionell wichtigen Komplikationen nach Fraktur. Es handelt sich um eine Durchblutungs- und Stoffwechselstörung unklarer Ätiologie, die den traumatisierten Knochen und die umgebenden Weichteile betrifft. Es droht eine Atrophie aller Strukturen mit Funktionsverlust. Es verläuft in seiner lehrbuchmäßig schematisierten Form in drei Stadien (Tab. 8.5). Es ist an Hand und Unterarm häufiger, z. B. nach Radiusfraktur, tritt aber auch an Unterschenkel und Fuß auf.

In **neueren Konzepten** wird das so schematisierte Sudeck-Syndrom nicht mehr akzeptiert. Die beschriebenen Phänomene werden als **„sympathische Reflexdystrophie"** (= Algodystrophie) bezeichnet. Folgende Merkmale sind kennzeichnend:
- neurogene Schmerzen,
- Ödem,
- Hauttemperaturveränderungen,
- Veränderungen der Hautfarbe,
- Veränderungen der Schweißsekretion,
- Ansprechen auf Sympathikolyse (z. B. Stellatumblockade).

Tabelle 8.5 Stadieneinteilung der Sudeck-Dystrophie

Stadium	Symptomatik
Stadium 1	Schmerz bei Bewegung und in Ruhe, Weichteilschwellung, Überwärmung, bläuliche (livide) Verfärbung. Röntgen: subchondrale Verkalkungen.
Stadium 2	Überwärmung, Rückgang der Schmerzen, Schrumpfung der Gelenkkapsel und des Bandapparates, Bewegungseinschränkung, Hautatrophie. Röntgen: feinfleckige Entkalkung.
Stadium 3	Keine Schmerzen mehr, Atrophie von Muskeln, Haut und Knochen, fortgeschrittene Schrumpfung von Gelenkkapsel und Bandapparat. Röntgen: diffuse Osteoporose.

Dabei sind die entsprechenden Veränderungen nicht so regelhaft in ihrem zeitlichen Ablauf wie in den klassischen Darstellungen des Sudeck-Syndroms. Das frühe Vorliegen vegetativer Symptome und das Ansprechen der Symptomatik auf sympathikolytische Maßnahmen spricht für eine neurogene Komponente.

Die **Geschwindigkeit der Frakturheilung** ist entscheidend für die Zeitdauer der Immobilisierung. Im Gegensatz zum kompakten Knochen im Schaftbereich, der mit Kallusbildung heilt, wird spongiöser Knochen direkt durch Neubau der trabekulären Strukturen restituiert. Dieser Vorgang läuft schneller ab. Zu einer verzögerten Frakturheilung kann es kommen, wenn eine ungenügende Durchblutung der Fragmente oder Weichteile vorliegt, ein ungenügender Fragmentkontakt bestand, eine posttraumatische Infektion eintrat oder die Fragmente nicht hinreichend ruhiggestellt waren.

Von **Pseudarthrose** spricht man, wenn die Fragmente über mehrere Monate nicht zusammenwachsen. Dies ist klinisch und vor allem radiologisch zu kontrollieren.

Funktionsrelevante Komplikationen von Frakturen sind in der folgenden Aufstellung zusammengefaßt.
- Mobilitätseinschränkungen,
- Kontrakturen,
- Durchblutungsstörungen,
- muskuläre Atrophien und Kraftverlust,
- Schmerzzustände,
- Sensibilitätsstörungen,
- Dekubitalgeschwüre,
- tiefe Venenthrombosen,
- Pneumonien durch Immobilität,
- tiefe Infektionen der Frakturstelle,
- Pseudarthrosen,
- Endoprothesenlockerung und -luxation,
- Angstzustände,
- immobilitätsbedingte Kreislaufdysregulationen,
- neurovegetative Störungen (Reflexdystrophien).

Die Vermeidung dieser Komplikationen ermöglicht eine zügige Heilung der gebrochenen Knochen und damit eine schnelle Wiedererlangung der Mobilität.

Rehabilitative Interventionen

❗ Frühzeitige Mobilisierung ist das Schlüsselwort für eine erfolgreiche Rehabilitation nach Frakturen.

Konservative Frakturheilung verlangt weitgehende Ruhigstellung. Bei proximalen Femurfrakturen bedeutet das komplette Immobilisation in Rückenlage unter Traktion des Beines mit allen beschriebenen Gefahren und Komplikationen.

Die **chirurgischen Osteosynthesetechniken** ergeben die Möglichkeit zur sofortigen Mobilisation, bieten zum Teil Übungsstabilität oder sogar Belastungsstabilität.

Damit sind die meisten der genannten Komplikationen beherrschbar geworden und konnten in ihrer Häufigkeit entscheidend reduziert werden.

Die modernen Operationstechniken, Narkoseverfahren und Operationsvorbereitungen haben dazu geführt, daß auch alte und sehr alte Patienten mit vielen Begleiterkrankungen unter vertretbarem Risiko operiert werden können.

Bei den **Schenkelhalsfrakturen** entscheidet man sich heute bei älteren Patienten in der Regel für eine Totalendoprothese, d. h. Hüftgelenkpfanne und Hüftkopf werden durch Endoprothesen ersetzt. Dies gestattet eine sofortige Vollbelastung, wenn zementierte Prothesen verwendet werden.

Die **Wahl der Osteosynthesetechnik** ist abhängig von den funktionellen Möglichkeiten des Patienten. Nicht-zementierte Prothesen (s. Abb. 8.**14b**) können von Form und Oberflächenstruktur her so im Knochen verankert werden, daß unter richtiger Verwendung von zwei Unterarmgehstützen eine sofortige *Teilbelastung* möglich ist, die im Laufe von Wochen stufenweise zu steigern ist. Dieses Vorgehen verlangt eine gute funktionelle Verfassung des Patienten (Kraft, Gleichgewichtssinn, gesunde Schultern, intakte Arme und Hände) und gute kognitive Leistungen mit ungestörter Aufmerksamkeit. Unschwer ist zu erkennen, daß diese Forderungen von vielen geriatrischen Patienten nur teilweise oder gar nicht zu erfüllen sind. Dies ist ein gewichtiges Argument für zementierte Prothesen bei geriatrischen Patienten.

Es gibt außer der beschriebenen Alternative zementiert versus zementfrei die Möglichkeit, Hybridprothesen einzusetzen, d. h. nur die Pfanne oder der Hüftkopf wird zementiert.

Die **Auswahl der Prothese** ist an den verschiedenen Kliniken nicht einheitlich, die aufgeführten Argumente werden unterschiedlich gewichtet. Untersuchungen haben ergeben, daß die Resultate bei beiden Methoden gut sind, wenn hinreichende Erfahrung mit dem Prothesentyp besteht.

Der operative Eingriff bei der **Implantation einer Vollprothese** ist von der Zeitdauer und dem Umfang her belastender und risikoreicher als andere Osteosynthesemethoden. Die Totalendoprothesen bieten aber neben der Möglichkeit der sofortigen Belastbarkeit den Vorteil, daß die Gefahr der Kopfnekrose gebannt ist. Die Haltbarkeit beträgt 10–15 Jahre, ein Prothesenwechsel ist bei zementlosen Prothesen einfacher und eher möglich als bei zementierten.

Die **Belastbarkeit der Osteosynthese** wird vom behandelnden Chirurgen beurteilt. Hier gibt es in der Praxis große Unterschiede. Die stark wechselnden Angaben zu dem Thema Belastbarkeit weisen darauf hin, daß die genauen Angaben, ab wann mit wieviel Kilogramm belastet werden darf, nicht in wissenschaftlich hinreichender Weise geprüft sind. Eine präzise Einhaltung dieser Vorschriften ist auch kognitiv unauffälligen Patienten nur tendentiell möglich und scheint für einen guten Verlauf nicht unabdingbar zu sein. Die Vorschriften entsprechen eher der jeweiligen individuellen klinischen Erfahrung oder einem forensischen Sicherheitsbedürfnis des Operateurs.

Wir sehen im **eigenen Klientel bei Schenkelhalsfrakturen und pertrochantären Frakturen** meist zementierte Totalendoprothesen (Abb. 8.**7b**) bzw. dynamische Hüftschrauben (Abb. 8.**6c** u. **d**), die voll belastet werden können und vom Lokalbefund und Funktionszustand her erfreulich unkompliziert sind. Probleme entstehen aus den Begleitkrankheiten und begleitenden Funktionseinschränkungen. Für diese Patienten ist die Möglichkeit der sofortigenVollbelastung von unschätzbarem Wert.

Das **Schicksal einer Endoprothese** entscheidet sich an der Grenzfläche zwischen Fremdkörper und Knochen. Einschränkungen des Bewegungsausmaßes führen zu Belastungsspitzen. Fehlbelastungen und Belastungsspitzen verkürzen die Lebensdauer einer Endoprothese.

> **!** Jede Prothese lockert sich vorzeitig, wenn im Gelenk Einschränkungen der freien Beweglichkeit und damit unphysiologische Belastungsspitzen auftreten.

Fehlfunktionen der Hüftgelenkmuskulatur begünstigen eine vorzeitige Prothesenlockerung. Das Trendelenburg-Zeichen belegt eine Fehlbelastung der Hüfte und zeigt die Gefahr der Prothesenlockerung durch ungünstige Belastungsspitzen an. Das Duchenne-Hinken (= starke Gewichtsverlagerung auf das betroffene Bein in der Standbeinphase) kann dies kompensieren.

Die **dynamische Hüftschraube** (DHS, s. oben) ist bei pertrochantären Frakturen heute die Methode der Wahl. Diese Methode ist kopfkonservierend, die Gefahr einer avaskulären Kopfnekrose ist aber bei einer pertrochantären Bruchlinie bedeutend geringer als bei Schenkelhalsfrakturen. Die gute Restitutionsfähigkeit im Bereich der Trochanteren würde prinzipiell auch ein konservatives Vorgehen ermöglichen, es wären aber 6 Wochen Extensionszug in Rückenlagerung nötig. Dies brächte mehr Gefahren mit sich als die Operation, zumal bei konservativem Vorgehen auch Dislokationen der Fragmente durch Muskelzug eintreten können. Die dynamische Hüftschraube gestattet direkt nach der Operation eine Vollbelastung und ermöglicht so, die gefährlichen Folgen der Immobilität entscheidend zu verringern.

Eine **Thromboseprophylaxe** mit der zweimaligen der dreimaligen Subkutaninjektion von 7500 Einheiten Heparin ist erforderlich, solange dem Patienten Aufsteh- und Gehübungen noch nicht möglich sind. Zusätzlich tragen die Patienten Thromboseprophylaxe-Strümpfe und werden regelmäßig zu Bewegungsübungen der Beine und Füße angeleitet und angehalten.

Die **Kapazität des Lymphabflusses** ist durch die Fraktur und die nachfolgende Operation vermindert worden, so daß eine Ödemneigung am betroffenen Bein besteht. Die Bewegungsübungen der Beine und gegebenenfalls manuelle Lymphdrainage mit anschließender Kompressionstherapie (Kompressionsklasse II!) können eine Chronifizierung des Ödems mit Fibrosierung des Subkutangewebes verhindern.

Die **funktionell-übenden Therapien** bestehen in der
- Vermittlung von Bewegungsübungen im Liegen und Sitzen,
- Übungen des Bewegungsumfanges des betroffenen Gelenkes,
- Rumpfübungen im Sitzen,
- Vermittlung und Übungen des korrekten Aufstehens,
- Gleichgewichts- und Gehübungen,
- Übungen zur Muskelkräftigung,
- Übungen zur korrekten Belastung des betroffenen Beines,
- Anpassung und Training im Umgang mit den oft erforderlichen Gehhilfen,
- gegebenenfalls Krankengymnastik im Bewegungsbad.

Um eine **Luxation der TEP** zu vermeiden, ist die Einhaltung einiger Regeln erforderlich.

> ❗ Da die Luxation einer Totalendoprothese der Hüfte am ehesten bei Innenrotation zu erwarten ist, muß der Patient geschult werden, Bewegungsabläufe mit Innenrotation zu vermeiden.

Die Patienten müssen also auf der „kranken" Seite aus dem Bett aussteigen und auf der anderen Seite einsteigen. Damit wird eine Innenrotation vermieden.

Beim **Treppensteigen** gilt die Regel, daß beim Hochsteigen das „gute" Bein vorangeht, beim Treppabsteigen das betroffene Bein zuerst auf die untere Stufe gesetzt wird.

Die **rehabilitative Pflege** beschränkt pflegerische Übernahme von Aktivität auf das unbedingt notwendige Maß und vermittelt den Patienten und ihren Angehörigen, daß dies nicht lieblose Unterversorgung ist, sondern der einzige Weg, erlernte Hilflosigkeit zu vermeiden.

Die in den krankengymnastischen und ergotherapeutischen Therapieeinheiten vermittelten Verhaltensweisen und Übungen müssen in den (Pflege-)Alltag übertragen werden.

Patienten mit erhöhtem **Versorgungsanspruch** haben ein deutlich schlechteres Rehabilitationsergebnis. Rehabilitative Pflege hat das Ziel, diese Einstellung zu klären und wenn möglich edukativ zu verändern. Wenn diese Haltung aber fixierte Lebenseinstellung ist, muß konsequenterweise die Patientenentscheidung akzeptiert werden und die rehabilitativen Versuche entsprechend abgebrochen oder reduziert werden.

Verständlicherweise bestehen aber gerade bei den Angehörigen, die einem erhöhten Versorgungswunsch ausgesetzt sind, überhöhte Erwartungen an Rehabilitationserfolge. Die psychodynamische Aufarbeitung dieser Situation ist anspruchsvoll und längst nicht immer erfolgreich.

> ❗ Therapiefortschritte, die auf die Therapiesitzungen beschränkt bleiben und nicht in den Alltag umgesetzt werden, sind irrelevant.

Komorbidität und begleitende Behinderungen ergeben die Notwendigkeit von gemeinsamen Zielabsprachen und Koordination der einzelnen Maßnahmen im therapeutischen Team. Es geht ja selten um einen isolierten Befund. Die geriatrischen Patienten erfordern eine laufenden Kontrolle der Belastbarkeit.

Die geplanten Lebens- und Wohnverhältnisse und die zu erwartende Prognose sind dabei der Rahmen, in den sich die Therapieplanung einzufügen hat. In den meisten Fällen hat bereits vor der Fraktur eine Einschränkung der Mobilität bestanden. Fraktur und Operation sowie erzwungene Ruhigstellung haben Mobilität, Kraft, Kreislaufregulation und kognitiven Status in der Regel verschlechtert. Viele geriatrische Patienten sind deshalb zu Beginn der Rehabilitation geschwächt und nicht selbständig gehfähig. Fast alle sind auf Gehhilfen (Unterarm-Gehstützen, Gehwagen) angewiesen, viele können Treppen nicht allein bewältigen, oft besteht Sturzgefahr, selbständiges Aufstehen bereitet oft Schwierigkeiten.

Im psychischen Bereich bestehen oft Unsicherheit, Überforderung, Angst und Depression. Damit sind die Voraussetzungen für ein selbständiges Leben nicht gegeben, vor allem, wenn die Wohnung nicht entsprechend an die Behinderung angepaßt ist.

Rehabilitative Ziele beziehen sich demnach nicht nur auf die Organfunktion des betroffenen Körperabschnittes.

Funktionelle Defizite der körperlichen Selbstversorgung zu behandeln ist Aufgabe der Pflege und Ergotherapie. Dies geschieht im Pflegealltag und durch gezieltes Selbsthilfetraining (z. B. Waschtraining, Anziehtraining, Toilettengang etc.).

Wenn absehbar ist, daß auch nach der Rehabilitation eine Einschränkung der Selbständigkeit besteht, muß die Wohnung entsprechend ausgestattet werden. Haltegriffe, Sitzgelegenheiten, Toilettensitzerhöhungen, Einstieghilfen in die Dusche oder Badewanne sind häufige Ansatzpunkte. Eine Analyse der Wohnumgebung auf Stolperfallen ist oft erforderlich. Ein Hausnotruf („Funkfinger", vermittelt durch das DRK) kann helfen, die Angst vor einem erneuten Sturz zu mindern und im Falle eines Sturzes die Folgen zu mindern. Die Angehörigen müssen in pflegerischer Hilfe geschult werden.

Die **psychische Verarbeitung und Anpassung der Lebensführung** an die verbliebenen Möglichkeiten sind Thema der ärztlichen Gespräche, aber auch des Pflege- und Therapiealltags. Problematisch, aber nicht unmöglich sind kognitive und motorische Lernvorgänge bei zerebral geminderten Patienten. Die Angehörigen sind immer miteinzubeziehen, unter Umständen ist eine anxiolytische oder antidepressive Medikation unterstützend zu den psychotherapeutischen Gesprächen erforderlich.

Daß **Mobilität nicht ohne Sturzrisiko** zu haben ist, muß den Patienten und ihren Angehörigen vermittelt werden. Die Abwägung zwischen autonomer Mobilität und Selbständigkeit auf der einen und dem Sturzrisiko auf der anderen Seite muß auf dem Hintergrund der Gefahren der Immobilität gesehen werden.

Die **Angst vor erneuten Stürzen** ist ein häufiges Hindernis der Rehabilitation von Frakturpatienten. „Tue, was du am meisten fürchtest, und die Gefahr liegt hinter dir." Nach dieser Losung werden die positiven Erfahrungen der Rehabilitation in den psychischen Verarbeitungsprozeß eingebracht.

Überlastungen anderer Körperabschnitte entstehen durch die frakturbedingten Veränderungen von Bewegungsabläufen. Es kommt zu Überlastungsschmerzen in Händen und Schultern durch den Gebrauch der Gehhilfen, zur Aktivierungen von Arthrosen am nicht direkt betroffenen Bein, zu schmerzhaften Verspannungen im Bereich der Wirbelsäule und der paravertebralen Muskulatur. Häufig sind auch Tendinopathien an den klassischen Sehnenansatzpunkten.

Neben einer altersgerechten analgetischen Medikation sind auf diesem Feld lokale schmerzlindernde und muskelentspannende physikalische Maßnahmen angezeigt (s. Abschnitt „Arthrose", S. 314 ff.). Spezifische Probleme entstehen je nach Frakturtyp.

Bei **proximalen Humerusfrakturen** wird meist eine konservative, frühfunktionelle Behandlung durchgeführt. Schulter und Oberarm werden für eine Woche bis maximal 10 Tage in einem Desault-Verband ruhiggestellt. Jede längere Ruhigstellung bringt die Gefahr der Kapselschrumpfung und langwierigen Bewegungseinschränkung des Schultergelenkes mit sich.

> **!** Das Schultergelenk reagiert besonders schnell auf eine Ruhigstellung mit Schrumpfung der Gelenkstrukturen und Bewegungseinschränkung durch Kontrakturen.

Die Mitella ist das Leichentuch der Schulter, dieser Satz ist bei Verletzungen im Bereich von Schulter, Arm und Hand immer zu berücksichtigen.

Bei Abriß des Tuberculum majus und Dislokation des abgerissenen Fragmentes zwischen Humeruskopf und Akromion ist eine operative Behandlung angezeigt.

Vom ersten Tag an wird ein isometrisches Muskeltraining durchgeführt. Pendelübungen bei vorgebeugtem Oberkörper werden durchgeführt, und zwar als Kreisbewegungen und Pendeln von lateral nach medial und vorn nach hinten. Über-Kopf-Übungen sind wichtig für Alltagsaktivitäten beim Kämmen, Waschen und Anziehen.

Bei **osteoporotischen Wirbelkörperfrakturen** steht die angst- und schmerzbedingte Immobilität im Vordergrund, die in manchen Fällen nicht zu überwinden ist. Eine analgetische Dauermedikation ist nicht zu vermeiden, wenn ansonsten schmerzbedingte Bewegungseinschränkungen Osteoporose und Behinderung weiter verschlechtern. Subkutane Kalzitonininjektionen können schmerzlindernd wirken. Mit wochenlangen Schmerzzuständen (6–12 Wochen) ist zu rechnen, die sich auf die sonstigen Osteoporoseschmerzen aufpfropfen.

Orthesen können in Einzelfällen schmerzlindernd wirken, bergen aber durch die Immobilisierung von Rumpfabschnitten auch atrophisierende Gefahren. Ein intermittierendes Anlegen der Orthesen ist ein Kompromiß, der von vielen Patienten sowieso gewählt wird, wenn nicht die verordnete Orthese generell zu Hause in der Ecke steht. Die von Patienten in die Rehabilitation mitgebrachten Orthesen sind jedenfalls auffallend oft in einem neuwertigen Zustand mit mäßigen Gebrauchsspuren. Elastische Mieder werden besser toleriert und bewirken manchmal Schmerzlinderung oder zumindest ein subjektives Gefühl der Sicherheit, das der Mobilisierung zugute kommt.

Ähnlich wie bei den Wirbelkörperfrakturen ist der Ablauf der ebenfalls konservativ zu behandelnden Beckenfrakturen.

Wie üblich ist der **Erfolg stationärer Maßnahmen** zu einem großen Teil abhängig von der Fortführung der Maßnahmen im ambulanten Bereich. Entsprechende Entlaßplanungen mit früher Einbindung von Hausarzt, Sozialstation und ambulanten Therapeuten sind notwendig.

Rehabilitation von Arthrosen

Einführung

Die **Arthrose** ist eine chronische Gelenkerkrankung, die durch fortschreitende degenerative Veränderungen von Gelenkknorpel und Gelenk gekennzeichnet ist. Dies führt zu einer gestörten Biomechanik und klinisch in einem schubförmigen Verlauf zu Schmerzen vor allem unter Belastung und zu Einschränkungen von Beweglichkeit und Funktion.

Wegen ihrer **Häufigkeit** gilt die Arthrose als nahezu unvermeidliche Alterserscheinung. Der arthrotische „Gelenkverschleiß" ist stark altersabhängig.

Man schätzt, daß ca. 40 % der Bevölkerung an einer Gelenkerkrankung leiden. Je nach diagnostischen Kriterien, die angelegt werden, schwanken die Häufigkeitsangaben, der Anstieg mit zunehmendem Alter ist aber in allen Untersuchungen feststellbar.

Bereits ein Drittel über 35 Jahre haben Röntgenzeichen der Arthrose. Radiologisch wurde in Röntgenreihenuntersuchungen bei über 60jährigen in 45 % eine Arthrose gefunden, klinisch bei 70jährigen in 90 % der Fälle. Pathologisch-anatomische Untersuchungen ergaben bei über 65jährigen sogar in 100 % einen Arthrosebefund. Auf jeden Fall ist die Arthrose eine der führenden Ursachen für Behinderung bei Menschen über 65.

Während die kausale **Pathogenese** (Ätiologie) ungeklärt ist, ist die formale Pathogenese gut untersucht. Wir wissen also, wie eine Arthrose entsteht, aber nicht warum.

Der **Chondrozyt** (Knorpelzelle) ist die Stelle der primären Läsion. Die typische histologische Veränderung in der Frühphase ist die Fibrillation des Knorpels, eine oberflächliche Auffaserung und Defektbildung. Es folgen Fissuren, Rupturen und Separation der oberflächlichen Kollagenstrukturen,Verlust oberflächlicher Chondrozyten und zunehmender Abrieb im Gelenk.

Makroskopisch ergeben sich eine gelbliche oder bräunliche Verfärbung des Knorpels, Knorpelerniedrigung und Knorpelzerstörung. Aus der mechanische Zerstörung der Gelenkknorpeloberfläche entsteht ein Mißverhältnis zwischen Belastung und Belastbarkeit. Die Stadieneinteilung ergibt sich entsprechend den anatomischen Veränderungen (Tab. 8.6).

Wenn die eigentliche **Ursache** auch unbekannt ist, so kennen wir doch Faktoren (= präarthrotische Deformitäten), die die Entstehung einer Arthrose begünstigen. Diese finden wir aber nicht bei jeder Arthrose. Wenn wir keine Grunderkrankung finden, sprechen wir von einer primären Arthrose, im Gegensatz zu einer sekundären Arthrose, bei der eine umschriebene zugrundeliegende Erkrankung bekannt ist.

> **!** Alter allein verursacht keine Arthrose. Vermehrte funktionelle Belastung ist ohne präarthrotische Faktoren ebenfalls kein hinreichender Grund für ihre Entstehung. Im Leistungssport, also bei Extrembelastungen, gilt diese Aussage nicht mehr.

Arthrosebegünstigende Faktoren sind
- Alter,
- Gelenkverletzungen mit bleibenden Schädigungen,
- Achsenfehlstellungen,
- Gelenkentzündungen und rheumatische Erkrankungen,
- metabolische/endokrine Erkrankungen, auch Diabetes mellitus,
- Adipositas,
- Dysplasien der Gelenke,
- neuropathische Erkrankungen,
- mikrokristalline Erkrankungen (z. B. Gicht),
- andere primäre Gelenkerkrankungen.

Tabelle 8.**6**   Stadieneinteilung der Arthrose nach Otte (modifiziert von Faßbender)

Stadium	Einteilungskriterium
Stadium 1	Oberflächliche Fissuren
Stadium 2	Defekte bis in die Knorpelmatrix, noch nicht bis zum Knochen, Chondrozytennester, Knorpeloberfläche zottig aufgerissen
Stadium 3	Verkalkter Knorpel bzw. subchondraler Knochen liegen frei
Stadium 4	Knochenglatze, subchondraler Markraum zum Teil eröffnet

Die Arthrose hat ein bestimmtes **Befallmuster** und „begünstigt" folgende Gelenke:

- Kniegelenke,
- Hüften,
- Lendenwirbelsäule,
- Halswirbelsäule,
- distale und proximale Interphalangealgelenke,
- Daumensattelgelenk,
- Zehengelenke.

Betroffen sind also abgesehen von der Hand, Zehen und Halswirbelsäule die gewichttragenden, also statisch belasteten Gelenke in der Reihenfolge Knie, Hüfte und LWS.

Daß **Gewicht und andere statische Faktoren** bei der *Arthroseentstehung* eine Rolle spielen, zeigt sich auch an der positiven Korrelation zwischen Übergewicht und Arthrose. Die klinische Symptomatik ist bekanntermaßen hochgradig belastungsabhängig.

Bei der **primären Arthrose** sind die Metakarpophalangealgelenke, Handgelenk, Ellenbogen, Schulter und Sprunggelenk gewöhnlich ausgespart.

Die **klinische Einteilung** der Arthrosen erfolgt nach verschiedenen Gesichtspunkten.

Wir sprechen von einer Polyarthrose (poly = viel), wenn mehrere Gelenke befallen sind. Die Polyarthrose der Hände hat systemischen Charakter, tritt familiär bevorzugt und bei Frauen häufiger auf. Der Befall ist symmetrisch an End- und Mittelgelenken der Finger. Sie ist oft mehr kosmetisch störend als funktionell beeinträchtigend. Die stärkste funktionelle Beeinträchtigung durch Arthrose an der Hand ergibt sich bei Daumenwurzelgelenkarthrose (Rhizarthrose).

Die Arthrosen von tragenden Gelenken Knie und Hüfte, sehr selten vom Sprunggelenk, haben die größte funktionsmindernde Bedeutung für die Bewältigung der Alltagsaktivitäten.

Man kann zwischen einer klinisch stummen und einer manifesten Arthrose unterscheiden. Klinisch stumme Arthrosen zeigen morphologisch Zeichen eines degenerativen Prozesses, z.B. im Röntgenbild (Röntgenarthrose) oder anderen bildgebenden Verfahren. Die Patienten haben aber keine Schmerzen und höchstens geringfügige, im Alltag nicht relevante Bewegungseinschränkungen.

> ❗ Schmerzen und Bewegungseinschränkungen machen aus der klinisch stummen eine klinisch manifeste Arthrose. Übergänge sind fließend und jederzeit möglich.

Nur bei 20–50 % von pathologischen Röntgenbefunden kommt es zu progredienten Beschwerden. Pathogenese und Klinik unterscheiden sich natürlich je nach betroffenen Gelenk.

Die **Arthrose des Kniegelenks** ist die häufigste Extremitätenarthrose, bei Frauen dreimal häufiger als bei Männern. Der Patellaknorpel

(Kniescheibenknorpel) weist bereits im 2. und 3. Lebensjahrzehnt Fibrillationen auf. Die Erkrankung beginnt meist im 5. Lebensjahrzehnt. Die Progression ist relativ gering. Es beginnt oft als Femoropatellar-Arthrose in früheren Lebensjahren und mündet in eine Panarthrose.

Wichtige **präarthrotische Deformität** ist die Achsabweichung in der Frontalebene (Valgus- oder Varusarthrose = X- oder O-Bein). Das grundsätzlich einachsige Kniegelenk wird Biege- und Rotationsbelastungen ausgesetzt. Durch Achsenfehlstellungen durch Varus- oder Valgusfehlstellung kommt es zu unphysiologischen Umverteilungen von Belastungen. Die Arthrose führt zu einer Verschmälerung des Gelenkknorpels mit Knorpelerniedrigung und zu Knochenumbauprozessen, dadurch ebenfalls zu einer Ungleichmäßigkeit der Lastverteilung und eventuell zu einer Verstäkung der Achsenfehlstellung.

Beim häufigen gemeinsamen Auftreten von venöser Insuffizienz und Gonarthrose spricht man vom phleboarthrotischen Symptomenkomplex. Eine Osteochondrosis dissecans des Jugendalters kann im Alter zu einer klinisch relevanten Gonarthrose führen.

Hüftgelenke sind nach den Kniegelenken am zweithäufigsten betroffen. Die sekundären Koxarthrosen, meist nach Hüftdysplasie, sind häufiger als die primären Arthrosen ohne erkennbare Grunderkrankung. Die Arthrose entsteht hier meist aus einer erworbenen oder angeborenen präarthrotischen Deformität.

Erkrankungen im Kindes- und Jugendalter sind präarthrotische Faktoren für eine Hüftgelenkarthrose:
– Morbus Perthes,
– Epiphyseolysis,
– ideopathische Hüftkopfnekrose,
– Patelladysplasien.

Arthrosen an Sprunggelenken sind meist die Folge nicht optimal verheilter Verletzungen.

Funktionell bedeutsam für das Gangbild ist der **Hallux rigidus**, die Arthrose im Großzehengrundgelenk mit schmerzhafter Einsteifung.

Die **diabetische Arthropathie** führt vor allem im Bereich des Fußes und Zehengrundgelenkes zu Gelenkbeschwerden, die das Gangbild und die Mobilität beeinflussen können, zumal wenn eine Polyneuropathie hinzukommt.

Spondylarthrose ist die degenerative Veränderung der kleinen Wirbelgelenke, vor allem an Hals- und Lendenwirbelsäule. Die gestörte Biomechanik eines oder mehrerer Bewegungssegmente der Wirbelsäule ist Ursache der Wirbelsäulensyndrome.

Die **funktionellen Einschränkungen** hängen ab von Lokalisation, Schweregrad und Progredienz der Arthrose. Zur geriatrischen Diagnostik gehört also nicht nur die Feststellung, daß eine Arthrose vorliegt, sondern auch und vor allem die Erfassung ihrer Auswirkungen auf die Alltagskompetenz.

▬▬▬ Krankengeschichte

Frau Tetschner (81 Jahre) leidet seit vielen Jahren an „Gelenkverschleiß" in Hüften und Kniegelenken. Über die Jahre ist es allmählich schlimmer geworden. Anfangs hatte sie nur Schmerzen, wenn sie sich nach längerer Ruhe in Bewegung setzte, später traten Dauerschmerzen auf, die nach kurzen Belastungen schlimmer wurden. Die Schmerzen sind rechts stärker und ziehen vor allem ins Knie. Treppen zu steigen ist nicht mehr möglich, sie hat seit 2 Jahren das Haus nicht mehr verlassen (2. Stock, kein Aufzug). Sie sitzt viel in ihrem bequemen Lehnstuhl, aus dem sie nur noch mühsam mit Abstützen durch beide Hände hoch kommt. Innerhalb der Wohnung geht sie mit einem Gehstock, Oberkörper vorgebeugt, Hüften und Knie ständig gebeugt. Die „Rheumatabletten" nimmt sie nur, wenn es besonders weh tut, sie hat Angst vor den zahlreichen Nebenwirkungen, von denen sie gelesen hat. Statt dessen reibt sie sich viel mit „Murmeltierfett" ein, das ihr eine Bekannte empfohlen hat. Jetzt hat sie Angst, in ein Pflegeheim zu müssen, denn sie ist verwitwet und ihre Tochter, die ihr im Haushalt hilft, wohnt 20 km entfernt, ist beruflich engagiert und kann nur zweimal in der Woche vorbeikommen.

Assessment

Die **Diagnosestellung der Arthrose** geschieht klinisch durch Anamnese und körperliche Untersuchung und durch bildgebende Verfahren, hauptsächlich durch Röntgenuntersuchungen.
Radiologische Arthrosezeichen sind

- Gelenkspaltverschmälerung,
- subchondrale Knochenverdichtungen,
- Zystenbildung,
- Osteophyten (Randwulstbildungen).

Die Abb. 8.**14** und 8.**15** zeigen Röntgenbilder von Arthrosen. Wichtig ist die Abgrenzung zu entzündlich-rheumatischen und anderen Gelenkerkrankungen. Entzündungszeichen im Blut gehören nicht zur Arthrose, es gibt keine typischen Laborwerte. Laboruntersuchungen dienen also dazu, andere Erkrankungen auszuschließen.

Wegen der unterschiedlichen Auswirkung auf die Alltagskompetenz ist es sinnvoll, den Zeitverlauf des klinischen Bildes durch eine Stadieneinteilung zu erfassen.

Die **Einteilung der klinischen Symptomatik** nach Hackenbruch lautet:

Stadium 1: Anlaufschmerz, Steifigkeitsgefühl nach längerer Ruhe (z.B. morgens oder nach Autofahrten), Krepitieren und Reiben, witterungsabhängige Beschwerden, Schwere- und Kältegefühl.

Stadium 2: Verstärkung der Beschwerden von Stadium 1, muskuläre Beschwerdesymptomatik mit Tendopathien, Einbuße der Beweglichkeit.

a 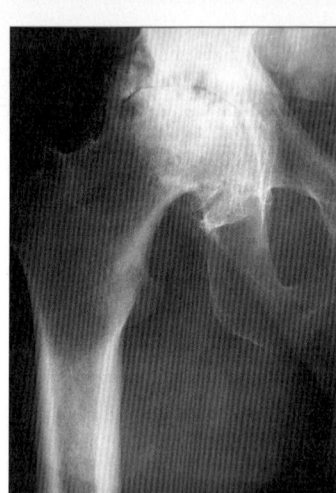 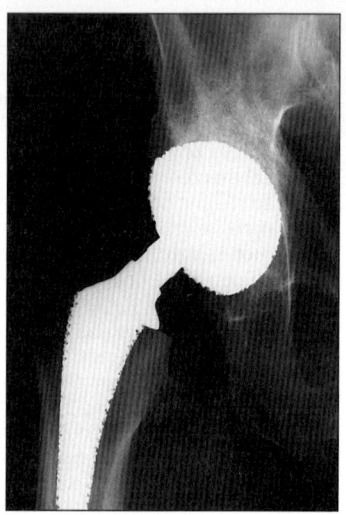 b

Abb. 8.**14a** Röntgenbild einer Hüftgelenksarthrose (65jähriger Mann)
b Behandlung der Hüftgelenksarthrose (a) mit unzementierter TEP.
Röntgenbilder Prof. V. Barth, vgl. Abb. 8.**7**

a 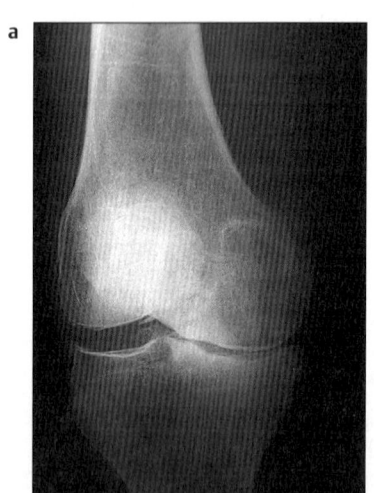 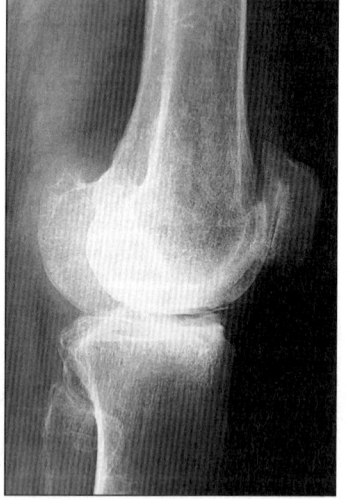 b

Abb. 8.**15a** u. **b** Röntgenbilder einer Kniegelenksarthose (76jährige Frau).
Röntgenbilder Prof. V. Barth, vgl. Abb. 8.**7**

Stadium 3: Verstärkung der vorbeschriebenen Symptomatik, Kontrakturen, Auswirkung auf die benachbarten Gelenke, zum Teil völlige Aufhebung der Beweglichkeit, also Mitbeteiligung der Nachbargelenke und alltagsrelevante, behindernde Funktionseinbußen.

Die **Anamnese** gibt wichtige Hinweise. Der Arthroseschmerz wird im Gegensatz zum Arthritisschmerz zu Beginn der Beanspruchung stärker empfunden, bessert sich nach „Einlaufen" (= Anlaufschmerz, „eingerostete" Gelenke). Nach längerer Belastung kommt es wieder zunehmend zu Schmerzen und Funktionseinbußen. Mechanische Entlastung bessert den Schmerz. Später kommt es auch zu Dauerschmerzen, vor allem wenn die gelenkumgebenden Weichteilstrukturen mitreagieren.

Der **klinische Untersuchungsbefund** ergibt
- Druck-, Stauchungs- und Bewegungsschmerz,
- Bandinstabilitäten,
- Gelenkreiben und -krachen,
- Gelenkdeformitäten, Kapselverdickungen,
- Einschränkung des Bewegungsumfanges.

Entzündungszeichen gehören nicht zur unkomplizierten Arthrose. Schubweise kann es aber durch Überlastung zur Aktivierung (Dekompensation) kommen. Dann entsteht eine Schwellung durch Ergußbildung in der Gelenkkapsel. Der von den Knorpelpartikeln ausgehende Reiz führt zur Synovialitis, die Gelenkkapsel reagiert mit der Abgabe von knorpelzerstörenden Enzymen. Aufgrund einer erheblichen Synovialitis kann es zu starken Schmerzen kommen.

Die **periartikulären Strukturen** (Muskeln, Bänder, Sehnen) müssen in die Diagnostik und Therapie einbezogen werden. Die Arthrose führt zu Fehlbelastungen, die sich besonders an der empfindlichen Übergangsstelle Periost – Sehne – Muskel auswirken (Tendomyose, Tendomyoperiostose, Tendinopathie). Wichtige Sehnenansatzpunkte sind Prädilektionsstellen für die arthrosebedingten Tendomyosen, z.B. der Trochanter major im Bereich der Hüfte und der Pes anserinus im Bereich des Kniegelenkes. Die Tendomyosen können zum Dauerschmerz führen und reagieren auf Druck besonders empfindlich. Manche Patienten mit Hüftarthrose können zum Beispiel nicht mehr auf der Seite liegen, weil dann der Sehnenansatz am Trochanter major schmerzt.

❗ Die Differenzierung der Schmerzen zwischen artikulär und periartikulär ist entscheidend für das therapeutische Vorgehen.

Arthrosefolgen entstehen am Bewegungsapparat, am Herz-Kreislaufsystem und im psychosozialen Bereich.

Muskelatrophien ergeben sich aus arthrosebedingten Einschränkungen der Beweglichkeit. Durch die Inaktivität entstehen gelenkbezogen Verschmächtigungen und Kraftlosigkeit, z.B. Atrophie des M. quadriceps bei Kniegelenkarthrose.

Die **Kontrakturen** (= fixierte Einschränkungen des Bewegungs-umfanges) sind von überragender Bedeutung für Alltagsfunktionen und Rehabilitationsmöglichkeiten. Außerdem verstärken sie den arthroti-schen Prozeß. Jede Einschränkung des Bewegungsumfanges führt zu un-physiologischen Belastungsverteilungen und Belastungsspitzen im Ge-lenk und verstärkt so den pathologischen Prozeß. Eine Hüftgelenkskon-traktur führt reaktiv zur Kniegebeugekontraktur, beides häufig ausgelöst durch Hyperlordosierung der Lendenwirbelsäule, die zur Beckenkip-pung führt. Dieser Zusammenhang belegt die Notwendigkeit, ein Gelenk nicht isoliert zu betrachten, sondern als Glied einer Bewegungs- und Haltungskette mit vielfältigen Auswirkungen auf umgebende Gelenke und andere Strukturen des Bewegungsapparates. Ohne diese Betrach-tungsweise können auch keine angemessenen Therapieentscheidungen getroffen werden. Die operativen und rehabilitativen Möglichkeiten ent-scheiden sich im Zusammenhang mit der Gesamtheit der Bewegungsab-läufe.

Die **wechselseitige Beeinflussung der Befunde** ist dabei nicht auf den Bereich des Bewegungsapparates zu begrenzen. Die Arthrose führt zu unphysiologischen Bewegungsabläufen, die eine erhöhte kar-diopulmonale Belastung mit sich bringen. Gibt es in diesem Funktions-bereich Limitationen, z.B. durch eine teilkompensierte Herzerkrankung (koronare Herzerkrankung oder Herzinsuffizienz), wirkt sich eine Ar-throse schwerwiegender auf die Alltagskompetenz und die Thera-piemöglichkeiten aus. Arthrotische Gelenke wirken als Störfaktoren im sensomotorischen Regelkreis der posturalen Reaktionen (Gleich-gewichtsregulation), sie behindern die Wahrnehmung der Gelenkstel-lung und die schnellen motorischen Reaktionen.

Die resultierende Unsicherheit bei der Lokomotion wird ver-stärkt, wenn die sensorischen und sensiblen Funktionen verschlechtert sind, z.B. bei Sehstörungen und Störungen des Lagesinnes.

Eine Arthrose, die für sich allein kompensierbar wäre, gewinnt kritische Bedeutung für die Selbständigkeit, wenn andere gravierende Erkrankungen hinzukommen, die die Mobilität einschränken, z.B. bei Amputationen und Schlaganfällen.

> **!** Die Arthrose ist ein gutes Beispiel für das allgemeine Prinzip geriatri-scher Diagnostik, daß eine Diagnosenennung für sich allein wenig In-formationswert hat. Die Vernetzung des Gelenkbefundes mit ande-ren Strukturen und Funktionen des Bewegungsapparates muß eben-so erfaßt werden wie intervenierende Begleiterkrankungen und letztlich die Auswirkungen auf die Aktivitäten des täglichen Lebens.

Eine Arthrose kann die Lokomotion so weit verlangsamen, daß eine vorher kompensierte Inkontinenz zum Ausbruch kommt, weil die Zeit zum Toilettengang verlängert wird.

Eine bewegungsbehindernde Arthrose verlangt eine Anpassung des Lebensstils, die kognitiv geminderten Patienten allein nicht mehr möglich ist. Dann wirken sich Funktionsminderungen aus, die bei intakten geistigen Fähigkeiten durch Anpassungs- und Umgehungsstrategien ausgeglichen werden könnten.

Zur **Einordnung der Arthrose in ein gesundheitliches Gesamtbild** müssen folgende Faktoren kontrolliert werden:

- Schmerzen,
- Bewegungsumfang,
- gelenkumgebende Weichteilstrukturen (Sehnenansätze),
- Funktion der anderen Gelenke,
- Enzündungszeichen (aktiviert?),
- Muskelatrophien, Kraftverlust,
- Kontrakturen (auch der anderen Gelenke),
- kardiopulmonale Belastbarkeit,
- sensorischen Störungen,
- Paresen,
- kognitive Defizite,
- Auswirkung auf Alltagsfunktionen,
- persönliche Lebensplanung,
- Wohnumgebung (sozial und architektonisch).

Die **wechselseitige Beeinflussung der verschiedenen Faktoren** muß auf verschiedenen Ebenen (Organebene, Funktionsebene, Lebensplanung) erfaßt werden. Um die Fülle der Befunde miteinander in Beziehung zu setzen, haben wir eine „Geriatrische Matrix" entwickelt, die in Tab. 8.7 das vernetzende Denken an der oben berichteten Krankengeschichte illustrieren soll.

Das Erscheinungsbild einer Arthrose unterscheidet sich natürlich je nach betroffenem Gelenk.

Bei der **Arthrose des Kniegelenkes** (Gonarthrose) finden wir anfänglich Schmerzen vor allem beim Abwärtsgehen und Aufrichten aus der Hocke. Die Schmerzausstrahlung erfolgt oft nach medial, nicht selten in den Oberschenkel wie bei der Koxarthrose.

Die funktionelle Bedeutung für den Kranken besteht darin, daß das Bücken und Aufheben von Gegenständen vom Boden behindert ist und vor allem das Aufstehen von niedrigen Sitzgelegenheiten. Behindert ist auch das An- und Ausziehen von Hosen, Strümpfen und Schuhen. Die Bewegungseinschränkung führt zuerst zu einer Streckhemmung (= Beugekontraktur, d. h. fixiert in einer Beugestellung).

Die körperliche Diagnostik findet neben den üblichen Arthrosezeichen (s. oben) vor allem eine aufgehobene Verschieblichkeit und Druckdolenz der Patella, vor allem am distalen Patellapol (Zohlen-Zeichen) und retropatellares Reiben und Knirschen. Eventuell besteht eine Atrophie des Quadrizeps. In 30 Grad Beugung kann die Lockerung des Bandapparates geprüft werden. Prüfung des Schubladenphänomens zeigt, ob das Kreuzband locker ist.

Die Sehnenansatzpunkte müssen geprüft werden, um die Tendomyosen zu erfassen.

Tabelle 8.7 Geriatrische Matrix nach Runge und Rehfeld
Darstellung der Krankengeschichte Frau Tetschner, 81 Jahre (S. 307)

	Somatisch	Psychisch/ Persönlichkeits- merkmale	Personelles Umfeld	Materielles Umfeld
Status (nosologisch) Diagnosen Befunde	Kox- und Gon- arthrose mit periartikulärer Weichteilbeteili- gung, Kontrak- turen Hüfte und Knie kompensierte Herzinsuffizienz	kognitiv o.B., autonome Per- sönlichkeit mit eigenwilliger Lebensge- staltung	verwitwet, lebt allein, Tochter 20 km entfernt	2. Stock ohne Aufzug, Bad/Toilette eng
Funktionen (Verhalten auf Alltagsniveau)	Dauerschmerzen, Mobilitätsein- schränkung, Sturzgefahr, kardial kompen- siert	unzureichende Eigenmedikation, wenig Sozial- kontakte, Angst vor Neben- wirkungen	Tochter fühlt sich verantwortlich, ist familiär/beruf- lich gebunden, hilft zweimal die Woche bei Haus- haltsarbeiten	Patientin verläßt Wohnung seit 2 Jahren nicht, sitzt viel in ihrem Lehnstuhl
Prognose	chronisch-proge- dienter Verlauf, effektive Therapie der Schmerzen möglich, Funk- tionsverbes- serung und Funk- tionserhaltung durch übende Verfahren mittel- fristig möglich	wird an Wohnung festhalten, will nicht in Pflege- heim, wird alle ihre Kräfte mobi- lisieren	Tochter wird Aus- maß ihrer Hilfe aufrechterhalten, kann Hilfsaus- maß nicht steigern	Wohnung in Maßen adaptions- fähig (Stolper- fallen, Griffe)
Ziele	kombinierte Schmerztherapie (Analgetika und physikalische Maßnahmen), funktionell- übende Thera- pien ambulant, evtl. pflegerische Supervision/Hilfe bei Baden/ Duschen	Nutzen und Risiken der Anal- getika vermitteln, über Einfluß der Schmerzen auf Mobilität infor- mieren, Funk- tionsprognose vermitteln, Aus- einandersetzung mit Krankheits- verlauf (Coping) verbessern, Zukunftsplanung thematisieren, Wohnungsadap- tion besprechen	Tocher einbe- ziehen in Planung, über funktionelle Prognose und Einfluß der Thera- pien informieren, Hilfe bei Woh- nungsadaption erreichen	finanzielle und praktische Planung und Durchführung der Wohnungs- adaption

Die **spontane Osteonekrose des Kniegelenkes**, der Morbus Ahlbeck, ist ein spezielles Krankheitsbild beim älteren Patienten. Sie entsteht immer am medialen Femurkondylus. Die Symptomatik besteht in plötzlichem Schmerz im Kniegelenk und einer schmerzhafte Bewegungseinschränkung, das Röntgenbild ist erst nach vier Wochen auffällig. Es resultiert eine schwere Varusgonarthrose.

Die **Arthrose der Hüfte** (Koxarthrose) ist nach der Gonarthrose die häufigste Arthrose der gewichttragenden Extremitätengelenke. Sie ist von besonderer klinischer Bedeutung wegen ihrer großen Auswirkungen auf das Aufstehen und Gehen. Typischerweise strahlt der Schmerz häufig ins Knie aus, er ist in typischer Weise Anlauf- und Belastungsschmerz. Ruheschmerz ist Ausdruck eine Periarthropathie, also einer Beteiligung gelenkumgebender Weichteilstrukturen (Sehnen, Bänder, Muskeln). Frühzeitig kann es zur Einschränkung von Innen-, Außenrotation und Abduktion kommen. Später ist die Extention und Adduktion und zuletzt die Flexion eingeschränkt. Beugekontrakturen sind nicht selten. Die Psoas- und Adduktorenkontraktur kann mit Hohlkreuz und Beckenschiefstand einhergehen. Zuletzt kommt es zu einer Außenrotations- und Adduktionskontraktur.

Häufig sind reaktive Verspannungen der Glutäalmuskulatur mit Tendomyosen und Periostosen.

In fortgeschrittenen Stadien kommt es zum Duchenne-Hinken, der Patient versucht in der Standbeinphase den Schwerpunkt durch Neigen des Oberkörpers auf das lädierte Bein/Gelenk zu verlagern.

Die Differentialdiagnose von plötzlichen Schmerzen oder Schmerzverstärkung im Bereich der Hüfte muß abdominelle Prozesse (Leistenbrüche, Nierensteine etc.) miteinschließen. Detritussynovitiden führen zu Schmerzattacken. Bei dem Beschwerdebild der Koxarthrose ist differentialdiagnostisch an einen degenerativen LWS-Prozeß zu denken, der in die Hüfte ausstrahlen kann. Häufig liegt auch beides gleichzeitig vor.

Radiologisch ist eine Hüftkopfnekrose auszuschließen, die Ausdruck einer Fettstoffwechselstörung oder äthylischer Genese sein kann.

Bei Osteoporose können Bagatelltraumen zu Schenkelhalsfrakturen führen, die für plötzliche Schmerzen verantwortlich sind.

Die muskulären periartikulären Beschwerden der Koxarthrose können eine pseudoradikuläre Schmerzausstrahlung haben und deshalb an einen Bandscheibenvorfall denken lassen.

Das **Malum coxae senile** ist eine besondere Verlaufsform der Koxarthrose im Alter, eine rasch fortschreitende destruierende Arthrose des Hüftgelenkes, besonders des Hüftkopfes, gekennzeichnet durch wenig osteophytäre Reaktionen. Das Krankheitsbild ist bei Frauen häufiger als bei Männern.

Die **Arthrose der Finger** spielt sich in zwei Hauptformen ab und geht meist mit wenig funktionellen Einschränkungen einher.

Die **Heberden-Arthrose** besteht in knotigen Verdickungen der *Fingerendgelenke* beidseits streckseitig in Folge von kartilaginär-osteophytären Wucherungen. In 50 % treten auch Schwellungen der Mittelgelenke auf, Frauen sind zehnmal häufiger als Männer betroffen.

Die **Buchard-Arthrose** ist durch spindelförmige Auftreibung und Gelenkkapselschwellung der *Fingermittelgelenke* gekennzeichnet.

Neben diesen beiden Hauptformen ist die Arthrose des Daumensattelgelenkes (Rhizarthrose) bedeutsam wegen der Auswirkungen auf die Greiffunktion der Hand.

Alltagskompetenz und Therapieplanung sollten von Beginn an im Mittelpunkt der Arthrosediagnostik stehen. Dazu ist ein umfassendes Assessment der Aktivitäten des täglichen Lebens erforderlich (vgl. S. 80 ff.). Therapie kann sich ja nicht auf Heilung der Arthrose beziehen, sondern hat ein möglichst schmerzfreies und unabhängiges Leben mit der Arthrose zum Ziel.

Interventionen

> Arthrose ist nicht heilbar. Ziel aller Interventionen ist Erhaltung und Verbesserung der Beweglichkeit, Schmerzvermeidung bzw. -linderung und Selbständigkeit im Alltag.

Die **schmerzbedingte Immobilität** ist das Hindernis, das es zu überwinden gilt. Es ist nicht so, daß arthrotische Gelenke möglichst geschont werden müssen, um ein Fortschreiten zu verhindern. Langanhaltende Immobilisation verschlechtert den Knorpelstoffwechsel und begünstigt so die Arthrose. Immobilisation führt zur Muskelatrophie und zu Kontrakturen, die neben der direkten Funktionseinschränkung der Gelenke die Bewegungsmöglichkeiten weiter einschränken.

Neben der Immobilität sind die **Fehlbelastungen** zu reduzieren, die durch Einschränkung einzelner Gelenke entstehen und die zu den beschriebenen Weichteilerkrankungen und Erkrankungen anderer Gelenke führen.

Die **Therapieziele** sind damit auf der klinischen Ebene folgendermaßen zu beschreiben:
Steigerung der Beweglichkeit der direkt und indirekt betroffenen Körperabschnitte durch Vermeidung und Minderung von
– Schmerzen,
– Fehlbelastungen,
– Muskelatrophien,
– Kontrakturen,
– Tendomyosen, Myogelosen, Muskelhartspann.

Tab. 8.8 führt Therapiemöglichkeiten bei Arthrose auf. Diese Ziele sind nicht durch Medikamente allein zu erreichen, so notwendig diese auch sein können, auch nicht durch einzelne Therapiesitzungen.

Die **Anpassung der Lebensführung an die Erkrankung** ist ein wichtiges Prinzip der Arthrosebehandlung. Die Patienten selbst müssen ihre Anforderungen und Erwartungen sowie Aktivitätslevel an ihre Leistungsfähigkeit anpassen. Unterforderung führt in einem Circulus vitiosus zu den erwähnten Folgen der Immobilität, Überforderung kann Dekompensation der arthrotischen Gelenke zur Folge haben.

Tabelle 8.**8**   Interventionen bei Arthrose

Intervention	Erläuterung
Schmerzlinderung	medikamentöse und physikalische Maßnahmen
Förderung der Mobilität	Bewegung ohne Belastungsspitzen (Radfahren, Schwimmen, Gymnastik im Wasser, Spaziergänge auf weichem Untergrund), Vermeidung von Immobilisation
Information über die Krankheit	Abbau unrealistischer Befürchtungen und unrealistischer Erwartungen
Verhaltensschulung	gelenkschonendes Verhalten
Gewichtsentlastung	Gewichtsreduktion bei Adipositas
Krankengymnastik und Bewegungsübungen	Besserung von Muskeltonus und Muskeltrophik, Durchführung und Vermittlung von Übungen zur Funktionsverbesserung der Gelenke, Schmerzvermeidung und Übungen zum Erhalt des Gelenkumfanges, Behandlung und Verhinderung von Kontrakturen, Verbesserung der Bewegungskoordination (Aufstehen, Gehen, Gleichgewicht), Krankengymnastik im Bewegungsbad
Aufbau von Muskulatur	Durchführung und Vermittlung von Übungen zur Muskelkräftigung und Vermeidung und Verbesserung von Atrophie
Ergotherapie und rehabilitative Pflege: Selbsthilfetraining Anzieh- und Waschtraining	Verbesserung und Adaptation von Techniken des selbständigen An- und Ausziehens und selbständigen Waschens, Training des Toilettenganges
knorpelaufbauende Medikamente	Wirksamkeit wird unterschiedlich beurteilt
Injektionen in Gelenke	trotz Gefahr der Nebenwirkung (bakterielle Gelenkentzündung) in Einzelfällen indiziert, wenn ein Gelenk therapierefraktär zur Immobilität führt
Behandlung der periartikulären Weichteilerkrankungen	aktiv-funktionell zur Lockerung, passiv-physikalische Maßnahmen wie Bäder, Kälte- und Wärmeapplikationen, Elektrotherapie, Ultraschall, Massagen, Injektionen an Sehnenansätze und in Myogelosen
Kontrolle von funktionsrelevanten Begleiterkrankungen	z. B. Versuch der Rekompensierung kardiopulmonaler Begrenzungen, Kontrolle und evt. Verbesserung von sensorischen Störungen
Anpassungen der Wohnungsumgebung	z. B. Griffe, Erhöhungen von Bett, Toilette, Einstieghilfen in Dusche und Badewanne
Hilfsmittel	Gehhilfen, Gehstöcke zur Gewichtsabnahme und Balancehilfe
Schuhzurichtungen	Fersenpolster, Pufferabsätze
operative Maßnahmen	Umstellungsosteotomien, Arthrodesen, Gelenkresektion, Gelenkersatz, interventionelle Arthroskopien
andere Therapieverfahren	z. B. manuelle Therapie, Akupunktur, Röntgenschmerzbestrahlung

Die Patienten müssen dazu angemessen über den Verlauf und die Behandlungsmöglichkeiten ihrer Erkrankung informiert werden, das ist integraler Bestandteil der Therapie. Unrealistische Erwartungen genauso wie unrealistische Befürchtungen führen zu Resignation, Depression und Apathie.

In diesem Zusammenhang spielen die gleichzeitig vorhandenen Erkrankungen und Behinderungen eine entscheidende Rolle. Allgemeine Gebrechlichkeit, senile Gehstörungen, Depressionen, dementielle Entwicklungen, neurologische Erkrankungen, Amputationen und kardiopulmonale Grenzen sind von unmittelbarem Einfluß auf die Mobilität insgesamt und müssen in die Therapieplanung miteinbezogen werden.

Das **Ausmaß der pflegerischen Hilfe** ist ein therapierelevantes Element. Wenn eine intensiv versorgende Pflege Aktivitätsmöglichkeiten blockiert, verlieren andere Interventionen an Wirksamkeit. Pflege darf hier wie immer nicht isoliert von den anderen Maßnahmen gesehen werden.

Der **Arthroseschmerz** steht im Erleben des Patienten und in den Auswirkungen auf den Alltag im Vordergrund. Es handelt sich um einen peripheren Schmerz, oft mit sekundärer entzündlicher Reizung. Nach Schmerzen muß wegen der typischen Dissimulation des geriatrischen Patienten gezielt gefragt werden.

Die **nichtsteroidalen Antirheumatika** (NSAR) sind die Mittel der Wahl, wenn physikalische Maßnahmen und mildere Schmerzmittel (vor allem Paracetamol) nicht ausreichen. Sie sind wirkungsvoll und ermöglichen oft erst funktionell-übende Verfahren.

Die **Liste möglicher Nebenwirkungen der NSAR** ist beeindruckend:
- Übelkeit,
- Appetitlosigkeit,
- gastrointestinale Blutungen, Ulzerationen,
- Nephrotoxizität (Nierenversagen, interstitielle Nephritis, Papillennekrose),
- Natrium- und Wasserretention,
- Hyperkaliämie,
- Kopfschmerzen,
- Tinnitus,
- kognitive Dysfunktionen,
- Hepatitis,
- allergische Reaktionen.

In den meisten Fällen werden die nichtsteroidalen Antirheumatika aber über Jahre gut vertragen. Die Gefahr kommt zum einen von Blutungen aus Ulzera im Magen-Darm-Trakt, die ohne Vorzeichen eintreten können. Es gibt Beobachtungen, daß beim geriatrischen Patienten die Ulzera häufiger schmerzfrei sind und oft im Magen und nicht im Duodenum auftreten.

Zum anderen sind die NSAR neben den Aminoglykosidantibiotika die Medikamentengruppe, die am häufigsten zu Nierenerkrankungen (akutes Nierenversagen, interstitielle Nephritiden) führen.

❗ Das Risiko der NSAR ist gegen das Risiko der Immobilität abzuwägen, das beim geriatrischen Patienten ebenfalls lebensbedrohlich sein kann.

Wenn aufgrund der Nebenwirkungen NSAR nicht verordnet werden können, ist auch der Einsatz von opiatähnlichen Medikamenten zu überlegen. Problematisch wird der Einsatz der NSAR durch mögliche Interaktionen mit anderen gleichzeitig verabreichten Medikamenten.

Es gilt der Grundsatz: Medikamente heilen nicht, sondern ermöglichen Bewegungen und lindern Schmerzen. Keine Tablette ohne Bewegungsübungen.

Passiv-physikalische Maßnahmen zur Schmerzlinderung und Muskellockerung sind wirksam, wenn sie gezielt, konsequent und langfristig angewendet werden (Tab. 8.**9**).

Grundprinzip der **funktionell-übenden Therapie** ist Bewegung ohne Belastung, z. B. Wandern auf weichem Untergrund, Radfahren, Schwimmen, Gymnastik im Wasser. Wenn die Bewegungskoordination ausreicht, ist auch ein Heimtrampolin ein geeignetes Instrument für Bewegungsübungen.

Schuhzurichtungen, die Belastungsspitzen abfangen (Pufferabsätze, elastische Fersenpolster), können Schmerzen lindern und Beweglichkeit erhalten und verbessern. Gewichtsreduktion bei Adipositas ist ebenfalls hier einzuordnen.

Eine **Stockstütze**, mit der arthrotische Gelenke teilweise entlastet werden können, verändert das natürliche Gangbild. Dies in Kauf zu nehmen ist aber immer noch besser als eine zu starke Reduktion der Lokomotion.

Gelenkschonendes Verhalten sollte besonders geschult werden, um Belastungsspitzen auf die Gelenke und damit weitere Schädigungen und Schmerzen zu reduzieren. Das gilt bereits für das Aufstehen aus dem Sitzen. Eine zu tiefe Sitzfläche zwingt beim Aufstehen zu einer deutlich stärkeren Belastung von Hüfte und Knie als eine höhere Sitzfläche. In der „Rückenschule" wird wirbelsäulenschonendes Verhalten geübt.

Arthrose erfordert ein **Kräftigungstraining** der Muskulatur, um Muskelabbau durch Bewegungsmangel zu vermeiden und um bessere Voraussetzungen zu haben, eventuelle Kompensationen auszuführen. Beim statischen Krafttraining arbeitet die Muskulatur ohne Bewegung gegen unüberwindbaren Widerstand. Bei diesem isometrischen Training sollte die Belastung mit 40–50 % der Maximalkraft 15–20 Sekunden gehalten werden.

Bei **dynamischem Muskeltraining** (Training mit Bewegung gegen überwindbaren Widerstand) wird mit 30–40 % der maximalen Kraft gearbeitet. Die Häufigkeit der Übungen ist der kardialen Belastbarkeit anzupassen.

Tabelle 8.9 Passiv-physikalische Maßnahmen bei Arthrose

Therapeutische Maßnahme	Erläuterung
Elektrotherapie	Diadynamische Ströme, mittelfrequente Interferenzströme, Elektrophorese, Kombination mit Ultraschall/Phonophorese, Stanger-Bad, Vier-Zellen-Bad. *Ziel:* Schmerzlinderung, Durchblutungssteigerung, Tonusverminderung. Kontraindiziert bei Metallimplantaten (soll bei Interferenzstrom nicht kontraindiziert sein) und Entzündungen.
Ultraschall	Eventuell mit perkutan resorbierbaren Analgetika als Kontaktmittel (= Phonophorese), kombinierbar mit Interferenzstrom. *Ziel:* Schmerzlinderung, Steigerung der Muskeldurchblutung. Kontraindiziert bei Metallimplantaten und Entzündungen.
Wärmeapplikation	Z. B. als heiße Rolle, Heusack, Mikrowelle. *Ziel:* Schmerzlinderung, Muskellockerung. Kontraindiziert bei akuten Entzündungen.
Kälteapplikation	Eispackungen, Eisabreibung, Kältesprays, evt. als Spray-and-stretch-Technik. *Ziel:* Schmerzlinderung, bei akut entzündlichen Exazerbationen. Vorsicht bei Empfindungsstörungen.
Medizinische Bäder	Mit unterschiedlichen Temperaturen und unterschiedlichen Inhaltsstoffen. *Ziel:* allgemeine Entspannung, Muskellockerung, Schmerzlinderung.
Massagen	Unterschiedliche Massageformen (manuell, Unterwasserdruckstrahl) mit direkter Wirkung auf Muskulatur oder Weichteilstrukturen oder im Rahmen einer Reflextherapie. *Ziel:* Muskellockerung, Schmerzlinderung.
Manuelle Therapie	Traktion von Gelenken, Deblockierungen. *Ziel:* Verbesserung des Bewegungsumfanges, Schmerzlinderung. Kontraindiziert bei Osteoporose.
Röntgenschmerzbestrahlung	Wirkungsvoll zur Entzündungshemmung, Verhinderung von Ossifikationen in Weichteilen und Schmerzlinderung.

Gelenkstabilisierende Orthesen werden gelegentlich in der Therapie der Arthrose eingesetzt. Deren Indikation ist sehr eingeschränkt. Stabilisierende Maßnahmen von außen (Korsett, Mieder, Schienen) engen das Bewegungsausmaß ein und können so schmerzlindernd sein (vor allem am Rumpfskelett), können aber zu Fehlbelastungen anderer Gelenke und zur muskulären Schwäche durch Immobilisierung von Bewegungsabschnitten führen. Kurze Orthesen drücken eventuell auf Weichteile und verursachen dann Stauungen.

Die **chirurgische Intervention** ist geeignet bei einem deutlichen und raschen Fortschreiten der Erkrankung, wenn Schmerz und Funktionseinschränkung konservativ nicht mehr kontrolliert werden können. Bei Achsenfehlern kann eine Umstellungsosteotomie zur Korrektur der Beinachse vorgenommen werden. Auch im Alter werden erstaunliche Rückbildungen von Arthrosen durch Umstellungsosteotomien beobachtet. Arthrodesen (operative Gelenkversteifungen) sind effektiv gegen Schmerzen, übertragen die Belastung allerdings auf benachbarte Gelenke. Besonders das Sprunggelenk eignet sich gut für eine Arthrodese.

Bei Arthroskopien können Inhomogenitäten der Gelenkfläche bereinigt werden („Shaving"). Angezeigt sind operative Maßnahmen auch bei Rhizarthrose (Daumensattelgelenkarthrose) und beim Großzehengrundgelenk (Hallux rigidus). Dort kann die Resektionsarthroplastik nach Brandes, ein relativ kleiner Eingriff, zu guten funktionellen Verbesserungen des Gehens führen.

Gelenkersatz durch Totalendoprothesen (1959 zum ersten Mal angewendet) ist in hohem Maße effektiv. Endoprothesen haben sich bewährt für Hüfte, Knie und Schulter. Sie zeigen gute Resultate auch nach 10 – 15 Jahren und sind das Mittel der Wahl für fortgeschrittene behindernde Erkankungen (vgl. Abb. 8.**14a–b**).

Sie sind angezeigt, wenn konservative Maßnahmen nicht mehr greifen und eine zunehmende alltagsrelevante funktionelle Einschränkung auftritt, sich zum Beispiel die schmerzfreie Gehstrecke laufend verkürzt.

Die Ergebnisse sind am besten, wenn vor und nach dem Eingriff übende Therapien zum Einsatz kommen. Bereits vor Operationen am Bewegungsapparat soll das Gehen mit Gehhilfen geübt werden, um nach der Operation möglichst schnell die Mobilisierung einleiten zu können und dabei mit den vorübergehend erforderlichen Gehhilfen ein möglichst natürliches Gangbild ohne Unsicherheiten und Belastungsspitzen zu erreichen.

Das **Schicksal einer Endoprothese** entscheidet sich an der Grenzfläche zwischen Fremdkörper und Knochen. Fehlbelastungen führen zu Belastungsspitzen und verkürzen die Lebensdauer einer Endoprothese. Die Prothese kann sich vorzeitig lockern, wenn im Gelenk Einschränkungen der freien Beweglichkeit und damit unphysiologische Belastungsspitzen auftreten. Fehlfunktionen der Hüftgelenkmuskulatur begünstigen eine vorzeitige Prothesenlockerung.

Das **Trendelenburg-Zeichen** (S. 294) belegt eine Fehlbelastung der Hüfte und dadurch die Gefahr der Prothesenlockerung. Das Duchenne-Hinken (s. S. 299) kann dies kompensieren. Offensichtlich entsteht dadurch eine günstigere Kraftverteilung im Gelenk mit Minderung der Schmerzen.

Eine **gelungene Gelenkersatzoperation** kommt also dem Ideal „Heilung" am nächsten, zumindest wenn nur das direkt betroffene Gelenk ins Auge gefaßt wird. Sie kann die Mobilität für viele Jahre entscheidend verbessern und so den gesamten Gesundheitszustand in körperlicher, seelischer und sozialer Hinsicht verbessern.

Rehabilitation der chronischen arteriellen Verschlußkrankheit und der gefäßbedingten Amputationen

Einführung

Die **chronische periphere arterielle Verschlußkrankheit** (= AVK) besteht in arteriosklerotisch bedingten Verengungen (Stenosierungen) oder Verschlüssen (Okklusionen) der Aorta und/oder der Extremitätenarterien. Die AVK ist ein generalisierter Gefäßprozeß, wenn auch bestimmte Lokalisationen der Gefäßveränderungen das klinische Bild und die Prognose bestimmen und nicht alle Gefäßprovinzen gleichartig reagieren.

Zwei **Hauptgruppen von Verschlußkrankheiten** sind zu unterscheiden. Neben der obliterierenden Arteriosklerose *(Makroangiopathie)* ist die diabetische Mikroangiopathie die zweitwichtigste Gruppe der Verschlußkrankheiten. Nach 10 Jahren Krankheitsdauer bestehen bei den meisten Diabetes-Patienten krankhafte Veränderungen an den Kapillaren, die zu einer Versorgungsstörung des Gewebes führen. Klinisch äußert sich die *Mikroangiopathie* vor allem in Veränderungen der Netzhautgefäße, Nierengefäße und in Form von schlecht heilenden und oft infizierten Geschwüren an den Füßen.

In der **Häufigkeitsverteilung** sind Männer im Vergleich zu Frauen fünfmal häufiger betroffen. Bei ungefähr einem Drittel der Männer über 65 Jahren besteht eine AVK. Arterielle Durchblutungstörungen sind für 90 % der Amputationen der unteren Extremitäten verantwortlich.

Die **Prognose** der Betroffenen wird bestimmt durch den parallel verlaufenden Gefäßprozeß an Herzkranzgefäßen und hirnversorgenden Arterien. Der Schlaganfall ist doppelt so häufig wie in der entsprechenden Altersgruppe ohne AVK, die Hälfte der symptomatischen AVK-Patienten hat gleichzeitig eine koronare Herzkrankheit. Die individuelle Bedeutung der Erkrankung wird plakativ durch den Satz beschrieben: Wir sind so alt wie unsere Blutgefäße. Patienten mit einer chronischen arteriellen Verschlußkrankheit sterben 10 Jahre früher als arteriengesunde.

Pathogenetische Basis der AVK sowie der koronaren Herzkrankheit und der ischämischen apoplektischen Insulte ist die Arteriosklerose, die bei Bestehen bestimmter „Risikofaktoren" häufiger auftritt.

Als eigenständige **Risikofaktoren** der gefäßverschließenden Arteriosklerose gelten
– arterielle Hypertonie,
– Rauchen,
– Hyperlipoproteinämie,
– Diabetes mellitus,
– Hyperurikämie.

Dabei sind die Risikofaktoren für die drei Gruppen der obliterierenden Arteriosklerose unterschiedlich bedeutsam.

Dominierender Risikofaktor ist
– für die AVK das Rauchen,
– für die koronare Herzkrankheit die Hyperlipidämie,
– für den Apoplex die arterielle Hypertonie.

> ⚠ Das Rauchen bleibt als Schädigungsfaktor auch nach klinischer Manifestation der AVK hochwirksam, bei Rauchern kommt es zehnmal häufiger zu Amputationen als bei denen, die mit dem Rauchen aufhören.

Der volkstümliche Ausdruck „Raucherbein" findet hier seine Bestätigung. Der Diabetes mellitus begünstigt sowohl die Arteriosklerose der großen Arterien als auch die Gefäßerkrankung der Kapillaren (Mikroangiopathie, s. S. 320).

Der **klinische Verlauf** der AVK ist durch einen Beginn in frühen Lebensjahren gekennzeichnet. Allerdings treten die klinischen Erscheinungen erst im höheren Alter auf. Man geht davon aus, daß 70 % des Gefäßlumens verschlossen sein müssen, bis klinische Zeichen der Mangeldurchblutung auftreten.

Der Körper hat **Kompensationsmechanismen** zur Verfügung, die sich wegen des langsamen Verlaufes der Erkrankung über Jahre hin entwickeln können. In den minderversorgten Gefäßarealen wird der Sauerstoff vermehrt abgeschöpft, außerdem entwickeln sich Umgehungskreisläufe (Kollateralen). Deshalb sind die symptomfreien arteriellen Verschlußkrankheiten dreimal häufiger als die symptomatischen, diese Relation wird mit zunehmendem Alter aus verschiedenen Gründen noch deutlicher.

Eine gesundes Gefäßsystem kann die Extremitätendurchblutung unter Belastung auf das 10- bis 20fache der Ruhedurchblutung steigern (Durchblutungsreserve). Bei Stenosierung der großen zuführenden Arterien wird auf Kosten der Durchblutungsreseve durch Weitstellung der Arteriolen die Ruhedurchblutung garantiert. Dieser Kompensationsmechanismus führt zum Verlust der Vasomotion unter Belastung. Die Folge sind Schmerzen bei muskulären Belastungen, die einen vermehrten Sauerstoffbedarf mit sich bringen.

Assessment

Wegen der dominierenden klinischen und statistischen Bedeutung für die Rehabilitation beschränken wir uns auf die Verschlußkrankheit der unteren Extremitäten.

Die **Claudicatio intermittens** ist das typische Symptom. Die Betroffenen können eine bestimmte Strecke schmerzfrei gehen. Dann reicht die Durchblutung der Muskulatur nicht mehr aus, weil durch das Gehen ein Mehrbedarf an Sauerstoff erforderlich ist. Schmerzen als Ausdruck von Sauerstoffmangel erzwingen ein Stehenbleiben, das innerhalb von Minuten zur Schmerzfreiheit führt. Dieser Rhythmus von abwechselndem („intermittierendem") schmerzbedingtem Anhalten und Weitergehen nach minutenlangem Stehenbleiben hat der Erkrankung im Volksmund den Namen „Schaufensterkrankheit" gegeben.

Die **Claudicatio-Symptomatik** besteht neben den Schmerzen in Steifheit und Schwäche der Muskulatur. An den Akren (Körperspitzen) und im Bereich des Fußes können Kältegefühl und Mißempfindungen als uncharakteristische Folge der Durchblutungsstörungen auftreten. Je nach Höhe der hämodynamisch entscheidenden Engstelle tritt die Symptomatik in unterschiedlichen Muskelabschnitten auf (Tab. 8.**10**). Durch den generalisierten Gefäßprozeß sind vielfache Kombinationen möglich.

Die **Stadieneinteilung nach Fontaine** (Tab. 8.**11**) graduiert die Schwere der Symptomatik. Die Länge der schmerzfreien Gehstrecke, Ruheschmerz und Gewebsuntergang (Nekrose bzw. Gangrän) sind Einteilungskriterien.

Tabelle 8.**10** Lokalisation der Claudicatio intermittens in Abhängigkeit von der Verschlußhöhe

Schmerzlokalisation	Lokalisation der Stenose
Oberschenkel und Gesäß	Aorta, A. iliaca
Wadenmuskel	A. femoralis, A. poplitea
Fuß	A. tibialis posterior

Tabelle 8.**11** Stadien der AVK nach Fontaine

Stadium nach Fontaine	Symptomatik
Stadium 1	keine oder uncharakteristische Beschwerden
Stadium 2	Claudicatio intermittens IIa: schmerzfreie Gehstrecke über 200 m IIb: schmerzfreie Gehstrecke unter 200 m
Stadium 3	Ruheschmerzen
Stadium 4	Ruheschmerzen und Gewebsuntergang (Nekrose oder Gangrän)

Beim einzelnen Patienten sind unter vergleichbaren Bedingungen die Gehleistungen bemerkenswert konstant. Zur Verlaufskontrolle anhand der schmerzfreien Gehstrecke muß natürlich die Gehgeschwindigkeit normiert werden, z.B. mit 2 Schritten/Sekunde (schnelles Gehtempo) oder mit subjektiv angemessenem Gehtempo (60–90 Schritte/Minute) oder bei der Laufbandergometrie z.B. mit 3 km/Stunde und 5 % Steigung. Gehleistungen mit über 500 m schmerzfreier Gehstrecke sprechen für einen guten Kollateralkreislauf. Gehleistungen unter 100 m sind immer verdächtig auf funktionell ungünstig zu beurteilende Durchblutungsstörungen.

Multiple Krankheiten und Behinderungen des geriatrischen Patienten machen das klinische Bild unübersichtlicher als die aufgeführten Schematisierungen es beschreiben. Zum einen bestehen oft Ruhe- und Bewegungsschmerzen *von seiten des Bewegungsapparates*, die nicht immer sofort von gefäßbedingten Schmerzen unterschieden werden können. Zum anderen bestehen andere Limitierungen der Gehstrecke.

! Viele geriatrische Patienten leiden deshalb nicht unter einer Claudicatio intermittens, weil sie aus kardiopulmonalen, neurologischen oder gelenkbedingten Gründen die erforderliche Strecke nicht gehen können.

Der **gefäßbedingte Ruheschmerz** wird oft durch Tieflagerung der Extremität gemildert und entsprechend durch Hochlagerung verstärkt.

Akute Verschlechterungen weisen auf eine Gefahr für die Extremität hin. Die durch Gefäßverschlüsse und -verengungen verminderte Extremitätenversorgung kann plötzlich kritisch reduziert werden durch zusätzliche Veränderungen von Blut, Blutgefäßen und zentralen Kreislaufparametern.

In Frage kommen:
– zusätzliche akute Thrombosierungen,
– Embolien der Extremitätenarterien,
  Blutverdickungen z.B. durch Exsikkose, Polyzythämie,
– Anämien, Blutvolumenverluste,
– Herzinsuffizienzen,
– Herzrhythmusstörungen,
– hypotone Blutdruckregulationsstörungen, z.B. bei Fieber, Medikamenten,
– gefäßverengende Medikamente, z.B. Ergotaminpräparate.

Der **akute Verschluß einer Extremitätenarterie** ist ein extremitäten- und lebensbedrohender Notfall, der sofort erkannt und behandelt werden muß.

Seine Symptomatik kann durch die **„sechs P"** beschrieben werden:
Pain   Schmerz,
Paleness   Blässe,
Pulselessness Pulslosigkeit,

Paresthesia	Gefühlstörungen,
Paralysis	Lähmung,
Prostration	Schock.

Der **Pulsstatus** muß als Ausgangsstatus erfaßt werden, um plötzliche Veränderungen der Extremitätendurchblutung zu erkennen. Die Extremitätenpulse müssen im Seitenvergleich palpiert und beurteilt werden. Die A. dorsalis pedis ist durch anatomische Varianten in 10 % der Fälle auch bei Gefäßgesunden nicht palpabel, die A.tibialis posterior nur in 2 % der Fälle nicht. Gefäßgeräusche sind an den typischen Auskultationsstellen (inkl. distaler Adduktorenkanal am medialen Oberschenkel) zu suchen (Abb. 8.**16**).

Die Beurteilung von **Durchblutung und Trophik der Haut** besonders im Fußbereich gehört zum Gefäßstatus. Natürlich müssen die Ulzera beschrieben und ausgemessen werden. Die Angaben sollten in Zentimetern bzw. Millimetern erfolgen, Vergleiche mit Alltagsgegenständen sind eine große Fehlerquelle. „Pfenniggroß" ist keine hinreichend genaue Angabe. (Der Durchmesser eines Pfennigs wird von vielen Menschen auf 6–8 mm geschätzt, beträgt aber in Wirklichkeit 16,5 mm.) Bei fortgeschrittenem Gefäßleiden ist die Haut weiß, kalt, trockenschuppig, Unterhautfettgewebe und Muskulatur sind atrophiert, die Zehen wirken oft krallenartig (Abb. 8.**17**).

Die **Rekapillarisierungszeit** ist ein klinisches Maß für die Durchblutung der Haut. Man drückt mit dem Daumen so lange kräftig auf eine

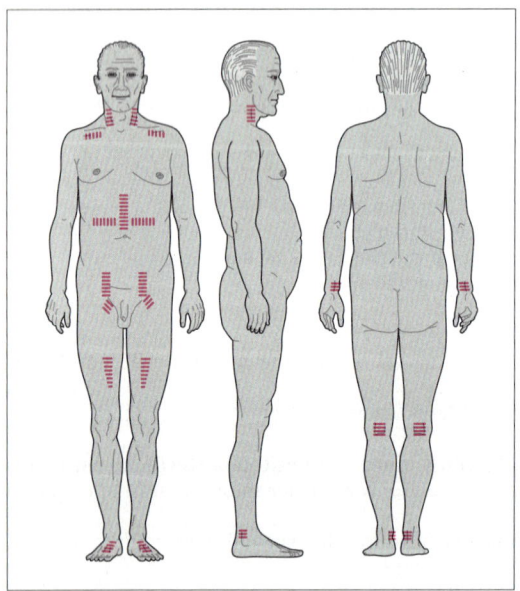

Abb. 8.**16**   Auskultationsstellen der großen Arterien

akrale Hautstelle, bis diese abblaßt, und mißt die Zeit bis zur Rückkehr der normalen Rötung (höchstens 5 Sekunden).

Bei der **Ratschow-Lagerungsprobe** bewegt der Patient in Rückenlage Zehen und/oder den Fuß im Fußgelenk. Beobachtet wird die Abblassung von Fuß und Fußsohlen im Seitenvergleich (Abb. 8.**18**). Dann wird gemessen, in welcher Zeit bei tiefhängenden Füßen im Sitzen die übliche Hautrötung (5 bis maximal 10 Sekunden) und Venenfüllung (ca. 15 Sekunden) eintritt. Bei manchen Gefäßpatienten entwickelt sich verzögert eine tiefrote Verfärbung.

Anamnese und klinische Untersuchung gestatten die Diagnose einer Verschlußkrakheit in 95 % der Fälle.

Im Rahmen der **apparativen Diagnostik** steht die Ultraschall-Doppler-Untersuchung im Vordergrund. Mit Hilfe der Doppler-Ultraschalltechnik kann die Bewegung der Blutsäule unblutig durch die Haut entdeckt und analysiert werden. In der einfachsten Variante der Technik (unidirektionale Ultraschall-Doppler-Untersuchung) wird mit der Sonde distal einer aufgeblasenen Blutdruckmanschette festgestellt, bei welchem Manschettendruck der Blutfluß in der Arterie noch feststellbar ist.

Normalerweise liegt der **Knöchelarterienverschlußdruck** über dem Druck in der A. brachialis. Die Größe des brachiopedalen Blutdruckgradienten gibt Auskunft über die Höhe des poststenotischen Blutdruckabfalles.

Ein Verhältnis Knöchelverschlußdruck/Ellbeugeverschlußdruck >0,6 bedeutet eine ausreichende Ruhedurchblutung für den Fuß. Dopp-

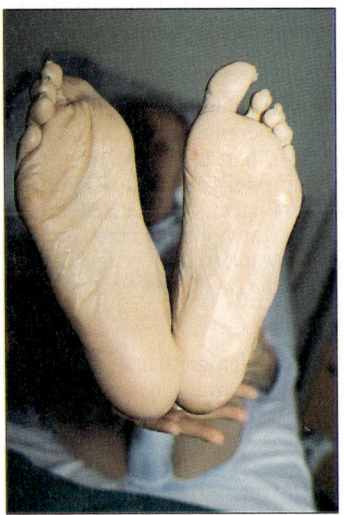

Abb. 8.**17** Füße eines Patienten mit peripherer AVK

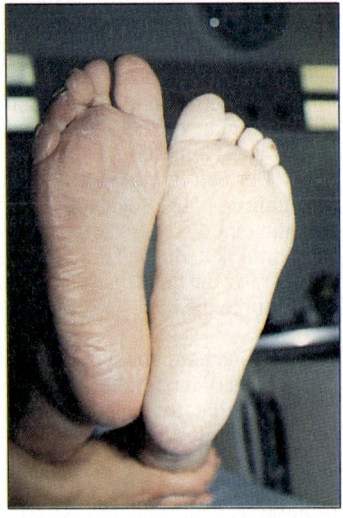

Abb. 8.**18** Positive Ratschow-Lagerungsprobe bei AVK

ler-sonographische Drucke unter 50–60 mmHg bedeuten eine akute Gefährdung der Extremität.

Bei der **bidirektionalen Untersuchungstechnik** ergibt die Auswertung einer Amplitudenschwankung im Zeitverlauf zusätzliche Auskünfte über Richtung und Strömungsstärke des Blutflusses. Den höchsten Informationsgehalt bietet die Duplex-Technik, bei der die bildgebende Ultraschalltechnik (Real-time-B-Bild) mit der Analyse der Strömungsverhältnisse kombiniert wird. Damit sind morphologische Gefäßwandveränderungen zu erfassen und ihre quantitativen Auswirkungen auf den Blutfluß. Weitere Verfahren sind die mechanische Oszillographie und die akrale Lichtplethysmographie.

Eine **Arteriographie** (= radiologische Kontrastmitteldarstellung der Schlagadern) ist erforderlich, wenn aufgrund der Klinik gefäßeröffnende oder gefäßchirurgische Maßnahmen in Betracht kommen.

> **!** Zur Therapieplanung von lumeneröffnenden oder chirurgischen Maßnahmen ist eine Arteriographie trotz der damit verbundenen Risiken unerläßlich.

Anzahl, Ausmaß und Verteilung der Stenosen kann arteriographisch erfaßt werden. Diese Aussagen ergeben in Zusammenschau mit der Klinik die Datenbasis, von der aus Prognose und Therapieaussichten beurteilt werden können.

So sind die Gefäßverhältnisse hinter einer hämodynamisch wirksamen Stenose ausschlaggebend für den postoperativen Verlauf und die funktionellen Ergebnisse. Wenn eine Lumeneröffnung erfolgreich ist, die zusätzlich erreichte Durchblutung aber in ein stark pathologisch verändertes peripheres Gefäßgebiet abfließt, werden relevante Funktionsverbesserungen ausbleiben.

Unter Umständen demaskiert die Durchblutungsverbesserung an einem Bein auch eine Einschränkung am anderen Bein, die bisher nicht zum Tragen kam, weil die operierte Stenose früher zur Claudicatio führte.

Der **Erfolg einer gefäßeröffnenden oder revaskularisierenden Maßnahme** hängt auch von der Leistungsfähigkeit anderer Systeme ab. So kann eine Verbesserung der peripheren Durchblutung eine koronare Herzkrankheit klinisch und funktionell zur Manifestation bringen, wenn präoperativ die Belastbarkeitsgrenze durch die AVK früher erreicht wurde als durch die KHK.

> **!** Ein Assessment der Gesamtsituation ist erforderlich und liefert wertvolle Daten für die Indikationsstellung von invasiven diagnostischen und therapeutischen Eingriffen, deren Risiko sich ja durch die Erfolgsaussichten rechtfertigen muß.

Eine **Amputation** ist angezeigt, wenn die Durchblutung einer Extremität so weit reduziert ist, daß nicht beherrschbare Ruheschmerzen oder infizierte Ulzerationen mit systemischen Auswirkungen entstanden sind.

Ungefähr die Hälfte der nicht-traumatischen Amputationen wird auf die diabetischen Fußprobleme zurückgeführt. Bei Patienten über 65 Jahren ist bei Diabetes mellitus die Amputationsrate zehnfach erhöht. Ein Diabetiker mit Amputation hat ein Risiko von schätzungsweise 50 %, innerhalb von 4 Jahren auch eine Amputation am kontralateralen Bein zu erhalten.

Von Chirurgen und von Patienten wird das Abschneiden eines Gliedmaßenabschnittes als therapeutische Niederlage bzw. psychisches Trauma („Verkrüppelung") erlebt. Es gibt gefäßchirurgische Abteilungen, die ihre Patienten zur Amputation in andere Krankenhäuser verlegen.

▬▬▬ Krankengeschichte

Bei Herrn Klemm soll morgen wegen einer arteriellen Verschlußkrankheit mit therapieresistenter Gangrän und Ruheschmerzen eine Unterschenkelamputation durchgeführt werden. Er hat einen langen Leidensweg hinter sich, monatelange Schmerzen, eine große entzündete Wunde am Fuß. Eine Schwester wird zufällig Zeuge, wie er im Stationszimmer telefoniert: „Ab morgen bin ich ein Krüppel", hört sie ihn sagen.

Die **negative Sichtweise der Amputation** hat praktische Konsequenzen für die spätere Rehabilitation. Wer den Verlust der Gliedmaße als Verstümmelung betrachtet, hat größere Probleme, eine Prothese zu akzeptieren.

Patienten nach Amputationen sind erstaunlich häufig nicht in Lage, die Gründe angemessen zu schildern, die die Amputation erforderlich machten.

Ein großes, übelriechendes, seit Monaten bestehendes Geschwür, das zur Immobilität führte und als chronische Infektionsquelle den Allgemeinzustand nachhaltig reduzierte, wird oft besser akzeptiert als die Amputation (s. Krankengeschichte).

Die **Beurteilung der seelischen Verarbeitung** gehört zum Assessment eines Patienten nach Amputation und hat prognostische Bedeutung für den weiteren funktionellen Verlauf.

Nach unserer Erfahrung wird eine Amputation von Männern in der Regel noch eher akzeptiert als von Frauen. Vielleicht spielt hier das Bild des Kriegsveteranen eine Rolle, der sein Bein im Kampf verloren hat und die Amputation auch als Zeichen der Kriegserfahrung trägt.

Das grundsätzlich sinnvolle Bestreben, so tief wie möglich zu amputieren, führt häufig zu Krankheitsverläufen, bei denen in einer „Salamitaktik" mehrere Amputationen erfolgen mußten, z.B. Vorfuß, Unterschenkel, Oberschenkel in kurzer Reihenfolge, bis endlich anatomisch und funktionell befriedigende Ergebnisse erreicht wurden. Dieser Verlauf ist eine gravierende seelische Belastung, die rehabilitative Bemühungen entscheidend beeinflußt.

Ein **belastbarer Stumpf**, der eine gute Prothesenanpassung ermöglicht, ist funktionelles Ziel der Amputation. Je peripherer die Amputation, desto günstiger sind die funktionellen Möglichkeiten.

Der **Amputationsstumpf** muß auf
- Länge,
- Kraft,
- Bewegungsumfang,
- Druckstellen,
- Schmerzen,
- Gewebsfestigkeit und
- Muskeldeckung

beurteilt werden.

Ein zu kurzer Oberschenkelstumpf schafft natürlich mechanische Probleme. Durch den veränderten Muskelzug kommt es leicht zu Beugekontrakturen in Hüfte und Knie.

Die **Kontrakturen** erschweren die Aufrichtung des Rumpfes und damit die Gleichgewichtsreaktionen und die Gewichtsübernahme auf die Prothese.

Wundheilungsstörungen an der Amputationsstelle verzögern die Prothesenanpassung, obwohl das distale Stumpfende üblicherweise keinem direkten Druck ausgesetzt ist. Das Stumpfende hängt ja frei im Prothesenschaft.

Stumpf- und Phantomschmerzen sind häufige Probleme. Stumpfschmerzen werden im Stumpf lokalisiert, Phantomschmerzen in amputierten Gliedmaßenabschnitten. Das Gehirn bezieht Schmerzen in Nerven, die früher die amputierten Extremitätenabschnitte versorgten, auf diese nicht mehr vorhandenen Körperteile.

Die **multiple Pathologie des Gefäßpatienten** mit mehreren weiteren Erkrankungen und Behinderungen spielt neben dem Lokalbefund eine wichtige Rolle bei der Bewältigung der Amputation. Oft liegen Mehrfachamputationen vor, da beide Beine von dem generalisierten Krankheitsprozeß betroffen sind.

Viele Gefäßpatienten sind **kognitiv verändert,** aus Gründen vaskulärer Hirnschädigung oder aufgrund von Demenzen anderer Ursache. Diese Patienten haben natürlich schlechtere Voraussetzungen bei den erforderlichen funktionellen Lernvorgängen und psychischen Anpassungsprozessen.

Eine Amputation mit **Prothesenversorgung** führt zu einer größeren mechanischen Belastung der anderen Anteile des Bewegungsapparates. Hände, Arme und Schultern werden durch Gehstützen und Gehhilfen stark beansprucht, das nicht betroffene Bein natürlich ebenfalls. Bisher klinisch stumme Arthrosen werden aktiviert, Sehnenansätze kritisch belastet.

Der **Sauerstoffverbrauch beim Gehen** ist bei Amputationen unterhalb des Knies um 60 % erhöht, bei einseitiger Amputation oberhalb des Knies oder beidseitiger unterhalb um 120 %.

Viele Patienten haben zusätzlich eine KHK, deshalb ist bei ihnen das Gehen aus kardialen Gründen wegen des hohen Energieverbrauches gefährlich. Ein erhöhter Sauerstoffverbrauch besteht auch im nicht amputierten Bein, das durch den Gefäßprozeß in der Regel auch betroffen ist. Das Assessment muß diese Auswirkungen der Amputation auf andere Körpersysteme erfassen, um eine entsprechende Therapieplanung zu ermöglichen.

Interventionen

Ausgangspunkt der **AVK-Therapie** ist das Stadium der Erkrankung:
- asymptomatisch (Fontaine-Stadium 1),
- Claudicatio (Fontaine-Stadium 2),
- relevante Ischämie (Fontaine-Stadium 3 und 4).

Die medikamentöse, angiologisch-interventionelle und gefäßchirurgische Therapie soll hier nur zusammenfassend aufgeführt werden.

In jedem Stadium sind **Allgemeinmaßnahmen** angezeigt:
- Gehen bis zum Beginn der Beschwerden (so oft wie möglich),
- Krafttraining von Armen und Beinen,
- unbedingt mit jeder Form von Rauchen aufhören,
- Kontrolle von Blutzucker, Blutfetten und Blutdruck,
- Vermeidung von lokaler Wärme/Hitze (keine Heizkissen, Wärmflaschen, heiße Bäder),
- Vermeidung von Kälte und Nässe,
- Mykoseprophylaxe in den interdigitalen Zwischenräumen,
- Vermeidung von Druck und Einschnürungen durch Strümpfe und Schuhe,
- Kontrolle und Vermeidungen von Verletzungen, z.B. bei Pediküre,
- frühe ärztliche Diagnostik und Therapie von Fußwunden,
- Tieflagerung der Extremität bei Ruheschmerzen,
- Thrombozytenfunktionshemmung.

Für **medikamentöse gerinnungshemmende Maßnahmen** stehen mehrere Stoffgruppen zur Verfügung. Durch *Acetylsalicylsäure* kann die Aggregationsneigung der Thrombozyten vermindert werden, die Progression der Erkrankung wird verlangsamt. Gleichzeitig wird die Rezidivhäufigkeit von Schlaganfall und Herzinfarkt gesenkt, zwei häufigen Todesursachen von Patienten mit AVK. Zur Dosierung gibt es in der Literatur unterschiedliche Ergebnisse und Meinungen. Tendentiell ist man in den letzten Jahren von anfänglich hohen Dosen auf Dosierungen von zweimal oder einmal 100 mg zurückgegangen. Die häufigsten Nebenwirkungen von Acetylsalicylsäure in höherer Dosierung sind gastrointestinale Beschwerden bis hin zur hämorrhagischen Gastritis und Ulzera von Magen und Darm. Bei den niedrigen Dosierungen sind gravierende gastrointestinale Nebenwirkungen aber selten. Neuerdings steht mit *Ticlopidin* eine Alternative ohne gastrointestinale Nebenwirkungen zur Verfügung. Allerdings sind Blutbildveränderungen möglich, dadurch ist eine engmaschige Blutbildkontrolle erforderlich.

Nach angioplastischen Interventionen und Gefäßoperationen kommt auch eine *Marcumarisierung* in Frage.

Medikamente spielen bei der **Kontrolle von Bluthochdruck, Diabetes und Hyperlididämie** natürlich ebenfalls eine Rolle. Diät (Fisch, Reduzierung gesättigter Fettsäuren) und Karenz vom Rauchen in jeder Form dürfen nicht vernachlässigt werden.

Die **Wirksamkeit sogenannter „durchblutungsfördernder" Medikamente** (Pentoxifyllin, Ginkgo-Biloba-Extrakt, Naftidrophuryl) wird unterschiedlich beurteilt. Sie werden breit eingesetzt, in der Literatur häufig als „Medikamente ohne gesicherten Wirksamkeitsnachweis" apostrophiert. Das Konzept, die AVK durch systemisch (allgemein) wirkende vasodilatierende Medikamente zu behandeln, ist aus experimentellen und theoretischen Gründen zweifelhaft. Intakte Gefäßareale reagieren auf Vasodilatation stärker als poststenotische Gebiete und entziehen diesen Anteile der Blutversorgung („Steal-Effekt"). Bei einigen dieser Medikamente diskutiert man die Möglichkeit, daß sie die Blutviskosität vermindern und die Flexibilität der Erythrozyten verbessern.

Zu den aggressiveren medikamentösen Maßnahmen gehört die Hypofibrinogenierung und die intraarterielle oder intravenöse Prostaglandintherapie.

Zu den **gefäßeröffnenden Maßnahmen** gehören die systemische oder lokale Fibrinolyse, die perkutane transluminale Angioplastie (PTA) und die gefäßchirurgische Therapie mit Thrombektomien, Gefäßersatzoperationen und Bypass-Versorgungen. Deren Indikation erfordert eine radiologische Darstellung der Arterien, um die Erfolgsaussichten abschätzen zu können.

Ein **Gehtraining** wird allgemein bei Claudicatio-Beschwerden im Stadium 2 nach Fontaine empfohlen. Leider gibt es weitaus mehr Untersuchungen zu medikamentösen oder operativen Maßnahmen als zu funktionell-übenden wie dem Gehtraining.

Man kann durch Gehtraining eine Verlängerung der schmerzfreien Gehstrecke erreichen, der zugrundeliegende Mechanismus dieser Verbesserungen ist aber nicht endgültig geklärt. Die günstigste Erklärungsvariante wäre die Neubildung von Kapillaren, die durch körperliches Training im betroffenen poststenotischen Gebiet (!) angeregt würde. Die Besserungen treten allerdings so schnell ein, daß zumindest zusätzlich andere Erklärungen wie eine Ökonomisierung der Bewegungen und Trainingseffekte auf nicht direkt betroffene Muskelgebiete in Betracht gezogen werden müssen.

Ob Gehtraining also den Gesamtverlauf der AVK günstig beeinflussen kann und die Entwicklung der AVK bremsen kann, ist noch eine offene Frage.

Nicht hinreichend untersucht ist auch die Frage, in welcher Intensität und Frequenz die Übungen durchgeführt werden sollen. Meist wird Gehtraining vom Intervalltyp empfohlen. Ein anderes Vorgehen ist ja auch kaum möglich. Der Patient soll dabei nicht in die Schmerzen hineingehen, sondern bei den ersten Anzeichen der Durchblutungsstörung (Schwäche, Steifheit) die übliche Pause einlegen.

> **!** Der Claudicatio-Schmerz als Ausdruck einer Hypoxie zeigt eine Gewebsschädigung an und muß deshalb vermieden werden. Allgemeine Überlegungen sprechen für ein vorsichtiges Bewegungstraining. Immobilität egal welcher Ursache bietet viele Gefahren und fördert eine Verschlechterung durch zunehmenden Trainingsverlust.

Die **allgemeine körperliche Leistungsfähigkeit** ist mit fortschreitendem Alter ohnehin vermindert, schon ohne eine mobilitätseinschränkende Erkrankung wie die AVK.

Dies ist gut meßbar mit Hilfe der maximalen Sauerstoffaufnahme. Die allgemeine körperliche Leistungsfähigkeit vermindert sich um ca. 10 % pro Dekade. Fehlende körperliche Aktivität ist ein wesentlicher Faktor in diesem Geschehen. Die Leistungsminderung führt dazu, daß mit 80 Jahren bereits für scheinbar körperlich wenig belastende Alltagsaktivitäten wie An- und Ausziehen mehr als 50 % der maximalen Sauerstoffaufnahme benötigt werden.

Pathologische Bedingungen wie postoperative Zustände, Amputationen, Gehen mit Gehhilfen, neurologische Funktionsminderungen und Gelenkschäden erhöhen diese Quote leicht in den kritischen Bereich der Pflegeabhängigkeit.

Es ist nachgewiesen, daß gefäßgesunde ältere Menschen auf Ausdauertraining positiv reagieren. 10–20 % Steigerung der maximalen Sauerstoffaufnahme ist erreichbar. Aus diesen Überlegungen ergibt sich die Notwendigkeit des Gehtrainings schon im Hinblick auf den allgemeinen Funktionszustand.

Das **Training der Herz-Kreislauf-Parameter** spielt neben den muskulären Faktoren eine wesentliche Rolle. Mit Begrenzungen und Gefahren von seiten des Herzens ist beim AVK-Patienten immer zu rechnen.

Die für einen Herz-Kreislauf-Trainingseffekt erforderliche Herzfrequenz läßt sich dadurch berechnen, daß man 30–45 % der Frequenzreserve zum Ruhepuls hinzuzählt:

Frequenzreserve	= maximale Herzfrequenz minus Ruhefrequenz,
Maximale Herzfrequenz (MHF)	= 220 minus Lebensalter in Jahren,
Frequenzreserve	= 220 – Alter[Jahren] – Ruhepuls,
Trainingsfrequenz	= Ruhepuls + 30 bis 45 % der Frequenzreserve.

Beispiel:
Patientenalter 70 Jahre, Ruhepuls 80/Minute:
220 – 70 – 80 = 70
80 + 21 bis 31,5 = 101 bis 111,5 als Trainingsfrequenz.

Bei koronarer Vorschädigung ist eine Kontrolle der Herzdurchblutung durch klinische Beurteilung sowie gegebenenfalls Belastungs-EKG, Langzeit-EKG und (Langzeit)-Blutdruckmessung ratsam. Die angeführten pathophysiologischen Daten verdeutlichen, daß bei multimorbiden Patienten ein körperliches Training nicht in naiver Analogie zum gesunden jüngeren Menschen ohne ärztliche Kontrolle durchgeführt werden darf.

Schuhzurichtungen sind als eine mechanische Maßnahme zur Erleichterung des Gehens bei AVK möglich. Eine Sohlenrolle in Art eines altertümlichen Tintenlöschers und eventuell ein Pufferabsatz können das Abrollen erleichtern und die Muskulatur entlasten.

Die **Mehrbelastung bei Amputation** wurde oben bereits quantifiziert. Die Zahlen machen deutlich, wie kompliziert die Gehschulung und Prothesenversorgung bei einem multimorbiden Gefäßpatienten verlaufen kann. Hinzu kommen Gelenkprobleme, Einschränkungen der kognitiven Funktionen und der manuellen Geschicklichkeit. Die Fotoserie (Abb. 8.**19 a – l**) stellt das Anlegen einer modernen Modularprothese in Einzelschritten dar.

Ein **Training ohne Prothese** ist auch bei Patienten erforderlich, bei denen eine Prothese anpaßt wird. Jeder amputierte Patient muß lernen, wesentliche Alltagsabläufe auch ohne Prothese zu bewältigen, wenn er unabhängig von fremder Hilfe sein will. Der nächtliche Toilettengang z. B. gestattet nicht das vorherige Anlegen einer Prothese. Ein Patient muß also lernen, sich aus dem Liegen im Bett aufzurichten, sich an den Bettrand zu setzen, mit einem Bein aufzustehen und/oder sich vom Bett in einen Rollstuhl oder Toilettenstuhl umzusetzen.

Wenn Begleiterkrankungen und der allgemeine Kräftezustand diese Ziele unrealistisch erscheinen lassen, ist von vornherein eine Rollstuhlrehabilitation anzustreben. Dies den Patienten und mehr noch ihren Angehörigen klarzumachen, erfordert rehabilitatives Fachwissen, intensive Gespräche und einfühlsame Überzeugungsarbeit.

Die **Erfolgsaussichten der Prothesenanpassung** müssen vor Beginn des Prothesentrainings beurteilt werden, um vorhersehbare Frustrationen und Gefahren zu vermeiden. Bei günstigen körperlichen oder geistigen Voraussetzungen können auch sehr alte Patienten noch zur Gehfähigkeit mit Prothesen gelangen. Sogar ein doppelseitig unterschenkelamputierter Patient kann in hohem Alter noch zum Gehen mit Prothesen kommen (Abb. 8.**20**), bei doppelseitiger Oberschenkelamputation besteht diese Möglichkeit nicht mehr, dann muß die Mobilität im Rollstuhl als Rehabilitationsziel gewählt werden.

Die **Anpassungsphase einer Prothese** ist immer langwierig. Der Gebrauch der Prothese führt in günstigen Fällen zur Festigung des Stumpfes. Die Konsistenzverbesserung des Stumpfes kann gefördert werden durch ein richtiges Wickeln der Stumpfweichteile in den Zeiten, in denen die Prothese nicht getragen wird (Abb. 8.**21 a – f**). Dabei muß sorgfältig darauf geachtet werden, daß das Wickeln nicht zu einer Beugekontraktur führt.

Massagen und Eisanwendungen werden eingesetzt, um die Konsistenz von Haut und Gewebe zu verbessern.

Meist sind Gehhilfen (Unterarm-Gehstützen, Gehwagen) als technische Hilfen erforderlich.

Kraft, Koordination und Beweglichkeit in Armen, Rumpf (!) und Beinen müssen geschult werden. Der Patient muß die Prothese innerlich in sein Körperbild einbauen, muß lernen, ihr zu vertrauen, sonst erfolgt nicht die nötige Gewichtsverlagerung auf das amputierte Bein.

Dabei sind die funktionellen Ergebnisse bei Unterschenkelprothesen in der Regel besser als bei Oberschenkelprothesen. Das erhaltene Kniegelenk erleichtert Aufstehen und die Gleichgewichtskontrolle beim Stehen und Gehen. Die notwendige Arretierung bzw. Entriegelung des

a
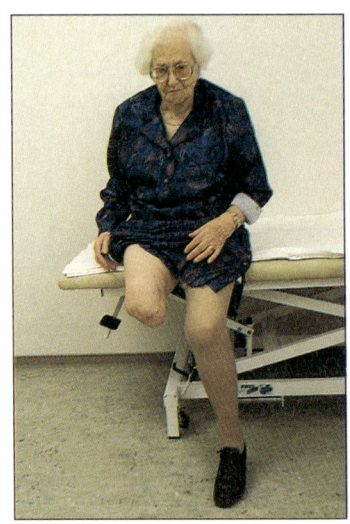

b
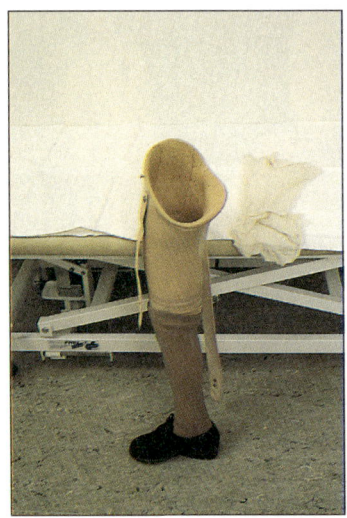

c
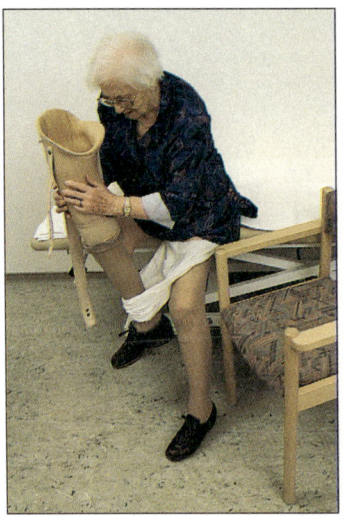

d
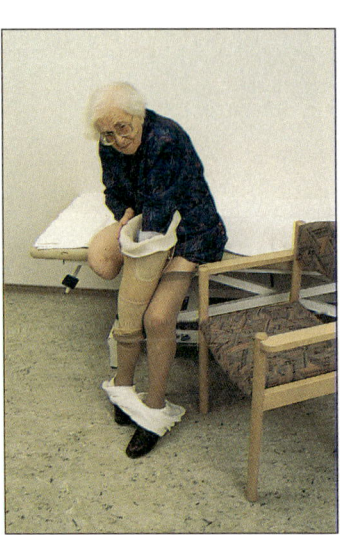

Abb. 8.**19a–d**   Anlegen einer Modularprothese in Einzelschritten

e

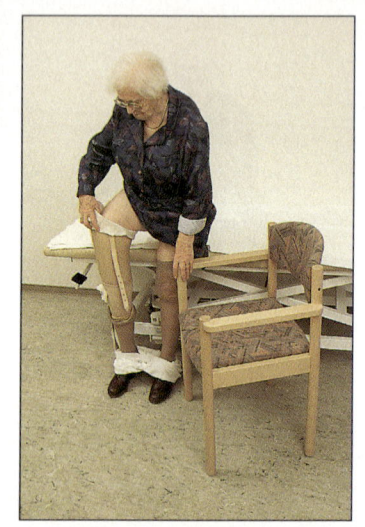

f

g

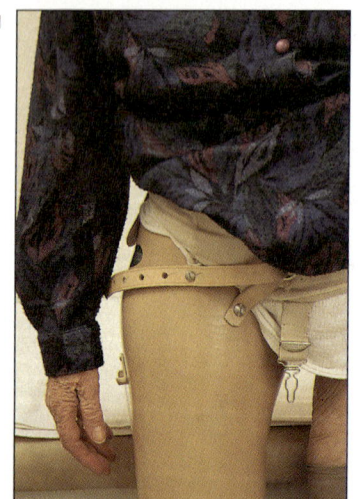

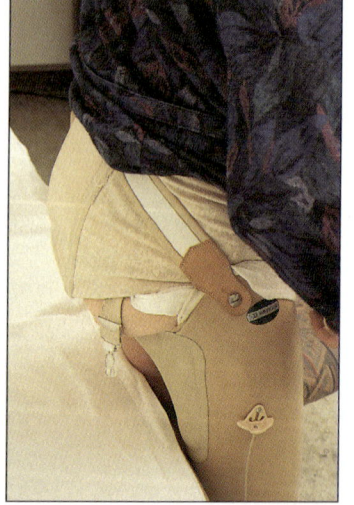

h

Abb. 8.**19e–h**   Anlegen einer Modularprothese in Einzelschritten

i

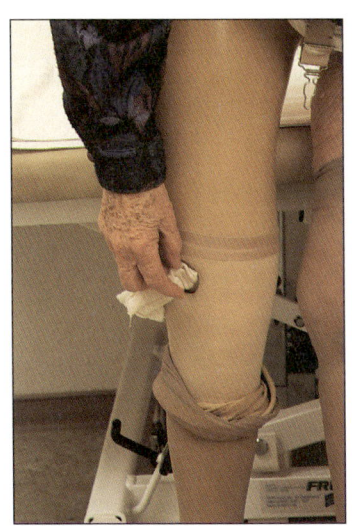

j

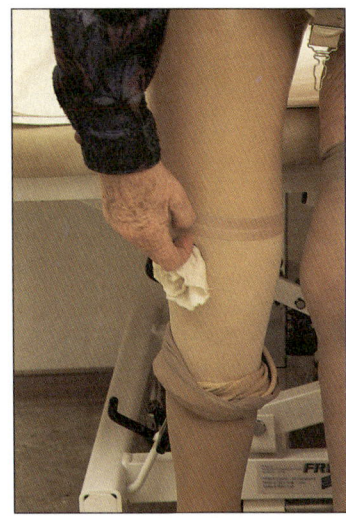

k

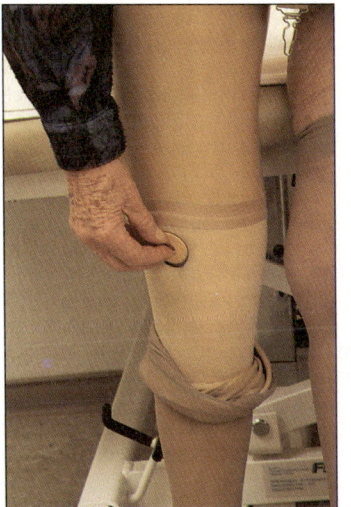

l

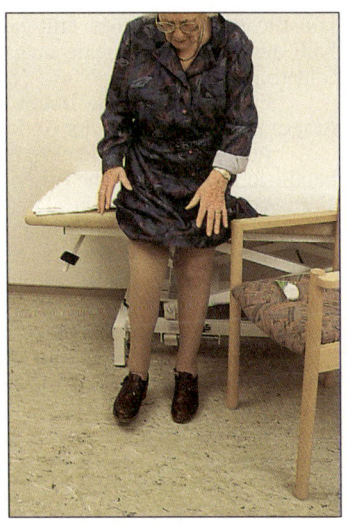

Abb. 8.**19i–l**   Anlegen einer Modularprothese in Einzelschritten

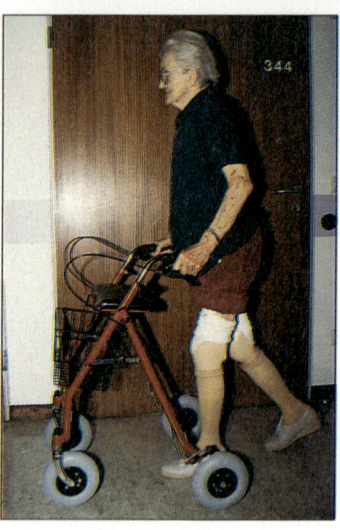

Abb. 8.20 81jährige Patientin mit beidseitiger Unterschenkelamputation wegen AVK, nach Rehabilitation gehfähig am Gehwagen

künstlichen Kniegelenkes fällt weg. Patienten mit Amputationen oberhalb des Knies haben eine langsamere Schrittfolge und eine kürzere Schrittlänge.

Einige **statistische Daten** zur geriatrischen Rehabilitation nach Amputation am Beispiel der Geriatrischen Klinik Esslingen:

Ausgewertet wurde eine 1992/93 konsekutiv zur stationären Rehabilittion aufgenommene Patientengruppe (n = 807):

Von 807 Patienten erfolgte in 29 Fällen (15 Frauen, 14 Männer) die Rehabilitation wegen einer gefäßbedingten Amputation. Das Durchschnittsalter betrug 76 Jahre. Es handelte sich bei den Amputationen um 17 einseitige Oberschenkelamputationen, 6 einseitige Unterschenkelamputationen, 2 beidseitige Unterschenkelamputationen, eine beidseitige Oberschenkelamputation und 3 Patienten mit anderen Amputationen. 19 der 29 Patienten hatten einen Diabetes mellitus, 22 eine klinisch relevante Herzkrankheit (KHK, Herzinsuffizienz oder Herzrhythmusstörungen).

Patienten nach Amputation haben in der Geriatrischen Klinik Esslingen mit 53,8 Tagen die höchste durchschnittliche Aufenthaltsdauer von allen Diagnosegruppen.

19 der Patienten waren bei Beginn der Rehabilitation nicht in der Lage, ohne fremde Hilfe aufzustehen und zu gehen. Zehn dieser 19 Patienten haben die Gehfähigkeit erreicht.

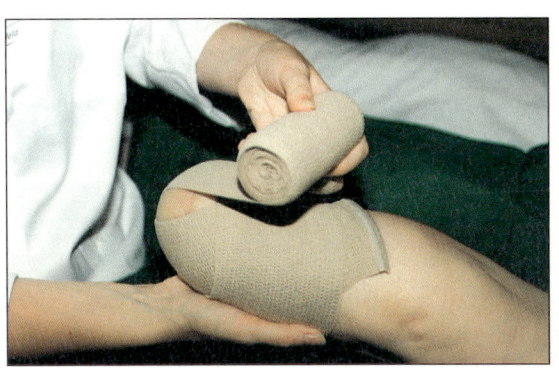

a

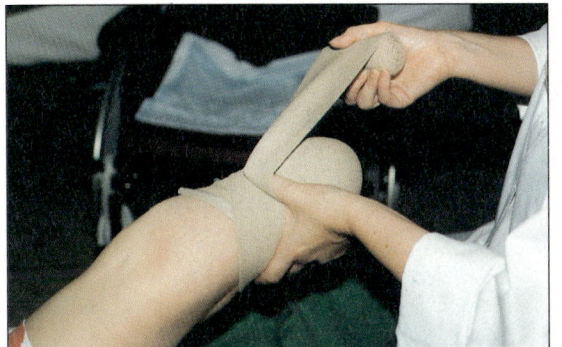

b

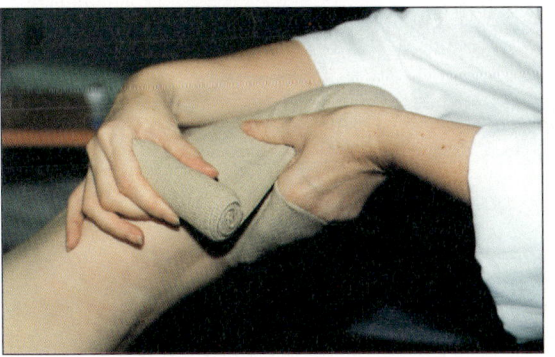

c

Abb. 8.**21a–c**   Stumpfwickeln bei Amputation

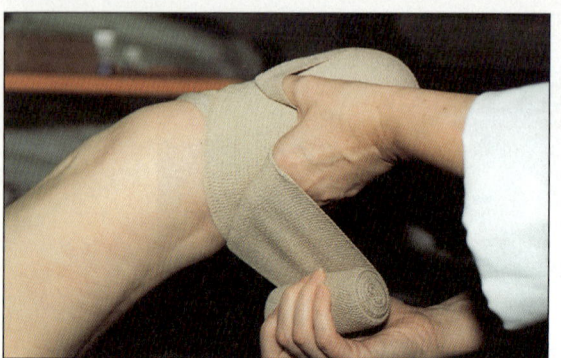

d

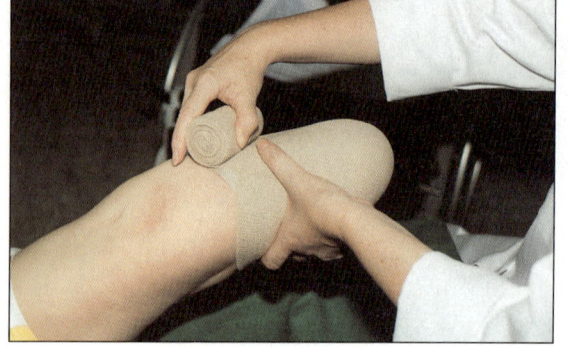

e

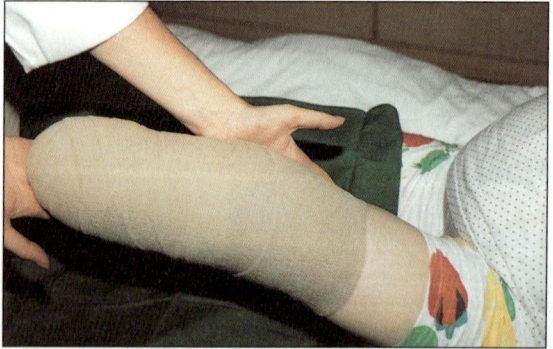

f

Abb. 8.**21d–f** Stumpfwickeln bei Amputation

Rehabilitation des Parkinson-Syndroms

Einführung

Erkrankungen der Basalganglien sind eine häufige Ursache für Bewegungsstörungen im Alter. Zahlenmäßig die größte Bedeutung hat das nach James Parkinson benannte Syndrom, das er 1817 als „Schüttellähmung" (shaking palsy) beschrieben hat.

Epidemiologische Daten belegen die Bedeutung des Krankheitsbildes. Das Lebenszeitrisiko, an einem Parkinson-Syndrom zu erkranken, wird auf auf 2,5 % geschätzt. In der weißen Rasse beträgt die Häufigkeit 84 – 187 Parkinson-Kranke pro 100 000 Menschen. Zwischen dem 70. und 79. Lebensjahr treten pro Jahr 1–2 Neuerkrankungen pro 1000 Einwohnern auf, bei 70jährigen können wir mit 2 % Parkinson-Kranken rechnen. Das Haupterkrankungsalter liegt bei 60 Jahren, mit einem deutlichen Anstieg ab dem 50. Lebensjahr und einem Häufigkeitsabfall ab 75 Jahren. Die Sterblichkeit unter Parkinson-Kranken ist gegenüber der Normalbevölkerung dreifach erhöht, die Erkrankungsdauer beträgt heute im Mittel 13 – 14 Jahre.

Die **histologische und biochemische Ursache** des Parkinson-Syndroms ist der Untergang von Nervenzellen in der Substantia nigra, einem Nervenzellgebiet, das funktionell den Basalganglien zugeordnet wird. Der Zelluntergang betrifft im wesentlichen die Zellen, die Dopamin als Transmitter enthalten und hemmend auf Zellen im Corpus striatum wirken, die den Neurotransmitter Acetylcholin enthalten.

1960 entdeckten Ehringer und Hornykiewicz, daß in den Basalganglien verstorbener Parkinson-Kranker ein Defizit des Neurotransmitters Dopamin besteht.

> **!** Biochemisch besteht das Parkinson-Syndrom in einem Ungleichgewicht zwischen Dopamin und Acetylcholin, vereinfacht in einem Dopaminmangel und einem dadurch ungehemmten Überwiegen von Acetylcholin.

Die **Ätiologie** des Parkinson-Syndroms ist unterschiedlich. Der Begriff Parkinson-Syndrom bezeichnet also keine einheitliche Krankheit, da es verschiedenen Mechanismen gibt, die Dopamin im nigrostriären System vermindern (Tab. 8.**12**). Je nach auslösendem Mechanismus unterscheiden sich Klinik, Therapiemöglichkeiten und Prognose.

1917 – 1927 führte eine weltweite Pandemie der Encephalitis lethargica (von Economo) bei jungen Erwachsenen zu Parkinson-Syndromen. Der Neurophysiologe Oliver Sacks hat dieses Krankheitsbild und seine Therapie in dem Buch „Zeit des Erwachens" („Awakenings") literarisch und medizinisch eindrucksvoll geschildert.

In 80 % der Parkinson-Fälle ist heute keine bestimmte Krankheit als Ursache festzustellen, wir sprechen dann von einem „idiopathischen Parkinson-Syndrom". Klinisch bedeutsam ist das durch Medikamente, vor allem Neuroleptika, ausgelöste Parkinson-Syndrom. Die Symptome

Tabelle 8.12 Ätiologie des Parkinson-Syndroms

Parkinson-Formen	Erläuterungen
idiopathisch	ohne zugrundeliegende Erkrankung
medikamentös bedingt	durch Neuroleptika, Lithium, Reserpin, α-Methyldopa, Kalzium-Antagonisten, einige Antidepressiva
toxisch	durch MPTP (in synthetischen Drogen), Methanol, Zyanid, Kohlenmonoxid, Kohlenstoffdisulfid
postenzephalitisch	nur noch historisch relevant
traumatisch	sehr selten
arteriosklerotisch	heute als Ätiologie meist nicht mehr akzeptiert
hereditär	selten
metabolisch	Basalganglienverkalkung bei Hypoparathyreoidismus, Morbus Wilson
bei Multisystem-degenerationen (Parkinson-Plus-Syndrome)	striatonigrale Degeneration, pallidonigrale Degeneration, olivopontozerebelläre Atrophie, Shy-Drager-Syndrom, progressive supranukleäre Blickparese, diffuse Lewy-Körperchen-Erkrankung, Parkinson-Alzheimer-Komplex.

sind dabei in vielen Fällen reversibel, zum Teil allerdings erst nach Monaten, in einigen Fällen persistieren sie.

Pathophysiologische Befunde belegen, daß das Parkinson-Syndrom nicht auf das nigro-striäre System beschränkt ist. Neurodegenerative Prozesse laufen auch außerhalb des nigro-striären Systems ab und betreffen auch andere Neurotransmitter als Dopamin. Es wurden regelmäßig Nervenzelluntergänge außerhalb dieser Hirnbereiche festgestellt. Außer dem Dopaminmangel gibt es Veränderungen anderer Signalüberträgerstoffe des ZNS.

Die Veränderungen laufen zudem in einem Gehirn ab, das zahlreiche altersassoziierte Veränderungen aufweist. Die Symptomatik des Einzelfalles ergibt sich also aus einem Zusammenspiel von krankheits- und altersbedingten Prozessen.

Der **medikamentöse Ansatz** zur Behandlung ergibt sich aus den Veränderungen des Dopamingehaltes. Reduziert sich dieser auf 60 – 80 %, werden klinische Symptome manifest. Daraus ergibt sich der Ansatz, Dopamin zuzuführen oder Acetylcholin zu hemmen (Abb. 8.**22**). Da Dopamin die Blut-Hirn-Schranke nicht durchdringen kann, muß L-Dopa, seine Vorstufe, zugeführt werden. Das überall im Körper vorhandene Enzym Decarboxylase würde L-Dopa bereits außerhalb des Gehirns in Dopamin umwandeln und damit Nebenwirkungen wie Blutdruckschwankungen, Übelkeit, Erbrechen und Gewichtsabnahme in intolerablem Umfang hervorrufen. Der Zusatz von Decarboxylasehemmern, die die Blut-HirnSchranke nicht überwinden, verhindert die Umwandlung von L-Dopa zu Dopamin außerhalb des Gehirns und ermöglicht die heutige Substitutionstherapie mit L-Dopa + Decarboxylasehemmern. Die ge-

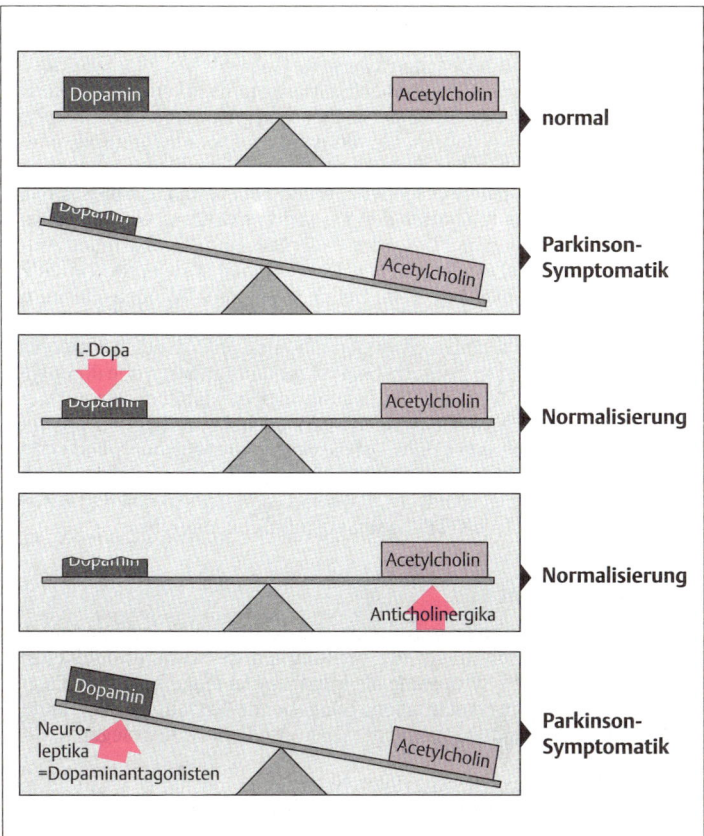

Abb. 8.22 Gleichgewicht der Neurotransmitter Dopamin und Acetylcholin und Störungen durch Dopaminmangel und Neuroleptikawirkung

nannten Nebenwirkungen bleiben dadurch in einem vertretbaren Rahmen.

Krankengeschichte

Frau Palm sucht mit ihrem Ehemann (64 Jahre) den Hausarzt auf. Während Herr Palm scheinbar teilnahmslos danebensitzt, schildert seine Ehefrau die Probleme, die ihr in den letzten Monaten aufgefallen sind. Ihr Mann sei so gleichgültig geworden, er würde sich körperlich vernachlässigen, sei teilnahmslos, niedergeschlagen. Er sitze viel mehr als früher in der Wohnung, könne sich zu nichts mehr aufraffen. Früher habe er bereitwillig im Haushalt mitgeholfen, jetzt bleibe er nach dem Essen sitzen und mache keine Anstalten, aufzustehen und beim Abräumen zu helfen, wie er es früher immer getan habe. Direkt von seinem Hausarzt angesprochen, antwortet Herr Palm sehr zögernd. Ja, es stimme schon, was seine Frau berichte. Alles falle ihm viel schwerer als sonst. Er habe auch seit längerem Rückenschmerzen. Sein Gesicht wirkt während seiner Schilderung relativ unbewegt. Der Hausarzt kennt ihn seit Jahren, allerdings nur von sporadischen Konsultationen bei üblichen Bagatellerkrankungen. Die Bewegungsarmut fällt ihm sofort auf. Bereits die Schilderung der Ehefrau und die starre Mimik des Patienten hatten den Verdacht in Richtung eines Parkinson-Syndroms gelenkt. Er bittet den Patienten, einmal aufzustehen und im Sprechzimmer umherzugehen. Das Gangbild ist kleinschrittig, auffallend ist, daß die Arme beim Gehen kaum mitschwingen. Ein Tremor liegt nicht vor. Die passiven Bewegungen der Gliedmaßen sind wenig auffallend, allerdings schwingen die Arme links deutlicher als rechts wenig mit, als der Hausarzt beim sitzenden Patienten den Rumpf hin- und herdreht. Bei der Untersuchung im Liegen bittet der Hausarzt den Patienten, sich möglichst zu entspannen, hebt den Kopf etwas an und läßt ihn aus geringer Höhe auf die weiche Untersuchungsliege fallen. Der Kopf bleibt in der Luft hängen. Der Hausarzt informiert das Ehepaar über seinen Verdacht, daß eine Parkinson-Erkrankung vorliegt und versichert, daß es Behandlungsmöglichkeiten gibt.

Assessment

Technische Untersuchungen sind erforderlich, um andere Erkrankungen auszuschließen, die im Rahmen der Differentialdiagnose für die festgestellten Symptome als Erklärung in Frage kommen. Es gibt aber keine Laboruntersuchungen, bildgebende Verfahren oder andere technische Untersuchungen, die die Diagnose Parkinson belegen.

> **!** Die Diagnosestellung erfolgt beim Parkinson allein aufgrund von Anamnese, klinischer Untersuchung und Verlaufsbeobachtung.

Die **Kernsymptomatik** besteht aus der Symptomentrias
1. Hypokinese,
2. Rigor,
3. Tremor.

Mit **Hypokinese** (oder Akinese) bezeichnet man eine motorische Gebundenheit willkürlicher und unwillkürlicher Bewegungen. Die Hypokinese ist das eigentliche Hauptsymptom, sie wird *nicht* durch eine Parese, auch *nicht* durch den Rigor verursacht.

> **!** Der Parkinson-Patient ist hypokinetisch, d. h. er setzt eine Bewegung nur verlangsamt in Gang, führt sie langsam und schwerfällig durch und kann sie nicht auf Kommando harmonisch abbremsen.

Die Hypokinese zeigt sich an verschiedenen Veränderungen von willkürlichen und unwillkürlichen Bewegungsabläufen. Das Gangbild wird kleinschrittig und schlurfend, die Beine scheinen am Boden zu kleben, der Rumpf ist vornübergeneigt. Beim Abstoppen schießt der Patient gleichsam über das Ziel hinaus. Dieses Phänomen, beim Gehen nicht kontrolliert abbremsen zu können, wird *Propulsion* genannt. Das automatische und normalerweise sehr regelmäßige Mitschwingen der Arme beim Gehen (soweit die Gehgeschwindigkeit über 0,75 m/Sekunde liegt) ist verringert.

Die willkürlich intendierten Bewegungen werden immer spärlicher und ökonomischer. Da sich dies auf alle Alltagsverrichtungen auswirkt, entsteht oft ein reduzierter Pflegezustand. Es kommt zu plötzlichen Blockierungen (Freezing) mitten im Ablauf einer Bewegung, z. B. beim Durchschreiten einer Tür oder einer anderen Engstelle (Engpaßsyndrom). Augenfolgebewegungen und Lidschlag verringern sich. Auch mimische Ausdrucksbewegungen verringern sich, das Gesicht wirkt maskenhaft starr und verleitet die Umgebung zu Fehldeutungen in Richtung Depression oder Demenz. Die Sprachmuskulatur ist ebenfalls betroffen. Die Sprache wird aphonisch, leise, monoton, Sprachrhythmus und die Sprachmelodie sind gestört. Die Schrift wird vor allem bei längeren Wörtern zunehmend kleiner (Mikrographie).

Der **Rigor** ist ein gleichmäßig anhaltender Widerstand der Muskulatur gegen passive Dehnung. Im Gegensatz zur anderen klinisch relevanten Tonuserhöhung, der Spastik, ist er nicht geschwindigkeitsabhängig und nicht federnd, sondern bleibt gleich über den gesamten Umfang der passiven Bewegung („wächsern" oder „bleirohrartig"). Allerdings tritt gelegentlich das *Zahnradphänomen* auf, bei dem der Widerstand plötzlich und unregelmäßig für kurze Zeit und einen kleinen Bewegungsausschnitt nachgibt. Im Gegensatz zur spastischen Tonuserhöhung ist der Rigor nicht abhängig von Dehnungsreizen, der Patient ist auch nicht zur völligen Entspannung fähig.

Der Rigor ist außer an den Extremitäten auch im Bereich der Schultern und des Nackens zu überprüfen. Den Rigor der Nackenmuskulatur weist man durch den *Kopffalltest* nach: Hebt man den Kopf eines liegenden Parkinson-Patienten an und läßt ihn aufs Kissen zurückfallen, bleibt er in der Luft hängen. Beim nicht gehfähigen Patienten ist der Rigor der Schulter- und Armmuskulatur dadurch nachzuweisen, daß man den Oberkörper hin- und herdreht und dabei das Pendeln der Arme beobachtet.

Durch den **gemeinsamen Einfluß von Hypokinese und Rigor** kommt es zur Fixierung von Haltungen, die das typische Bild des ausgeprägten Parkinson-Kranken bestimmen:
– vornübergebeugte Haltung von Kopf und Rumpf,
– Beugung der Arme und Finger,
– Beugung von Hüften und Knien,
– Instabilität von Gang und Haltung.

Der **Tremor** ist das augenfälligste Parkinson-Symptom, das allerdings nicht obligat ist. 15–20 % der Patienten bleiben ohne Tremor. Die genaue Analyse des Tremors ist wichtig, da Verwechselungsmöglichkeiten mit dem „essentiellen Tremor" (vgl. S. 56 ff) bestehen. Vor allem bei Patienten, die aufgrund anderer Erkrankungen immobil sind, ist die Hypokinese als diagnoseleitendes Symptom oft schwer zu beurteilen. Auch die starre Mimik kann viele andere Ursachen haben und ist im Alter nicht sehr spezifisch. Wenn dann bei einem immobilen Patienten ein Tremor auftritt, ist die Abgrenzung zu einem Parkinson-Syndrom schwierig. Der Parkinsontremor ist ein gleichmäßiger Ruhetremor, der mit einer Frequenz von 4–7 Schlägen pro Sekunde etwas schneller als der cerebellär-ataktische Tremor (2–4/Sek.) und etwas langsamer als der essentielle Tremor (5–8/Sek.) abläuft.

! Der typische Parkinson-Tremor ist ein Ruhetremor mit 4–7 Schlägen pro Minute und wird bei Zielbewegungen geringer.

Im Elektromyogramm lassen sich in antagonistischen Muskelgruppen abwechselnd und zeitlich versetzt Muskelaktivitäten nachweisen. Das führt zum Bild des „Antagonistentremors", der an der Hand als „Pillendrehertremor" und am Kopf als „Ja-" oder „Nein-Tremor" abläuft. Er ist in den einzelnen Körperabschnitten nicht synchron. Wird er an einer Stelle unterdrückt, wird er an einer anderen Stelle deutlicher. Er läßt im Schlaf gewöhnlich nach, kann aber phasenweise auch bei Schlafenden auftreten. Bei seelischer Erregung wird die Höhe des Ausschlages größer, nicht aber die Frequenz. Da der Ruhetremor bei Zielbewegungen, z.B. beim Essen und Trinken, geringer wird, ist er funktionell im Alltag nicht so hinderlich wie andere Tremorformen. Es gibt aber Parkinson-Patienten, die gleichzeitig mit dem Ruhetremor an einem Haltetremor leiden.

Verschiedene **Subtypen des Parkinson-Syndroms** sind im klinischen Bild zu unterscheiden. Je nach Ausprägung von Hypokinese (Akinese), Rigor und Tremor können drei Subtypen unterschieden werden:
– Äquivalenztyp   Akinese, Rigor und Tremor sind annähernd gleich ausgeprägt,
– Akinese-Rigor-Typ Tremor fehlt oder ist gering,
– Tremordominanztyp Tremor steht ganz im Vordergrund.

Weitere Begleitsymptome bestimmen neben den Kardinalsymptomen Hypokinese, Rigor und Tremor das Erscheinungsbild und die Einschränkung der Alltagsfunktionen.

Die *Erhöhung der Talgproduktion* ist eine vegetative Krankheitserscheinung und führt zum „Salbengesicht". Die Höhe der Talgproduktion ist tendentiell parallel zur Schwere des Parkinson-Syndroms.

Hypotone Kreislaufregulationsstörungen treten vermehrt auf, deshalb sollte der Blutdruck auch nach Aufstehen gemessen werden (Schellong-Test), zumal die Parkinson-Medikamente ebenfalls zum Blutdruckabfall führen können.

Zu einem *verstärkten Speichelfluß* aus dem Mund kommt es durch die akinetische Einschränkung des Schluckens und das Offenstehen des Mundes. Dies trägt zu einem negativen äußeren Erscheinungsbild bei, das eine Demenz vortäuschen kann. Dieses Symptom wird von den geistig klaren Patienten als sehr beschämend erlebt, manche halten ständig ein Taschentuch vor den Mund.

Die *Motilität des Magen-Darm-Traktes* ist eingeschränkt, so daß es zu einer Verlängerung der Passagezeit kommt. Völlegefühl und verzögerte Resorption von Medikamenten sind die Folge. Eine Obstipation ist häufig zu finden. Hier wurden keine Parkinson-spezifischen Ursachen gefunden, man muß davon ausgehen, daß die verlängerte Passagezeit, Bewegungsarmut und eine verminderte Flüssigkeitsaufnahme eine Rolle spielen.

Miktionsstörungen sind häufig in Form von imperativem Harndrang, Pollakisurie und Dranginkontinenz. Schon bei geringen Füllungsmengen kommt es zu ungebremsten Detrusoraktivitäten.

Zu *Sexualfunktionsstörungen* kommt es in Form von Libidominderungen, Störungen der erektilen Potenz und Ejakulationsstörungen.

Die *Toleranz gegen hohe Temperaturen* ist bei Parkinson-Patienten verringert. Hohe Außentemperaturen und hohe Luftfeuchtigkeit führen schnell zu bedrohlichen Temperaturanstiegen. Dieses gefährliche Symptom erfordert pflegerische und ärztliche Aufmerksamkeit und Kontrolle. Es kommt bei einigen Patienten immer wieder zu massiven Schweißausbrüchen, die 30 – 60 Minuten anhalten.

Atemstörungen zeigen sich in einer erhöhten Atemfrequenz und einer schlechten Synchronisation von Atmung und Sprechen. Die Dyspnoe bei Belastung ist unter Umständen auf eine Rigidität und Hypokinese der an der Atmung beteiligten Muskulatur zurückzuführen.

Störungen der Augenmotorik gehören zu den Parkinson-bedingten motorischen Veränderungen. Der Lidschlag wird seltener („Blinkrate"), beim Fixieren nahgelegener Objekte tritt eine Konvergenzschwäche auf.

Schlafstörungen sind sehr häufig. Dabei spielt sicherlich die Hypokinese eine Rolle. Wir sind auf regelmäßige Bewegungen im Schlaf angewiesen. Bei gesunden Erwachsenen kommt es 6- bis 8mal pro Nacht zu größeren Bewegungsphasen. Die Häufigkeit dieser Bewegungen, die zur körperlichen Entspannung und Schmerzvermeidung notwendig sind, nimmt im Alter sowieso etwas ab. Die schmerzhaften Krämpfe und Verspannungen durch die Parkinson-bedingte Reduzierung der Schlafmobilität können die Nachtruhe nachhaltig stören. Die Mittel gegen Schlafstörungen sind hierbei in erster Linie die Maßnahmen gegen Hypokinese und Dystonien, nicht der schnelle Griff zu Schlafmitteln.

Kognitive Störungen bestimmen neben den körperlichen Symptomen den Verlauf. Es kommt analog zu den Veränderungen der Mobilität zu einer *Verlangsamung der Denkabläufe* (Bradyphrenie) und der sprachlichen Äußerungen. Dabei kann die Qualität der Denkabläufe erhalten sein. Auf den Zuhörer wirkt die starke Verlangsamung im Gespräch oft fälschlich als generelle Minderung der intellektuellen Leistungen. Wenn man den Patienten jedoch genügend Zeit gibt, wird deutlich, daß die Denkleistungen hauptsächlich im Hinblick auf die Geschwindigkeit betroffen sind.

Häufiger als in einer altersentsprechenden Population kommt es beim Parkinson tatsächlich zu einem *generellen Abbau geistiger Leistun-*

gen im Sinne einer dementiellen Entwicklung. Es ist bei der Beurteilung eines fortgeschrittenen Parkinson-Kranken jedoch schwierig, das Ausmaß der kognitiven Reduktion richtig einzuschätzen, da veränderte Mimik, depressive psychische Veränderungen und die geistige und motorische Verlangsamung auch ohne zugrundeliegende Demenz den Eindruck geistiger Defizite erwecken.

Es kann auch schon ohne Parkinson-Medikation (s. unten) zu *Verwirrtheitszuständen, Halluzinationen und paranoiden Symptomen* kommen. Dies geschieht oft im Rahmen einer dementiellen Entwicklung. Bei den Wahnvorstellungen und Halluzinationen muß unterschieden werden, ob diese quälend und angstvoll erlebt werden oder relativ angstfrei und distanziert verarbeitet werden.

Die häufige **Depression** beeinflußt neben den kognitiven Einschränkungen die Krankheitsverarbeitung und die Kooperationsfähigkeit der Patienten. Die Depression kann den motorischen Veränderungen vorausgehen und dadurch diagnostisch in die Irre führen. Die depressive Symptomatik ist geprägt von Stimmungstief, Hoffnungslosigkeit und Antriebsverlust. Schuldgefühle und Probleme mit dem Selbstwertgefühl stehen nicht so oft im Vordergrund. Wie bei den kognitiven Einschränkungen ist bei der Beurteilung der Depression zu bedenken, daß die klinischen und funktionellen Auswirkungen der körperlichen Störungen es schwer machen, den Schweregrad der Depression richtig einzuschätzen.

Es kommt bei Parkinson-Kranken häufiger zu *suizidalen Gedanken* und *Suiziden* als in der Normalbevölkerung. Darauf ist bei der Anamnese und Beobachtung Rücksicht zu nehmen.

Parkinson-assoziierte Schmerzen treten in zwei Formen auf. Zum einen gehen sie der motorischen Symptomatik als Initialsymptom voraus und können dann Anlaß zu vielfältigen Fehldiagnosen geben. Sie zeigen sich als Schmerzen am Bewegungsapparat. Treten Schmerzen während der medikamentösen Therapie auf, ist der zeitliche Zusammenhang mit dem Wirkstoffspiegel genau zu erfassen.

Drei Hauptformen der Schmerzen lassen sich unterscheiden:
– Schmerzen am Maximum der Medikamentenwirkung (peak dose),
– Schmerzen beim Abklingen der L-Dopa Wirkung,
– Schmerzen bei dystonen Spasmen.

Die Schmerzen am Maximum der L-Dopa-Wirkung sind oft mit Hyperkinesien verbunden. Die schmerzhaften Spasmen spielen sich meist an den Waden und Füßen ab, morgens oder in der Nacht bei Abklingen der L-Dopa-Wirkung oder wenn während des Tages die Wirkung einer Einzeldosis nachgelassen hat.

Diese komplexen Zusammenhänge zwischen Medikamentengabe, durch die Maximaldosis oder durch das Abklingen der Medikamentenwirkung oder durch das Krankheitsgeschehen selbst verursachten Schmerzen machen die Krankenbeobachtung und die darauf aufbauende Therapie enorm anspruchsvoll. Man muß viel von der Krankheit und ihrer medikamentösen Behandlung wissen, um korrekt zu beobachten und die rechten Schlüsse aus den Beobachtungen zu ziehen. Eine enge Zusammenarbeit zwischen Patient, Angehörigen, Pflegepersonen und behandelndem Arzt ist unabdingbar und in Problemfällen nur stationär mit einem eingespielten Team zu bewältigen.

Abb. 8.**23** stellt die vielfältige Symptomatik der Parkinson-Patienten zusammen.

Der **Verlauf der Erkrankung** ist unaufhaltsam progredient. Unbehandelt endeten die Kranken bewegungslos mit gebeugten, kontrakten Gelenken im Bett und wurden Opfer einer hypostatischen Pneumonie. Der Akinese-Rigor-Subtyp hat eine ungünstigere Prognose als der Tremordominanztyp, Formen mit psychisch-kognitiven, starken vegetativen oder andern neurologischen Symptomen sind ebenfalls als prognostisch ungünstig einzustufen. Die Multisystemdegenerationen (Parkinson-Plus-Syndrome) sprechen schlecht auf Dopamin an und haben in der Regel einen ungünstigen Verlauf.

> ❗ Der unaufhaltsam progrediente Verlauf läßt sich auch durch die moderne Medikation und übenden Therapien nicht grundsätzlich aufhalten, wohl aber deutlich verlangsamen und hinauszögern.

Die **Auswirkungen auf den Funktionszustand** sind vielfältig. Die motorischen Behinderungen führen zusammen mit neurologischen und vegetativen Phänomenen zu Gleichgewichtsstörungen und Sturzgefahr. Bei Stürzen können auch Kreislaufregulationsstörungen eine Rolle spielen, die zum einen aufgrund der Erkrankung, zum anderen aber auch als Nebenwirkung der Medikation auftreten können. Schwer kalkulierbar sind für den Patienten und seine Betreuer die Schwankungen der motorischen Behinderung, die im Tagesverlauf auftreten können. Hindernisse, die zu einem Zeitpunkt leicht zu bewältigen sind, können in einem anderen Moment unüberwindbar werden. Das wechselhafte Zusammenspiel von Medikamentenwirkung auf der einen und motorischen und kognitiven Leistungen auf der anderen Seite verlangt eine präzise Erfassung des Zeitverlaufes.

Im **sozialen Umfeld**, vor allem bei Menschen, die das Krankheitsbild nicht genau kennen, wirken die langsamen Denkabläufe, die starre Mimik, die gebundene Motorik und das oft ungepflegte Äußere abstoßend. Diese sozialen Reaktionen im Umfeld des Patienten gilt es zu erfassen und in die Diagnostik und Therapie einzubeziehen.

Zusätzliche Erkrankungen sind hinter massiven Parkinson-Symptomen schwer zu erkennen, da allein durch die Parkinson-Erkrankung in vielen Organbereichen pathologische Phänomene auftreten. Dadurch wird der multimorbide Parkinson-Patient zu einem diagnostischen Problemfall. Die Prognose abzuschätzen, wird mittelfristig dadurch ebenfalls kompliziert.

Es kann zu gefährlichen **akinetischen Krisen** kommen, bei denen Mobilität, Atmung und Flüssigkeits- und Nahrungsaufnahme schwer gestört sind. Exsikkosen treten auf, Pneumonien können zum Tode führen.

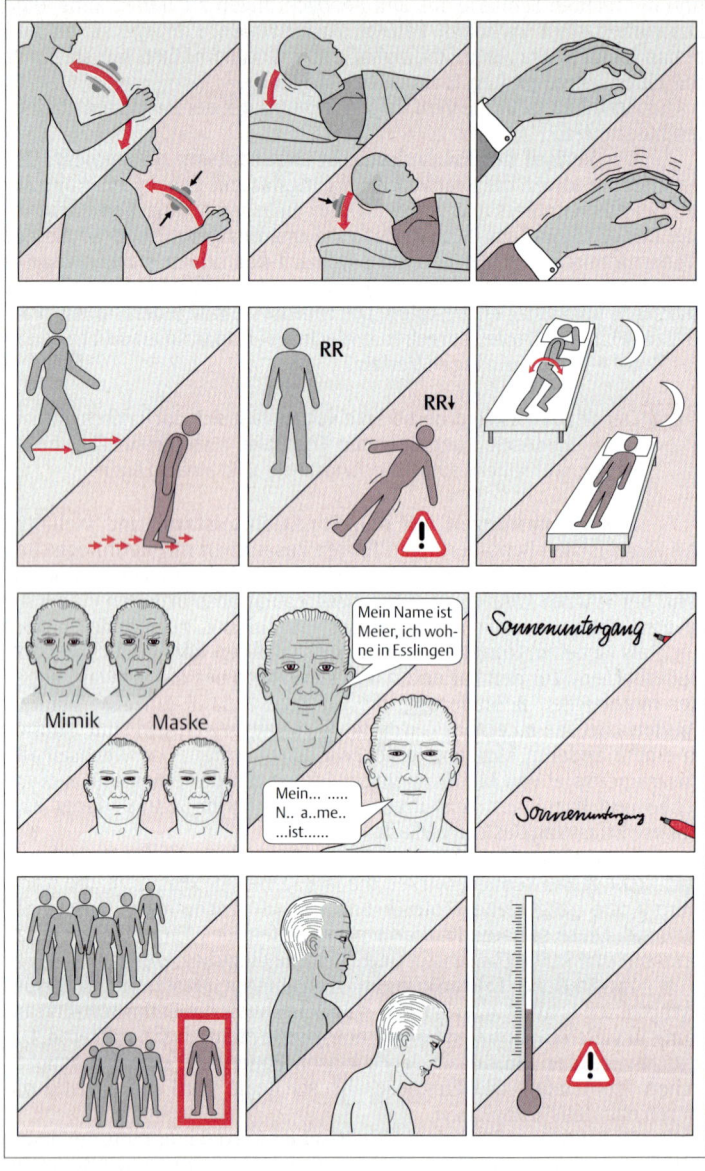

Diese Krisen müssen früh erkannt werden, sie erfordern sofortige intensive medizinische Intervention.

Die **Nebenwirkungen der Therapie** müssen erkannt werden, um den günstigsten Mittelweg zwischen Wirkung und Nebenwirkung zu finden. Gastrointestinale Nebenwirkungen, unter anderem plötzliches Erbrechen, sind eine Belastung für Patient und Umgebung. Die problematischen Kreislaufreaktionen mit plötzlichem Blutdruckabfall beim Aufstehen erfordern eine sorgfältige Blutdruckkontrolle.

Die paranoid-halluzinatorischen Nebenwirkungen zeigen sich oft zuerst in bedrückenden Alpträumen, nach denen gezielt gefragt werden muß.

Interventionen

Grundsätze der medikamentösen Therapie

Die **medikamentöse Therapie** kann die Grundsymptomatik von Hypokinese, Rigor und Tremor günstig beeinflussen. Sie steht zwar im Vordergrund, bedarf aber unbedingt der frühen Ergänzung durch nichtmedikamentöse Maßnahmen (Tab. 8.**13**). Gerade die anfängliche Wirksamkeit der Medikation darf nicht dazu führen, daß die übenden Verfahren (Krankengymnastik, Ergotherapie, Logopädie) und die psychosoziale Betreuung vernachlässigt werden. Erforderlich ist auch eine Pflege, die rehabilitativ orientiert ist und Eigenaktivität so lange wie möglich fördert.

Die pharmakologisch unterschiedlichen Substanzgruppen werden heute in der Behandlung des Parkinson-Syndroms allein oder kombiniert eingesetzt (Tab. 8.**14**), die Therapieschemata sind zum Teil unterschiedlich. Man sollte mit der medikamentösen Therapie erst beginnen, wenn die Krankheit alltagsrelevante Auswirkungen auf den Funktionszustand hat.

> ❗ Ziel der medikamentösen Therapie ist nicht die völlige Symptomfreiheit, sondern die Linderung der Symptome, die Verbesserung der Mobilität und der Alltagsfunktionen.

Einige Autoren empfehlen in Frühphasen eine Monotherapie mit Amantadin, andere beginnen mit L-Dopa als Monotherapie oder gleich in Kombination mit einem Dopaminagonisten (heute meist Lisurid,

---

◀ Abb. 8.**23** Häufige Symptome beim Parkinsonsyndrom:
(zeilenweise von links nach rechts)
Rigor, Rigor bei Kopffalltest, Ruhetremor
kleinschrittiger Gang, Gefahr des orthostatischen Kollaps, Bewegungsarmut im Schlaf
Hypomimie, Verlangsamung und Prosodieveränderungen beim Sprechen, Mikrographie,
soziale Isolation, vornübergebeugte Kopfhaltung, Temperaturregulationsstörungen

Tabelle 8.13 Therapiemaßnahmen beim Parkinson-Syndrom

Therapiemaßnahmen	Zielsymptom
medikamentöse Behandlung der Parkinson-Grundsymptome	Hypokinese, Rigor, Tremor
medikamentöse Behandlung einzelner Begleitsymptome	Miktionsstörungen, Depression, Obstipation, gastrointestinale Symptome, Atmungserkrankungen, psychotische Phänomene, orthostatische Dysregulation, Schweißausbrüche
Krankengymnastik	Bewegungsarmut, Bewegungsstörungen, Sturzgefahr und Gleichgewichtsstörungen, Atmungsstörungen, Verbesserung des venösen Rückflusses (Orthostase!), Muskelschmerzen (Rigor, Hypokinese)
Ergotherapie	Einschränkungen der ATL, Rumpfkontrolle, Bewegungsstörungen vor allem der oberen Extremitäten, Feinmotorik, Umgang mit und Anpassung von Alltagsgegenständen
Logopädie	Sprechstörungen, Aphonie, Schluckstörungen, Kommunikation
rehabilitative Pflege	Einschränkung der Selbstpflege, Diätcompliance, Medikamentencompliance, Angehörigenschulung
psychosoziale Betreuung	Angehörigenarbeit, Krankheitsverarbeitung
Selbsthilfegruppen	soziale Probleme, Krankheitsverarbeitung
stereotaktische Operationen	Tremor, Rigor
Transplantationen	Hypokinese, Rigor, Tremor (noch im experimentellen Stadium)

früher Pravidel) und/oder einem Monoaminooxidase-B-Hemmer (Selegilinhydrochlorid = Deprenyl).

Therapie mit L-Dopa

L-Dopa hat die stärkste Wirkung auf die Hypokinese, wirkt aber auf alle Kardinalsymptome des Parkinson-Syndrom. Verbesserungen der Symptomatik von 50–80 % sind möglich. Die Einführung der Substanz hat zu einer deutlichen Verbesserung der Lebensqualität der Kranken und zu einer Senkung der Mortalitätsrate geführt.

Die **Dosierung** der Medikation ist anspruchsvoll. Die kurze Halbwertszeit von L-Dopa und seine problematische Pharmakokinetik machen das Erreichen eines gleichmäßigen Blutspiegels und Wirkungsspiegels schwierig.

Verschiedene Präparate mit unterschiedlichen Darreichungsformen (Tabletten, Kapseln und Retardpräparate) und unterschiedlichen

Tabelle 8.**14**   Substanzen in der Behandlung des Parkinson-Syndroms

Substanz	Wirkung	Erläuterungen
L-Dopa + Decarboxy-lasehemmer	gegen Hypokinese, Rigor, Tremor	Basis der Therapie
Dopaminagonisten (Lisurid, Pravidel, Pergolid, außerdem Apomorphin)	auf Hypokinese, Rigor, Tremor, Wirkung deutlich geringer als L-Dopa	z. T. hohe Nebenwirkungs-quote, in Kombination mit L-Dopa weniger „End of dose"-Akinesien und Dyskinesien
Amantadine (Adamantanamin, Memantin)	Besserung um 20–30 %, geringe Effekte auf Tremor, verbessert L-Dopa-Wirkung	i.v. bei akinetischen Krisen und Operationen, z. T. nach Wochen Nach-lassen der Wirkung, nicht selten Verschlechte-rung nach Absetzen
Monoaminooxidase-B-Hemmer (Selegilin-hydrochlorid)	verbessert L-Dopa-Wirkung, hemmt viel-leicht das Fortschreiten der Erkrankung	relativ geringe und leichte Nebenwirkungen, einfach zu handhaben
Anticholinergika (z. B. Biperiden, Metixen)	Effekte zwischen 20–30 %, evt. bei tremordominanter Symptomatik, Hyper-hidrosis	problematisch wegen nega-tiver kognitiver Wirkungen, kontraindiziert bei Glau-kom, Prostatahypertrophie, Tachyarrhythmie

Decarboxylasehemmern sind verfügbar. Man beginnt die Medikation einschleichend, z.B. mit 2 x 50 mg L-Dopa, und steigert die Tagesdosis bis auf 300–500 mg. Die Wirkung tritt zu Beginn der Medikation nicht sofort auf, man muß also 1 2 Wochen zuwarten, um motorische Effekte zu beurteilen. Wenn ein Patient einmal auf L-Dopa eingestellt ist, tritt der Effekt einer Einzeldosis nach 30–40 Minuten ein.

Eine Einzeldosis hat nur eine begrenzte Wirkungsdauer von ca. 3 Stunden, deshalb soll die 24-Stunden-Dosis auf 3–6 Einzelgaben verteilt werden.

Die **Nebenwirkungen** von L-Dopa sind zahlreich und zum Teil schwerwiegend, es sind vor allem

– Übelkeit, Erbrechen,
– Gewichtsabnahme,
– hypotone Kreislauffehlregulation,
– Psychosen, Verwirrtheit, Unruhe.

Um die Nebenwirkungen rechtzeitig zu erkennen, sind entsprechende Maßnahmen einzuplanen.

Kreislaufreaktionen und Blutdruck müssen gerade in orthosta-tischen Belastungssituationen engmaschig kontrolliert werden, der Patient muß als Vorsichtsmaßnahme zur Kreislaufstimulierung vor dem Aufstehen in die Senkrechte angehalten werden.

Die **Wahnideen und Halluzinationen** zeigen sich oft initial in zunehmenden Alpträumen, nach denen man gezielt fragen muß. Bei paranoid-halluzinatorischen Zuständen müssen L-Dopa, Amantadin und Dopaminagonisten reduziert werden, eine Behandlung mit üblichen Neuroleptika verbietet sich wegen der durch sie induzierten Parkinson-Symptomatik. Deshalb bleibt als antipsychotische Substanz allein Clozapin übrig. Eventuell ist ein Versuch mit Eunerpan oder Clomethiazol gerechtfertigt.

Die **Nebenwirkungen sind dosisabhängig.** Dosis und Wirkung müssen also genau und laufend aufeinander abgestimmt werden. Die Suche nach einem Mittelweg zwischen Nebenwirkungsarmut und guter Wirkung verlangt eine vertrauensvolle Kooperation des Arztes mit dem Patienten und den Pflegenden.

> **!** Die Parkinson-Medikation ist eine fortlaufende Suche nach einem akzeptablen Mittelweg zwischen Nebenwirkungsarmut und möglichst guter Wirkung.

Wollte man die klinische Symptomatik vollständig zum Verschwinden bringen, würden zu hohe und damit zu nebenwirkungsreiche Dosierungen benötigt.

Die **Nahrungsaufnahme** beeinflußt die Resorption von L-Dopa. L-Dopa ist eine Aminosäure und konkurriert mit den Aminosäuren der Nahrung um dasselbe aktive Transportsystem im Dünndarm.

> **!** Da L-Dopa durch die gleichen aktiven Carriersysteme wie Nahrungseiweiße in den Körper aufgenommen wird, ist der Abstand der Medikamenteneinnahme zur Nahrungsaufnahme kritisch.

Am besten ist die Verabreichung eine halbe Stunde vor oder 2 Stunden nach einem Essen, die Eiweißmenge sollte klein und konstant gehalten werden. Eventuell ist es sinnvoll, die Hauptmenge der Eiweißaufnahme in die Abendmahlzeit zu legen, damit im Tagesverlauf die gleichmäßige Aufnahme von L-Dopa gewährleistet ist. Der geriatrische Patient darf aber wegen der L-Dopa-Resorption nicht zu einer Einschränkung der Eiweißaufnahme angehalten werden.

Besondere Gefahren ergeben sich, wenn L-Dopa oder Anticholinergika plötzlich abgesetzt werden. Es kann zu einer dramatischen Verschlechterung der Symptomatik kommen

> **!** Ein plötzliches Absetzen der Parkinson-Medikamente ist lebensgefährlich (malignes L-Dopa-Entzugssyndrom).

Dieses Risiko ist vor allem vor Operationen zu bedenken. Allerdings verlangen die Narkosemittel Fluothane und Halothan ein Absetzen von L-Dopa, da sie das Herz gegen Sympathomimetika wie L-Dopa sensibilisieren. Deshalb muß L-Dopa rechtzeitig und kontrolliert abgesetzt und *vorübergehend durch Amantadin ersetzt* werden. Amantadin kann ja günstigerweise auch intravenös verabreichen werden.

Medikamentöse Therapie neben L-Dopa

Andere **Anti-Parkinson-Medikamente neben L-Dopa** sind
• Amantadine (Amantadin-Sulfat bzw. -HCl),
• Dopaminagonisten (Lisurid, Pergolid, Bromocriptin),
• Monoaminooxidase-B-Hemmer (Selegilin),
• Anticholinergika.

Alle diese Substanzgruppen können mit L-Dopa kombiniert werden. In Tab. 8.**14** sind sie mit Angaben zu ihrer Wirkung aufgeführt.

Amantadine wirken im Vergleich zu L-Dopa nur mäßig, und zwar vor allem auf Hypokinese und Rigor, weniger auf den Tremor. Wie bereits erwähnt sind sie auch parenteral einzusetzen, z. B. perioperativ und bei akinetischen Krisen.

Dopaminagonisten haben nach L-Dopa den stärksten Anti-Parkinson-Effekt, allerdings auch erhebliche Nebenwirkungen (Tab. 8.**15**). Sie erhöhen den Gewebespiegel von Dopamin und führen zu einem gleichmäßigeren Wirkspiegel an den Rezeptoren. Deshalb wird die Kombination von L-Dopa und Dopaminagonisten empfohlen. Man erhofft sich von der Kombination eine vorbeugende Wirkung gegen die On-off-Phänomene und gegen die Dyskinesien.

Der Effekt der **Monoaminooxidase-B-Hemmer** auf die Parkinson-Symptomatik ist schwach. Man erhofft sich von ihnen aber eine verlangsamende Wirkung auf die Krankheitsprogression (= neuroprotektive Wirkung).

Anticholinergika können die Wirkung von L-Dopa verstärken. Sie werden heute vor allem gegen den Tremor (in Maßen auch gegen Hyperhidrosis) eingesetzt. β-Blocker (z. B. Propranolol oder Metoprolol) kommen beim Tremor dann zum Einsatz, wenn zusätzlich zum typischen Parkinson-Ruhetremor ein höherfrequenter Haltetremor besteht. Der Tremor hat dann vermehrt Auswirkungen auf Alltagsaktivitäten, vor allem beim Essen und Trinken, die durch Schluckstörungen, Kopfbeugung und langsame und gebundene Motorik sowieso schon behindert sind und die Nahrungsaufnahme zu einem ausgesprochenen Problemfeld machen. Möglich ist auch der Einsatz von Antidepressiva mit anticholinerger Komponente (z. B. Amitryptilin).

Anticholinergika sind in der Geriatrie generell problematisch. Neben ihren bekannten Nebenwirkungen auf Auge (Glaukom), Darm (Obstipation) und Blase (Harnverhalt) haben sie eine demenzfördernden Wirkung (vgl. Tab. 8.**15**).

Wenn man sie wegen ihrer Minderung auf den Speichelfluß einsetzt, ist zu bedenken, daß der sichtbare Speichelfluß (= Hypersalivation) durch die verminderten Schluckvorgänge zustande kommt und die

Tabelle 8.15   Nebenwirkungen der Parkinsonmedikamente

Substanz	Nebenwirkungen
L-Dopa + Decarboxylasehemmer	psychotische Symptome, Verwirrung, Unruhe, Übelkeit, Appetitlosigkeit, Erbrechen hypotone Kreislaufdysregulationen Transaminasenanstieg
Dopaminagonisten (Lisurid, Bromocriptin, Pergolid)	psychotische Symptome, Verwirrung, Unruhe Verstärkung von Dyskinesien Appetitlosigkeit, Übelkeit, Erbrechen hypotone Kreislaufdysregulationen Vasospasmen, Ödeme, Libidosteigerung, Pleuritis
Amantadine (Adamantanamin, Memantin)	psychotische Symptome, Verwirrung, Unruhe hypotone Kreislaufdysregulationen Mundtrockenheit, Blasenentleerungsstörungen Livedo reticularis, Ödeme
Monoaminooxidase-B-Hemmer (Selegilinhydrochlorid)	psychotische Symptome, Verwirrung, Unruhe Schlafstörungen Übelkeit, Obstipation Verstärkung von Dyskinesien Blasenentleerungsstörungen
Anticholinergika (z. B. Biperiden, Metixen)	Gedächtnisstörungen, psychotische Symptome, Verwirrtheitszustände Mundtrockenheit, Akkomodationsstörungen, Glaukom Obstipation, Blasenentleerungsstörungen Tachykardie Motilitätsstörungen des Magen-Darm-Traktes

durch Anticholinergika verursachte Mundtrockenheit die sowieso schon behinderten Schluckvorgänge der Patienten weiter einschränkt.

Häufige Beispiele für eine symptomatische Medikation sind in Tab. 8.**16** kursorisch dargestellt.

Therapie des medikamentös ausgelösten Parkinson-Syndroms

Beim **medikamentös ausgelösten Parkinson-Syndrom** ist das Absetzen der verursachenden Medikamente der kausale Behandlungsschritt (Tab. 8.**12**). Nach Tagen, zum Teil aber auch erst nach Wochen und Monaten, bessert sich die Symptomatik, in nicht seltenen Fällen bleibt

Tabelle 8.16   Beispiele für symptomatische Medikation (bei pharmakogenen Symptomen natürlich erst, wenn Reduktion oder Absetzen nicht ausreichend möglich ist)

Symptom	Medikament	Erläuterung
Übelkeit, Erbrechen	Domperidon	Nicht liquorgängig, deshalb keine Blockade der Dopaminrezeptoren
(Halte-)Tremor	Propranolol, Metoprolol	Stereotaktische Operation im Thalamus bei Tremor sehr erfolgreich
pharmokogene Psychose	Clozapin, Chlormethiazol, evt. Melperon	Wegen Gefahr der Agranulozytose bei Clozapin engmaschige Blutbildkontrollen
Urge-Inkontinenz	Imipramin, Trospiumchlorid, Flavoxat, Oxybutynin	Besondere Zurückhaltung bei Demenz. Glaukom ist eine Kontraindikation
Schmerzen am Bewegungsapparat	Lioresal, Chlormezanon, Analgetica	Bei Muskelrelaxanzien genaue Kontrolle der Effekte auf Kraft und Mobilität im Alltag
Hyperhidrosis	Anticholinergika, evtl. β-Blocker	Anticholinergika s. Tab. 8.15
Hypotonie	Midodrin Etilefrin	Auf ausreichende Flüssigkeitsaufnahme und physikalische Maßnahmen achten

sie jedoch auch nach dem Absetzen der Medikamente bestehen. Es wird diskutiert, ob in diesen Fällen nicht durch die Medikamente ein latentes idiopathisches Parkinson-Syndrom freigelegt wurde.

Wurden die Parkinson-auslösenden Medikamente gegen schwere psychotische Symptome verabreicht, ist ein Absetzen unter Umständen nicht ohne weiteres möglich. Clozapin ist das einzige neuroleptische Medikament ohne extrapyramidalmotorische Störungen, erfordert aber wegen möglicher Blutbildveränderungen engmaschige Kontrollen des Blutbildes.

Therapeutische Probleme im Langzeitverlauf

Das **Nachlassen der Wirkung** der L-Dopa-Substitutionstherapie nach ca. 5 Jahren ist ein ungelöstes Problem. Nach anfänglich gutem Ansprechen kommt es im Laufe von ca. 3–5 Jahren zu Wirkungsschwankungen in Abhängigkeit vom Zeitpunkt der Medikamentenverabreichung und von der verabreichten Dosis und zu einem generellen Nachlassen der Wirkung.

Man hat lange diskutiert, ob es das L-Dopa selbst ist, das kausal zum eigenen Wirkverlust beiträgt. Aus diesem Grund wurde die Empfehlung gegeben, so spät wie möglich mit L-Dopa zu beginnen. Heute neigen viele Untersucher eher zur Auffassung, daß das Nachlassen der Wirkung ein biologischer, krankheitsbedingter Prozeß ist und empfehlen die L-Dopa-Gabe, sobald funktionelle Einschränkungen alltagsrelevant werden. Die Möglichkeit, daß die akkumulierte L-Dopa-Medikation selbst zum eigenen Wirkungsverlust beiträgt, ist aber weiterhin ein Argument, um so niedrig wie möglich zu dosieren.

Motorische Fluktuationen („On-off-Phänomene"), die stark und abrupt auftreten, zeigen den Wirkungsverlust der dopaminerhöhenden Medikamente an. Sie gehören zu den unvermeidlichen Langzeiteffekten des Krankheitsverlaufes. Die Wirkungsschwankungen sind entweder an Schwankungen des Wirkspiegels von L-Dopa gebunden oder treten ohne zeitlichen Bezug zur Medikamentengabe auf. Es kommt zu plötzlichen Akinesien im Wellental oder am Gipfel des Blutspiegels. Neben Akinesien treten auch unwillkürliche Fehlbewegungen (Dyskinesien oder Athetosen) auf, zum Teil in Form von schmerzhaften Krämpfen und Dystonien in den frühen Morgenstunden.

Nichtmedikamentöse Therapiemaßnahmen

Teamarbeit als allgemeines Prinzip

Die **Multimorbidität** erschwert die Therapie der Parkinson-Kranken. Sie leiden durch das Parkinson-Syndrom unter vielfältigen motorischen, kognitiven, emotionalen und vegetativen Symptomen. Sie müssen mit dem Bewußtsein der Krankheitsprogredienz leben, den Nebenwirkungen der Therapie und dem Nachlassen der Medikamentenwirkung.

⚠️ Es handelt sich bei den Parkinson-Patienten meist um alte Menschen mit vielen begleitenden Erkrankungen und Behinderungen, mit verringerten Kompensationsmöglichkeiten, instabilen Körperfunktionen, verminderter Adaptation und reduzierten sozialen Unterstützungssystemen.

Die **Notwendigkeit eines teamorientierten Zuganges** ergibt sich aus der Vielfalt der betroffenen Lebensbereiche.

Dem ärztlichen Bereich obliegt Diagnostik, Medikation, Verordnung von funktionell-übenden Verfahren sowie Information und psychotherapeutische Führung des Patienten und seiner Angehörigen. Die Grenzen der kardiopulmonalen Belastbarkeit und Gelenkaffektionen müssen ärztlich überprüft werden.

Schon die Verlaufskontrolle, die Grundlage der therapeutischen Entscheidungen, kann aber nicht allein vom Arzt geleistet werden. Pflegerische Krankenbeobachtung mit Berücksichtigung des Funktionszustandes im Alltag ist notwendig.

❗ Die Lebenssituation des Parkinson-Kranken erfordert in klassischer Weise die konzertierte Aktion des therapeutischen Teams.

Pflege

Die **Rolle der Pflege** richtet sich nach dem Ausmaß der kognitiven und motorischen Selbständigkeit. Je größer die mentalen und funktionellen Einschränkungen sind, desto mehr müssen die Pflegenden die Compliance von Diät und Medikation kontrollieren und steuern. Die wechselhafte Verfassung der Patienten verlangt eine geschmeidige Anpassung. Einerseits darf nicht durch pflegerische Überversorgung die Eigenaktivität zu sehr zurückgedrängt werden, andererseits darf in „schlechten Stunden" keine biologisch nicht einlösbare Eigenaktivität verlangt werden.

❗ Die Fluktuation in der geistigen und körperlichen Verfassung des Parkinson-Patienten verlangt von den Pflegenden eine hohe Flexibilität auf der Skala zwischen versorgender und rehabilitativer Pflege.

Die Pflegenden müssen die Vielfalt der Symptomatik der Grunderkrankung und der Nebenwirkungen der Medikation kennen, um eine sachgemäße Krankenbeobachtung, Pflegeplanung und Pflegedurchführung gewährleisten zu können.

Da die Impulse zur Bewegung reduziert sind, ist Antrieb von außen erforderlich, damit die Gefahren der Immobilisation eingeschränkt werden. Die Pflegenden, die ja die meiste Zeit mit dem Patienten verbringen, müssen verbal und praktisch zur Bewegung führen.

Die geschilderten Probleme der Medikation sind von den Patienten und Angehörigen nicht immer allein lösbar. Gerade bei schwer behinderten Patienten ist die Einnahme der Medikamente in ihrer Abhängigkeit vom aktuellen Zustand und der Nahrungsaufnahme nur mit viel Sachkenntnis zu regeln.

Die Inkontinenz ist meist eine Dranginkontinenz (S. 382). Neben der Prüfung, ob medikamentöse Maßnahmen mit einem vertretbaren Risiko (vor allem Imipramin) eingesetzt werden können, gelten die pflegerischen und therapeutischen Prinzipien und praktischen Maßnahmen, die im Kapitel 9 (S. 490 f) geschildert werden.

Krankengymnastik

Die **Krankengymnastik** steht im Mittelpunkt der funktionellübenden Therapieverfahren. Eine individuelle Bewegungsanalyse und Analyse der Lokomotion ist die Basis der Übungsprogramme. Es muß individuell ermittelt werden, ob vor allem die Initialbewegungen behindert sind, welche Stufen der Lokomotion im einzelnen funktionell eingeschränkt sind und ob es schon zu Einschränkungen der Bewegungsausmaße gekommen ist.

Die Sturzgefahr steht natürlich im Zentrum der Aufmerksamkeit. Die Therapie der Atmungsstörungen darf nicht vernachlässigt werden.

Ziele der Krankengymnastik sind also:
• Aufrechterhaltung bzw. Verbesserung der Lokomotion und Gelenkbeweglichkeit,
• Verbesserung bzw. Aufrechterhaltung der Atembeweglichkeit,
• Verbesserung des venösen Rückstroms, um den orthostatischen Krisen entgegenzuarbeiten,
• aktive und passive Maßnahmen gegen Rigor und Muskelschmerzen.

Die **Lageveränderung im Bett und das Aufstehen** ist durch Hypokinese und Rigidität der Rumpfmuskulatur oft eher und schwerer eingeschränkt als das Gehen. Hier, und nicht erst beim Gehen, beginnt Analyse und Training der Lokomotion.

Die Folgen der Immobilität im Liegen sind Schmerzen, Muskelschwächung, Kontrakturen und erhöhter Pflegebedarf. Das Drehen in die Seitenlage und das Aufrichten aus der Seitenlage sind Elemente, für die Rumpfkontrolle und Gleichgewichtsreaktionen trainiert werden müssen.

Beim **Aufstehen aus dem Sitzen** ist die Beckenkippung nach vorn und das Vorbeugen des Rumpfes als Einleitung des Aufstehens früh eingeschränkt. Kopf und Oberkörper müssen vor den Schwerpunkt gebracht werden, ein Vorgang, der bei vielen älteren Menschen schon ohne Parkinson-bedingte Bewegungseinschränkungen gestört ist. Das verbreitete Abstützen auf den Armlehnen führt zu einer Schräglage nach hinten, weil das Gewicht hinter dem Körperschwerpunkt bleibt. Aus dieser Position ist ein fließender Übergang in das freie Stehen und Gehen nur schwer möglich. Wird diese Rückenlage mit Schwung überwunden, entsteht durch das überschießende Drehmoment nach vorn eine akute Sturzgefahr. Deshalb verlangt diese Lokomotionsstufe Anleitung und Übung.

Für die **Startschwierigkeiten beim Gehen** ist die Verlagerung des Gewichtes auf das Standbein die erste Phase. Es hat sich bewährt, den Start zum Gehen zu „ritualisieren", indem sich der Patient ein Bein auswählt, mit dem er regelmäßig die Schwungbeinphase startet (= führendes Schwungbein). Die Bewegungsfolge „Verlagerung auf das Standbein – Start der Schwungphase mit dem führenden Schwungbein" kann jetzt gezielt geübt werden. Inwieweit verbale Kommandos zur Einleitung taugen, muß beim Parkinson etwas anders gesehen werden als bei sonstigen Bewegungsstörungen. Normalerweise stören verbale Instruktionen Ausführungen von Bewegungen. Es überlastet gerade die Aufmerksamkeit älterer Menschen schnell, wenn sie gleichzeitig zuhören und eine Bewegung ausführen sollen. Beim Parkinson-Patienten ist die verbale Einleitung der Bewegung aber ein bewährtes Mittel. Manche Patienten geben sich selbst Startkommandos und rhythmisieren ihre Bewegungen durch Zählen („eins-zwei, eins-zwei"), eine Methode, die bei marschierenden Soldatengruppen ebenfalls zur Koordination eingesetzt wird.

Viele Patienten benützen von sich aus **rhythmische Musik**, z.B. Marschmusik, als externen „Schrittmacher". Es ist ein eindrucksvolles Erlebnis, die Steigerung der Mobilität zu erleben, die Musik bei manchen Patienten hervorrufen kann.

Freilich ist Vorsicht geboten, daß eine Beschleunigung der Bewegungen nicht die Sturzgefahr erhöht. Gleichgewichtsreaktionen und die Fähigkeit, kontrolliert abzustoppen, sind ebenfalls gestört und müssen in das Therapieprogramm einbezogen werden.

Die **Indikation von Gehhilfen** ist zu überprüfen. Gehhilfen dürfen nicht zu „Sturzhilfen" werden. Trotz der durch sie verursachten Einschränkung der physiologischen Bewegungsabläufe ist individuell auszuprobieren, ob z.B. Gehwagen die Sturzgefahr mindern können. Es gibt hierbei keine generell gültigen Regeln, es muß im Einzelfall ausprobiert werden, mit welcher Gehhilfe der Patient am besten zurecht kommt. Gehböcke ohne Räder verlangen eine ständige Einleitung einer Bewegung und sind deshalb oft wenig geeignet, weil gerade die Phase des In-Bewegung-Setzens gestört ist.

Krankengymnastik im Bewegungsbad ist eine wirkungsvolle und meist auch gern akzeptierte Übungsform. Auf die Wärmeempfindlichkeit vieler Parkinson-Patienten ist dabei zu achten. Eine schnelle Erschöpfbarkeit und Verschlechterung der Parkinson-Symptomatik sind bei körperlicher Belastung zu beobachten. Dauer und Intensität der Bewegungsübungen sind daran anzupassen, dieses Risiko verlangt eine enge Zusammenarbeit von Krankengymnast und Arzt.

Bei **orthostatischen Regulationsstörungen**, bei denen ein „Pooling" des Blutes in den Beinen die Symptomatik verschlechtern kann, muß in Eigenübungen der venöse Rückstrom durch Aktivierung der Muskelpumpe verbessert werden.

Die **Einschränkung der Atemmuskulatur** führt zu einer erhöhten Gefahr von Lungeninfekten. Atemgymnastik ist hier angezeigt. Hilfreich und wirkungsvoll ist auch eine „Blubberflasche" (Abb. 8.**24**).

Die **Dehnbarkeit von Muskeln, Sehnen und Bändern** wird in späteren Stadien der Erkrankung ein Problem. Präventive Übungen in diese Richtung sind angezeigt.

Die **Arbeit in der Gruppe** ist stimulierend, zumal wegen der erwähnten sozialen Probleme. Prinzipiell muß die Eigenaktivität gefördert werden. Möglichst viele Maßnahmen sollen so ausgerichtet sein, daß die Patienten sie auch allein in den Alltag integrieren oder mit Unterstützung ihrer Angehörigen ausführen können.

! Der Patient soll in die Lage gebracht werden, Übungen selbständig durchführen zu können. Das steigert Frequenz und Wirkung und vermittelt die Überzeugung, den eigenen Zustand mindestens zum Teil autonom kontrollieren zu können.

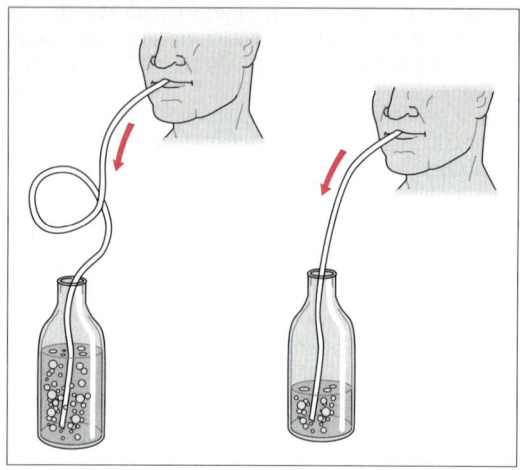

Abb. 8.**24**   Blubberflasche zur Provokation einer tiefen Atmung

Ergotherapie

Die Ergotherapie konzentriert sich auf Rumpf und obere Extremitäten sowie auf die Aktivitäten des täglichen Lebens. Es gilt, die einzelnen funktionell-übenden Therapien detailliert aufeinander abzustimmen. Widersprüche z.B. zwischen Krankengymnasten und Ergotherapeuten können erheblich verunsichern und Erfolge zunichte machen.

❗ Die Abstimmung zwischen den einzelnen Therapeuten der funktionell-übenden Maßnahmen und den Pflegepersonen muß ins Detail gehen.

Die oft eingeschränkte Feinmotorik muß untersucht und geübt werden, Gebrauchsgegenstände können an die Behinderung angepaßt werden. Anpassungen der Wohnung können die Selbständigkeit verbessern (z.B. Badewannenlifter, Toilettensitzerhöhungen) und Stolperfallen verringern. Im Hinblick auf die therapeutische Arbeit mit dem Rumpf gilt hier wie allgemein, daß eine feste Sitzfläche zur Förderung der sensiblen und motorischen Kontrolle einer weichen oder hängemattenartigen Sitzfläche (Sessel, Rollstuhl) vorzuziehen ist. In ausgeprägten Fällen sind Alltagsaktivitäten wie Essen, An- und Ausziehen, Waschen und Türenöffnen eingeschränkt und müssen trainiert werden. Die komplexe Medikation verlangt gerade in Abstimmung mit der Nahrungsaufnahme eine gute Strukturierung des Tagesablaufes. Auch hier sind Einsatzfelder der Ergotherapie.

Logopädie

Die Logopädie und Sprachtherapie hat die Sprech- und Kommunikationsstörungen sowie die Schluckstörungen (fazio-orale Therapie) als Aufgabengebiet. Sprachtherapie arbeitet an Artikulation, Sprechtempo, Intonation und Stimmgebung. Der richtige Einsatz der Atmung beim Sprechen wirkt sich auch günstig auf die reduzierte Ventilation der Lungen aus. Die Hypersalivation ist zum Teil auf die Störung des Schluckvorganges zurückzuführen. Auch dies gehört zum Aufgabengebiet der Logopädie. Sprechstörungen und die geistige Verlangsamung erschweren und vermindern soziale Kontakte. Wenn es gelingt, die sprachliche Kompetenz zu verbessern, wird auch Selbstwertgefühl, Selbstsicherheit und eventuell Qualität und Quantität der sozialen Kontakte gebessert.

Psychosoziale Maßnahmen

Eine **einfühlsame Aufklärung** über den Krankheitsverlauf ist für Patienten und Angehörige wichtig. Der schwankende und progrediente Verlauf und das Wissen um die schlechte Prognose stellen neben der krankheitsbedingten Depression eine hohe psychosoziale Belastung dar. Ein besonderes Problem sind die Nebenwirkungen und Wirkungsschwankungen der Medikamente. Genaue Information kann den Umgang mit Medikamenten und deren Nebenwirkungen verbessern. Es darf nicht der Eindruck erweckt werden, Nebenwirkungen und Wirkverlust sei den behandelnden Ärzten anzulasten. Patient und Angehörige müssen Grenzen und Möglichkeiten der Medikation kennen und innerlich nachvollziehen können, damit sie nicht das Vertrauen in die Behandlung verlieren. Dies ist auch deshalb nicht unproblematisch, weil in der Praxis der ambulanten medikamentösen Parkinson-Therapie noch viele Variationen vertreten werden und keine breite fachliche Kenntnis und Einmütigkeit herrschen. Durch die verschiedenen Vorgehensweisen können Verunsicherungen entstehen.

Eine **psychosoziale Betreuung** für den Parkinson-Patienten und seine Angehörigen ist erforderlich und lohnend. Im Bereich von Kommunikation und Sozialkontakten ist zu berücksichtigen, daß die starre Psychomotorik, die vegetativen Zeichen (Salbengesicht), die depressive Ausstrahlung und der wegen der funktionellen Einschränkungen oft reduzierte Pflegezustand den Patienten isolieren können. Hier ist Aufklärung der Umgebung nötig und edukative Hinführung des Patienten zu einem sozial akzeptablen Verhalten.

Kritisch wird die Belastung der Angehörigen oft, wenn eine Demenz hinzutritt. Ein nicht kooperationsfähiger Patient mit einer Mischung aus Demenz- und Parkinson-Symptomen stellt seine Umgebung vor Probleme, die kaum ohne professionelle pflegerische Hilfe zu lösen sind.

Wie bei vielen chronischen Erkrankungen bewährt sich die Einbindung von Patienten und Angehörigen in Selbsthilfegruppen. Ratschläge und Informationen werden leichter von selbst Betroffenen übernommen als von beruflichen Experten. Die Selbsthilfegruppen bieten praktische Tips, Übungsgruppen, Informationen über offizielle Hilfs-möglichkeiten und nicht zuletzt den Erfahrungsaustausch über psychische und familiäre Probleme.

Rehabilitation bei Sehstörungen

Einführung

Durch obligate, universell ablaufende **Alterungsprozesse** kommt es zu einer ganzen Reihe von Veränderungen an Strukturen und Funktionen des visuellen Systems. Außerdem kommen einige Krankheiten im Alter so oft vor, daß die Mehrzahl der Patienten von ihnen betroffen ist und sie damit quasi der „Regelfall" im Alter sind. Die wissenschaftliche Frage, ob eine bestimmte Störung durch altersphysiologische oder krankheitsbedingte Veränderungen hervorgerufen wird, ist in in unserem Zusammenhang oft von geringem Interesse und wird dementsprechend auch nicht vorrangig diskutiert.

Ein kurzer Ausflug in die **Physiologie der Wahrnehmung** ist erforderlich, um Sehstörungen im Alter richtig einordnen zu können. Die Lichtstrahlen, die durch die Hornhaut (Kornea), die Linse und den Glaskörper auf unsere Netzhaut fallen, erzeugen dort ein verkleinertes, umgekehrtes Abbild der Sehobjekte. Wir haben im Alltag den Eindruck, daß die Sehwelt sich umfassend und konstant in unserem Auge abbildet, gleichsam wie in einer Videokamera mit Weitwinkelobjektiv. Diese Annahme ist falsch.

Unsere *Sehwahrnehmung* ist in hohem Maße auf zentrale Weiterverarbeitung angewiesen und wird durch sie verbessert. Wir sehen ausreichend scharf unter sehr unterschiedlichen Lichtverhältnissen, in voller Bewegung, erkennen auch kleine schnelle Objekte, erkennen winzige Brüche im Linienverlauf. Verglichen mit technischen Geräten ist unsere Sehleistung erstaunlich. Wie unsere zentrale Wahrnehmung die Retinaabbildungen verarbeitet, ist z.B. daran zu erkennen, daß wir die Unterbrechungen der Seheindrücke durch den Lidschlag nicht bemerken.

Ein *Experiment, bei dem das Netzhautbild verändert wird,* zeigt die Kapazität der zentralen Verarbeitung. Werden durch das ständige Tragen einer Prismenbrille die Lichtsstrahen so umgelenkt, daß die ganze Welt für uns auf dem Kopfe steht, braucht unser Gehirn nur einige Tage, dann ist die zentrale Verrechnung der visuellen Wahrnehmung an die neue Situation angepaßt und wir sehen auch mit der Prismenbrille wieder richtig herum.

Auch der *Bereich unseres Gesichtsfeldes,* in dem wir scharf sehen, ist begrenzter als wir annehmen. Wer dies in einem einfachen Selbstversuch überprüfen will, kann folgendes Experiment durchführen: Malen Sie einen Punkt zum Fixieren auf die Mitte eines quergehaltenen DIN-A4-Blattes, schreiben sie Zahlen oder Buchstaben von diesem Punkt aus jeweils nach links und rechts bis zum Rand, und überprüfen Sie aus einer Leseentfernung von 40 cm bei konstanter Fixierung des Mittelpunktes, bis wohin sie die Schriftzeichen noch scharf sehen können.

Die *Größe des „nutzbaren Sehfeldes"* (UFOV = "useful field of vision") spielt eine entscheidende Rolle bei der visuellen Wahrnehmung. Diese spielt sich nämlich ganz und gar nicht so ab wie bei einer simplen Sehprüfung, wo der Patient unter optimaler Beleuchtung in aller Ruhe schwarze Schriftzeichen von einer weißen Sehtafel abzulesen hat.

Unsere **visuelle Wahrnehmung in Alltag** ist gekennzeichnet durch folgende Punkte:
- – schnell wechselnde Lichtintensitäten,
- – oft geringe Helligkeitskontraste,
- – farbige Sehobjekte,
- – sich bewegende, d. h. in Richtung und Geschwindigkeit sich verändernde Sehobjekte,
- – unsere eigenen Bewegungen relativ zum Sehobjekt,
- – Erfordernis von schnellen muskulären Reaktionen nach korrekter Sehwahrnehmung.

Unsere Augen, deren Netzhautbilder ja physikalisch etwas unterschiedlich ausfallen und die deshalb vom Gehirn koordiniert werden müssen, sind in ständiger Bewegung (Exploration = Erforschung der Umwelt). Die Augenbewegungen müssen miteinander und mit den Bewegungen von Kopf und Körper koordiniert werden. Unser Gehirn verstärkt die physikalischen Kontraste und verarbeitet sie in einem hochkomplexen Erkennungsvorgang zu Wahrnehmungen, die in sensomotorische Rückkoppelungskreise eingebunden sind.

Durch die ständige **Veränderung der Pupillengröße** und des Krümmungsradius der Linse passen wir uns den veränderten Licht- und Sehbedingungen an. Die Pupille ist im Alter kleiner (Altersmiosis), dadurch fällt im 60. Lebensjahr verglichen mit dem 20. Lebensjahr ein Drittel weniger Licht auf die Netzhaut. Außerdem werden die Pupillenreaktionen langsamer.

Durch den **Elastizitätsverlust der Linse** verschiebt sich unser Nahpunkt in die Ferne, wir können in der Nähe also nicht mehr scharf sehen, ab dem 45. bis 50. Lebensjahr „werden unsere Arme zu kurz". Wir benötigen eine Lesebrille, die den Brechungsverlust der Linse ausgleichen muß.

Das **Farbensehen** nimmt ab. Zum Teil durch altersbedingte Gelbfärbung der brechenden Medien, zum Teil durch häufige Augenerkrankungen (Katarakt, senile Makuladegeneration, hochgradige Myopie, Linsenkernsklerose) entsteht eine veränderte Absorption (vor allem im kurzwelligen Bereich) und damit eine Blau-Gelb-Störung (Tritanopie). Blau und Grün z. B. können nicht mehr so gut unterschieden werden.

Trübungen der lichtdurchlässigen Medien (Kornea, Linse und Glaskörper) entstehen durch verschiedene degenerative Veränderungen. Dadurch entsteht eine Visusminderung und Streulicht, das zu einer erhöhten Blendungsempfindlichkeit führt, ein Effekt der sich besonders bei hellen Lichtquellen in der Dunkelheit bemerkbar macht.

Das **Autofahren bei Nacht** ist eine typische Situation, die ein gut und schnell funktionierendes visuelles System erfordert und bei der sich alle genannten Altersveränderungen auch ohne besondere Augenerkrankungen negativ auswirken.

Ältere Menschen mit Verantwortungsgefühl und Selbstkritik bemerken hier am schnellsten ihre visuellen Defizite und verzichten auf Nachtfahrten. In der geriatrischen Praxis treten aber immer wieder erstaunliche Beispiele dafür auf, wie Patienten mit ihren Sehstörungen umgehen.

Krankengeschichte

Nach einer pertrochantären Femurfraktur, die mit eine dynamischen Hüftschraube versorgt wurde, kann Frau Birkle (84 Jahre) sich noch nicht allein umsetzen, geht nur kleinschrittig und mit Hilfestellung einige wenige Schritte, ist dabei wackelig und unsicher. Sie fällt durch ihre etwas lärmende Fröhlichkeit auf. „Hilf mir doch mal, Kindchen", ist ihr Standardspruch. Sie hat vor sich auf dem Tisch ein Gebetbuch liegen, aus dem sie auch laut rezitiert und Kirchenlieder vorsingt. Daß sie „nicht gut" sieht, ist bekannt. Aber erst bei einer Visite fällt durch eine einfache Sehprüfung auf, daß sie nahezu blind ist, nicht einmal die Finger vor den Augen zählen kann. Sie hatte von sich aus kein Wort über die Sehminderung gesagt, hatte sich mit großem Geschick mit der zurechtgelegten Kleidung, mit dem Waschen und mit dem Essen zurechtgefunden.

Assessment

Eine **systematische Visusprüfung** gehört also in die Gesamtbeurteilung jedes geriatrischen Patienten. Sehstörungen im Alter betreffen alle Strukturen, die mit dem Sehvorgang verbunden sind (Tab. 8.**17**). Sie sind so häufig, daß routinemäßige augenärztliche Untersuchungen erforderlich sind. Die nur in der Ausprägung, nicht im Prinzip ungewöhnliche Krankengeschichte zeigt, wie unerwartet geriatrische Patienten Defizite verarbeiten. Die Immobilität und zweifellos auch eine kognitive Einschränkung führten im Beispiel zu einer groben Fehleinschätzung der Sehleistungen.

Eine **orientierende Überprüfung der Sehleistung** im Alltag ist sicher schon durch das Vorlesen eines Zeitungstextes mit seinen verschieden großen Überschriften gegeben.

Viele Patienten haben jedoch Zeitschriften und Bücher vor sich liegen, obwohl sie aus visuellen oder kognitiven Gründen nicht mehr lesen können. Hier spielt die Schamhaftigkeit des Patienten oder seiner Angehörigen eine Rolle. Zur Krankenbeobachtung gehört also auch die Überprüfung, ob der Patient wirklich liest oder nur ein Buch vor sich liegen hat.

Bei aphasischen oder kognitiv stark geminderten Patienten, bei denen einfache Visusprüfungen nicht möglich sind, muß die Beobachtung des Alltagsverhaltens eine mögliche Sehbehinderung erfassen.

Tabelle 8.17 Strukturelle Altersveränderungen am Auge

Anatomische Struktur	Strukturelle Veränderung	Funktionelle Auswirkung
Haut der Orbita	lockerer, schlaffer, faltiger	hängt evt. über das Oberlid (Pseudoptosis)
Fettgewebe der Orbita	nimmt ab im hohen Alter	Auge liegt tiefer in der Höhle (Enophthalmus)
Augenlider	Elastizitätsverlust	Einschränkung der Beweglichkeit, stehen vom Augapfel ab oder rollen sich nach innen ein, Tränenträufeln
ableitende Tränenwege	Tränenpünktchen abstehend, Obstruktionen der Tränenwege	Tränenträufeln
Tränendrüsen	Bindegewebsvermehrung	verminderte und veränderte Tränenproduktion, trockenes Auge, Entzündungsneigung
Konjunktiva (Bindehaut)	Epithelzellen atrophisch, Strukturunregelmäßigkeiten, Gefäßfragilität	Entzündungs- und Blutungsneigung, Ablagerungen und Gewebsneubildungen (Pterygium und Pinguecula)
Kornea (Hornhaut)	Verdichtungsprozeß, Epithelveränderungen, Einlagerungen und umschriebene Trübungen, Wassergehalt nimmt ab	Auge verliert an Glanz. Sehbehinderungen, wenn die Einlagerung zentral im Strahlengang liegt. Hornhautsensibilität herabgesetzt, evtl. Schmerzen, Entzündungsneigung
Iris und Pupille	dünner, atrophischer, Pigmentverschiebungen und -proliferationen, Elastizitätsverlust, Pupille verkleinert	weniger Lichteinfall, Pupillenbewegungen langsamer
Linse	Verdichtung, Strukturunregelmäßigkeiten, Zunahme des Durchmessers, Volumen- und Gewichtszunahme, Zerreißungen und Fragilität der Kapsel	Akkomodationfähigkeit (Naheinstellung) verrringert, Visusminderungen, Streulicht mit Blendungsgefahr
Glaskörper	Verflüssigung, Trübungen, Glaskörperabhebungen	Netzhautschädigungen, Strukturveränderungen ausgeprägt, Streulicht mit Blendungsgefahr

Tabelle 8.17 Fortsetzung

Anatomische Struktur	Strukturelle Veränderung	Funktionelle Auswirkung
Netzhaut	durch häufige Erkrankungen und Altersveränderungen Untergang von Netzhautzellen und sensorischen Elementen, Degenerationen von Netzhaut und Blutgefäßen der Netzhaut	Visusminderung, Dunkelsehen und Dunkeladaptation herabgesetzt, Gesichtsfeldausfälle, Schleiersehen, Fehlwahrnehmungen, Verzerrungen
Sehnerv	Vergrößerung der physiologischen Exkavation	oft keine Funktionsveränderungen, jedoch auch Visusminderung und Einschränkung des Gesichtsfeldes möglich
Augenmuskeln	Vermehrung des Bindegewebes	Umfang der Augenauslenkungen nimmt ab (vor allem bei Blick nach oben), Okulomotorik verlangsamt
zentrale Sehbahnen	Veränderungen im Rahmen der globalen und umschriebenen Hirnveränderungen	generelle Verlangsamung der Wahrnehmung und Verarbeitung und der sensomotorischen Reaktionen

Wenn eine **augenärztliche Untersuchung** erforderlich ist, muß der Augenarzt über untersuchungsrelevante Störungen wie Aphasie, Apraxie oder Demenz unterrichtet werden.

Eine Untersuchung statischer Leistungen bei der Überprüfung von Visus und Gesichtsfeld ist in manchen Fällen nicht ausreichend, um das funktionell wirksame Ausmaß der Sehbehinderung einzuschätzen.

Bei anspruchsvolleren Alltagsaufgaben wie zum Beispiel bei der Teilnahme am Straßenverkehr ist es entscheidend, bewegte visuelle Objekte mit geringem Kontrast zu ihrer Umgebung aus einer Fülle visueller Objekte als relevant herauszufinden, nach Entfernung, Richtung und Geschwindigkeit einzuschätzen und entsprechend schnell motorisch zu reagieren. Ein Vergleich der Tab. 8.**18** mit diesen Anforderungen zeigt schnell die Begrenzungen und Gefährdungen älterer Menschen.

Die **wichtigsten Erkrankungen**, die im Alter zu Visusminderung und Erblindung führen sind
   – die Katarakt,
   – das Glaukom,
   – die senile Makuladegeneration sowie
   – gefäßbedingte Netzhautveränderungen (Tab. 8.**19**).
Die **Katarakt** ist leicht klinisch und ophthalmoskopisch zu erkennen.

Tabelle 8.18   Funktionelle Veränderungen der visuellen Wahrnehmung im Alter

Funktion	Veränderung
Sehschärfe in Ruhe	vermindert
Sehschärfe für bewegte Objekte	kontinuierlich und deutlich vermindert
Richtungserkennen bewegter Objekte	verlangsamt und vermindert
Helligkeitsempfinden	vermindert
Akkomodation auf die Nähe, Nahsehen	vermindert
nutzbares Gesichtsfeld (UFOV)	verkleinert
Farbensehen, Farbwahrnehmung	Intensitätsverlust, Differenzierungsverlust, vor allem Verkürzung im kurzwelligen Bereich mit Blau-Gelb-Störung
Augenmuskelaktivität	verlangsamt
Auslenkungen des Augapfels	vermindert
Blendungseffekte	vermehrt
Tränenproduktion	vermindert
Dunkeladaptation	verlangsamt
zeitliche Auflösung von Sehreizen	vermindert

Die **Erhöhung des Augeninnendruckes (Glaukom)** kommt in verschiedenen Formen vor,

– als primär-chronisches Offenwinkelglaukom ohne Schmerzen,
– als primäres Engwinkelglaukom mit intermittierenden oder anhaltenden Kopfschmerzen mit der Sonderform des akuten Glaukomanfalls (Tab. 8.**20**) und als
– sekundäres Glaukom in der Folge einer anderen Grunderkrankung (Tab. 8.**21**).

Das **primär-chronische Glaukom,** die häufigste Glaukomform, verläuft schmerzlos. Da sie unbehandelt zur Erblindung führt, ist ihre Erkennung durch regelmäßige Augeninnendruckmessungen eine Aufgabe, der sich das gesamte therapeutische Team verpflichtet fühlen muß, indem regelmäßige augenärztliche Untersuchungen veranlaßt werden müssen.

Die Häufigkeit der **diabetischen Retinopathie** mit ihren deletären Auswirkungen auf Sehvermögen und dadurch auf die Selbständigkeit zwingt ebenfalls zu diesem Vorgehen, natürlich auch zu einer möglichst guten Einstellung des Diabetes. Die funktionellen Auswirkungen einer Sehbehinderung müssen am geplanten Tagesablauf überprüft werden.

Interventionen

Katarakt, Glaukom und die diabetische Retinopathie sind auch im Alter effektiv chirurgisch (Katarakt und Glaukom), medikamentös (Glaukom) bzw. durch Lasertherapie (diabetische Retinopathie) zu behandeln. Daraus ergibt sich die Pflicht zur Früherkennung und die entsprechende Beratung und Vorbereitung des Patienten.

Tabelle 8.19 Häufige Erkrankungen des Auges und des visuellen Systems im Alter

Erkrankung	Befund	Funktionelle Auswirkung
Alterssichtigkeit (Presbyopie)	Abnahme der Akkomodationsbreite	Nahsehen vermindert, Lesebrille erforderlich
trockenes Auge	verminderte Tränenflüssigkeit	Fremdkörpergefühl, Entzündungen
Epiphora	Tränenträufeln durch Läsion der ableitenden Tränenwege	psychische und psychosoziale Auswirkungen („Triefauge")
Ektropium	Unterlid verliert Kontakt mit Augapfel, steht nach vorn vom Augapfel ab	Tränenträufeln, Entzündungen, evt. Lagophthalmus (s. unten)
Entropium	Unterlid rollt sich nach innen	Wimpern scheuern auf Hornhaut, Korneadefekte durch Schleifen, Entzündungen
Ptose	Herabhängen des Oberlides, Verschmälerung der Lidspalte	Einengung des Gesichtsfeldes
Blepharochalase (Dermatochalasis)	Hautfalte des Oberlides hängt über den Lidrand	täuscht Ptose vor, Einengung des Gesichtsfeldes
Lagophthalmus	„Hasenauge", unvollständiger Lidschluß beim Schlafen	Austrocknung des Auges mit entsprechenden Infektionen und Irritationen
Basaliom	Hauttumor mit Perlmuttglanz und Gefäßneubildungen auf der Oberfläche	zunehmende Gewebszerstörung
Conjunctivitis senilis	erweiterte Gefäße, Ablagerungen, verdicktes Sekret	Schmerzen und Fremdkörpergefühl
Hyposphagma	flächige Unterblutung der Bindehaut	klingt folgenlos ab, erschreckender Anblick (blutunterlaufenes Auge)
Arcus senilis	grauweiße bogenförmige Trübungszone am Rand der Kornea	keine funktionellen Auswirkungen
degenerative, ulzeröse und entzündliche Hornhauterkrankungen	Ulzera, Verdichtungen, Ablagerungen, Entzündungen	durch Veränderungen der Lichtdurchlässigkeit bei entsprechender Lage und Größe Sehminderung, Schmerzen
Katarakt	Trübungen der Linse	Visusminderung, Verschwommensehen, Blendung

Tabelle 8.**19**   Fortsetzung

Erkrankung	Befund	Funktionelle Auswirkung
Glaukom	pathologische Erhöhung des Augeninnendruckes mit Atrophie des N. opticus, Vergröße-rung der Papillenexcavation. Plötzliches Auf-treten beim akuten Eng-winkelglaukom	Einschränkung des peripheren Gesichtsfeldes und Verminde-rung des zentralen Sehens, evtl. Erblindung. Schmerzen und Verhärtung des Bulbus beim akuten Glaukomanfall
diabetische Retino-pathie	ophthalmoskopisch Er-weiterungen und Gefäß-zerreißungen von Netz-hautkapillaren, Retina-venen und Arteriolen; Ödeme, Exsudate, Netz-hautblutungen	Sehminderung, Gesichtsfeld-ausfälle, Sehen von Flecken oder Schleiern
senile Macula-degeneration	ophthalmoskopisch Pig-mentverschiebungen, atrophische Herde und pathologische Prolife-rationen	Verzerrtsehen, zentrale Seh-minderung, zentraler Ge-sichtsfeldausfall
Zentralarterien-verschluß und Arte-rienverschlüsse	ophthalmoskopisch grau-weißes Netzhaut-ödem vor allem um die Papille, kirschroter Fleck der Makula, fadendünne Arterien	bei Zentralarterienverschluß plötzliche Erblindung, Pupillenstarre oder -trägheit; bei Astverschlüssen sektorielle Gesichtsfeldausfälle
Zentralvenenver-schluß und Venen-verschlüsse	ophthalmoskopisch ge-staute Vene, Netzhaut-blutungen, Exsudate, Ödem	Sehminderung
Arteriitis temporalis	Allgemeinerkrankung, Kopf- und Augen-schmerzen, Entzündung von Arterien im Bereich von Schläfe und Auge, BSG stark erhöht, gürtel-förmige Schmerzen Schulter oder Becken-gürtel, Fieber	führt schnell zur Erblindung, wenn Kortisontherapie unter-bleibt

Tabelle 8.20   Symptome des akuten Glaukomanfalls

- plötzliche heftige Schmerzen in der Augenregion
- trübe Hornhaut
- mittelweite, entrundete, reaktionslose Pupille
- gestaute Bulbusgefäße
- palpatorisch harter Bulbus
- evtl. Übelkeit, Erbrechen

Das **Glaukom** hat besondere Bedeutung, weil es eine Reihe von Medikamenten gibt (Tab. 8.21), die im Alter oft eingesetzt werden und ein Glaukom auslösen oder verstärken können.

So werden bei der Urge-Inkontinenz, beim Tremor und manchmal noch beim Parkinson Anticholinergika eingesetzt. Antihistaminika werden bei Juckreiz und bei allergischen Erkrankungen verordnet, der Einsatz von Kortikosteroiden ist vielfach erforderlich. Nicht zuletzt sind die anticholinergischen Nebenwirkungen von trizyklischen Antidepressiva und Neuroleptika der Phenothiazingruppe zu beachten.

Dies ist natürlich in erster Linie Aufgabe und Verantwortungsbereich des Arztes, aber die Dokumentation, Beobachtung von Nebenwirkungen und die Gespräche mit den Patienten verlangen eine Beteiligung des ganzen Teams.

Die **Verabreichung von Augentropfen** verlangt die richtige Technik (Herunterziehen des Unterlides, Einträufeln in die Falte zwischen Unterlid und Augapfel) und die Kenntnis, daß die Hornhaut im Gegensatz zur Sklera bzw. Bindehaut berührungsempfindlich ist, also nur bei einer Berührung dort reflektorische Abwehrreaktionen zu erwarten sind.

Wenn es zu einem **unvollständigen Lidschluß** nachts kommt, sind Uhrglasverbände erforderlich, um durch die entstehende feuchte Kammer ein Austrocknen zu vermeiden.

Tabelle 8.21   Sekundäre Glaukome

- nach Linsendislokationen und -erkrankungen
- nach vaskulären Erkrankungen
      Zentralvenenverschluß
      Zentralarterienverschluß
      bei Diabetes mellitus
      bei intraokulären Blutungen
- nach Glaukom- und Kataraktoperationen
- nach Medikamenten
      Anticholinergika
      Neuroleptika (Phenothiazine)
      Antidepressiva (trizyklische)
      Antihistaminika
      Kortikosteroiden

Das **trockene Auge** verlangt eventuell Augentropfen mit Methylcellulose (künstliche Tränen), um Fremdkörpergefühl und Entzündungen zu vermeiden.

Das therapeutische Team muß für eine **Umgebung** sorgen, in der sich sehbehinderte Menschen möglichst gut orientieren können. Das verlangt große Uhren und Kalender mit großer Schrift, eindeutige und große Beschriftung von Zimmern und Wegen.

> **!** Unter Umständen ist eine frisch entstandene Sehbehinderung, an die ein Patient noch nicht adaptiert ist, eine relative Kontraindikation für eine stationäre Rehabilitation. Die Orientierung in fremder Umgebung ist dann eine zu große Belastung. Dies gilt nicht für Patienten, die sich über Jahre an eine Sehbehinderung gewöhnt haben.

Die **Alternative zur stationären Rehabilitation** ist in diesen Fällen die Rehabilitation in häuslicher Umgebung oder der Umgebung, in der die dauernde Versorgung geplant ist. Die Einrichtungen der Blindenhilfe bieten spezielle Rehabilitationsprogramme, auch ein spezielles Training in häuslicher Umgebung.

Der **Umgang mit Medikamenten** allgemein oder Spritzen oder Pens beim Diabetes muß besonders aufmerksam überprüft und geübt werden, oder es muß organisiert werden, daß Pflegende die Medikamente regelmäßig verabreichen können.

Bei der Medikamentenschulung ist auch besonders auf die Schwächen des Farbensehens zu achten. Bei der im Alter vorkommenden Tritanomalie bzw. Tritanopie sind die Verwechselungsfarben grün und blau, zartrosa mit zartgelb und hellblau mit blau.

Beim **Herantreten an den Patienten** ist zu beachten, daß diesem visuelle Informationen fehlen. Pflegende müssen durch deutliche verbale Kommentare ihr Tun begleiten und sollten nicht ohne verbale Orientierung für den Patienten in seiner Umgebung tätig werden.

Die **Tagesgestaltung** ist durch die Sehbehinderung für einen Menschen stark eingeschränkt. Etwa 50 % unseres sensorischen Inputs kommt durch den visuellen Kanal. Das Sehen trägt viel zu unserer Anregung und Unterhaltung bei, wie jeder weiß, der in einem Krankenhaus oder beim Spazierengehen das Treiben der Menschen beobachtet oder die Stadt oder Natur vor seinem Fenster genießt oder sich durch das Fernsehen unterrichten oder unterhalten läßt. (Das Fernsehen spielt in der Tagesgestaltung und Tagesstrukturierung vieler alter Menschen eine ganz wesentliche, segensreiche Rolle.) Diese Erlebnisdefizite können bei entsprechender Bereitschaft und Fähigkeit des Patienten ausgeglichen werden durch das Radio, andere Tonträger (es gibt Blindenbibliotheken mit auf Cassetten gesprochenen Texten) oder Musik.

Bei vielen anderen Alltagsaktivitäten verlangt die Sehbehinderung eine Modifikation des üblichen Vorgehens, das gilt für das Anziehtraining, den Toilettengang, das Essen, Waschen und vieles andere.

❗ Der Sehbehinderte braucht eine gewohnte Umgebung, in dem alle benötigten Gegenstände ihren festen Platz haben.

Rehabilitation bei Hörstörungen

Einführung

Schallwellen sind longitudinal alternierende Verdichtungen und Verdünnungen von Luft oder anderen schalleitenden Medien. Sie erreichen durch den äußeren Gehörgang das Trommelfell und versetzen es in Schwingungen, die dann über eine Kette von drei kleinen Knöchelchen (Hammer, Amboß, Steigbügel) im Mittelohr durch das Foramen ovale in die Endolymphe des Corti-Organs (Schnecke, Kochlea) eingeleitet werden. Entsprechend ihrer Frequenz erregen sie die primären Sinneszellen (Haarzellen). Von diesen wird der Reiz über einen Teil des VIII. Hirnnerven (N. statoacusticus) und verschiedene weitere Umschaltstationen an die Hörrinde im Temporallappen weitergeleitet.

Zwei Hauptformen der Schwerhörigkeit werden unterschieden entsprechend dem Teil dieses Systems, das geschädigt ist:

1. Schalleitungsschwerhörigkeit (Mittelohrschwerhörigkeit) — Die Schalleitung ist im äußeren Gehörgang oder im Mittelohr beeinträchtigt.

2. Schallempfindungsschwerhörigkeit (Innenohrschwerhörigkeit) — Die Reizwahrnehmung im Corti-Organ oder die Weiterleitung proximal davon ist gestört (neuronale Störung).

Die **typische Altersschwerhörigkeit** (Presbyakusis) ist zwar sehr häufig, tritt aber nicht so zwangsläufig auf wie die Alterssichtigkeit (Presbyopie). Es gibt sehr alte Menschen, die noch ausgezeichnet hören. Umwelteinflüsse spielen bei der Entwicklung der Altersschwerhörigkeit offensichtlich eine Rolle, bei Gruppen ohne Lärmbelastung ist der Hörverlust geringer. 30 bis 50 % der über 65jährigen sind von alltagsrelevanten Hörstörungen betroffen.

❗ Hörstörungen werden oft nicht eingestanden, nur ein geringer Teil der Betroffenen ist mit einem Hörgerät versorgt.

Physiologische Altersveränderungen bestehen in einem verminderten Hörvermögen im Hochfrequenzbereich. Unser natürlicher Hörbereich reicht in der Jugend bis 16000 Hz. In der frühesten Kindheit beginnt ein Zellverlust der Haarzellen im Innenohr, die für die Wahrnehmung der hohen Töne verantwortlich sind. Wird das Hörvermögen bei 4000 Hz gemessen und betrachten wir den Verlauf ab dem 28. Lebensjahr, steigt die Hörschwelle durchschnittlich pro Jahr um ein Dezibel. Ab dem 60.–65. Lebensjahr wird dies subjektiv und klinisch bedeutsam.

! Die Altersschwerhörigkeit ist eine Innenohrschwerhörigkeit, die beidseits annähernd gleich ausgeprägt ist und ihren Hörverlust im oberen Frequenzbereich hat.

Neben dieser altersassoziierten Hörminderung kommen im Alter natürlich noch andere krankheitsbedingte Hörminderungen vor, die sich mit der Presbyakusis überlagern können (Tab. 8.**22**).

Lärmtraumen durch akut schädigende Schallenergie oder durch überhöhten Dauerlärm führen zur Schädigung gerade an den Haarzellen, die der Frequenz des Schalltraumas zugeordnet sind. Die Folge ist eine Innenohrschwerhörigkeit mit Betonung bestimmter Frequenzen.

Andere Ursachen für eine Innenohrschwerhörigkeit sind der Morbus Ménière, Tumoren, Felsenbeinfrakturen, Entzündungen (z.B. Meningitis), Hörstürze und toxische Substanzen.

Im Alter bedeutsam ist die ototoxische Wirkung mancher Medikamente. Aminoglykosidantibiotika, manche Zytostatika (Vincristin), Furosemid und auch Salicylate sind hier zu nennen.

Eine **Schalleitungsstörung** entsteht, wenn der Weg des Schalls zum Innenohr behindert wird, z.B. durch einen Ohrschmalzpfropf (Cerumen obturans) oder durch Elastizitätsverlust der schwingenden Medien infolge Otosklerose oder postentzündliche Veränderungen an Trommelfell oder Mittelohr.

▬▬ Krankengeschichte

Frau Gräter (91 Jahre) wird im Pflegeheim als problematische Patientin angesehen. Man berichtet immer wieder über abweisendes Verhalten, grob formulierte Ablehnungen bei freundlich formulierten Anliegen. Phasenweise, scheinbar unkalkulierbar, ist sie wieder zugänglich. Als auffällt, daß sie immer wieder an ihren Ohren manipuliert, wird eine ärztliche Untersuchung veranlaßt, die beidseits große Ohrschmalzpfröpfe zum Vorschein bringt. Die weiteren Untersuchungen ergeben eine Altersschwerhörigkeit, die durch die Zeruminalpfröpfe verstärkt wird. Das Ausspülen der Zeruminalpfröpfe führt

Tabelle 8.**22** Formen und Ursachen der Schwerhörigkeit

Schalleitungsschwerhörigkeit Mittelohr	Schallempfindungsschwerhörigkeit	
	kochleär	retrokochleär
Cerumen obturans	Altersschwerhörigkeit	Kleinhirnbrücken-
Trommelfellverletzungen	Knalltrauma	winkeltumor
Gehörknöchelchenluxationen	Felsenbeinfraktur	Multiple Sklerose
Tumore	Tumore	Hirnstamminfarkt
Cholesteatom	Hörsturz	Hirnstammastrozytom
Mastoiditis	Entzündungen	Syringobulbie
Otitis media	Morbus Ménière	Zoster oticus
Otosklerose	toxisch	

zu einer diskreten Besserung. Ein Hörgerät lehnt sie ab, sie habe schon einmal eins gehabt und sei nicht damit zurechtgekommen. Als die Schwerhörigkeit als Ursache für ihr abweisendes Verhalten in der Pflegegruppe diskutiert wird und alle Mitarbeiter sich darauf einstellen, entspannt sich die Situation zusehends. Frau Gräter bleibt sich zwar selber treu mit einer etwas brummigen, knurrenden Art, die freundlichen, zugewandten Phasen werden aber länger und häufiger.

Assessment

Vor allem im Bereich der **Kommunikation und Sozialbeziehungen** wirken sich Hörstörungen aus. Sie sind mit vielen seelischen und sozialen Fehlhaltungen verbunden. Nicht-sehen-können trennt von den Dingen, Nicht-hören-können trennt von den Menschen, dieser Satz beschreibt die psychosozialen Folgen. Nicht-hören-können wird im Vergleich zum Nicht-sehen-können als diskriminierender, kränkender erlebt. Es wird mehr mit den Negativaspekten des Alters verbunden, mit geistigem Abbau und Isolation. Daraus ergibt sich die hohe Quote der Dissimulation. Die Patienten klagen von sich aus oft nicht über vermindertes Hörvermögen, wie in der Krankengeschichte oben auch dargestellt.

> ❗ Die erste Aufgabe besteht in der Aufmerksamkeit der Betreuenden für mögliche Hörstörungen. Die Wichtigkeit dieser Funktion für die psychosoziale Situation muß ständig präsent sein.

Orientierende Auskunft über das Hörvermögen ergeben einfache Untersuchungen der Umgangssprache. So ist das Sprachverständnis für Umgangssprache aus 4 m ein geläufiges Maß. Wenn bereits in 2 m Abstand bei Umgangssprache Hörprobleme festzustellen sind, ist auf jeden Fall eine diagnostische Abklärung nötig. Wenn der Mund des Sprechers dabei verdeckt wird, ist eine Unterstützung des Hörens durch Ablesen von den Lippen in der Testsituation nicht möglich (im Alltag ist dies ja ausdrücklich erwünscht). Mit Fingerreiben direkt vor beiden Ohren können Seitenunterschiede festgestellt werden.

Unter folgenden Telefonnummern können Patienten selbst einen orientierenden **Telefon-Hörtest** durchführen:
- Hamburg 0 40/2 80 12 05
- Frankfurt 0 69/63 70 46
- Wendelstein (Nähe Nürnberg) 0 91 29/10 37.

Dieser Test ersetzt natürlich keine ärztliche Untersuchung.

Die **Stimmgabeluntersuchungen** nach Weber und Rinné ermöglichen eine Differenzierung zwischen Schalleitungsschwerhörigkeit und Schallempfindungsschwerhörigkeit (Tab. 8.**23**).

Eine **Ohrenspiegelung** zeigt, ob Ohrschmalzpfröpfe den äußeren Gehörgang verschließen oder ob Gehörgang und Trommelfell intakt

Tabelle 8.**23**   Die Höruntersuchungen nach Rinné und Weber

	Weber-Versuch	Rinné-Versuch
Durchführung	Aufsetzen einer Stimmgabel auf die Mitte des Kopfes	Stimmgabel zuerst aufs Mastoid setzen, wenn Ton nicht mehr gehört wird, vors Ohr halten
Befund bei Schalleitungsstörung (Mittelohrschwerhörigkeit)	Ton wird auf dem betroffenen Ohr lauter gehört	Rinné pathologisch = Luftleitung (Stimmgabel vor dem Ohr) wird nach Absetzen vom Mastoid (Knochenleitung) nicht mehr gehört
Befund bei Schallempfindungsstörung (Innenohrschwerhörigkeit)	Ton wird auf dem betroffenen Ohr leiser gehört	Rinné normal = nach Absetzen der Stimmgabel vom Knochen wird Ton über Luftleitung noch gehört

sind. Diese einfachen klinischen Untersuchungen müssen durch spezifische otologische Untersuchungen ergänzt werden, bei denen frequenzabhängige Hörkurven erstellt werden, das Spracherkennen mit normierten Testwörtern geprüft wird und weitere Untersuchungen durchgeführt werden.

Die **zentrale Verarbeitung des sensorischen Inputs** ist wie bei den Sehstörungen beschrieben auch bei der Wahrnehmung von Schall und Sprache von entscheidender Bedeutung. Es sind nicht die Defizite der bloßen Sinneswahrnehmung auf Rezeptorenebene, die über das Erkennen von Sprache entscheiden. Bei zum Teil gut erhaltenem Gehör für einzelne Töne im Hörtest kann das Verstehen von Sprache in einer Umgebung mit Störgeräuschen schon deutlich verschlechtert sein. Dieser „Partyeffekt" macht sich bei lebhaften Gruppengesprächen bemerkbar. „Ich höre wohl, aber ich verstehe nicht", ist die typische Klage der Betroffenen.

Nur die Patienten mit einer **Schalleitungsstörung** hören den Schall relativ gleichmäßig gedämpft, wie durch Watte.

Die **Innenohrschwerhörigen** hören die einzelnen Frequenzen unterschiedlich schlecht, denn der Hörverlust erstreckt sich bei ihnen nicht gleichmäßig über alle Frequenzen, sondern bevorzugt bestimmte Frequenzen. Das führt zu einem verzerrten Klangbild, technisch gesprochen zu einem verringertern Signal-Rausch-Abstand. Die Unterscheidungsfähigkeit zwischen relevanten Hörsignalen und Störgeräuschen nimmt ab. Eine Erhöhung der Lautstärke beim Sprecher führt bei vielen Patienten sogar noch zu einer Verschlechterung dieses Verhältnisses.

Die beim Normalhören vorhandene **Tonverdeckung** spielt dabei eine Rolle. Die Tonverdeckung besteht darin, daß ein leiser hoher Ton durch einen gleichzeitigen lauten tiefen Ton im sensorischen Empfinden ausgelöscht werden kann.

Das **Phänomen des Lautheitsausgleichs** kommt erschwerend hinzu. Dies besteht in einer pathologischen Reizstärkeverarbeitung, bei der geringe Schallstärken gar nicht, mittlere schwach und hohe Lautstärken noch verstärkt empfunden werden. Daraus resultiert eine Zunahme der Verzerrung. Der Schwerhörige kann also durchaus lärmempfindlich sein.

Eine **systematische Beobachtung** des Kommunikations- und Sozialverhaltens gehört zur Diagnostik der Schwerhörigkeit. Es sollte darauf geachtet werden, ob der Patient dazu tendiert, sich abzuwenden und zurückzuziehen. Das Zuhören hat seine selbstverständliche Leichtigkeit verloren, Schwerhörigkeit stellt eine chronische geistige Überforderung dar. Die Reaktion darauf ist oft Resignation und Rückzug.

Aus diesen Zusammenhängen ergeben sich wichtige Unterschiede in der funktionellen Auswirkung und dementsprechend im therapeutisch-pflegerischen Umgang.

Interventionen

Eine **ruhige Umgebung** ohne Störgeräusche, in der möglichst allein die zu verstehende Sprache zu hören ist, ist die wichtigste Bedingung bei der Verständigung mit Schwerhörigen.

Ein **guter Sichtkontakt** hilft dem Schwerhörigen durch Ablesen der Lippenbewegungen und durch Erkennen von Gestik und Mimik.

In **Gesprächsgruppen** ist dafür zu sorgen, daß der Schwerhörige bilaterale Gespräche führen kann und nicht darauf angewiesen ist, ein Stimmengewirr zu analysieren.

Hohe Töne werden aufgrund der beschriebenen Verzerrungen im Frequenzspektrum schlechter wahrgenommen als tiefe. Bei Sprechern mit hohen Stimmen und beim Verstehen von Konsonanten treten also mehr Probleme auf.

Die **psychische und kognitive Belastung** ist hoch, da der Schwerhörige ständig Wahrnehmungen verminderter Qualität entschlüsseln muß. Er muß viel geistige Arbeit, Konzentration und Energie in das Verstehen der Sprache investieren. Um ihm diese anspruchsvolle Aufgabe zu erleichtern, müssen wir ihm kurze, klar strukturierte Sätze in angepaßtem Tempo anbieten. Wir müssen uns überzeugen, daß er den Inhalt des Gesagten verstanden hat. Da schlecht Hören als kränkendes Defizit aufgefaßt wird, muß diese Vergewisserung diskret und taktvoll erfolgen. Der Schwerhörige steht ständig in der Gefahr, die anstrengende Entschlüsselung seiner verzerrten Hörwahrnehmung resignierend aufzugeben und sich zurückzuziehen.

! Wird ein Wort nicht verstanden, ist es besonders beim Innenohrschwerhörigen sinnlos oder sogar einer Verständigung abträglich, das Wort lauter zu wiederholen. Der Sprecher sollte das Gemeinte mit anderen Worten, die vielleicht aufgrund ihres Frequenzspektrums besser verstanden werden, wiederholen.

Schriftliche Informationen können bei wichtigen Themen natürlich hilfreich sein. Hier liegt ein wichtiger Unterschied zum Aphasiker, der seine Sprachstörungen natürlich auch beim Schreiben und Lesen hat.

Eine **operative Behandlung** ist in vielen Fällen von Schalleitungsschwerhörigkeit möglich. Otosklerosebedingte Schwerhörigkeit kann auch in hohem Alter oft noch sehr erfolgreich operiert werden, bei chronischen Veränderungen nach Mittelohrentzündungen sind die Operationsergebnisse nicht so gut, hier muß eine genaue ohrenärzliche Untersuchung entscheiden, in welchem Umfang von einer Operation eine Verbesserung zu erwarten ist. Cholesteatomeiterungen müssen schon wegen der Progredienz und der Schädigung anatomischer Strukturen operiert werden.

Hörgeräte sind bei Innenohrschwerhörigkeit das Mittel der Wahl. Die Versorgung mit ihnen ist in Deutschland verbesserungsbedürftig. Nach Schätzungen sind von 10–15 Millionen versorgungsbedürftiger Schwerhöriger erst 2 Millionen mit einem Hörgerät versorgt, davon nur 8 % beidohrig. Aus den Erklärungen zu den Hörverzerrungen bei Innenohrschwerhörigkeit ergibt sich das Problem, daß ein Hörgerät nicht einfach durch Verstärkung der Lautstärke ein Hördefizit ausgleichen kann. Die Hörgeräte werden durch den technischen Fortschritt zwar ständig verbessert, sind aber noch nicht so perfekt, daß sie hochselektiv frequenzspezifisch individuelle Hörlücken ausgleichen können. Das Hören mit ihnen erfordert eine Eingewöhnung und eine je nach Hörsituation wechselnde Einstellung. Der Hörgeräte-Akustiker muß die Feineinstellung (Verstärkungsvorwahl, Tonblende etc.) vornehmen.

Wenn der **Hörverlust auf beiden Ohren** annähernd gleich groß ist, sollte die Versorgung beider Ohren mit einem Hörgerät angestrebt werden, um die Hörleistung zu optimieren. Mit beidohrigem Hören kann die Sprache und der Nutzschall besser aus den Störgeräuschen herausgefiltert werden.

Die heute meist verordneten **Hinter-dem-Ohr-Geräte** übertragen den Schall durch einen Hörschlauch in den mit einem Kunststoffpaßstück verschlossenen Gehörgang (Abb. 8.**25 a** u. **b**). Die Miniaturisierung der elektronischen Bauteile ermöglicht heute kleine In-dem-Ohr-Hörgeräte (IdO-Geräte), die akustische Vorteile bieten.

! Feinmotorische und kognitive Einschränkungen machen den Umgang mit Hörgeräten problematisch. Eine Anpassung sollte also so früh wie möglich erfolgen.

Moderne **Hörgeräte mit Fernbedienung** in Scheckkartengröße sind von vielen Älteren einfacher zu bedienen als die kleinen Schalter und Rädchen der HdO-Geräte oder IdO-Geräte ohne Fernbedienung.

Rückkoppelungsphänome entstehen, wenn sich Mikrophon und Lautsprecher bzw. Hörer zu nahe kommen, besonders bei größeren Verstärkungen. Deshalb muß bei Hörgeräten mit hohen Verstärkungen der Gehörgang fest verschlossen werden, um Schalleingang und -ausgang voneinander zu trennen.

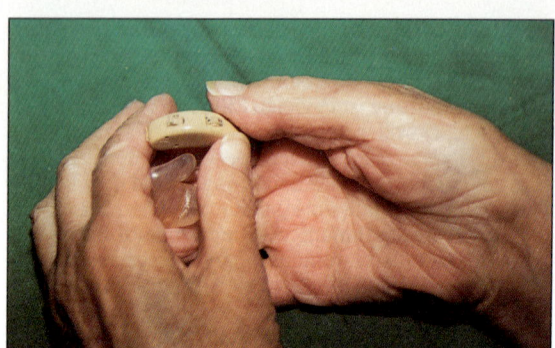

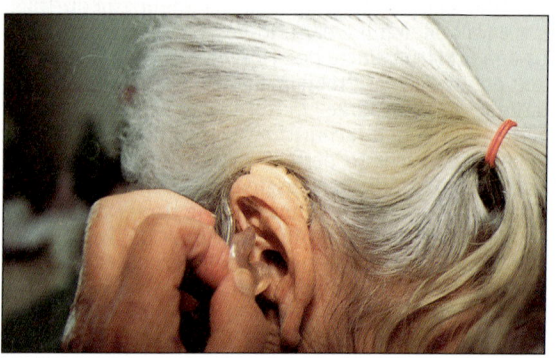

Abb. 8.**25a** Hörgerät als Hinter-dem-Ohr-Gerät
b Anlegen eines Hörgerätes

Für die **Compliance** entscheidend ist die genaue Anpassung, die nicht immer einfach ist, weil beim geschädigten Ohr die Hörschwelle und die Unbehaglichkeitsschwelle dicht beieinander liegen. Die Entwickelung geht zu Mehr-Kanal-Hörgeräten mit Regelungsmechanismen, um Störschall (vor allem tiefe Frequenzen) herauszufiltern und so das Sprachverstehen zu verbessern.

Es gehört zum **pflegerischen und ärztlichen Aufgabenspektrum**, die gängigen Modelle der Hörgeräte bedienen zu können bzw. sich über ihre Bedienung zu unterrichten, wenn ein Patient mit seinem Hörgerät nicht zurecht kommt. Zumindest so einfache Maßnahmen wie das Wechseln der Batterie, das Einstellen der Lautstärke und das Umstellen auf die T-Einstellung (Telefonspule fürs Telefonieren und Induktionsschleifen) sollten beherrscht werden.

Beim **Radiohören und Zuhören beim Fernsehen** sind Kopfhörer oft von Nutzen, viele öffentliche Gebäude verfügen auch über technische Einrichtungen für Schwerhörige.

Rehabilitation bei urologischen Problemen

Urininkontinenz

Einführung

Urininkontinenz wird definiert als ein Zustand, bei dem es zu einem unfreiwilligen Urinabgang in einem solchen Ausmaß kommt, daß sich soziale oder hygienische Probleme ergeben.

Stuhlinkontinenz ist parallel zu dieser Sprachregelung der unfreiwillige Abgang von Kot in sozial oder hygienisch relevantem Umfang.

Die Inkontinenz gehört zu den **„vier großen I"** der Geriatrie (Inkontinenz, intellektueller Abbau, Instabilität, Immobilität). Diese Hervorhebung bezieht ihre Berechtigung nicht nur aus der Häufigkeit, mit der Inkontinenzen von Urin und Stuhl beim geriatrischen Patienten auftreten, sondern auch aus ihrer individuellen und psychosozialen Bedeutung. Unter den Bedingungen der häuslichen nicht-professionellen Pflege entfällt ein Viertel bis ein Drittel der Pflegezeit auf die Versorgung der Ausscheidungsvorgänge. Die häusliche Pflege wird gerade durch die Inkontinenz oft überfordert. Vermutlich hängen ca. 25 % der Pflegeheimaufnahmen mit dem Problem Inkontinenz zusammen. Die Beschäftigung mit der Ausscheidung und ihren Produkten ist gefühlsmäßig belastet, viele unverarbeitete seelische Vorgänge stehen einer menschlich würdevollen und professionell geschulten Bewältigung der Probleme im Wege.

Häufig ist eine **Verdrängung und Vernachlässigung des Themas** anzutreffen. In scharfem Kontrast zur enormen persönlichen und sozialpolitischen Bedeutung wird die Inkontinenz im akutmedizinischen Alltag zu selten registriert. Dies gilt gleichermaßen für die Patienten wie für die Behandelnden. Nur ein Teil der Betroffenen ist wegen der Inkontinenz in Behandlung und nur bei einem kleinen Teil haben Untersuchungen der Inkontinenzursachen stattgefunden.

Hier beginnt jedoch ein **Umdenken,** besonders im Bereich der Geriatrie, aber auch darüber hinaus. Die Aufmerksamkeit zu diesem Thema wächst, Untersuchungen und Therapiekonzepte finden eine größere Verbreitung, die Bedeutung der Inkontinenz für den einzelnen und die Gesellschaft wird stärker gewürdigt.

Über die **Häufigkeit** der Urininkontinenz werden sehr unterschiedliche Angaben gemacht. 15 % aller über 65jährigen, 40 % aller Heimbewohner und 80 % der Bettlägerigen sollen urininkontinent sein. Die Dunkelziffer ist sicherlich sehr hoch. In geriatrischen Kliniken leiden bis zu 40 % der Patienten an einer Urininkontinenz. Nach Untersuchungen von Füsgen ist die Dranginkontinenz (s. unten) die häufigste Inkontinenzform bei den älteren Patienten.

Die **Multimorbidität** begünstigt die prozentuale Häufigkeit. So soll bei Patienten mit mehr als 6 Hauptdiagnosen die Wahrscheinlichkeit einer Inkontinenz 90 % betragen.

40 % aller **Diabetiker** leiden nach 10 Jahren Krankheitsverlauf unter Miktionsstörungen. Diabetogene Nervenschäden führen zu einer Reduktion der Sensibilität und vermindern das Gefühl für den Füllungszustand der Blase, der Harndrang setzt zu spät ein. Viele Diabetiker lassen deshalb nur selten Wasser. Die Muskulatur nimmt Schaden, wohl auch durch eine dauernde Überdehnung. Die Kontraktionskraft der Blase läßt nach, sie wird unvollständig entleert, große Restharnmengen entwickeln sich.

Bei **Patienten mit Hirnleistungsstörungen** findet sich nach verschiedenen Untersuchungen bei 66–75 % der Patienten eine Harninkontinenz, vor allem bei chronischen Gefäßschädigungen des Gehirns (Schlaganfall, Multiinfarktsyndrom) und nach Demenzen vom Alzheimer-Typ. Meist wird eine ungehemmte neurogene Blase vom Typ der motorischen Dranginkontinenz festgestellt.

▬▬ Krankengeschichte

Frau Bleckmann (69 Jahre) ist ins Pflegeheim aufgenommen worden, nachdem ihr Ehemann, der gesünder und funktionell leistungsfähiger war als sie, plötzlich an einem Herzinfarkt verstorben ist. Wegen ihrer schweren Arthrosen war sie in ihrer Mobilität so eingeschränkt, daß sie nicht mehr alleine zu Hause leben konnte. Ein Versuch der Tochter, die Mutter in ihrer Familie zu versorgen, wurde auf Drängen des Schwiegersohnes abgebrochen. „Sie müssen meinen Mann verstehen, die ganze Wohnung riecht nach Urin", bittet die Tochter um Verständnis. Frau Bleckmann schämt sich offensichtlich sehr, über das Thema zu sprechen. Sie hat mitbekommen, daß ihre Inkontinenz der Hauptgrund war, der eine Versorgung durch die Tochter unmöglich machte. „Aber was soll ich machen, ich bemerke zu spät, daß ich muß. Ich trinke doch schon so wenig wie möglich."

Assessment

Inkontinenz ist keine umschriebene Erkrankung, sondern ein pathologischer Zustand, der im Rahmen unterschiedlicher Krankheiten entsteht, dementsprechend auf unterschiedliche Ursachen zurückzuführen ist und sich unterschiedlich äußert. Abb. 8.**26** stellt Anatomie und Innervation der Harnblase dar.

Die folgende Einteilung unterscheidet **fünf Inkontinenzformen:**
1. Streßinkontinenz,
2. Dranginkontinenz,
   a) sensorische Dranginkontinenz,
   b) motorische Dranginkontinenz,
3. Reflexinkontinenz,
4. Überlaufinkontinenz,
5. extraurethrale Inkontinenz.

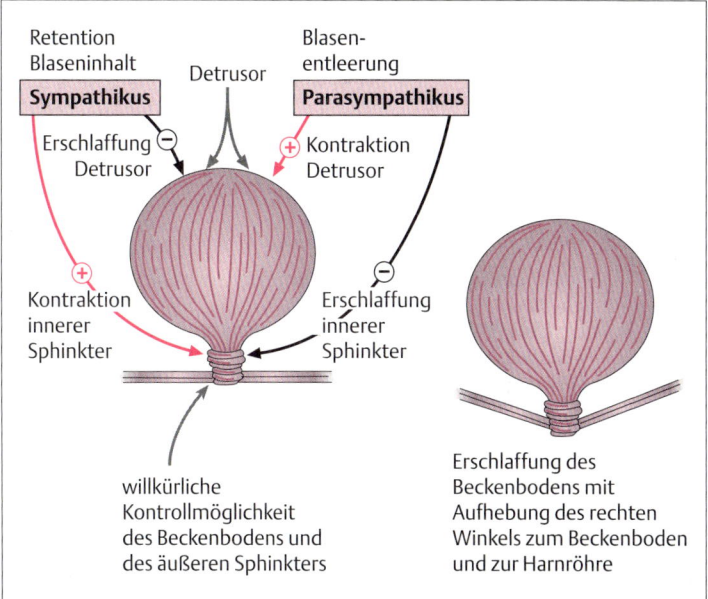

Abb. 8.26 Anatomie und Innervation der Harnblase

Streßinkontinenz

Bei der **Streßinkontinenz** entleert sich unwillkürlich ohne vorangehenden Harndrang eine geringe Menge Urin bei Manövern, die den intraabdominellen Druck erhöhen, beispielsweise beim Husten, Nießen, Pressen, beim Heben von schweren Lasten, bei bestimmten Bewegungen (z. B. beim Treppensteigen oder Heben von Lasten). Wenn es im Bauchraum zur Druckerhöhung kommt und dabei der Blaseninnendruck für kurze Zeit den Verschlußdruck des Blasenausganges und der Harnröhre übersteigt, kommt es zum unkontrollierten Urinabgang. Entscheidend für die Inkontinenz ist eine gestörte Anatomie und/oder gestörte nervale und muskuläre Funktion des Beckenbodens, der Harnblase und der Harnröhre. Bei anatomischen Veränderungen und bei Beckenbodenschwäche kann der wichtige rechte Winkel zwischen Harnröhre und Beckenboden aufgehoben sein, die Druckverteilung im Becken erfolgt unphysiologisch-einseitig zuungunsten des Blasenausganges, daraus resultiert bei entsprechenden Belastungen eine Streßinkontinenz.

Bei der Frau sind die anatomischen Verhältnisse im Bereich des Blasenausganges und des Beckenbodens leichter störbar als beim Mann, bei dem die Streßinkontinenz deshalb viel seltener vorkommt. Ein Hormonmangel der Frau kann zur Veränderung der Harnröhre und der

Schleimhäute und damit zur Streßinkontinenz führen. Auch eine Schädigung von Nervenstrukturen nach Geburten, Prostata- oder Darmoperationen kann zur Streßinkontinenz führen.

Mischformen zwischen Streß- und Dranginkontinenz sind nicht selten. Bei der Pseudo-Streßinkontinenz (Urs.: Myelopathie) triggert der Reiz durch die Erhöhung des intraabdominellen Druckes die Aktivität der Blasenwandmuskulatur (Detrusor), dies resultiert in einem verlängerten Urinfluß.

Dranginkontinenz

Man kann eine motorische und eine sensorische Dranginkontinenz unterscheiden.

Bei der **motorischen Dranginkontinenz** kommt es durch Ausfall hemmender Nervenimpulse zu einer unkontrollierten motorischen Aktivität der Blasenmuskulatur. Das Gleichgewicht zwischen Verschlußmechanismen im Bereich des Blasenausganges und der Harnröhre auf der einen und der Austreibungsaktivität der Blasenmuskulatur (des Detrusors) auf der anderen Seite ist gestört, der Harndrang tritt zu stark auf und ist nicht mehr zu unterdrücken. Die Zeitspanne zwischen Harndrang und unwillkürlicher Entleerung ist zu kurz. „Es reicht nicht mehr", berichten die Patienten. Dieser Zustand ist ebenfalls häufig bei hirngeschädigten Patienten (Demenz vom Alzheimer-Typ, Demenz nach Schlaganfall/Multiinfarktsyndrom) zu finden.

Bei der **sensorischen Dranginkontinenz** sind die Reize, die durch die Rezeptoren der Blasenwand vermittelt werden, zu stark und zu häufig. Der gesteigerte Harndrang wird schon durch geringe Füllungsmengen ausgelöst und ist dann nicht mehr willkürlich zu kontrollieren. Die Inkontinenz bei Blasenentzündungen ist typischerweise eine sensorische Dranginkontinenz, aber auch eine vergrößerte Prostata, Blasensteine oder Harnröhrenverengungen können dazu führen.

Reflexinkontinenz

Bei der **Reflexinkontinenz** ist die Nervenverbindung zwischen ZNS (Rückenmark) und Blase unterbrochen. Ohne Steuerung durch die Blasenzentren in Gehirn und Rückenmark und ohne Wahrnehmung des Füllungszustandes ist die Blase „verselbständigt", die Miktion ist abgeschnitten vom subjektiven Empfinden und der subjektiven Kontrolle. Bei Querschnittslähmungen kommt es typischerweise zur Reflexinkontinez. Eventuell gelingt es, über Klopfen auf die Bauchwand Reflexe auszulösen, die zur Blasenentleerung führen. Die vollständige Entleerung ist oft nicht möglich.

Überlaufinkontinenz

Eine **Überlaufinkontinenz** beruht auf einer Abflußstörung. Im typischen Fall geschieht dies bei der Prostatahypertrophie, wenn die Vergrößerung der Prostata den Verschlußdruck in der Harnröhre so weit erhöht, daß er vom normalen Blaseninnendruck nicht mehr überwunden werden kann. Zu einem ähnlichen mechanischen Abflußhindernis kann auch eine Verengung (Striktur) der Harnröhre führen, z. B. nach rezidivierenden Entzündungen. Auch eine hochgradige Verstopfung mit praller Füllung des Enddarms durch feste Stuhlmassen (Koprostase) kann zu einer Überlaufblase oder zu einer Streßinkontinenz führen. Die Frage nach dem Stuhlgang und die digitale Austastung des Enddarms dürfen bei keiner Abklärung von Urininkontinenz fehlen.

Ein **plötzlicher mechanischer Verschluß** (akuter Harnverhalt) ist schmerzhaft und entsprechend leicht zu diagnostizieren. Dies ist bei Prostatahypertrophien kein seltenes Ereignis. Bei einem allmählichen mechanische Verschluß kommt es zuerst zu einer Verzögerung des Miktionsbeginnes und zu einer Abschwächung des Urinstrahles. Bei zunehmender Füllung erhöht sich der Blaseninnendruck so weit, daß ständig geringe Harnmengen aus der Blase „träufeln". Wird dieser Zustand nicht erkannt, ergibt sich ein Rückstau in Harnleiter und Nierenbecken mit nachfolgender Schädigung des Nierenparenchyms.

Besteht bei einem **mechanischen Abflußhindernis** (Prostatavergrößerung, Harnröhrenverengung) die Überlaufblase längere Zeit, verdickt sich die Muskulatur der Blasenwand. Dies führt dann eventuell zu einer zusätzlichen Dranginkontinenz, die nach der Operation vorerst bestehen bleiben kann.

Auch **bei Frauen** ist eine Überlaufblase kein seltenes Ereignis, entweder bei Verengungen der Harnröhre, bei anatomischen Verschiebungen der Blasenausgangs- und Beckenbodengeometrie oder beim Diabetes mellitus, wenn es zu Schädigungen der vegetativen Nerven und zu einer Schwächung der Blasenwandmuskulatur gekommen ist. Es muß also kein mechanisches Abflußhindernis vorliegen.

Folgende **Untersuchungen** erfordert die Inkontinenz im organischen Bereich:
– Anamnese, Miktionsprotokoll,
– allgemeine körperliche Untersuchung,
– Untersuchung auf kognitive und neuropsychologische Defizite,
– Urinuntersuchungen (Infekt? Blutbeimischungen?),
– Laboruntersuchungen auf begünstigende Erkrankungen (Niere, Diabetes mellitus),
– technische Untersuchungen, z. B.
  Sonographie,
  i.v. Urographie,
  Miktionszystourethrographie,
  urodynamische Druckmessungen,
  evtl. Zystoskopie,
– Abklärung der psychosozialen Folgen.

Die **Gleichzeitigkeit mehrerer Erkrankungen und Behinderungen** beim älteren Patienten führt dazu, daß häufig mehrere Ursachen für die Inkontinenz vorliegen. Beckenbodenveränderungen bei älteren Frauen treten zusammen mit neurogen enthemmten motorischen Dranginkontinenzen nach Gefäßschädigung des Gehirn auf, Alzheimer-Demenzen und Abflußhindernisse durch eine Prostatahypertrophie kommen ebenfalls häufig gemeinsam vor. Die Überlaufblase bei Diabetes ist ebenfalls nicht selten und kann sich auf andere Miktionsstörungen „aufpropfen". Harnwegsinfekte können hinzutreten, Medikamenteneinflüsse (Diuretika!) sind zu berücksichtigen, motorische Behinderungen, Umgebungsfaktoren und psychische Entwicklungen können die Situation zusätzlich komplizieren.

Wir sprechen von einer **"funktionellen Inkontinenz"**, wenn nicht organische Ursachen im Bereich der Ausscheidungsorgane, sondern kognitive, emotionale oder motorische Begleitbedingungen zur Inkontinenz führen. Wer sich nicht selbständig bewegen kann, wird ohne personelle oder technische Hilfen keine sozial akzeptable Ausscheidung bewerkstelligen können. Immobile Aphasiker scheitern vielleicht an der Kommunikation, kognitiv eingeschränkte Patienten finden die Toilette nicht.

Pflegerische und ärztliche Diagnostik muß hier beispielhaft zusammenfließen. Wenn sich mehrere der erwähnten Bedingungen überlappen, kann die Situation nur noch geklärt werden, wenn eine umfassende Kenntnis der gesamten Lebenssituation erarbeitet wird. Gründliche körperliche und technische Untersuchungen (Urin, Ultraschall) sind natürlich unumgänglich, aber oft nicht hinreichend.

Der **Toilettengang** muß als kompletter Vorgang erfaßt werden. Neben den organischen Verhältnissen der Ausscheidungsorgane müssen folgende Faktoren beurteilt werden:
– kognitive Bewältigung und Planung der Handlungsabläufe,
– emotionale Bedingungen (z. B. regressives Verhalten),
– motorisch-funktionelle Ressourcen und Defizite der Lokomotion,
– An- und Ausziehen im Stehen, evtl. im Sitzen,
– Reinigung der Perianalregion,
– räumliche und technische Verhältnisse des Toilettenganges,
– weitere Bedingungen, die Inkontinenz begünstigen (z. B. Räumlichkeiten, diuretische Therapie).

In der **zitierten Krankengeschichte** weist die Anamnese auf eine Dranginkontinenz hin. Der Tod des versorgenden Ehemannes könnte regressive Komponenten ausgelöst haben, zumal die Fortsetzung der Versorgung von der Tochter erhofft wurde. Ein mehrfacher Umgebungswechsel mit entsprechendem Wechsel der Tagesroutine ist auch nicht gerade kontinenzstabilisierend. Aus den in der Krankengeschichte geschilderten Randbedingungen ergeben sich die wichtigsten Prinzipien der Behandlung.

Interventionen

Eine **Fehlanpassung der Patienten** an die Inkontinenz durch kritische Verringerung der Trinkmenge muß erkannt und verhindert werden. Die organbezogene Behandlung richtet sich nach der vorliegenden Form der Inkontinenz und der Grunderkrankung.

Streßinkontinenz

Als **medikamentöser Versuch** kann Midodrin eingesetzt werden, das den Urethraldruck erhöht und eine Streßinkontinenz bessern kann. Da Streßinkontinenz durch Östrogenmangel verstärkt werden kann, ist die lokale Applikation von Östrogen unter Umständen hilfreich.

Beckenbodengymnastik und Bewegungsschulung kann die Symptomatik verbessern.

Die **Indikation von chirurgischen Verfahren** muß bei entsprechenden anatomischen Verhältnissen (z. B. Blasenprolaps) geprüft werden.

Ein **neuer Therapieansatz** bei Streßinkontinenz ist ein „Harnröhrenregulator" (Abb. 8.**27**). Ein kleines Stäbchen aus Kunststoff mit ein oder zwei kugelförmigen Verdickungen wird von der Patientin in die Harnröhre hineingeschoben. Es hat aber nicht die Funktion eines Korkens, sondern stimuliert die Muskulatur der Harnröhre und des Beckenbodens.

Dranginkontinenz

Entzündungen der unteren Harnwege müssen als Ursache der Drangnkontinenz ausgeschlossen werden.

Anticholinerge Medikamente können die Blasenkontraktionen vermindern. Auch das Antidepressivum Imipramin relaxiert den Detrusor und erhöht den Druck im Bereich des Blasenhalses. Die anticholinergen Nebenwirkungen dieser Medikamente (Mundtrockenheit, Erhöhung der Herzfrequenz, Erhöhung des Augeninnendruckes) müssen kontrolliert werden.

Eine verminderte Harnaustreibung, die zu Restharn führt, wird entsprechend durch Anticholinergika verstärkt. Hier können eventuell cholinerge Medikamente die Austreibung von Urin verstärken. Eine laufende Kontrolle der Restharnmenge gehört natürlich zu diesem Vorgehen.

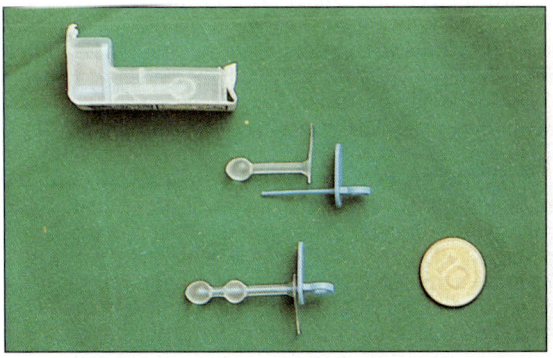

Abb. 8.**27** Harnröhrenregulator Viva (Braun, Melsungen)

Ein kausales **chirurgisches Eingreifen** ist in vielen Fällen (Prostataerkrankungen, Steinleiden, Harnröhrenstrikturen) erfolgreich.

Eine **Rhythmisierung der Miktionsgewohnheiten** und des Tagesablaufes im Sinne des verbreiteten „Toilettentrainings" ist eine sinnvolle Maßnahme (s. S. 490 f).

Inkontinenzfördernde funktionelle Bedingungen und Umgebungsfaktoren müssen erkannt und falls möglich behoben werden. Dies beginnt bei banalen Einzelheiten wie einer guten Ausschilderung der Toilette, einem hinreichend kurzen Weg und erstreckt sich auch auf die Berücksichtigung der Medikation (hochdosierte Diuretika) und die Behinderung des Toilettenganges durch Kleidung. Der Einsatz eines Toilettenstuhls mit entsprechendem funktionellen Training ist bei motorisch und funktionell eingeschränkten Patienten eine rehabilitative Möglichkeit.

Auch **Biofeedback-Techniken** kommen bei Inkontinenz zum Einsatz.

Der **Einsatz von Vorlagen mit aufsaugenden Matrialien** („Windeln") ist eine weit verbreitete Maßnahme. Bei geringen unfreiwilligen Urinmengen und fehlenden oder unzureichenden anderweitigen therapeutischen Ansätzen ist dies ein sinnvoller Weg.

Auch bei großen Urinmengen ist der Einsatz von aufsaugenden Inkontinenzartikeln möglich. Die Größe und Kapazität der aufsaugenden Materialien muß der unfreiwilligen Urinmenge angepaßt werden. Immobilität und fehlende Therapiemöglichkeiten können dazu zwingen. Es ist aber zu bedenken, daß die Anwendung aufsaugender Vorlagen negative Auswirkungen auf die seelische Verfassung und das Ausmaß der Mobilisation hat.

> **!** Der Einsatz von aufsaugenden Vorlagen verleitet zu regressivem Verhalten und vermindert die Mobilisation.

Als **ableitende Verfahren** stehen beim Mann Urinkondome (Urinale) und Dauerkatheter zur Verfügung. Der dauerhafte Einsatz von *transurethralen* Dauerkathetern ist selten sinnvoll. Wegen der subjektiven und objektiven Belastung der Schleimhäute mit deutlich erhöhter Infektionsgefahr ist davon grundsätzlich abzuraten. Ein *suprapubischer Zugang* ist vorzuziehen, wenn ein Dauerkatheter angezeigt ist. Er reizt die Urethralschleimhäute nicht, liegt weiter entfernt von den Kontaminationsmöglichkeiten durch den Analbereich und ermöglicht durch die günstigere Lage am Körper ein besseres Abklemmen und Abdecken. Die modernen Materialien (z.B. Silikon) ermöglichen je nach Ausmaß der Inkrustationen eine Wechselfrequenz von ca. 6–8 Wochen. Der Katheter kann mit einem verschließbaren Ventil (quasi einem „Hahn") ausgerüstet werden oder mit einem Beinbeutel, der diskret unter der Kleidung getragen werden kann. Die Frage, ob durch Dauerkatheterismus eine *„Schrumpfblase"* ausgelöst wird und ob diese durch stundenweises Abklemmen verhindert werden kann, wird in der Literatur kontrovers diskutiert.

Das **Erkennen des Problems und seine Verbalisierung** ist die erste und wichtigste Maßnahme. Die Tabuisierung muß bei den Patienten, ihren Angehörigen und den beruflichen Helfern einschließlich der Ärzte aufgebrochen werden. Als positiver Trend kann festgestellt werden, daß das Problem Inkontinenz zur Zeit durch wissenschaftliche Untersuchungen, technische und pharmakologische Entwicklungen, Selbsthilfegruppen und Öffentlichkeitsarbeit zunehmend aufgegriffen wird.

Akutes Nierenversagen

Einführung

Die **Aufgabe der Niere** ist die Ausscheidung von Stoffwechselendprodukten über den Urin und die Regulation des Elektrolyt- und Flüssigkeitshaushaltes. Außerdem ist die Niere an der hormonellen Regulation des Blutdrucks beteiligt.

Die Niere ist relevanten **Altersveränderungen** ausgesetzt. Ihr Gewicht sinkt im Laufe des Lebens um 20–30 %, die intrarenalen Blutgefäße verändern sich, die Zahl der funktionstüchtigen Nephrone nimmt ab. Dies führt zu einem Absinken des renalen Plasmaflusses um näherungsweise 10 % per Dekade von 600 ml/min in der Jugend auf 300 ml/min mit 80 Jahren. Die glomeruläre Filtrationsrate sinkt nach dem 20. Lebensjahr um 5 % pro Dekade, entsprechend sinkt die Kreatininclearance. Die verringerte Nierenleistung führt zu einem Abfall des Reninspiegels um 30–50 % und einem Abfall des Aldosterons.

Die **Elektrolytbalancierung** der Körpers wird dadurch instabiler. Ein akuter Mangel an Natrium führt erst verzögert zu einer adaptiven Reduktion der NaCl-Ausfuhr, dies ergibt einen klinisch relevanten Verlust an Natrium und Körperflüssigkeit. Auf der anderen Seite führt eine plötzliche NaCl-Belastung z. B. durch Kontrastmittel oder eine Infusionstherapie wegen des verringerten Ausscheidungsvermögens zu dem Risiko des plötzlichen Anstiegs der Extrazellulärflüssigkeit. Entsprechend häufig sind Elektrolytstörungen (und iatrogene Lungenödeme) bei Älteren.

Als **akutes Nierenversagen (ANV)** wird ein plötzlicher massiver Abfall der exkretorischen Nierenleistung mit kontinuierlichem Anstieg der harnpflichtigen Substanzen bezeichnet. Der Serumkreatininspiegel kann täglich um 1–2 mg/dl ansteigen, der Serumharnstoff um 40–60 mg/dl.

Vier verschiedene Formen werden beim akuten Nierenversagen unterschieden :
1. zirkulatorisch-ischämisches ANV (prärenales ANV, „Schockniere"),
2. durch nephrotoxische Substanzen bedingtes ANV,
3. durch renoparenchymatöse Erkrankungen bedingtes ANV,
4. postrenal bedingtes ANV.
Bei der häufigsten Form, dem **zirkulatorisch-ischämischen akuten Nierenversagen**, führen „vor" (= prä) der Niere liegende Ursachen zu ei-

ner Minderdurchblutung des Tubulusepithels mit zellulärer Schädigung. Bevor es zu einem Tubulusschaden kommt, kann ein Sistieren der Urinproduktion ausschließlich funktionell, d. h. ohne strukturellen Nierenschaden, durch Abfall des Filtrationsdruckes in den Glomeruli zustande kommen. Häufige Ursachen sind Volumenverlust nach Verletzungen und Operationen oder Herz-Kreislaufversagen anderer Ursache (Herzinsuffizienz, Myokardinfarkt). Bei längerer Dauer geht die funktionelle Oligurie in ein manifestes ANV mit Tubulusschädigung über.

Zur **Schädigung des Tubulusepithels durch nierentoxische Substanzen** und damit zum ANV kommt es bei einer Sepsis, durch nierentoxische Medikamente oder bei Vergiftungen (Knollenblätterpilz, Äthylenglykol, organische Lösungsmittel, Insektizide).

Unter den **potentiell nierenschädigenden Substanzen** sind folgende klinisch bedeutsam für die Entstehung eines ANV:

– nichtsteroidale Antirheumatika,
– Aminoglykosidantibiotika,
– Cephalosporine,
– Amphotericin B,
– Zytostatika (Cisplatin, Methotrexat),
– Schwermetalle (Gold, Thallium),
– Röntgenkontrastmittel.

Vorschädigungen der Niere begünstigen das meist multifaktoriell ausgelöste akute Nierenversagen beim geriatrischen Patienten. In diesem Zusammenhang müssen neben dem physiologischen altersassoziierten Funktionsverlust folgende häufige Erkrankungen beachtet werden:

– arterielle Hypertonie,
– Diabetes mellitus,
– chronische Nierenparenchymerkrankungen,
– Arteriosklerose,
– Volumenmangelzustände.

Neben vorbestehenden Nierenerkrankungen sind Patienten mit Herzinsuffizienz, dekompensierter Leberzirrhose und Nephrotischem Syndrom gefährdet, ein akutes Nierenversagen zu entwickeln.

! Bei der Anwendung von Röntgenkontrastmitteln sind Patienten über 65 Jahre, Patienten mit Diabetes mellitus und die mit einem Plasmozytom besonders gefährdet.

Hämoglobin und Myoglobin sind weitere Auslöser eines nephrotoxischen ANV. Im Rahmen eines Transfusionszwischenfalles kann es durch Hämoglobin zum Nierenversagen kommen. Muskelschäden mit Freisetzung von Myoglobin (Rhabdomyolyse) kommen bei Alkoholikern im Delir, nach einem epileptischen Anfall, bei Drogenabhängigen und bei Überdosierung von Lipidsenkern im Rahmen einer vorbestehenden Niereninsuffizienz vor.

Zu einem **renoparenchymatös ausgelösten ANV** führen primäre Nierenerkrankungen wie eine rapid-progressive Glomerulonephritis oder eine akute interstitielle Nephritis.

Die akute abakterielle interstitielle Nephritis tritt idiopathisch, im Rahmen fieberhafter Infekte und medikamentös-allergisch auf. Auch hier sind nichtsteroidale Antirheumatika als Auslöser zu nennen, aber auch Antibiotika und Diuretika. Die Dosisunabhängigkeit und immunologische Phänomene wie generalisierte Arthralgien, makulopapulöse Exantheme, IgE-Erhöhungen und Eosinophilie weisen auf eine allergische Entstehung auf. Nierenvorschädigungen gehören nicht so zum Krankheitsbild wie bei tubulären Schädigungen.

Zu einem **postrenal ausgelösten ANV** kommt es durch beidseitige Obstruktion der ableitenden Harnwege. Bei diesem Mechanismus führt ein Harnstau zur Abnahme der glomerulären Filtration. Als Ursache ist neben Prostataerkrankungen an gynäkologische Tumoren, Harnröhrenstrikturen und Steinleiden zu denken.

▬▬▬ Krankengeschichte

Herr Nehring (81 Jahre) ist wegen einer gehbehindernden Polyarthrose von Hüft- und Kniegelenken in ambulanter Behandlung. Bei ihm besteht seit Jahren ein Diabetes mellitus. Wegen der Gelenkschmerzen nimmt er ein nichtsteroidales Antirheumatikum ein. Er sucht seinen Hausarzt auf, weil er nur noch sehr wenig Wasser lassen muß. Außerdem habe er „dicke Beine" und Luftnot bekommen. Der Hausarzt veranlaßt die sofortige stationäre Behandlung, die seine Verdachtsdiagnose eines ANV bestätigt.

Assessment

Das **ANV mit tubulärer Schädigung**, wie es bei der zirkulatorisch-ischämischen und nephrotoxisch bedingten Form vorliegt, hat einen phasenhaften Ablauf:

1. *Schädigungsphase:* Das Tubulusepithel wird durch Sauerstoffmangel oder Toxine geschädigt. Die Dauer der Schädigung reicht von Stunden bis zu Tagen.

2. *Oligurische Phase* (Phase der akuten Niereninsuffizienz): Zunehmender Anstieg der harnpflichtigen Substanzen bis hin zur urämischen Vergiftung. Im Hinblick auf die Ausscheidungsmenge unterscheiden wir Verläufe mit geringer oder fehlender Ausscheidung (Oligoanurie) und solche mit nichtoligurischem und mit *polyurischem* Verlauf (*vermehrte* Harnausscheidung). Diese Phase dauert einige Tage (durchschnittlich 10–14 Tage).

3. *Diuresephase:* Als Anzeichen der Wiederherstellung der tubulären Funktion kommt es beim oligurischen Verlauf zu einem Wiederanstieg der Urinausscheidung, insgesamt zu einer zunehmenden Ausscheidung der harnpflichtigen Substanzen mit Abfall der Retentionswerte im Serum.

4. *Restitutionsphase:* Die Besserung der Nierenfunktion setzt sich fort nach Abfall der harnpflichtigen Substanzen. Die Wiederherstellung ist oft nur teilweise und dauert bis zu einem Jahr.

Eine **Oligurie bzw. Anurie** ist bei üblicher klinisch-pflegerischer Überwachung oder kooperationsfähigen Patienten (s. oben, Krankengeschichte) in der Regel problemlos zu erkennen.

Die **nichtoligurischen Verläufe** sind bei geriatrischen Patienten häufiger als sonst. Diese sind schwerer zu erkennen, da die Verminderung der Urinausscheidung als charakteristisches Merkmal fehlt.

Dann ist das **Erkennen der Retention** der harnpflichtigen Substanzen das entscheidende Merkmal des ANV. Im Urin sind Natriumkonzentration und Osmolarität zu kontrollieren.

Der entsprechende **Kreatininanstieg** bleibt bei einem starken Abfall der glomerulären Filtration beim geriatrischen Patienten oft aus. Dadurch ist der klinisch wichtige Rückschluß von der Kreatininerhöhung auf die Nierenfunktion erschwert. Dies liegt zum Teil an der verminderten Muskelmasse des älteren Menschen.

Die **Formel von Cockcroft und Gault** hat sich bewährt, um die hohen methodischen Aufwendungen der Clearancebestimmung zu vermeiden. Die Formel ermöglicht eine Abschätzung der Kreatininclearance aus dem Serumkreatininwert.

Die Cockcroft-Gault-Formel für **Männer:**

Kreatininclearance [ml/min x 1,73 m^2 Körperoberfläche] =

$$\frac{140 - \text{Alter in Jahren x Körpergewicht in kg}}{72 \text{ x Serumkreatinin in mg/dl}}$$

Der Wert wird für **Frauen** mit 0,85 multipliziert.

In der **Phase der akuten Niereninsuffizienz** bzw. Oligurie treten Störungen des Elektrolythaushaltes, Säure-Basen-Haushaltes, hypertone Entgleisungen und Zeichen der Überwässerung mit Ödemen und Herzinsuffizienz auf. Wenn das ANV durch eine prärenale Erkrankung verursacht war, ist die klinische Symptomatik durch deren Verlauf geprägt. Die entsprechenden Laboruntersuchungen zur Beurteilung der Nierenleistung wie Kreatinin, Harnstoff, Harnsäure und Elektrolyte gehören aber zum Routineprogramm jeder klinischen Verschlechterung. Eine Harnretention bei postrenalem ANV ist klinisch, sonographisch und gegebenenfalls durch Katheterisierung leicht zu erkennen.

Zu den **Komplikationen des ANV** gehören
– Folgen der Überwässerung, z. B. Ödeme und Lungenödem bzw. "Fluid lung",
– Infektionen,
– Hyperkaliämie,
– metabolische Azidose.

Die „fluid lung" (diese lag auch in der oben zitierten Krankengeschichte vor) ist wegen des interstitiell lokalisierten Ödems auskultatorisch schwer zu erkennen, auffällig ist die ausgeprägte Dyspnoe, der Röntgenthoraxbefund ist typisch. Die Hyperkaliämie führt zu typischen EKG-Veränderungen und wird vital bedrohlich durch Herzrhythmusstörungen. Subjektiv kommt es zu muskulärer Schwäche und Parästhesien. Die katabole Stoffwechsellage kann zu Gewichtsverlusten von 0,5 kg pro Tag führen und trägt zur Infektanfälligkeit bei.

Interventionen

Die am Anfang der Kausalkette stehende **Ursache des ANV** ist vordringlich zu behandeln, um eine ausreichende Durchblutung der Niere wieder in Gang zu setzen. Beim nephrotoxischen ANV gilt es, die nierenschädigende Substanz zu erkennen und auszuschalten. Insgesamt ist die Prognose dieser Form des ANV günstiger als bei posttraumatischen und kardiogenen Formen.

Dialyseverfahren ermöglichen die Beherrschung der Urämie durch Ausscheidung und Regulation der harnpflichtigen Substanzen.

Ausscheidung, Flüssigkeitshaushalt und Elektrolyte sind sorgfältig zu kontrollieren und entsprechend auszugleichen. Das ist bei schwerkranken Patienten nur über einen Dauerkatheter möglich. In der polyurischen Phase ist ein Ausgleich des erheblichen Ionenverlustes (Kaliumverlust bis 200 mmol/Tag) bedeutsam.

Katabolie und mögliche Infekte sind weitere Probleme, die frühzeitig erfaßt und behandelt werden müssen. Die Krankenbeobachtung muß also die genannten Folgen des ANV besonders beachten, um pflegerische Prophylaxen und rechtzeitige medizinische Maßnahmen nicht zu versäumen.

Die **Prognose** hängt von der Ätiologie ab. Meist bestimmt die Grunderkrankung, die zum akuten Nierenversagen führte, die Prognose (Letalität 60 %). Der zelluläre Schaden des Tubulusepithels ist potentiell reversibel, die Niere kann also ihre Funktionsfähigkeit zurückgewinnen. Über eine Herzinsuffizienz (Lungenödem), Hyperkaliämie oder einen Infekt kann das akute Nierenversagen zum Tode führen.

Das **wesentliche Element in der Prävention** ist die Berücksichtigung der Nierenvorschädigungen, der sonstigen Risikofaktoren eines ANV, eine Vermeidung bzw. Kontrolle nephrotoxischer Stoffe und die Balancierung des Flüssigkeits- und Elektrolythaushaltes. Diese Aufgabe erfordert gerade in frühen Stadien der Entwicklung eine gute Kooperation zwischen Patient, Medizin und Pflege.

Benigne Prostatahyperplasie

Einführung

Es handelt sich bei der **Prostatahyperplasie (Prostataadenom)** um eine gutartige (= benigne) Vergrößerung aus glandulärem Epithel, glatter Muskulatur und Bindegewebe, das um die Harnröhre herum zu wachsen beginnt und das gesunde Gewebe zur Kapsel hin abdrängt. Die Prostatahyperplasie gilt als typische „Altmännerkrankheit". Ungefähr

90 % der Männer über 80 Jahren haben eine Vergrößerung der Prostata. Die Ätiologie ist nicht vollständig aufgeklärt, aber die Umwandlung von Testosteron in Dihydrotestosteron innerhalb der Prostata ist eine Voraussetzung der Hyperplasie. Das im Alter beim Mann erhöhte Östradiol spielt ebenfalls verstärkend eine Rolle.

Eine **Obstruktion im Bereich des Blasenhalses** ist die entscheidende Folge des Drüsenwachstums, der Urin kann nicht mehr frei aus der Blase abfließen. Kompensatorisch hypertrophiert die Blasenwandmuskulatur, es kommt zu Irritationen der Blasenentleerung, bei zunehmender Obstruktion entleert sich die Blase bei der Miktion nicht mehr vollständig und in der Endphase kommt es zu einem Harnverhalt, der durch einen Rückstau bis in die Nierenbecken reichen kann.

Die **Einteilung nach Alken** unterscheidet drei Stadien des Krankheitsverlaufes:

Stadium I (Reizstadium):
– Erhöhung der Miktionsfrequenz,
– Abschwächung der Harnstrahles,
– Verzögerung des Miktionsbeginns;
Stadium II (Restharnstadium):
– Restharn nach Miktion nachweisbar,
– Symptome des Stadium I nehmen weiter zu;
Stadium III (Rückstaustadium):
– Überlaufblase,
– ständiges Harnträufeln,
– Rückstau in die Nierenbecken.
In Stadium I oder II kann es zu einem plötzlichen Harnstau kommen.

▬▬▬ Krankengeschichte

Herr Gumberski (74 Jahre) stürmt in die Praxis seines Hausarztes. Er müsse sofort den Doktor sprechen. Seine Unruhe und offenkundige Not sind so eindrücklich, daß die Arzthelferinnen den Arzt veranlassen, die laufende Konsultation abzubrechen und sich sofort um ihn zu kümmern. Er habe einen fürchterlichen Druck auf der Blase, sei heute morgen aufgewacht, habe wie üblich Wasser lassen wollen, es seien aber nur ein paar Tropfen gekommen. Er habe das Gefühl, seine Blase platze. Die ist auch prall gefüllt, wie Palpation, Perkussion und eine kurze Ultraschalluntersuchung belegen. Durch einen Einmalkatheter entleeren sich 800 ml Urin. Der Hausarzt hatte den Patienten vor einigen Tagen wegen einer Depression zu einem Psychiater geschickt. „Der hat mir Tabletten verschrieben und mich vorher gefragt, ob ich Probleme mit dem Wasserlassen habe", berichtet der Patient.

Assessment

Die **Symptomatik** ist bei klaren Auskünften des Patienten, die in der Geriatrie ja nicht immer zu erhalten sind, recht eindeutig. Auf einer internationalen Konsensus-Konferenz *1991* in Paris wurde eine Symptomenliste vereinbart, um die Ausprägung der Erkrankung einheitlich zu erfassen (Tab. 8.**24**). Die Krankengeschichte zeigte einen akuten Harnverhalt mit eindeutiger Symptomatik. Die chronische Entwicklung verläuft oft so, wie es die beschriebene Stadieneinteilung nach Alken zusammenstellt.

Eine rektale Palpation der normalerweise kastaniengroßen (im englischen Schriftum: golfballgroßen) Vorsteherdrüse zeigt in vielen, aber nicht in allen Fällen eine Größenzunahme. Sonographische Darstellungen durch das Schallfenster der vollen Blase oder durch eine transrektale Sonographie ermöglichen ein Ausmessen des Prostatavolumens. Spezielle Laborwerte spielen in der Diagnostik keine Rolle, höchstens in der Differentialdiagnose zum Prostatakarzinom. Uroflow-Untersuchungen bestimmen quantitativ den Harnfluß pro Sekunde und bieten damit ein objektives Maß für den Verlauf. Als weitere technische Diagnoseverfahren kommen Zystoskopie und i.v. Pyelographie in Frage.

Entscheidend für den **Entschluß zum therapeutischen Eingreifen** ist neben der subjektiven Symptomatik die Blasenentleerungsfunktion. Die *Restharnmenge* ist die Menge Urin, die nach einer Blasenentleerung noch in der Blase verbleibt. Sie ist mit einer Ultraschalluntersuchung *nach* dem Versuch einer vollständigen Blasenentleerung leicht auszumessen. So ist auch eine gefahrlose und schmerzlose Verlaufskontrolle möglich. Katheterisierungen zur Bestimmung des Restharns sollten wegen des Infektionsrisikos unterbleiben. Außerdem können bei der erschwerten Katheterisierung des Prostatakranken Mikrotraumen gesetzt werden, die zu Strikturen führen können. Der stehende Urin ist prädisponierend für bakterielle Infektionen. Deshalb sollte klinisch und labormäßig (Urin-Stix, eventuell bakteriologische Urinuntersuchung) auf Infekte geachtet werden.

Wenn zusätzlich ein Diabetes mellitus besteht, ist die Gefahr einer Infektion noch größer. Da ein Rückstau des Harns bis in die Nieren möglich ist und diese gefährdet, sollte die Nierenfunktion klinisch, sonographisch und labormäßig überwacht werden.

Tabelle 8.24 Symptome des internationalen Prostatasymptomscores

Folgende Symptome werden in ihrer Häufigkeit pro Monat bestimmt:
- Gefühl, daß die Blase nach der Miktion noch nicht leer ist
- Abstand zwischen Miktionen kürzer als 2 Stunden
- Schwierigkeiten, die Miktion hinauszuzögern
- Abschwächung des Urinstrahls
- Pressen und Anstrengung bei Miktion
- Nykturie (durchschnittliche Häufigkeit während der Nachtruhe).

Anticholinerge Medikamente können bei entsprechender Disposition einen akuten Harnverhalt auslösen. In der zitierten Krankengeschichte wurde der akute Harnverhalt durch ein Antidepressivum mit anticholinergen Nebenwirkungen ausgelöst. Die Verschreibung solcher Medikamente (trizyklische Antidepressiva, Phenothiazin-Neuroleptika, Antihistaminika, Spasmolytika, anticholinerge Parkinson-Medikamente) ist im Alter nicht selten und muß immer überprüft werden.

! Eine atypische Symptomenpräsentation der Überlaufblase in Form von Verwirrtheit, Unruhe und Schlafstörungen ist bei einem kognitiv geminderten Patienten nicht selten.

Bei der Abklärung dieser Zustände ist ein Harnstau also immer miteinzubeziehen. Er kann außerdem Ursache abdomineller Symptomatik sein und auch starke Auswirkungen auf den Kreislauf haben.

Interventionen

Die **Phytotherapie** ist in frühen Stadien angezeigt. Bei milden bis mäßigen Miktionstörungen bringen Phytotherapeutika subjektiv und objektiv bei einem Großteil der Patienten eine Besserung der Miktion. Das Prostatavolumen ändert sich nicht. Die Präparate aus Sägepalmen, Kürbiskernen, Roggen oder Hypoxis rooperi haben keine wesentlichen Nebenwirkungen und zeigen keine Wechselwirkungen mit anderen Präparaten. Ihr Einsatz bei geriatrischen Patienten, die meist gleichzeitig mehrere Medikamente einnehmen müssen, ist also relativ unbedenklich. Eine Verlaufskontrolle ist erforderlich, um den Zeitpunkt für eine Therapieanpassung nicht zu versäumen.

Da das **Wachstum der Prostata** androgenabhängig ist, ist prinzipiell eine antiandrogene Therapie möglich, wegen der Nebenwirkungen aber nicht ratsam. Innerhalb der Prostata ist das 5-α-Dihydrotestosteron (DHT) das wichtigste Androgen. Der Einsatz von 5-α-Reduktase-Hemmern, die spezifisch die Verstoffwechselung des Testosteron in die aktive Form, eben das DHT, blockieren, ist ein verheißungsvoller neuer Ansatz. Bei ihrem Einsatz wird von einer Verkleinerung des Prostatavolumens um 20 % berichtet.

Der **Einsatz operativer Therapien** und invasiver Verfahren ist angezeigt, wenn es zu größeren Restharnmengen kommt, vor allem wenn breits ein Rückstau in die Harnleiter und Nieren vorliegt.

Folgende Verfahren stehen heute zur Verfügung:
– die transurethrale Resektion (TUR),
– die offene Prostataoperation,
– intraurethrale Implantate,
– die Ballondilatation,
– die ultraschallinduzierte Gewebsaspiration,
– Wärmebehandlungsverfahren,
– Laserbehandlungsverfahren (Tab. 8.**25**).

Tabelle 8.25 Invasive Verfahren in der Behandlung der Prostatahyperplasie

Verfahren	Kommentar
transurethrale Resektion	Standardverfahren
offene Operation	risikoreicher als TUR
intraurethrale Implantate	Risiko von Dislokation und Inkrustation, Probleme beim Entfernen
Ballondilatation	kein anhaltender Wirkungsnachweis
ultraschallinduzierte Gewebsaspiration	noch in Erprobung
Wärmebehandlungsverfahren, z. B. transurethrale Mikrowellenthermotherapie	noch in Erprobung

Risiken der operativen Verfahren sind Inkontinenz und Impotenz. Die **transurethrale Resektion (TUR)** ist zur Zeit das Standardverfahren bei Harnstau. Es führt in 90 % der Fälle zu einer symptomatischen Besserung mit Steigerung des Harnsekundenvolumens. Die Rate tödlicher Komplikationen (meist septische und thrombembolische Ereignisse) liegt weit unter 1 %. Selten kommt es postoperativ zu Komplikationen, die eine Operationsindikation darstellen (Harnretention, Blutungen).

Das **Risiko der TUR** steigt
– bei Patienten über 80 Jahren,
– bei einer Resektionszeit über 90 Minuten,
– bei einem Resektionsvolumen über 45 g.

Zu den neuentwickelten **Wärmebehandlungsverfahren** gehört die transurethrale Mikrowellenthermotherapie, bei der unter Kühlung der Harnröhre das Prostatagewebe auf 45–60 °C überhitzt wird. Durch Zelluntergang kommt es zu einer Volumenreduktion. Diese Technik befindet sich noch im Stadium der klinischen Erprobung.

Bei **inoperablen Patienten** bleibt als Palliativmaßnahme die Anlage eines suprapubischen Dauerkatheters.

Prostata-Karzinom

Einführung

Das **Prostatakarzinom** ist die dritthäufigste Krebserkrankung beim Mann. Es wird in höheren Altersgruppen immer häufiger, ist im hohen Alter aber nur sehr langsam progredient. Der Häufigkeitsgipfel liegt in der 8. Lebensdekade. Die Inzidenz beträgt 50/100 000 Männer pro Jahr. Mehr als 50 % der Männer über 70 Jahre haben histologisch nachweisbar ein Prostatakarzinom, nur in einem Drittel der Fälle wird es jedoch klinisch manifest. Da es *keine Frühsymptomatik* hervorruft, wird es erst in späteren symptomatischen Stadien, im Rahmen einer allgemeinen klinischen Untersuchung oder Vorsorgeuntersuchung oder erst bei einer Obduktion entdeckt. Die Ursachen für die Entstehung des

Prostatakarzinoms sind noch unklar, Androgene spielen als Kofaktoren sicher eine Rolle. Sinnvolle Präventivmaßnahmen sind nicht bekannt.

▬▬▬ Krankengeschichte

Herr Pellak (73 Jahre) wird wegen eines Parkinson-Syndroms stationär eingewiesen. Bei der körperlichen Untersuchung findet man im linken Prostatalappen eine umschriebene Verhärtung. Der Befund ist so suspekt, daß eine weitere Abklärung durch eine Stanzbiopsie erforderlich ist. Deshalb wird nach Neueinstellung des Parkinson-Syndroms eine weitere urologische Abklärung in die Wege geleitet. Die gezielte Gewebeentnahme ergibt die feingewebliche Diagnose eines Prostatakarzinoms. Beschwerden von seiten der Prostata und der Miktion hatte der Patient nicht gehabt.

Assessment

Fortgeschrittene Prostatakarzinome werden klinisch auffällig durch eine Obstruktion der ableitenden Harnwege. Neben den Symptomen der Obstruktion (Abschwächung des Harnstrahls, Pollakisurie, Nykturie) kommt es selten zu einer Hämaturie oder Hämatospermie. Oft wird das Karzinom erst durch die Symptome von Knochenmetastasen (Knochenschmerzen oder Spontanfrakturen) klinisch auffällig. Bei lokaler Infiltration kommt es zu Schmerzen und Gewebsdestruktionen im Bereich des Beckens.

Der **typische klinische Befund** des Karzinoms bei der Palpation der Prostata ist eine umschriebene Verhärtung. Um diesen Befund nicht zu übersehen, gehört zu einer klinischen Allgemeinuntersuchung routinemäßig eine rektale Austastung des Afters, des distalen Enddarms und der Prostata. Bei üblichen anatomischen Verhältnissen ist der rektumseitige Anteil der Prostata dem tastenden Finger zugänglich und kann auf Größe und Konsistenz geprüft werden.

Ultraschalluntersuchungen durch die gefüllte Blase oder mit größerer Genauigkeit und besserer Bildauflösung mit Hilfe einer rektal eingeführten Spezialsonde (transrektales Sonogramm) können Strukturunregelmäßigkeiten des Prostatagewebes aufzeigen. Suspekte Areale werden ultraschallgesteuert punktiert, um Gewebematerial für eine histologische Untersuchung zu gewinnen.

Der **Ausbreitungsgrad des Tumors (= Staging)** muß bestimmt werden, nachdem der histologische Nachweis erbracht worden ist. Die lokale Situation muß genau erfaßt werden, um festzustellen, ob das Neoplasma die Prostatakapsel durchbrochen hat. Es ist weiterhin zu klären, ob bereits in Lymphknoten oder anderen Organen Metastasen vorhanden sind. Dieses „Staging" entscheidet über das weitere therapeutische Vorgehen.

Zum Staging sind **folgende Untersuchungsmethoden** geeignet:
– sonographische Untersuchungen von Prostata und Abdomen,
– Röntgenuntersuchungen von Thorax, Wirbelsäule und Becken,

– Skelettszintigraphie,
– CT-Untersuchungen,
– i.v. Urogramm,
– Kolonkontrasteinlauf,
– computertomographische Untersuchung des Beckens,
– Laboruntersuchungen (PSA, PSP, Blutbild, LDH, alkalische Phosphatase).

Mit dem *prostataspezifischen Antigen (PSA)* steht eine Laboruntersuchung zur Verfügung, die vor allem bei Metastasen in einem hohen Prozentsatz positiv wird und Anhaltspunkte gibt, um den Therapieerfolg und eventuelle Rezidive zu erfassen. Die *prostataspezifische saure Phosphatase (PSP)* ist bedingt ebenfalls als Marker für die Verlaufskontrolle eines Prostatakarzinoms geeignet. Sie steigt bei Manipulationen an der Prostata an, 48 Stunden vor Bestimmung sollte also keine digitale Untersuchung durchgeführt werden.

Die **histologische Beurteilung der Gewebsdifferenzierung** (= Grading) ist neben der Stadieneinteilung, die den Ausbreitungsgrad bestimmt, von Bedeutung für die Therapieplanung. Man unterscheidet hochdifferenzierte, mäßig differenzierte und undifferenzierte Prostatakarzinome (G1–3).

Die **Notwendigkeit eines multidimensionalen Assessments** ist gegeben, weil sich die Therapie des Karzinoms nicht rein schematisch aus den Befunden des Staging und Grading ergibt. Die subjektiven Beschwerden und persönlichen Entscheidungen, die Komorbidität und die Lebenserwartung spielen eine wichtige Rolle bei der Therapieplanung. Diese Faktoren sind um so wichtiger, weil die Datenlage in der Beurteilung der einzelnen therapeutischen Möglichkeiten noch nicht einheitlich und zufriedenstellend ist.

> Da in der typischen Situation der Multimorbidität die meisten Patienten nicht an ihrem Prostatakrebs, sondern an anderen Erkrankungen sterben, kann die Therapieplanung nicht isoliert allein im urologischen Segment abgehandelt werden.

Die Entscheidung, **wie aggressiv und invasiv** die Therapie durchgeführt werden sollte, verlangt die Zusammenschau einer Reihe von Gesichtspunkten objektiver und subjektiver Art (Tab. 8.**26**). Die seelischen Auswirkungen der Diagnose erfordern ebenfalls diagnostische und therapeutische Bemühungen. Stimmen, die als medizinische Außenseiter gelten, haben dem etablierten Medizinbetrieb vorgeworfen, bereits durch diagnostische Untersuchungen (Feinnadelbiopsien) die hämatogene Ausbreitung eines Prostatakarzinoms zu fördern und aus einem „Haustierkrebs" ein „Raubtierkrebs" zu machen. Diese Diskussion hat bei den Betroffenen und ihren Angehörigen Spuren hinterlassen, die die Entscheidungsprozesse beeinflussen können. Es gehört zu einer ganzheitlichen Erfassung der Situation, die Einstellungen des Patienten und seiner Angehörigen anzusprechen und sie mit dem derzeitigen Stand der Wissenschaft vertraut zu machen.

Tabelle 8.**26**   Relevante Faktoren beim Assessment eines Patienten mit Prostatakarzinom

	Günstiger Befund	Ungünstiger Befund
Somatische Situation	Karzinom beschränkt auf die Kapsel (intrakapsulär), keine lokale Destruktionen, kein Lymphknotenbefall	Ausbreitung und Infiltration außerhalb der Prostatakapsel, lokale Gewebsdestruktionen, Befall regionärer oder juxta regionärer Lymphknoten
	keine Metastasen, hochdifferenziertes Karzinom, keine Schmerzen	Metastasen vorhanden, mäßig oder undifferenziertes Karzinom, Knochenschmerzen oder lokale Schmerzen
	keine Miktionsbeschwerden	Harnwegsobstruktion
Komorbidität	keine gravierenden Begleiterkrankungen	Begleitkrankheiten mit prognostischen und funktionellen Auswirkungen
	keine gravierenden Behinderungen der Alltagsfunktionen	Behinderungen mit Auswirkungen auf die Lebensqualität
	keine lebenszeitverkürzenden gesundheitlichen Konditionen	Lebenserwartung stark limitiert durch andere gesundheitliche Bedingungen
subjektive Faktoren	Patient geistig und emotional entscheidungsfähig	Patient kognitiv und emotional nicht kooperationsfähig im Entscheidungsprozeß
	Patient will Chancen ergreifen, obwohl er sich des Risikos bewußt ist	Patient lehnt Maßnahmen ab aus Angst, persönlicher Lebenseinstellung oder ohne über seine Gründe zu sprechen
wissenschaftliche Datenlage	Therapie risikoarm Therapie nebenwirkungsarm und ohne wesentliche Beeinträchtigung der Lebensqualität	hohes Risiko der Therapie Therapie hat Nebenwirkungen, die dem Patienten wenig akzeptabel erscheinen
	hohe Erfolgsaussichten, Therapie kann Symptome lindern und/oder Verlauf der Erkrankung aufhalten oder stoppen	unsichere oder geringe Erfolgsaussichten, Maßnahme kann Symptome nicht oder nur teilweise lindern, die Beeinflussung des Verlaufes ist nur kurzzeitig oder unsicher

Interventionen

Die **Information ist Beginn der Therapie.** Der Patient und seine Angehörigen müssen über Chancen und Risiken ausführlich informiert werden und müssen Gelegenheit haben, das weitere Vorgehen untereinander und mit Fachleuten ohne Eile zu besprechen. Nur in 10 % der Fälle wird das Prostatakarzinom so früh entdeckt, daß es durch Operation oder Strahlentherapie *vollständig geheilt* werden kann.

Entsprechend der Stadieneinteilung kommen **folgende Therapieformen** zur Anwendung:
- transurethrale Prostatektomie,
- radikale Prostatektomie,
- interstitielle oder perkutane Strahlentherapie,
- Hormontherapie,
- systemische Chemotherapie.

Die **transurethrale Prostatektomie** wird durchgeführt, wenn der Tumor noch intrakapsulär liegt und von normalem Drüsengewebe umgeben ist, die Kontur nicht verformt und Sulci und Samenblasen nicht befallen sind.

Radikale Prostatektomie und Bestrahlung erzielen gleichwertige Ergebnisse, wenn diese Bedingungen zwar nicht mehr alle erfüllt sind, der Tumor jedoch noch auf die Drüse beschränkt ist. Die Hauptkomplikationen der radikalen Prostatektomie sind Urininkontinenz und Impotenz.

Die **externe Strahlentherapie** wird empfohlen, wenn sich der Tumor über die Kapsel hinaus ausgebreitet hat.

Als palliative Therapie kommt die **Hormontherapie** in Frage, wenn es zu einer Ausbreitung auf benachbarte Strukturen gekommen ist. Dadurch werden die Spiegel von Testosteron und Dihydrotestosteron gesenkt. Die verschiedenen Verfahren der Hormontherapie zeigen eine Ansprechrate von 70 – 80 % für die Dauer eines Jahres. Die sicherste Hormontherapie besteht in der beidseitigen Abtragung der Hoden (Orchiektomie, chirurgische Kastration) als Hauptproduktionsort der Androgene. Außerdem kommen Östrogene, LHRH-Analoga oder Antiandrogene in Frage. Außer den Antiandrogenen machen die anderen Verfahren impotent.

Die **Östrogene** erhöhen das Risiko von Thrombembolien, führen zur Wasserretention, Gynäkomastie und eventuell zu Übelkeit und Hitzewallungen.

Systemische Zytostatika können eingesetzt werden, wenn die Hormontherapie primär oder sekundär versagt. Sie sind allerdings nur in einem Teil der Fälle (objektiv 10 %, subjektiv 30–40 %) und nur für einige Monate wirksam.

Die **typische Situation der geriatrischen Patienten** macht es erforderlich, die üblichen stadienbezogenen urologischen Therapievorschläge im Hinblick auf die konkrete gesundheitliche und biographische Situation der Patienten zu überdenken. Eine statistisch begrenzte Lebenserfahrung wird im Hinblick auf das langsame Fortschreiten des Tumors eher ein abwartendes Beobachten ratsam erscheinen lassen, zumal wenn die Erfolgsaussichten therapeutischer Maßnahmen beschränkt sind. Das proportional zur Anzahl der Begleiterkrankungen und der schon bestehenden funktionellen Einschränkungen erhöhte Operationsrisiko ist in vielen Fällen wegweisend. Das Verhältnis von Nebenwirkung und Effekt stellt sich bei der Hormontherapie günstiger dar, vor allem wenn lokale Beschwerden oder schmerzende und gefährdende Knochenmetastasen vorhanden sind. Der risikoarme und wirkungsvolle Eingriff der beidseitigen Orchiektomie ist aber auch für das Selbstbild eines alten Mannes schwer zu verarbeiten. Letztlich wird der Patient die Entscheidung treffen müssen. Wir müssen ihn durch eine vertrauensvolle therapeutische Beziehung in die Lage versetzen, informiert und autonom selbst entscheiden zu können. Ziel einer palliativen Therapie mit dem vollen Spektrum operativer, medikamentöser, psychotherapeutischer und seelsorglich-begleitender Maßnahmen muß es sein, das Lebensende so schmerzfrei und würdevoll wie möglich zu gestalten, wenn möglich und gewünscht im Kreis der Angehörigen.

Harnwegsinfekte

Einführung

Harnwegsinfekte bedeuten das Auftreten von Krankheitserregern in den ableitenden Harnwegen. Am häufigsten ist eine Besiedlung der Blase, eventuell zusammen mit der Harnröhre (Urethritis). Von dort sind aufsteigende Infektionen möglich, die zu einer bakteriell bedingten interstitiellen Nephritis (Pyelonephritis) führen.

Bei den **Erregern** handelt sich gewöhnlich um aerobe Keime, die durch die Harnröhre aufsteigen. Der häufigste Erreger ist bei ambulanten, unkomplizierten Infektionen mit ca. 90 % der Fälle Escherichia coli. In Frage kommen außerdem Enterokokken, Staphylokokken, Proteus, Pseudomonas und Enterobakter (vor allem Klebsiellen) und neben diesen Bakterien noch als Sonderformen Chlamydien, Mykoplasmen, Parasiten und Pilze (Candida albicans). Ein wichtiger pathogenetischer Mechanismus ist die Fähigkeit bestimmter Keime, an der Schleimhaut der ableitenden Harnwege zu haften. Zu einer Candida-albicans-Infektion kommt es besonders bei immunsuppressiven und antibiotischen Behandlungen.

Begünstigt wird ein Harnwegsinfekt durch
– Obstruktionen des Harnabflusses (z. B. Prostatavergrößerungen, Urethrastrikturen),
– Blasensteine,
– Diabetes mellitus,
– Fremdkörper wie z. B. Dauerkatheter,
– atrophisches Vaginalepithel,
– Immunsuppression,
– urologische Eingriffe,
– sexuelle Aktivitäten.

Harnwegsinfekte sind die **häufigsten bakteriellen Infekte** des Menschen, in der Geriatrie noch begünstigt durch die Häufigkeit prädisponierender Faktoren. Man rechnet bei 20 -50 % von Männern und Frauen über 65 Jahren mit einer signifikanten Keimbesiedlung der unteren Harnwege. Ab dem Schulkindalter sind Harnwegsinfekte bei Frauen häufiger als bei Männern, die unterschiedliche Länge der Harnröhre spielt vielleicht eine Rolle. Mit Zunahme der Prostatagröße werden Harnwegsinfekte ab dem 50. Lebensjahr bei Männern, bei denen sie vorher eine Seltenheit gewesen sind, häufiger als bei Frauen.

Man unterscheidet folgende **Verlaufsformen**:
– asymptomatische Bakteriurie,
– akute unkomplizierte Harnwegsinfektion,
– rezidivierende symptomatische Harnwegsinfektion,
– akutes Urethralsyndrom (Tab. 8.**27**).

Krankengeschichte

Frau Schwenkhahn (67 Jahre) kommt zum dritten Mal in diesem Jahr zu ihrem Hausarzt. Sie müsse dauernd Wasser lassen und habe dabei brennende Schmerzen, vor allem „am Schluß bei den letzten Tropfen". Eine Urinuntersuchung mit einem Teststäbchen zeigt Nitrit und eine makroskopisch nicht sichtbare Blutbeimengung, außerdem fällt diesmal auf, daß sich Zucker im Urin befindet. Die weiteren Untersuchungen bestätigen den Verdacht auf einen Diabetes mellitus. Zu einer Restharnbildung, wie er beim Diabetes mellitus durch eine neurogene Blasenentleerungstörung nicht selten beobachtet wird, ist es noch nicht gekommen. Nach einer dreitägigen antibiotischen Therapie, begleitet von verstärkter Flüssigkeitsaufnahme, ist die Patientin wieder beschwerdefrei und die Urinuntersuchung ohne pathologischen Befund.

Tabelle 8.**27**   Formen des Harnwegsinfektes

Form	Beschreibung
asymptomatische Bakteriurie	signifikante Erregerzahl im Urin ($> 10^5$/ml) ohne Beschwerden
akute unkomplizierte Harnwegs- infektion	untere Harnwegsinfektion (Urethritis und/oder Zystitis) mit akutem Beginn ohne begünstigende Grunderkrankung (also ohne Nierensteine, Dauerkatheter, Harnverhalt etc.)
rezidivierende symptomatische Harnwegsinfektion	jährlich mehrfach mit klinischer Symptomatik, teilweise mit kurzem zeitlichen Abstand
akutes Urethralsyndrom	entsprechende Beschwerden ohne Erregernachweis

Assessment

Die **Symptome** einer Harnwegsinfektion sind
- Pollakisurie (häufiges Wasserlassen),
- Algurie, zum Teil terminal (Schmerzen beim Wasserlassen, zum Teil bei der letzten Urinportion),
- Hämaturie (Blut im Urin),
- zum Teil suprapubische Tenesmen (Schmerzen im Blasenbereich),
- evtl. Schmerzen im Bereich der Harnröhre,
- evtl. Fieber.

Ein **Aufsteigen der Infektion** und eine Nierenbeteiligung kann sich durch Fieber bemerkbar machen. Dann sind in der Regel Flankenschmerzen und klopfschmerzhafte Nierenlager zu finden.

Die **Diagnostik** umfaßt neben Anamnese und klinischer Untersuchung in unkomplizierten Fällen zuerst eine Untersuchung des Urins mit handelsüblichen Teststäbchen, mit denen Nitrit, die (Mikro-)Hämaturie und Leukozyturie nachzuweisen ist. In Anwesenheit von Bakterien wird das Nitrat des Urins in Nitrit umgewandelt, der Test ist sensibel und spezifisch für Bakterien außer Pseudomonas, Staphylokokken und Enterokokken, weist allerdings Chlamydien, Mykoplasmen, Pilze und Parasiten nicht nach.

Die **Uringewinnung** erfolgt durch Mittelstrahlurin, d.h. die erste Urinportion wird nicht gesammelt. Für bakteriologische Untersuchungen sollte Morgenurin genommen werden, der einige Stunden in der Blase „inkubiert" war. Die Kontamination des Mittelstrahlurins mit Hautkeimen vor allem bei Frauen schränkt seine bakteriologische Zuverlässigkeit stark ein, ganz verläßlich sind demnach nur Normalbefunde. Als Alternative kommt die Urinentnahme durch eine suprapubische Blasenpunktion in Frage. Auf eine transurethrale Katheterisierung zur Uringewinnung sollte aufgrund der Keimverschleppung von der Haut in die Blase verzichtet werden.

> **!** Ab einer Erregermenge von 10^5 pro Milliliter Urin spricht man bei Mittelstrahlurin von signifikanter Bakteriurie. Da der Urin in der Blase normalerweise steril ist, bedeutet bei einer Harnentnahme durch suprapubische Blasenpunktion jede Erregermenge eine Infektion.

Die **bakteriologische Untersuchung** gestattet eine genaue Keimbestimmung, eine Austestung der Antibiotikaresistenz und ermöglicht damit eine gezielte Therapie.

Bei negativem bakteriologischen Befund und entsprechendem klinischen Verdacht sind spezielle Nachweisverfahren für Tuberkelbakterien, Chlamydien und Mykoplasmen verfügbar. Auch an Pilze und Parasiten muß differentialdiagnostisch gedacht werden.

Bei **komplizierten Harnwegsinfekten und Rezidiven** kommen als ergänzende Untersuchungen die Sonographie der ableitenden Harn-

wege und der Nieren in Frage sowie die i.v. Urographie und Miktions-
zysturethrographie.

Bei **geriatrischen Patienten** ist die Einteilung der Harnwegsinfekte in asymptomatische Bakteriurien, unkomplizierte Infektionen und
Komplikationen mit Nierenbeteiligung nicht immer sicher und leicht
möglich. Eine Symptomarmut der Verlaufes, atypische Symptomenpräsentation und Begleiterkrankungen können ein diagnostisch unklares
Bild erzeugen.

> ⚠️ Wegen der Häufigkeit von Harnwegsinfekten im Alter ist bei jedem
> akuten Leistungsabfall, bei Fieber, Unruhe, Verwirrung, neu aufgetre-
> tener Urininkontinenz, bei Schmerzen von Rücken, Abdomen und In-
> guinalbereich auch auf eine Harnwegsinfektion hin zu untersuchen.

Gerade das Symptom Inkontinenz wird oft gezielt verborgen. Besonders zu beachten ist die Flüssigkeitsaufnahme, die vom Patienten
unter Umständen verringert wird, um Schmerzen oder Inkontinenz zu
vermeiden. Die Gefahr einer Urosepsis und einer bakteriell bedingten
interstitiellen Nephritis rechtfertigt auch häufige Untersuchungen und
eventuell eine probatorische Therapie.

Interventionen

Eine **antibiotische Therapie** ist bei symtomatischer bakterieller
Harnwegsinfektion erforderlich. Bei der akuten symptomatischen Harnwegsinfektion reichen die Therapieempfehlungen von einer hochdosier-
ten Einmaltherapie bis hin zu einer Therapiedauer von 3, 5 oder 7 Tagen.
Man nimmt gewöhnlich Trimethoprim-Sulfmetoxazol oder auch Ampicil-
lin oder Gyrasehemmer. Bei einem unkomplizierten Harnwegsinfekt wird
ohne vorherige bakteriologische Testung behandelt. Eine Keimtestung ist
angezeigt bei Therapieresistenz, Rezidiven oder komplizierenden Begleit-
umständen. Chlamydien erfordern eine Therapie mit 200 mg Doxycyclin
über 10 Tage oder Metronidazol 2 x 250 mg über 6 Tage.

Beim Mann ist eine mögliche **Prostatitis** diagnostisch und therapeutisch zu berücksichtigen, die eine testgerechte Langzeitantibiose erfordern würde.

Begleitende **Allgemeinmaßnahmen** sind wichtig. Eine hohe
Flüssigkeitsaufnahme wird allgemein empfohlen, feuchte Wärme kann
Beschwerden mildern, bei Schmerzen darf auf Analgetika nicht verzichtet werden. Die Umgebung muß „kontinenzfördernd" gestaltet werden.
Der Toilettengang muß den sensorischen, kognitiven und motorischen
Möglichkeiten des Patienten angepaßt sein. Bei rezidivierenden symptomatischen Harnwegsinfekten ist – falls möglich – eine Behandlung der
prädisponierenden Faktoren angezeigt und eine resistenzgerechte
Dauertherapie von 4 – 6 Wochen. Eine Ansäuerung des Urins mit entsprechenden Medikamenten (L-Methionin), eventuell auch Echinaceapräpa-
rate oder andere immunstimulierende Mittel können bei häufigen Rezidiven versucht werden.

9. Rehabilitatives Handeln

Essen und Trinken

Einführung

Essen und Trinken ist mehr als Zufuhr von Flüssigkeit, Nährstoffen und Mineralien. Es ist Genuß, stiftet Gemeinschaft, läßt Gemeinschaft erleben, hat vielfältige psychische und soziale Wirkungen. Essen und Trinken ist verknüpft mit vielfältigen sozialen Regeln, verbindet uns mit unserer Biographie und unserer landsmannschaftlichen Herkunft, erweckt gerade auch im Alter lebendige Erinnerungen an Kindheit und Elternhaus.

Nicht mehr selbständig essen und trinken zu können, scheint uns im Alter endgültig wieder auf die Stufe von Kleinkindern zurückzuwerfen, nur daß wir mehr Ekel erwecken, wenn uns nach dem Apoplex der Speisebrei in der Backentasche hängenbleibt oder aufs Hemd tropft.

Die Unfähigkeit, allein die Nahrung zum Mund führen und essen zu können, ist meist Ausdruck einer schweren Behinderung, die gewöhnlich rund um die Uhr Pflege erfordert.

Einem Menschen mit **Schluck- und Eßstörungen** Nahrung und Flüssigkeit richtig und gefahrlos einzuflößen, erfordert Zeit, menschliches Einfühlungsvermögen und fundierte physiologische Kenntnisse über den Schluckakt. Es ist auch nicht selbstverständlich, die Symptome einer Schluckstörung zu erkennen.

▬▬ Krankengeschichte

Herr Kramann leidet nach einem Schlaganfall an nächtlichen Hustenanfällen. Es bestehen Schluckstörungen. Seine Frau drängt auf ein hustenstillendes Mittel. Eine Höherstellen des Kopfteiles des Bettes bessert die Symptomatik sofort, wenn auch nicht vollständig. Es kostet viel Mühe, der Ehefrau klarzumachen, daß sich ihr Mann am eigenen Speichel verschluckt, der Husten hier nicht Zeichen für eine Bronchialerkrankung ist und nicht mit hustenstillenden Mittel ausgeschaltet werden darf.

Die **Schluckstörung** äußerte sich hier in **Hustenanfällen** im Liegen. Um diesen Zusammenhang zu erkennen und dem Patienten und seinen Angehörigen klarzumachen, ist eine fundierte Kenntnis der pathophysiologischen Zusammenhänge erforderlich.

Die Gefahr besteht im **„Verschlucken"**, d. h. daß Speisen oder Getränke in die Luftröhre eindringen. Der immer bakteriell kontaminierte Speisebrei kann schwere Infektionen auslösen (Aspirationspneumonien). Der Hustenreize ist ein Schutzreflex, um die tieferen Atemwege von den gefährlichen „Fremdkörpern" zu befreien.

Assessment

Die Nahrungsaufnahme beginnt mit dem **Empfinden von Hunger und Durst.** Wir gehen in diesem Zusammenhang davon aus, daß geeignete Nahrung zur Verfügung gestellt wird, betrachten hier also nicht Einkaufen und Zubereiten. Die Auswahl der zubereiteten Nahrung und das Einführen in die Mundhöhle müssen möglich sein. Im Mund wird die normale Nahrung zerkleinert und mit Speichel durchmischt.

Ein komplexer **Schluckmechanismus** sorgt dafür, daß die Epiglottis und die Schlundmuskulatur sich so koordiniert bewegen, daß die Nahrungsbestandteile an der Luftröhre vorbei in die Speiseröhre gelangen. Die Speiseröhre transportiert die Nahrung und Flüssigkeit in einer geordneten Peristaltik (wellenförmige Bewegungen der glatten Wandmuskulatur in Richtung Magen) weiter in den Magen-Darm-Trakt. Die Kardia, der Mageneingang, hat dabei Ventilfunktion und sorgt dafür, daß der saure Mageninhalt nicht zurückfließt. Die Nahrung fällt also nicht oder rutscht nicht in den Magen, sondern wird aktiv dorthin transportiert. Steigt der zurückfließende Mageninhalt im Liegen bis zum Eingang der Luftröhre, wird Husten als Schutzreflex ausgelöst. Diesen Schutzhusten als störendes Symptom aufzufassen und mit Kodein oder ähnlichen Medikamenten zu unterbinden, begünstigt Aspirationspneumonien. Auch der Speichel kann bei Schluckstörungen im Liegen vermehrt zu Hustenanfällen führen, wenn er in die Luftröhre gerät. Diese Patienten sind pneumoniegefährdet. Um eine Eß- und Schluckstörung richtig einzuordnen, muß der gesamte Vorgang der Nahrungsaufnahme von der Auswahl der Nahrung bis zum Herunterschlucken (vgl. Neglect-Symptomatik) im Auge behalten werden.

Alle Erkrankungen, die den Eßvorgang im Alter beeinträchtigen, können natürlich nicht einzeln aufgeführt werden. Zu komplex ist der Vorgang der Nahrungsaufnahme, zu vielfältig dementsprechend seine Störungen.

In der **Gewichtskontrolle** haben wir ein sicheres Mittel, um zu überprüfen, ob die Nahrungsaufnahme insgesamt dauerhaft gestört ist oder nicht. Fehlernährung und Mangelernährung ist ein häufiger Befund im Assessment geriatrischer Patienten und oft Hinweis auf schwere körperliche, seelische oder soziale Störungen.

Im folgenden eine Auswahl an **Behinderungen und Krankheiten mit Eß- und Schluckstörungen:**
- schwere Allgemeinerkrankungen und Schwächezustände,
- Apoplex mit seinen motorischen und neuropsychologischen Störungen,
- Ataxie,
- starker Tremor,
- Demenzen,
- andere neurologische Erkrankungen (z. B. Parkinson, Bulbärparalyse und Pseudobulbärparalyse),
- psychische Erkrankungen (z. B. Depression),

- schwere Erkrankungen der HWS, die die Reklination des Kopfes verhindern,
- Erkrankungen der Mundhöhle (Soor, Entzündungen, Ulzera, Tumore),
- Erkrankungen der Speiseröhre (Karzinome!),
- Erkrankungen des Mageneinganges (Kardia),
- Zahnerkrankungen und fehlerhafte Zahnprothesen,
- verminderter Speichelfluß,
- beidseitige Erkrankungen oder Verletzungen von Knochen und Gelenken der Arme.

Wir müssen feststellen, welcher **Teilabschnitt der Nahrungsaufnahme** gestört ist, was der Patient für Beschwerden hat, wo die Symptome auftreten, in welcher Körperposition Schluckstörungen auftreten, ob nur beim Trinken, bei krümeliger, fester oder weicher, schleimig-sämiger Nahrung. Wie immer ist der Zeitverlauf der Störung wichtig. Dazu gehört die Kenntnis der individuellen Eßgewohnheiten.

Interventionen

Wir legen hier das Schwergewicht auf den **allgemeinen pflegerischen Umgang** mit Eß- und Schluckstörungen, und behandeln nicht die Ursachen für Eßstörungen im einzelnen.

Nahrung von weicher oder sämiger **Konsistenz** macht gewöhnlich weniger Probleme als feste oder krümelige Nahrung.

> **!** Während des Essens soll die Konsistenz der Nahrung so selten wie möglich plötzlich wechseln.

Man soll also nicht ständig zwischen fester, flüssiger und weicher Nahrung hin und her wechseln. Wenn beim Trinken Schluckstörungen auftreten, kann man die Flüssigkeit in Form von geliertem Pudding (Wackelpudding) verabreichen.

Um den Patienten nicht zu sehr an **breiige Kost** zu gewöhnen, muß entsprechend der spontanen oder therapeutisch herbeigeführten Besserung die Konsistenz der Nahrung normalisiert werden. Der Patient darf nicht das Gefühl für die normale Nahrung verlieren.

Eine genaue **Kontrolle der Zahnprothesen und des Rachenraumes** ist erforderlich. Schlecht sitzende Prothesen sind fast schon die Regel in der Geriatrie, Patienten tolerieren erstaunliche Entzündungen und Druckulzera in der Mundhöhle, ohne sich spontan zu melden. Der durch Alter, Medikamente oder Krankheit verminderte Speichelfluß ist ebenfalls in die pflegerischen und ärztlichen Maßnahmen einzubeziehen.

In der **orofazialen Therapie** von neurogenen Schluckstörungen (z. B. nach Apoplex) werden sensible Stimuli gesetzt und motorische Übungen durchgeführt. Die Kontrolle des Rumpfes und die Kopfhaltung sind für den Ablauf des Schluckvorganges von Bedeutung. In aufrechter Haltung laufen die Schluckvorgänge leichter ab. Deshalb muß auf eine möglichst physiologische Sitzhaltung geachtet werden (vgl. S. 213 f).

Degenerative Veränderungen der Wirbelsäule, z.B. bei Osteoporose, führen oft zu einer so weitgehenden Einsteifung der Halswirbelsäule und Brustwirbelsäule in Beugehaltung (Hyperkyphose), daß die normale Reklination von Oberkörper, Hals und Kopf beim Trinken nicht mehr möglich ist.

Die **Auswahl der Nahrung** muß bedacht werden. Auch derjenige, der nicht selbständig essen kann, hat das Recht, sich auszusuchen, was er und wieviel er essen möchte. Man muß ihm diese Chance natürlich geben. Wenn die Kommunikation nicht mehr verbal möglich ist, muß der Patient ein Angebot erhalten, auf das er gestisch und mimisch reagieren kann.

Das **Selbstwertgefühl** wird in hohem Maße beeinträchtigt, wenn ein Mensch so weit hilflos ist, daß er nicht einmal alleine essen kann. Um so wichtiger ist es, an Fortschritten in diesem Bereich zu arbeiten. Wieder selbständig essen zu können, wird oft als großer Fortschritt gewertet.

Eine **Nahrungssonde** ist erforderlich, wenn aufgrund von Schluckstörungen eine natürliche Nahrungsaufnahme nicht in ausreichendem Maße gewährleistet ist oder ständig die Gefahr der Aspiration besteht. Die nasogastralen Sonden haben den Nachteil, daß sie den Mund und Rachenraum irritieren. Verwirrte Patienten reißen sich diese Sonden häufig heraus.

Besser toleriert werden die **PEG-Sonden** (PEG = perkutane endoskopisch kontrollierte Gastrotomie). Diese werden bei einer Magenspiegelung durch eine therapeutische Fistel durch die Bauchdecke geführt und gestatten problemlos die Zufuhr von Flüssigkeiten und Sondennahrung. Dies ist besonders wichtig bei erhöhtem Kalorienbedarf. Parallel zur PEG-Sonde kann gleichzeitig normal gegessen und getrunken werden, für den Verlauf einer Rehabilitation ein großer Vorteil.

Die nasogastralen Sonden verändern das äußere Erscheinungsbild erheblich, vermindern das Selbstwertgefühl und wirken sich negativ auf die Reaktionen der Umgebung aus.

Als Nebenwirkung ist auf die Diarrhoe durch die osmotisch wirkende Sondennahrung zu achten.

Anziehen und Ausziehen

Einführung

Die **Kleidung** schützt uns vor Kälte und vor physikalischen Schädigungen durch die Umwelt (z.B. Schuhe). Neben diesen sachlichen Funktionen ist sie Ausdruck unserer Persönlichkeit und sozialen Stellung. Sie schützt unser Schamgefühl. In der Kleidung drückt sich die Individualität des Menschen, sein persönlicher Stil und seine Herkunft aus. Aus einer angemessenen Kleidung schöpfen wir Selbstvertrauen.

In der Auswahl der Kleidung drückt sich auch die seelische Verfassung eines Menschen aus. Wer im Flügelhemd auf dem Krankenhausflur herumläuft, zeigt dadurch, wie weit er in die Krankenrolle geschlüpft ist (Regression). Ein Patient, der sich in der stationären Rehabilitation dagegen sträubt, Trainingskleidung oder Alltagskleidung anzuziehen und auf Schlafanzug oder Nachthemd besteht, signalisiert sehr deutlich, wo er sich am wohlsten fühlt.

Deshalb tragen Patienten in der geriatrischen Rehabilitation nach Möglichkeit Alltagskleidung oder Trainingsanzüge und bieten ein „outfit", das Motivation ausdrückt und auch verstärkt. Wir beeinflussen uns auch selbst durch unser Erscheinungsbild.

Manche Rehabilitationspatienten signalisieren durch Jogging-Kleidung wiedererwachten Lebensmut und Motivation. Angehörige, die einen bunten Jogging-Anzug als Geschenk mitbringen, sagen damit deutlicher als mit Worten, was sie vom Patienten erwarten.

Der Umgang mit Kleidung kann sogar Auskunft über die Lebensperspektive geben.

Krankengeschichte

Frau Pankowski (86 Jahre) ist nach einer Schenkelhalsfraktur in ihrer Gehfähigkeit stark eingeschränkt, macht in der geriatrischen Rehabilitation aber gute Fortschritte. Anfangs kann sie nicht alleine aus dem Stuhl aufstehen, im Laufe der Zeit kann sie sogar alleine ihr Zimmer verlassen. Sie trägt ausgetretene Hausschuhe, die nicht genügend Sicherheit beim Gehen bieten. Auf die richtige Auswahl der Schuhe angesprochen, stellt sich heraus, daß sie gar keine Schuhe mehr besitzt. Sie habe schon vor ihrem Unfall alle ihre Schuhe verschenkt. Sie habe nicht mehr damit gerechnet, daß sie sie jemals wieder braucht. „Wer braucht denn für seinen letzten Gang Schuhe?"

Assessment

An- und Ausziehen ist eine komplexe Tätigkeit, die an vielfältige sensomotorische Fähigkeiten geknüpft sind und bei der es infolgedessen zu vielfältigen Störungen kommen kann. Das korrekte An- und Ausziehen erfordert mehr Kraft und Geschicklichkeit, als viele ältere, durch Krankheit und Behinderung eingeschränkte Patienten aufbringen können. Außerdem ist ein hohes Maß an Sinnesleistungen und räumlich-konstruktiven Leistungen nötig (vgl. S. 107 ff).

Die bei Hirnschädigungen nicht seltenen **räumlich-konstruktiven Störungen** beeinträchtigen die Fähigkeit, räumliche Strukturen zu erkennen und räumliche Handlungsabläufe zu planen und zu gestalten. Diese Störungen sind *unabhängig* von der motorisch-funktionellen Fähigkeit, eine einzelne Bewegung auszuführen. Die betroffenen Patienten können beim Anziehen eines Pullovers vorn und hinten, oben und unten nicht unterscheiden. Deshalb stehen sie ratlos vor dieser scheinbar einfachen Alltagsaufgabe, obwohl die einzelnen Bewegungen ausführbar sind.

Balance und Rumpfkontrolle sind nötig. Das Anziehen einer Hose im Stehen erfordert die Fähigkeit, auf einem Bein zu balancieren, oder, wenn man es im Sitzen tut, die Fähigkeit, den Rumpf weit genug nach vorn zu bringen und dabei Hüfte und Knie zu beugen. Ohne die Fähigkeit, wenigstens frei zu sitzen, ist selbständiges Anziehen nicht möglich. Der Rumpf muß selektive Funktionen und einen gewissen Bewegungsumfang haben, Gleichgewichtsreaktionen müssen zumindest teilweise vorhanden sein.

Funktionsminderungen, die das An- und Ausziehen beeinflussen:

Befund	z. B. bei
motorische Defizite	
– Paresen	Apoplex, neurologischen Erkrankungen
– Tremor	essentiellem Tremor
– Ataxie	Kleinhirnerkrankungen
– Rigor	Morbus Parkinson
– Akinese	Morbus Parkinson
schmerzhafte Bewegungs-einschränkungen	Lumbago u.a. Wirbelsäulen-erkrankungen
Gelenkschäden	Arthrose, Arthritis, Kontakturen
Verluste von Gliedmaßen (bzw. -abschnitten)	Amputationen
Sehstörungen	diabetische Retinopathie, Katarakt (= Grauer Star)
globale kognitive Störungen	Morbus Alzheimer, vaskulärer Demenz
neuropsychologische Störungen	
– räumlich-konstruktive Störungen	Apoplex, sonstigem lokalisiertem Hirnschaden
– ideatorische Apraxie	Apoplex, sonstigem lokalisiertem Hirnschaden
Neglect-Syndrom	Apoplex, sonstigem lokalisiertem Hirnschaden
Sensibilitätsstörungen	Polyneuropathie

Die Liste zeigt, daß in dem komplexen Vorgang An- und Ausziehen auf jeder Ebene des sensomotorischen Regelkreises Störungen auftreten können. Eine genau Analyse des Anziehvorganges ist also erforderlich, um Störungsart und -ursache auszumachen und entsprechend pflegerisch zu reagieren.

Eine schmerzbedingte Bewegungseinschränkung der Wirbelsäule verlangt natürlich ganz andere pflegerische Interventionen als die Handlungen eines Alzheimer-Patienten oder die ratlosen Versuche eines Patienten mit räumlich-konstruktiven Störungen.

Interventionen

Es gibt **allgemeine Prinzipien,** die beim pflegerischen Umgang mit An- und Ausziehen berücksichtigt werden sollten, und spezifische Details entsprechend der vorliegenden Krankheit bzw. Behinderung. Pflegerisches Können besteht darin, diese spezifischen Besonderheiten und die allgemeinen Prinzipien zu integrieren und auf den konkreten Patienten abzustimmen.

Die größtmögliche Eigenbeteiligung eines Patienten ist anzustreben, wenn rehabilitative Elemente eingebaut werden sollen.

Wie bei der Nahrungsaufnahme gilt auch beim An- und Ausziehen, daß ein behinderter Patient, der sich nicht mehr alleine anziehen kann, bereits bei der Auswahl der Kleidung beteiligt werden muß. Eine Beratung über zweckmäßige Kleidungsstücke, die an Funktionseinbußen angepaßt werden können, ist auch erforderlich. Knöpfe können z. B. ersetzt werden durch Klettverschlüsse, Gürtel durch Gummizüge. Für das Zubinden von Schnürsenkeln gibt es die spezielle Technik des Einhänderknotens. Auch seitliche Reißverschlüsse in Pullovern sind eine mögliche Anpassung an eine Behinderung.

Das **Ziel der pflegerischen Intervention** sollte klar sein, um patientengerecht planen zu können. Was soll erreicht werden: eine möglichst schnelle und ordentliche Versorgung, die Förderung von Selbständigkeit oder Erleichterung für pflegende Angehörige.

Am **Anziehtraining** soll der Unterschied zwischen versorgender und rehabilitativer Pflege gezeigt werden. Beim passiven Angezogenwerden hat der Patient wenig Chancen, Eigenaktivität und damit Trainingseffekte zu entwickeln. Rehabilitative Pflege läßt den Patienten so viel wie möglich selber mitwirken, um Eigenständigkeit zu fördern.

Dabei sind die pflegerischen Handlungen bezogen auf die konkreten Defizite des Patienten, berücksichtigen motorische und neuropsychologische Befunde und haben formulierte therapeutische Ziele. Richtig durchgeführt ist das Anziehen eines Pullovers in der rehabilitativen Pflege ein therapeutischer Eingriff mit vielen Komponenten: es ist Rumpfübung, Mobilisierung der Schultern, Atemgymnastik, trainiert Kommunikation und Entscheidungsfindung.

Standard für An- und Ausziehtraining beim Apoplex-Patienten

Als **Beispiel für rehabilitative Pflege** im Bereich Anziehen führen wir eine Standardbeschreibung für Anziehtraining auf.

Die Formulierungen beziehen sich auf einen rechtsseitig hemiplegischen Patienten mit einer schlaffen Parese von Arm und Hand.

Ziel der rehabilitativen Pflegeeinheit: Förderung von Selbständigkeit und Alltagskompetenz, Selbständigkeit beim Anziehen eines Pullovers.

Zusätzliche Ziele:

1. Anbahnen und Wiedererlernen gewohnter Bewegungsabläufe
2. Hemmung von Spastik, assoziierten Reaktionen, Massenbewegungen
3. Förderung der Wahrnehmung der betroffenen Seite
4. Förderung von Oberflächensensibilität, Lage- und Bewegungssinn
5. Förderung von Handlungsplanung und Koordination von Handlungen
6. Schultermobilisation und Schmerzreduktion

Allgemeine Regel: erhaltene Funktionen sind in die Handlungen einzubeziehen.

Durchführung: Anziehen eines Pullovers

Handlung:	Ziele:
– Patient sitzt auf einem festen Stuhl, die Kleidung liegt erreichbar auf einem Bett oder Stuhl.	Förderung von Rumpfstabilität, Sitzbalance.
– Patient auffordern, den Pullover mit dem Rückenteil nach oben auf die Oberschenkel zu legen, so daß der Ärmel für den betroffenen Arm zwischen den Beinen nach unten hängt.	Förderung von Wahrnehmung, Handlungsplanung und Koordination von Handlungsschritten.
– Sitzhaltung: Becken leicht nach vorn gekippt, dadurch ist der Oberkörper leicht nach vorn geneigt (nicht gebeugt!).	Förderung von selektiven Rumpfbewegungen, Sitzbalance.
– Mit der nicht betroffenen Hand den betroffenen Arm in den hängenden Ärmel führen.	Wahrnehmung der betroffenen Seite, Stimulierung des Lage- und Bewegungssinnes und der Oberflächensensibilität.
Weiter mit der nichtbetroffenen Hand den Ärmel bis über den Ellbogen ziehen, der betroffene Arm hängt dabei zwischen den Oberschenkeln.	Vermeidung von Schmerz, Hemmung von Spastizität.
– Mit der nichtbetroffenen Hand den betroffenen Arm auf die Oberschenkel legen.	Vermeidung von Schmerz, Hemmung von Spastizität, Wahrnehmung der betroffenen Seite.
– Mit dem nichtbetroffenen Arm in den Ärmel schlüpfen, dann mit der nicht betroffenen Hand den anderen Ärmel bis hoch über das Schultergelenk ziehen.	Förderung von selektiven Rumpfbewegungen, Sitzbalance.
Den Pullover zusammenrollen, über Kopf und beide Schultern ziehen.	Einbeziehen erlernter und gewohnter Handlungsabläufe.

– Den Pullover am Rücken nach unten ziehen.	Förderung von Sitzbalance und Rumpfbeweglichkeit.
– Patient einen Spiegel vorhalten, um ihm ein eigenes Urteil und eventuelle Korrekturen zu ermöglichen.	Förderung der Selbstwahrnehmung, Selbstkritik, Erfolgserlebnis gewähren.

In einem **abschließenden Gespräch** mit dem Patienten über das Anziehtraining werden die Ergebnisse, die Probleme und Defizite und das weitere Vorgehen besprochen.

Anschließend erfogt eine Dokumentation des Anziehtrainings, sowie Information und Diskussion im therapeutischen Team.

Die im Alter verringerten **Fähigkeiten zur Temperaturregulation** müssen bei der Auswahl der Kleidung berücksichtigt werden. Durch die geringere Muskelmasse ist der Körper im Alter kälteempfindlicher, Unterkühlung muß also durch entsprechende Kleidung verhindert werden.

Kalte Muskeln sind schwächer und reagieren langsamer, deshalb erhöht Unterkühlung die Sturzgefahr. Viele ältere Menschen verlassen nur noch selten ihre Wohnung. Sie verlernen, sich in der Kleidung auf wechselndes Wetter und wechselnde Temperaturen anzupassen.

Bei Gehbehinderungen spielt das **Schuhwerk** eine wichtige Rolle. Schlappen werden von vielen Älteren bevorzugt, weil sie bequem und leicht anzuziehen sind, sie bergen aber auch eine hohe Sturzgefahr. Moderne Turnschuhe mit weichen, federnden Sohlen bieten oft geringeren Halt, sind „schwammiger" beim Auftreten und wirken sich damit negativ auf die Sicherheit aus. Außerdem bremsen die Sohlen je nach Material auf glatten Böden zu abrupt, ein Fuß kann dann bei einem schlurfenden Schritt leicht hängenbleiben.

Fußprobleme führen oft zu Belastungsschmerzen und zu einer unheilvollen Reduktion der Beweglichkeit und damit zu einem Trainingsverlust. Der diabetische Fuß ist gefährdet durch Druckulzera, hier ist unter Umständen ein Orthopädiemechaniker gefragt. Fußdeformitäten begünstigen ebenfalls Druckulzera, Aufklärung und eventuell regelmäßige Kontrolle ist sinnvoll.

Das **Anziehen und Ausziehen der Schuhe** ist eine Tätigkeit, die sehr früh nicht mehr selbständig durchgeführt werden kann, wenn eine ausreichende Beweglichkeit von Rumpf, Hüft- und Kniegelenken nicht mehr gegeben ist. Hier sind besondere Schuhzurüstungen (Klettverschlüsse) hilfreich.

Meist sind bequeme **Schuhe** mit niedrigen Absätzen und Ledersohlen am geeignetsten. Sie gewährleisten ein sicheres Gefühl für den Untergrund und bleiben auf vielen Fußböden nicht so hängen wie viele Turnschuhe, sondern rutschen ein winziges Stück mit. Bei Strümpfen ist darauf zu achten, daß sie den Unterschenkel an der gummiverstärkten Oberkante nicht abschnüren und dadurch den venösen Rückfluß behindern.

Körperhygiene

Einführung

Die **Körperhygiene** gehört zu den biologischen und psychosozialen Grundbedürfnissen des Menschen. Anhaltend nicht sauber zu sein, ist Hinweis auf eine körperliche, seelische oder soziale Störung. Bei der Beurteilung müssen schichtspezifische und kulturspezifische Maßstäbe angelegt werden. Die übliche Erziehung in Mitteleuropa betont von Kindesbeinen an die Bedeutung der Sauberkeit. Die persönliche Körperhygiene gehört in den Intimbereich, der durch Scham und Konventionen geschützt ist.

Meist wird unterschieden zwischen einer Ganzkörperreinigung in der Badewanne oder Dusche und zwischen Teilreinigungen von Gesicht, Hals, Händen, eventuell Achseln und dem Intimbereich mit der Reinigung der Geschlechtsteile und des Afters.

Neben Baden, Duschen und Waschen gehört auch das Pflegen der Haare, Gesichtskosmetik, das Rasieren und die Reinigung und Pflege der Zähne zur Körperhygiene, ebenso die Pflege und das Einsetzen von Körperersatzteilen und Hilfsmitteln (Gebisse, Glasaugen, Hörgeräte, Brillen).

Körperpflege umfaßt unsere **intimsten Bereiche**. Entsprechend stark sind die seelischen Abläufe bei Helfer und Patient. Wer so tief eindringt in persönliche Bereiche, kann verletzen, aber auch helfen, trösten und unterstützen.

▬▬▬ Krankengeschichte

Frau Hegener kommt mit ihrem Ehemann zur geriatrischen Rehabilitation. Nach ihrem persönlichen Rehabilitationsziel befragt, gibt ihr Ehemann etwas verlegen zur Antwort: Wir wollen erreichen, daß sich meine Frau wieder „untenherum" allein waschen kann. Aus dem weiteren Verlauf wurde deutlich, daß das Ehepaar mit der Intimreinigung große seelische Probleme hatte und sehr erleichtert war, als die Patientin dazu wieder allein in der Lage war.

In der Krankengeschichte wird deutlich, daß der Wechsel von einer ehelichen Beziehung zu einer pflegerischen Beziehung nicht ohne Probleme abläuft. Das Beispiel zeigt, wie wichtig die begleitenden Emotionen und Wertsetzungen sind, und daß Pflegende vor jedem aktiven Eingreifen die Situation des Patienten und seiner Umgebung auf mehreren Ebenen diagnostisch klären müssen, um einen Pflegeplan mit Pflegeziel zu entwickeln und sachgemäße Interventionen durchführen zu können. Bloß zupacken genügt nicht nur nicht, es schadet häufiger als es nützt.

Assessment

In einem ersten Schritt wird untersucht, zu welchen **Eigenaktivitäten** der Patient noch selbständig in der Lage ist. Da es sich um einen hochgradig intimen und sensiblen Lebensbereich handelt, müssen die Wünsche und individuellen Gewohnheiten erfaßt und berücksichtigt werden.

Folgende Punkte sind **diagnostisch zu berücksichtigen**:
– Umgebungbedingungen (Temperatur, Utensilien, anwesende Personen),
– Kommunikationsfähigkeit des Patienten,
– Wahrnehmung der Eigen- und Fremdaktivitäten,
– frühere Gewohnheiten bei der Reinigung,
– Reaktion auf das Eindringen anderer in die Intimssphäre,
– verbliebene Fähigkeiten,
– für die aktuelle Situation relevante Krankheiten
  und Behinderungen
     vor allem Allergien, Hauterkrankungen oder Infektionen,
     kardiopulmonale Belastbarkeit,
     Rumpfstabilität, Stehvermögen,
     Schmerzen,
     Beweglichkeit der Gelenke.

Die Aufzählung wichtiger und häufiger **Funktionsminderungen,** die das selbständige An- und Ausziehen behindern (s. oben), gilt im wesentlichen auch bei der Körperreinigung.

Der **motorisch-funktionelle Befund** muß bekannt sein, um die Körperreinigung planen zu können. Ein Patient ohne Rumpfstabilität kann nicht frei sitzen und stehen und muß folglich im Liegen gewaschen werden. Auch hierbei sind bei entsprechenden Zeitaufwand Eigenaktivitäten einzubauen. Bewegungsabläufe bei der Körperreinigung sind hochtrainierte, eingefahrene motorische Programme und gut geeignet, Eigenaktivitäten zu fördern.

Regressive Tendenzen müssen erkannt und berücksichtigt werden. Wer komplett in die Rolle eines Hilflosen und Unselbständigen zurückgefallen ist, ist von einem zunehmenden Kompetenzverlust bedroht. Diese Entwicklung ist um so massiver, je mehr in seinem pflegenden Umfeld überversorgende Tendenzen vorherrschen. So ist am Verhalten eines Behinderten oft die Pflegesituation zu erkennen.

Der enge Hautkontakt gestattet die **zwanglose Befunderhebung** bei der Körperreinigung in Körperregionen, die nicht regelmäßig gesehen und untersucht werden. Hier ist bei entsprechenden Befunden eine enge Zusammenarbeit mit dem Arzt sinnvoll. Symptome, die der Patient von sich aus nicht mitteilt, können so entdeckt werden. Gerade im Genital- und Analbereich fallen bei der Körperreinigung oft Entzündungen, Hautveränderungen und Inkontinenzzeichen auf.

Der Umgang mit Brillen, Gebissen, Prothesen und Hörgeräten fällt in den Bereich der Körperhygiene. Hier muß beobachtet werden, wie der Patient mit den Hilfsmitteln umgeht.

Das **Duschen oder Baden** wird üblicherweise bei pflegebedürftigen Patienten nicht mehr täglich durchgeführt und ist ein Teilbereich der körperlichen Selbstversorgung, bei dem am schnellsten Hilfebedürftigkeit entsteht. Die Unfallgefahr ist beim Baden und Duschen auch besonders groß, zum einen durch nasse und glitschige Fußböden, durch schlechte Sicht, aber auch durch die Kreislaufreaktionen, die mit heißem Wasser verbunden sind. Eine Dusche oder ein Bad ist ein intensiver vegetativer Reiz, der leicht zu pathologischen Kreislaufreaktionen führen kann.

Interventionen

Die **Haut** zeigt wie kein anderes Organ früh im Leben und für alle sichtbar die Spuren des Alterns. Ihre Reinigung und Pflege muß die physiologischen Altersveränderungen berücksichtigen. Sie ist dünner, trockener, faltiger, infektanfälliger, weniger elastisch und leichter verletzlich. Subjektiv ist die Trockenheit ein häufiges Problem, da die Austrocknung der Haut zum generalisierten Juckreiz führen kann. Austrocknende Seifen sind also zu vermeiden, eventuell sind rückfettende Syndets oder andere rückfettende Maßnahmen erforderlich, z.B. Ölbäder. Auch bei der äußeren Anwendung von Ölbädern und fettenden Externa ist die Häufigkeit der Maßnahmen von der Reaktion und Beschaffenheit der Haut abhängig zu machen. Ein tägliches Bad ist gefährlich für die Haut.

Übertriebene und fehlgeleitete Reinlichkeit kann die Haut schädigen. Jedes Waschen vermindert den Säureschutzmantel der Haut. Wenn intertriginöse Hautfalten nach dem Waschen feucht bleiben, stellen sie einen idealen Lebensraum für Pilze dar. Der Fußpilz ist in Kulturkreisen, in denen die Menschen barfuß im Freien herumlaufen (Indien z.B.), deutlich seltener als bei uns.

Den **Umgang mit verbreiteten technischen Hilfsmitteln,** wie z.B. Hörgeräten, zu erlernen, gehört zur Pflege. Das Einsetzen, Einschalten und Regulieren von Hörgeräten können viele Ältere nicht mehr allein durchführen. Die kleinen Hebel der Hörgeräte verlangen auch ein gutes Auge und viel manuelles Geschick (vgl. S. 377f).

Die **Fußpflege** nimmt beim geriatrischen Patienten und besonders beim Diabetiker eine Sonderstellung ein. Aufgrund der oft eingeschränkten Beweglichkeit des Rumpfes und der großen Gelenke sind viele ältere Patienten dazu nicht mehr in der Lage und lassen die Fußpflege „professionell" oder von Angehörigen durchführen.

Besonders die Nagelpflege bereitet Schwierigkeiten und erfordert mehr Kraft, Rumpfbeweglichkeit und manuelle Geschicklichkeit als noch vorhanden ist. Dystrophische Veränderungen der Nägel sind häufig anzutreffen, zum Teil auch durch Pilzerkrankungen. Die Zwischenzehenräume verdienen deshalb besondere diagnostische Aufmerksamkeit. Die allgemein bekannten typischen Hautveränderungen dürfen, auch wenn kein Juckreiz besteht, nicht als Bagatelle aufgefaßt werden und müssen adäquat mit antimykotischen Lokaltherapeutika behandelt werden. Die

Pilzbehandlung der Nägel ist entweder langwierig mit harnstoffhaltigen Mitteln, die die Hornsubstanz der Nägel im Laufe von Monaten auflösen, oder operativ.

Unmittelbar behandlungsbedürftig ist ein **eingewachsener Zehennagel** (Unguis incarnatus). Er führt zu Schmerzen, Infektionen und in deren Folge zur Einschränkung der Mobilität. Gefährlich sind Wunden im Nagelbett, die durch unvorsichtiges Nägelschneiden entstehen.

Die einzig **wirkungsvolle Therapie** ist die Nagelwall-Operation nach Emmett, die in Lokalanästhesie durchzuführen ist. Eine Extraktion des Nagels ist schneller und einfacher durchführbar, bringt beim infizierten eingewachsenen Nagel auch sofort Linderung und Abheilung der Infektion, führt aber regelmäßig nach einigen Monaten zum Rezidiv.

Die **beste Prophylaxe** besteht darin, daß man die Nägel (vor allem die Großzehennägel) gerade und an den distalen Nagelecken nicht schräg nach proximal zum Körper hin abschneidet. Die distale äußere Kante des Nagels muß eine Idee über das Nagelbett hinausragen, damit nicht durch den Druck von unten die Haut vor diese Kante geschoben wird. (Abb. 9.**1**). Auch viele „professionelle" Fußpfleger machen dabei oft Fehler, vor allem wenn bei einem beginnenden Unguis incarnatus durch Abschneiden der Nagelecken nach proximal eine kurzfristige Erleichterung geschaffen wird. Die Situation ist danach aber deutlich verschlimmert.

Die **Reinigung des Intimbereiches** gehört bei Pflege und Hilfsbedürftigkeit zu den kritischen Bereichen. Scham und Selbstwertgefühl können leicht verletzt werden. Fehlende Hygiene und falsche Reinigungstechniken führen leicht zu Hautschäden und bei der Frau zu Harnwegsinfekten.

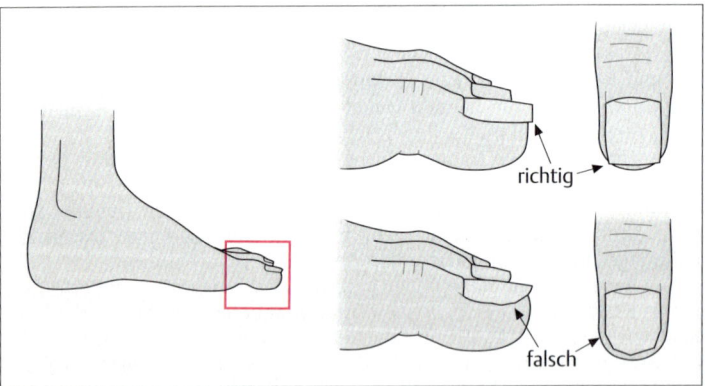

richtig

falsch

Abb. 9.**1** Unguis incarnatus (= eingewachsener Zehennagel), entsteht, wenn die Ecken der Nägel nicht gerade, sondern nach proximal hin abgeschnitten werden.

Die vorgeschriebene Richtung der Reinigung im Genitalbereich verläuft von vorn nach hinten. Das muß den Patienten theoretisch vermittelt und praktisch geübt werden. Für diese Handlungen ist eine ausreichende Rumpfbeugung und Rumpfdrehung erforderlich. Diese Rumpfaktivitäten sind auch Voraussetzung für das Stehen und Gehen. Deshalb ist jede Eigenaktivität der Patienten bei der Intimtoilette eine wirkungsvolle Übung für die Mobilität.

Bei der Intimtoilette Selbständigkeit erreicht zu haben, ist ein alltagsrelevanter Fortschritt, der die häusliche Pflege psychisch und praktisch erleichtert.

Verwahrlosung

Einführung

Man spricht von **Verwahrlosung,** wenn der hygienische Zustand (PZ = Pflegezustand) eines Patienten und seiner Wohnumgebung so weit reduziert ist, daß er eine *längerdauernde* Vernachlässigung der Körperhygiene belegt.

Ähnlich wie der Allgemeinzustand und Ernährungszustand ist der Pflegezustand ein wichtiges Symptom der gesundheitlichen Gesamtsituation. Er zeigt, ob die Selbstpflege oder Krankenpflege unzureichend war.

Zu berücksichtigen ist dabei der Hygienestandard, den der Patient aufgrund Biographie und Schichtzugehörigkeit in seinem früheren Leben hatte. Ein Überblick über den Verlauf ist hilfreich.

Krankengeschichte

Frau Soltau sucht den Hausarzt ihrer Mutter auf und berichtet, daß ihre früher immer sehr gepflegte Mutter in den Monaten seit dem Tod ihres Vaters sehr unsauber geworden sei. Sie würde ihre Wäsche nicht mehr wechseln, sich wohl auch nicht mehr regelmäßig waschen. In der Wohnung rieche es muffig, obwohl eine Nachbarin gegen ein Entgelt regelmäßig die Wohnung reinige. Sie habe ihre Mutter darauf angesprochen, die habe aber bagatellisierend und abweisend reagiert. Gemeinsam gelingt es der Tochter und dem Hausarzt, über diese Beobachtungen ein offenes Gespräch mit der Mutter zu führen. Nach der Beurteilung des Hausarztes, der seine Patientin seit Jahren kennt, ist die Ursache der hygienischen Verwahrlosung eine depressive Antriebsminderung. Unter einer antidepressiven Begleitmedikation gelingt es, die reduzierten Sozialkontakte anzukurbeln und allmählich eine Besserung herbeizuführen.

Die Krankengeschichte zeigt den engen Zusammenhang zwischen biographischen Belastungssituationen, ihrer seelischen Verarbeitung und den gesundheitlichen Folgen.

Depressive Erkrankungen im Alter führen nicht zu selten zur Verwahrlosung. Der Verlust des Ehepartners ist eine solche krisenhafte

Situation. Jahrelange Tagesroutinen brechen zusammen, die Einsamkeit stellt eine Belastung dar, an die sich der alte Mensch anpassen muß. Eine Depression führt zum Antriebsverlust und Interessenlosigkeit. Arbeiten, die immer flott von der Hand gingen, erfordern jetzt mehr Kraft und Überwindung. Wer jahrelange gemeinsam mit dem Ehepartner oder für den Ehepartner die Haushaltsarbeiten durchgeführt hat, erlebt es in der Depression als sinnlos, die Mühen der Hausarbeit für sich selber zu machen.

Assessment

Wenn die **hygienischen Normen** unserer Gesellschaft in so hohem Umfang vernachlässigt werden, daß wir von Verwahrlosung sprechen, ist dies immer auf ernstzunehmende Ursachen zurückzuführen. Wir bezeichnen mit Verwahrlosung ja eine prozeßhafte Entwicklung, eine Normalabweichung im gesundheitlichen und sozialen Verhalten, die nicht eine freiwillig gewählte, akzeptable Lebensform darstellt.

Neben dem betroffenen Patienten muß sein **personelles Umfeld** erfaßt werden. Oft ist die Verwahrlosung Ausdruck einer sozialen Isolation. Der Handlungsbedarf ist ja offensichtlich, und fürsorgliche Angehörige oder Freunde hätten in irgendeiner Form eingegriffen.

Im Falle einer Verwahrlosung fehlt entweder ein soziales Unterstützungssystem oder es funktioniert nicht richtig. Wenn Angehörige vorhanden sind, liegen tiefgreifende Konflikte vor, die beim weiteren Vorgehen eine Rolle spielen können. Die juristische Verantwortlichkeit ist auf jeden Fall zu klären.

Vielleicht verweist die Verwahrlosung auch auf Ausfälle im bisher unterstützenden System, das bisher die Hilflosigkeit aufgefangen hat. Ein pflegender Angehöriger kann durch Tod oder schwere Krankheit ausgefallen sein, ohne für einen Pflegebedürftigen noch andere Arrangements treffen zu können.

Bewußtes Fehlverhalten im Sinne von unterlassener Hilfeleistung ist bei Alleinlebenden, die nähere Angehörige haben, nicht auszuschließen.

Affektive und kognitive Störungen sind häufige Ursachen für eine Verwahrlosung. Eine Demenz führt zu intellektuellen und emotionalen Veränderungen und oft auch zu Persönlichkeitsveränderungen, die sich in einer reduzierten Körperhygiene zeigen können.

Die geistigen Einschränkungen können so groß sein, daß Unordnung, Dreck, Abfälle nicht mehr richtig wahrgenommen und beurteilt werden oder daß die Fähigkeiten nicht mehr ausreichen, für Körperpflege und Wohnungsreinigung zu sorgen.

Als Ursachen für kognitive Minderungen kommen alle Erkrankungen in Frage, die Denk- und Urteilsfähigkeit und planvolles Handeln einschränken, vom Medikamentenmißbrauch oder -nebenwirkungen angefangen über Alkohol und andere hirnorganisch ausgelösten Psychosyndrome.

Paranoid-halluzinatorische Erkrankungen kommen ebenfalls als Ursache in Frage. Wenn der Realitätskontakt verlorengeht, ist der Zusammenbruch der äußeren Ordnung Ausdruck des inneren Chaos.

Auch eine organisch bedingte **körperliche Schwäche** kann zu dieser Situation führen. Schmerzen des Bewegungsapparates, Angst vor Stürzen, muskulärer Abbau – hier sind viele Gründe denkbar.

Bei geistig klarem Menschen müssen **Schamgefühle oder Geiz** als Antwort auf die Frage in Betracht gezogen werden, warum die Betroffenen sich nicht um Hilfe gekümmert haben. Es gibt Fälle, wo die Scham wegen der eigenen Krankheit oder Armut oder Hilflosigkeit so groß sind, daß eher eine Verwahrlosung akzeptiert als die Bitte um Hilfe ausgesprochen wird.

Interventionen

Die **pflegerischen, ärztlichen und sozialen Maßnahmen** sind je nach Verursachung sehr unterschiedlich. Der sozialpsychiatrische Dienst ist eine Einrichtung, die früh eingeschaltet werden muß.

Ein erster Schritt ist sicherlich das **Gespräch** mit dem Betroffenen und eine angemessene Diagnostik, die den gesamten körperlichen Bereich, die Hirnleistungen und die affektive Situation erfaßt. Das ist in vielen Fällen durch den Hausarzt möglich, der die Vorgeschichte kennt und weitere Spezialisten hinzuziehen kann, wenn es ihm erforderlich erscheint.

Die **Frage der juristischen Schritte** erhebt sich bei abweisenden Alleinlebenden. In Frage kommt bei Selbst- und Fremdgefährdung eine notfallmäßige Einweisung in die zuständige psychiatrische Abteilung. Wenn kein aktuell drängender Handlungsbedarf besteht, erfolgt die Einrichtung einer Betreuung nach dem Betreuungsgesetz.

Wenn **Angehörige** vorhanden sind, ist mit diesen ein Konsens anzustreben. Die einzelnen Familienmitglieder sind nicht selten unterschiedlicher Meinung. Dann ist Offenheit besonders wichtig. Eine professionelle Entscheidung wird aber immer den Gesichtspunkt der akuten Gefährdung in den Vordergrund stellen.

Ambulante Diagnostik und Behandlungen sind möglich, wenn keine akute Gefahr besteht, z. B. bei Exsikkose, Medikamentennebenwirkungen, paranoid-halluzinatorischen Psychosen, Depressionen. Die Entwicklung einer Demenz ist ja per definitionem chronisch-progredient, hier wird man keine Chancen haben, die Gesamtsituation auf Dauer umzukehren.

Wer die **Selbstbestimmung des Patienten** ernst nimmt und nicht die eigenen Hygienemaßstäbe kritiklos zum alleinentscheidenden Maßstab macht, wird die gesundheitliche Gefährdung und die Gefährdung der Umgebung zum Kriterium der Entscheidung machen. So sieht es auch der Gesetzgeber vor. Immer wieder halten Patienten ohne gravierende psychische Störung hartnäckigkeit an ihrem Wunsch fest, alleine in ihrer Wohnung weiterzuleben, obwohl ihre funktionellen Fähigkeiten nicht ausreichen, dies ohne Verwahrlosung zu bewältigen.

Wenn die Verwahrlosung keine unmittelbaren Gefahren mit sich bringt, sollten nicht bürgerliche Reinlichkeitsvorstellungen die Entscheidungen bestimmen.

Eine **Verlaufskontrolle**, um gefährliche Entwicklungen rechtzeitig zu erfassen, sollte gewährleistet sein, wenn man sich entschließt, im Moment nicht zu intervenieren.

Wir sind der Ansicht, daß in solchen Fällen unter der unbedingten Priorität der Selbstbestimmung so lange abgewartet werden soll, wie es eben möglich erscheint. Der Gesichtspunkt der Fremdgefährdung ist dabei natürlich besonders zu gewichten. Wer in Grenzfällen Zwangsmaßnahmen wie Einweisung in die Psychiatrie oder ein Pflegeheim durchführt, setzt seelische und körperliche Entwicklungen in Gang, die auch durch die beste Psychiatrie und Pflege nicht aufgefangen werden können.

Ambulant **in der selbstgewählten Umgebung** besteht eher die Möglichkeit, durch Aufbau sozialer Kontakte, Behandlung körperlicher Grunderkrankungen, psychotrope Medikation oder pflegerische Hilfe die Situation zu bessern oder zu stabilisieren, wenn auch nicht auf einem Niveau, das bürgerlichen Idealen entspricht.

Einschränkungen der Mobilität

Einführung

Wir verstehen unter **Mobilität** die Fähigkeit, Ort und Körperposition im Raum zu verändern. Diese Fähigkeit ist grundlegend für unsere Unabhängigkeit, Gesundheit und unser Wohlbefinden. Die langfristigen Folgen von Bewegungsmangel sind aus der Diskussion über die kardiovaskulären Risikofaktoren bekannt.

Die **Immobilität**, also der Verlust der Mobilität, ist ein Kernproblem der Geriatrie. Nahezu jede schwere Erkrankung und Verletzung kann zu Einschränkungen der Mobilität führen. Nach einer Untersuchung der Geriatrischen Klinik Esslingen benennen mehr als 70 % aller zur Rehabilitation eingewiesener Patienten „wieder gehen können" als ihr persönliches Rehabiliationsziel.

Immobilität hat gravierende **gesundheitliche Folgen** und Komplikationen:

– Schmerzen,
– Muskelabbau,
– Dekubitalgeschwüre,
– Kontrakturen,
– Kreislauffehlreaktionen,
– Pneumonien,
– Thrombosen und Embolien,
– Kalksalzminderung der Knochen,
– Depressionen,
– kognitive Reduktionen.

In vielen Fällen ist die **therapeutische Einschränkung der Mobilität,** also eine Ruhigstellung, erforderlich, um den Genesungsprozeß zu ermöglichen und beschleunigen. Klassische Beispiele sind Frakturen und lokale Infektionen. Damit entsteht ein therapeutisches Dilemma. Was aus dem einen Grunde erforderlich ist, birgt aus anderen Gründen große Gefahren. Die Gefahren der Ruhigstellung sind im Alter potenziert.

Die **Frühmobilisation** hat deshalb große Bedeutung. Viele Menschen, die früher nach einer Schenkelhalsfraktur meist an einer hypostatischen Pneumonie starben, überleben heute Dank Frühmobilisation und Thromboseprophylaxe. Somit ist die Immobilität auch Zentralproblem der Pflege und verdient höchste Aufmerksamkeit.

Um die Einschränkungen der Mobilität exakt erfassen und beschreiben zu können, müssen wir die Orts- und Lageveränderungen des Körpers im Raum (= Lokomotion) in einzelne Stufen einteilen.

Die Einteilung der Lokomotion in Stufen:
– Lagewechsel im Liegen,
– sich aufsetzen aus dem Liegen,
– frei sitzen,
– aufstehen,
– frei stehen oder stehen mit Festhalten,
– sich umsetzen aus dem Sitzen (Transfer),
– gehen mit oder ohne Hilfsmittel oder Hilfsperson auf ebener Erde,
– gehen auf unterschiedlichem Untergrund,
– Treppen steigen,
– sich im Straßenverkehr bewegen,
– gegebenenfalls Rollstuhlmanövrieren.

Diese **Reihenfolge der Lokomotionsstufen** ergibt sich aus dem logischen Ablauf der Handlungen. Es ist nicht so, daß die Bewegungseinschränkung eines Patienten sich hierarchisch an diese Reihenfolge hält.

Viele Patienten können frei sitzen (d. h. den Rumpf so kontrollieren, daß sie ohne Anlehnen sitzen können), können sich aber nicht alleine aus dem Liegen aufsetzen. Sich aus dem Liegen aufzusetzen verlangt mehr selektive Muskel- und Rumpfkontrolle als frei zu sitzen. Viele Patienten können mit einem Hilfsmittel gehen, sind aber nicht in der Lage, aus dem Sitzen aufzustehen.

Es darf also nicht nur die „Gehfähigkeit" beurteilt werden, um die Mobilität eines Patienten zu beurteilen. Wer nicht in der Lage ist, sich im Bett vom Rücken auf eine Seite umzudrehen, ist offensichtlich hoch dekubitusgefährdet. Das muß bekannt sein, damit Maßnahmen dagegen eingeleitet werden können. Um Pflege und Rehabilitation sinnvoll planen zu können, müssen wir möglichst genau beobachten, welche Mobilitätsstufen ein Patient alleine bewältigen kann und wobei er Hilfe braucht.

Es ist offensichtlich unzureichend, jemand als **„gehfähig"** zu bezeichnen, der zwar mit Hilfe eines Gehwagens einige Schritte zurücklegen kann, aber nicht allein aus einem Stuhl hochkommt und auch den Transfer aus dem Sitzen nicht selbständig schafft. Dieser Patient kann nicht ohne ständige Hilfe allein zu Hause leben.

Der **Lagewechsel im Liegen** spielt nicht nur in der Dekubitusprophylaxe eine zentrale Rolle. Wie notwendig ein Lagewechsel ist, erfährt jeder von uns beim Schlafen. Zum normalen Schlafablauf gehört der ständige Wechsel der Körperposition. Bei Parkinson-Patienten zum Beispiel führt man Schmerzen und Schlafstörungen darauf zurück, daß dieser ständige Lagewechsel nicht mehr möglich ist. Im Alter sind generell die Bewegungen im Schlaf vermindert.

Jede Körperhaltung, die ständig eingehalten werden muß, führt zu Schmerzen des Bewegungsapparates. Haut, Gelenke und Muskeln brauchen die dauernde Lageveränderung. Diese erfordert ein koordiniertes Zusammenspiel von Armen, Rumpf und Beinen.

> **!** Mobilität ist mehr als die Fähigkeit, gehen zu können. Die Fähigkeit zur Lokomotion ist ein Kontinuum, das vom Liegen über das Sitzen, Aufstehen und Gehen bis hin zur Fortbewegung mit technischen Hilfen reicht.

Krankengeschichte
Herr Groß hat vor 40 Jahren im Krieg nach einer infizierten Schußwunde den proximalen Teil des linken Oberarmknochens verloren. Seitdem kann er im linken Schultergelenk keine Hebelkraft mehr entwickeln. Jetzt muß bei ihm wegen einer AVK eine Oberschenkelamputation rechts durchgeführt werden. Der Funktionsverlust des linken Schultergelenkes und des rechten Beines führen dazu, daß ein selbständiger Lagewechsel im Liegen nicht mehr möglich ist.

Die Krankengeschichte zeigt, wie die Wechselwirkung zwischen Funktionsverlust in einem Arm und Verlust eines Beines zur Funktionsminderung der Gesamtmobilität führt. Man sieht, wie notwendig eine Zusammenschau verschiedener Behinderungen ist und daß die isolierte Betrachtung eines Teilbereiches die Gesamtsituation des Patienten nicht erfassen kann.

Assessment
Die **klinisch-nosologische Diagnostik** ordnet die Bewegungsstörung in das nosologische Krankheitssystem ein und beschreibt die Bewegungsstörung *organbezogen* in den Ausdrücken der klassischen medizinischen Befunderhebung:
- Zuordnung zu einer bestimmten Krankheit
- organbezogene Befunderhebung und Befundung der *organbezogenen* Funktion.

Beispielbefund mit Organbezug:
Die Patientin (77 Jahre, 163 cm, 67 kg) hat linksseitig Zustand nach TEP wegen einer medialen Schenkelhalsfraktur (4.2.94), rechts eine leichte Koxarthrose. Die Operationswunde ist reizlos, kein Druckschmerz, kein Bewegungsschmerz, Bewegungsausmaß der Hüftgelenke rechts 100/10/0 Grad, links 90/0/0 Grad. Muskelkraftgrad rechts Beuger und Strecker Grad 5, Abduktoren Grad 4, links Beuger und Strecker 4, Abduktoren 3, Trendelenburg negativ.

Die **funktionelle Diagnostik** erfaßt und beschreibt die Auswirkungen der Bewegungsstörungen auf den Vollzug der Alltagsaktivitäten.
– Bei welchen Lokomotionsstufen bestehen Einschränkungen der Selbständigkeit?
– Wieviel und welche Hilfe ist erforderlich? Personenhilfe? Welche Hilfsmittel?

Fortsetzung des obigen Beispielbefundes mit Funktionsbezug:
Die Patientin beherrscht selbständig im Liegen den Lagewechsel vom Rücken auf beide Seiten, kann sich nur mit Personenhilfe aus dem Liegen aufsetzen, kann frei sitzen, kann mit Abstützen aus dem Sitzen aufstehen, frei stehen und mit einem Gehwagen einige wenige Schritte im Raum gehen.

Es ist ersichtlich, daß wir beide Ebenen der Diagnostik brauchen. Wir wollen im folgenden die Diagnostik auf der Ebene der Alltagsfunktionen betrachten.
Bettlägerigkeit ist die Stufe der maximalen motorisch-funktionellen Einschränkung. Mit Bettlägerigkeit bezeichnen wir die Situation, daß ein Patient nicht in der Lage ist, das Bett aus eigener Kraft zu verlassen. Wenn man den Begriff präziser fassen will, kann man die Fähigkeit zum freien Sitzen zum Kriterium machen. Wer nicht frei sitzen kann, ist bettlägerig. Wer liegestuhlähnlich in einem Stuhl „hängt", aber aus eigener Kraft den Rumpf nicht hinreichend kontrollieren kann, kann nicht als „sitzfähig" eingestuft werden. Er *liegt* schräg in einem Stuhl, er sitzt nicht.
Beim **Begriff „sitzen"** wird die Eigenart der Alltagssprache deutlich, daß ihre Begriffe nicht scharf abgegrenzt sind. Ihre Unschärfe und Vieldeutigkeit gestattet eine nuancenreiche, individuelle Ausdrucksweise. Das können wir auf der Stufe der fachlichen Funktionsbeschreibungen aber nicht gebrauchen. Also müssen wir die Begriffe operationalisieren, d.h. meßbar oder objektiv erfaßbar die Bedingungen beschreiben, unter denen wir einen Begriff anwenden.
Eine mögliche **Operationalisierung des Begriffes „frei sitzen"** lautet: Frei sitzen bezeichnet die Fähigkeit, ohne Abstützen und Anlehnen zu sitzen und den Rumpf so weit kontrollieren zu können, daß leichte Gegenstände, die nicht in unmittelbarer Greifweite liegen, unter Vorbeugen oder Seitwärtsdrehen geholt werden können.

Wenn also der Rumpf nur passiv über dem Becken ausbalanciert ist, kann nach dieser Operationalisierung noch nicht von „frei sitzen" geredet werden. Eine minimale Rumpfkontrolle, die ein geringes Vorbeugen oder Seitwärtbeugen ohne Umfallen gestattet, gehört zum freien Sitzen.

Für den Patienten ist die **Fähigkeit zum freien Sitzen** von großer Bedeutung. Der Wahrnehmungsraum des Patienten wird im Gegensatz zum Liegen stark erweitert und normalisiert. Für die Regulation des Gleichgewichtes ist das Sitzen im Gegensatz zum Liegen deutlich günstiger. Das komplexe Gleichgewichtssystem wird im Sitzen beansprucht und damit geübt. Auch für den Kreislauf und die Atmung ist das Sitzen eine Normalisierung gegenüber dem Liegen. Frei sitzen zu können entlastet die Hautstellen, die beim Liegen dekubitusgefährdet sind. Die Kommunikation mit anderen ist normalisiert. Blickkontakt fällt leichter, sprechen und atmen kann bei aufrechtem Oberkörper physiologischer ablaufen. Essen ist im Sitzen leichter und bei Schluckstörungen ungefährlicher.

Mit **Transfer** bezeichnet man in der Rehabilitation das Umsetzen aus dem Sitzen, z. B. vom Stuhl in einen Rollstuhl, vom Rollstuhl auf die Toilette, vom Bett in den Rollstuhl und jeweils zurück. Viele Patienten, die nicht mehr dahin kommen, selbständig gehen zu können, erreichen die Selbständigkeit beim Transfer oder verbessern sich soweit, daß sie beim Transfer weniger Hilfe als zuvor brauchen. Dies ist für die Pflegenden eine wesentliche Erleichterung im Alltag, die in vielen Fällen eine häusliche Versorgung *außerhalb des Bettes* erst möglich macht. Wenn beim Transfer so viel fremde Hilfe geleistet werden muß, daß ein Angehöriger sie nicht allein ausüben kann, sind die Möglichkeiten für häusliche Pflege sehr eingeschränkt. Der Patient ist dann jeweils für das Umsetzen auf professionellen Beistand oder zwei Hilfspersonen angewiesen und wird sicherlich viel Zeit im Bett verbringen.

Frei stehen zu können (= ohne Festhalten) erleichtert viele Alltagsaktivitäten wie Waschen, An- und Ausziehen und den Transfer. Es ermöglicht Arbeiten mit den Händen im Stehen.

Besonders hemiparetische Patienten, die nur einen funktionsfähigen Arm haben, sind darauf angewiesen. Ein Festhalten mit einem spastischen Arm ist auch wieder spastikfördernd.

Stehen erfordert die Fähigkeit zu selektiven Rumpfbewegungen, zur Rumpfkontrolle, zur Kontrolle der großen Gelenke der unteren Extremität und zu Gleichgewichtsreaktionen. Die Stabilität beim Stehen ist abhängig von der Lage des Schwerpunktes zum Körper und zum Boden und von der Größe der Unterstützungsfläche (vgl. S. 61 f). Stehen zu können ist eine Voraussetzung für das Gehen.

Wer von „**Gehen**" spricht, muß ebenfalls zuerst klarlegen, was er darunter versteht. In der Alltagssprache ist das unproblematisch. Im Bereich der Geriatrie und Behinderung ist es aber keinesfalls selbstverständlich, was der einzelne unter „Gehen" versteht. Von zwei kräftigen Helfern geschleppt zu werden und dabei mit den Beinen zu baumeln, ist kein „Gehen" (auch wenn es der Patient selbst so einordnet).

■■■■■ **Krankengeschichte**
Frau Telscher ist seit 2 Wochen in der geriatrischen Reha-Klinik. Nach einem Apoplex mit linksseitiger Hemiparese vor 6 Wochen hat sie nur minimale selektive Rumpffunktionen. Im linken Bein hat sich eine Streckspastik entwickelt, Hüftgelenk und Knie können nur minimal kontrolliert werden. Eine Gewichtsübernahme auf das betroffene Bein im Stehen ist noch nicht möglich. Beim Transfer aus dem Sitzen braucht sie Hilfe professionellen Standards. Die Angehörigen beschweren sich, daß man mit ihr keine Gehübungen mache. Im Akutkrankenhaus sei sie doch schon „gegangen". Genaueres Nachfragen ergibt, daß Frau Telscher im Akutkrankenhaus in einen Gehwagen mit Achselstützen gehängt wurde und dann mit Hilfe von zwei Krankengymnasten „gegangen wurde".

Wie können wir ein **behindertes Gangbild** beschreiben, welche Merkmale müssen wir beurteilen? Gehen spielt sich nicht nur in den Beinen ab, sondern umfaßt den ganzen Körper.

Ohne an dieser Stelle in Einzelheiten gehen zu können, wollen wir den Zusammenhang von Wahrnehmung und Motorik (= Sensomotorik) betonen. Sicheres und selbständiges Gehen ist nicht möglich ohne hinreichende Wahrnehmung und ihre adäquate Verarbeitung (s. S. 272 ff). Dasselbe gilt natürlich auch für das Sitzen, Aufstehen und Stehen. Bei Mobilitätsstörungen ist dieser Aspekt immer zu berücksichtigen. Jede komplexe Bewegung wie das Gehen ist auf eine ständige Rückkoppelung mit vielfältigen Wahrnehmungsvorgängen angewiesen. Der Vorgang des Gehens muß zur klinischen Beurteilung in einzelne Elemente zerlegt werden, entsprechende Skalen und Checklisten können dabei hilfreich sein (s. S. 71 f und 76 f).

Interventionen

Lagerung

Bei der **Lagerung** beginnt die pflegerische Behandlung der Mobilitätsstörungen. Im Rahmen des Bobath-Konzeptes wurde z. B. herausgearbeitet, daß die Rückenlage bei hemiparetischen Patienten spastikfördernd ist. Daraus ergibt sich die rehabilitativ-pflegerische Aufgabe, einen Postapoplex-Patienten auf die Seite zu lagern, vorzugsweise auf die betroffene. Durch die richtige Lagerung können die häufigen Schulterschmerzen effektiv behandelt werden, Spastik kann verringert werden und durch die Lagerung auf die betroffene Seite werden dem Patienten wichtige sensible Impulse zugeführt. Dadurch verbessert sich die oft eingeschränkte Wahrnehmung der betroffenen Körperseite und die sensomotorische Koordination.

Beispiele für **therapierelevante Lagerungen:**

– Bewußtseinsverlust	stabile Seitenlagerung
– Linksherzinsuffizienz/ Lungenödem	Oberkörper hochlagern

– vasovagaler Kollaps (ohne Bewußtseinsverlust)	Hochlagerung der Beine
– Hirnödem	Hochlagern des Kopfes
– Gliedmaßenödem (nicht kardial)	Hochlagern der Extremität
– arterielle Durchblutungsstörung	Tieflagerung der Extremität
– Hemiplegie	Nach dem Bobath-Konzept Lagerung auf der Seite, vermehrt auf der betroffenen Seite, mit Vorziehen der retrahierten Schulter

Ein Bettkasten, der manchmal zur Spitzfußprophylaxe eingesetzt wird, führt durch die Reizung der Fußsohle ebenfalls zur Förderung der Streckspastik. Er gehört nicht ins Bett eines hemiparetischen Patienten. Damit ist die richtige Lagerung ein therapeutischer Eingriff, der die Entwicklung der Spastik wesentlich beeinflußt (Abb. 9.**2a–b**).

Sich-Aufsetzen aus dem Liegen

Ein **Sich-Aufsetzen mit Hilfe des Bettbügels** führt über eine Maximalanstrengung zur Stimulation der Spastik. Deshalb darf am Bett eines Apoplex-Patienten kein Bettbügel (Bettgalgen) angebracht werden. Der Bettbügel ist für den Apoplex-Patienten wirklich der Galgen, an dem physiologische Bewegungsmöglichkeiten aufgehängt werden.

a 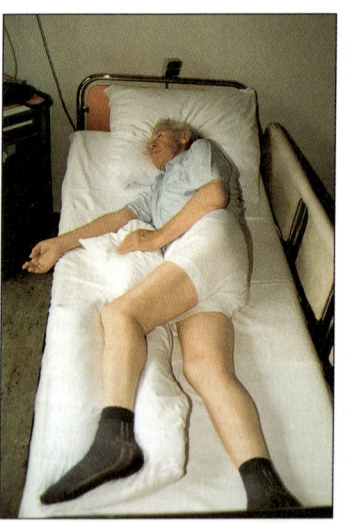 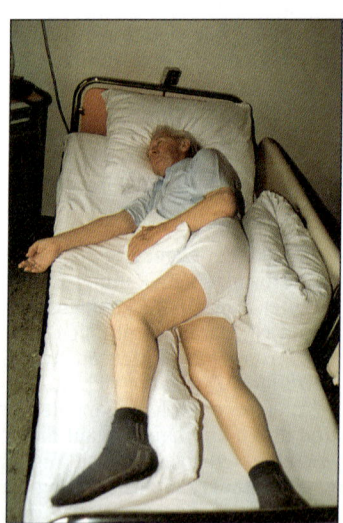 b

Abb. 9.**2a** u. **b**   Patient mit rechtsseitiger Hemiplegie, auf der betroffenen Seite gelagert. Die Lagerung wirkt tonusregulierend, ermöglicht Aktivität der oben liegenden nicht direkt betroffenen Seite und gibt der betroffenen Seite sensiblen Input

Wenn das **Sich-Aufsetzen aus dem Liegen** beim hemipareti-schen Patienten mit zuviel Kompensation durchgeführt wird, die nicht-betroffene Seite also so sehr angestrengt wird, daß die Bewegungsim-pulse gleichsam „überschwappen" und die Spastik verstärken, hat der Patient seine motorisch-funktionelle Ausgangsbasis für das Aufstehen und Gehen von vornherein verschlechtert. Wir sagen, „er hat sich in die Spastik hereingearbeitet" (s. Abb. 9.**3a** u. **b**).

Der Bewegungsablauf beim **Aufstehen aus dem Bett**, der mit dem Sich-Aufsetzen beginnt, beeinflußt also wesentlich die folgenden Bewegungsabläufe beim Gehen. Gehen beginnt beim Aufstehen. So ist zum Beispiel nach längerem Sitzen oder Liegen das Gehen bei den ersten Schritten noch nicht so gleichmäßig und sicher wie nach einer Phase des Einlaufens.

Sitzen

Das korrekte **Sitzen** erfordert eine feste Sitzfläche in richtiger Höhe. Die Füße sollen flach auf dem Boden aufliegen können, um Spitz-fußstellungen und die Entwicklung von Kontrakturen zu vermeiden. In dieser Sitzhaltung sind Knie und Fußgelenk in einer 90-Grad-Stellung.

Wesentlich ist die **Stellung des Beckens**. Ein nach hinten gekipp-tes Becken mit kyphotisch gebeugter Wirbelsäule ist eine ungünstige, unphysiologische Sitzhaltung, die kaum selektive Rumpfaktivität gestat-

a 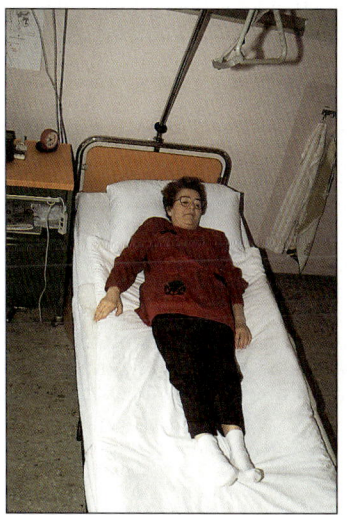 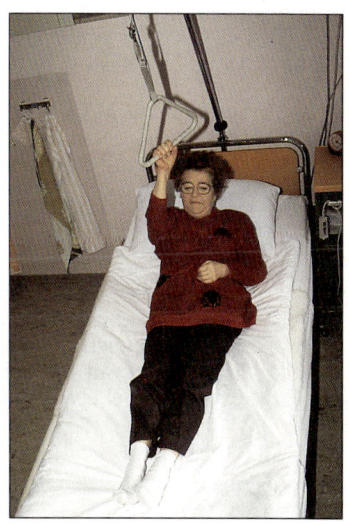 b

Abb. 9.**3a** u. **b**   Postapoplex-Patientin mit spastischer Hemiparese, absichtlich falsches Aufrichten im Bett über einen Bettbügel mit Provokation der Beuge-spastik im Arm

tet. Das Becken sollte im Sitzen möglichst aufgerichtet sein. Aus dieser Beckenposition sind aufrechte, symmetrische Rumpfhaltung, selektive Rumpfbewegungen und ein physiologisches Aufstehen aus dem Sitzen möglich. (Abb. 9.**4a–d**).

Richtig sitzen zu lernen erfordert die **Wahrnehmung der Sitzfläche**. Diese darf nicht zu weich oder hängemattenähnlich (Rollstuhl) sein, sonst sind Wahrnehmung und Bewegungsmöglichkeit im Sitzen zu sehr reduziert. Die für das Aufstehen, Stehen und Gehen wesentliche Rumpfkontrolle wird im Sitzen auf fester Sitzfläche ständig geübt. Deshalb soll ein Patient so wenig wie möglich im Rollstuhl sitzen. Ein Rollstuhl verleitet zum „Liegestuhlsitzen" ohne Rumpfkontrolle.

Außerdem ist das Umsetzen vom Rollstuhl in den Stuhl eine ständige Übung wichtiger Bewegungsabläufe. Der Alltag wird damit zum ständigen Training.

In einem geeigneten Stuhl mit fester Sitzfläche und Armlehnen kann der Patient auch ohne große Gefahren selbständig Rumpf- und Aufstehübungen durchführen. Dadurch wird die Effektivität krankengymnastischer und ergotherapeutischer Therapieeinheiten wesentlich gesteigert. Eine effektive Übung besteht darin, daß ein Patient sich im Sitzen mit aufgerichtetem, also etwas nach vorn gekipptem Becken weit nach vorn über einen Tisch ausstreckt. Er trainiert dadurch ohne Risiko wesentliche Bewegungsabläufe für das Aufstehen.

Die **Bedeutung des Sitzens** muß dem Patienten und seinen Angehörigen vermittelt werden. Sie sind oft auf das Gehen fixiert, das für die meisten Ausdruck von Selbständigkeit und (fälschlicherweise) die Lösung aller Probleme ist.

Krankengeschichte

Bei der Neueinrichtung einer geriatrischen Rehabilitationsklinik wird der designierten Leitenden Ärztin von der Verwaltung mitgeteilt, man habe sich auch schon um die Einrichtung der Patientenzimmer gekümmert. Die Verwaltung hatte für jedes Zimmer einen Ohrensessel bestellt!

Die Verwaltung hatte diese Maßnahme sicher fürsorglich gemeint und war dem Klischee von der „lieben Oma im bequemen Sessel am warmen Ofen" gefolgt. Rehabilitative Gedanken waren nicht berücksichtigt worden, man war gar nicht auf den Gedanken gekommen, daß die Frage der Sitzmöbel etwas mit Fachkompetenz und Medizin zu tun hatte.

Stehen

Frei zu stehen ist eine notwendige Voraussetzung für viele Alltagsverrichtungen. Im therapeutischen Kontext übt es die Gleichgewichtsregulationen, die selektiven Rumpfbewegungen, die Rumpfkontrolle und die Kontrolle der großen Beingelenke. Die wichtige gleichmäßige Gewichtsübernahme auf beide Beine kann effektiv geübt werden.

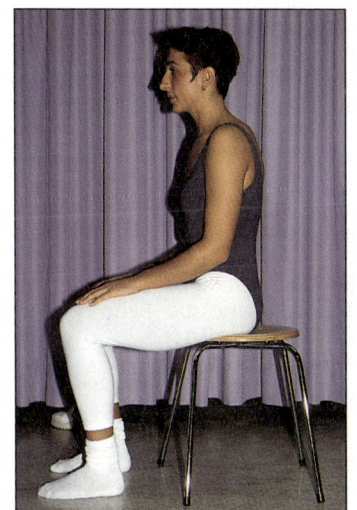
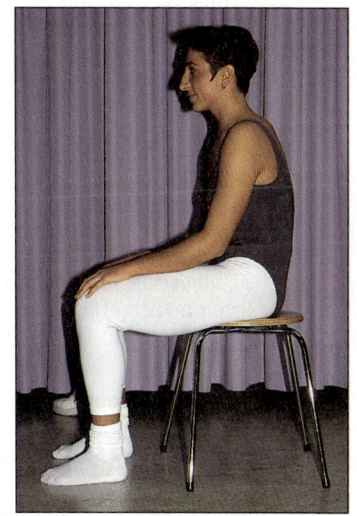

Abb. 9.**4a–d**   Haltung von Rücken und Becken beim Sitzen: **a)** und **c)** Becken und Rücken aufgerichtet. **b)** und **d)** gebeugter Rücken mit nach hinten gekipptem Becken

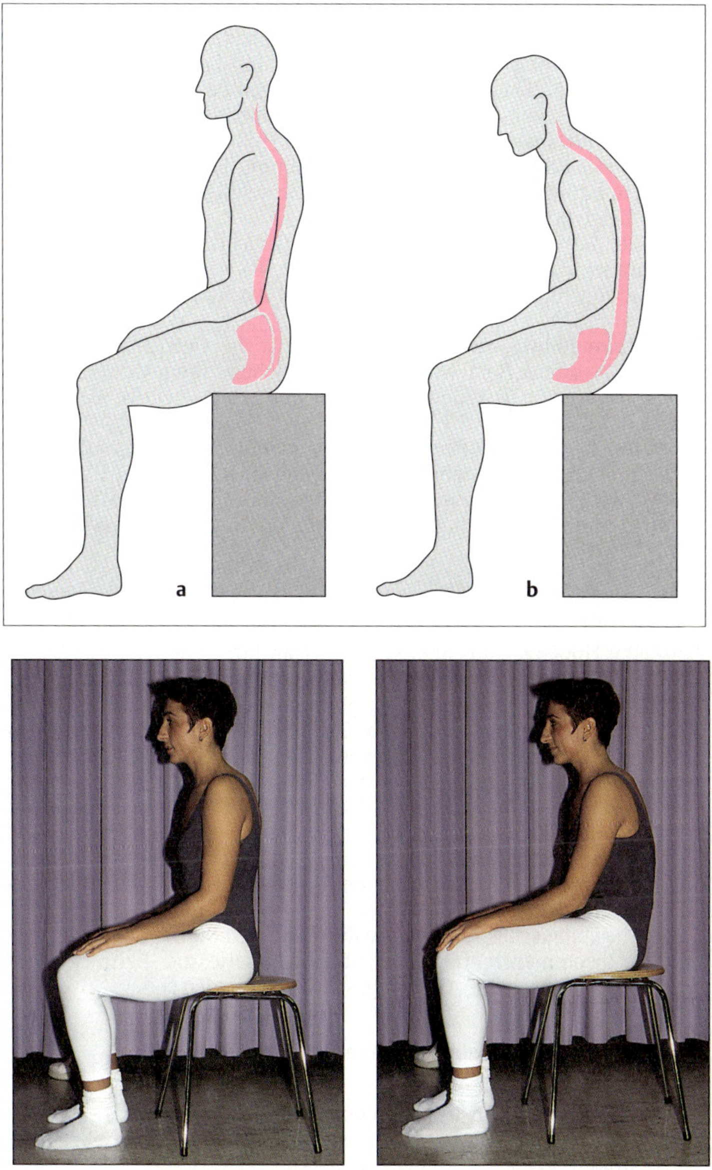

Das **Gefühl für die Gewichtsübernahme** kann man üben, wenn man einen Patienten möglichst bilateral (symmetrisch) am Becken festhält und vorsichtig den Schwerpunkt über ein Bein verlagert. Dieses „rocking" ist vergleichbar mit den Bewegungen beim Blues und ist bei vielen geriatrischen Krankheitsbildern therapeutisch wichtig. Manche Patienten vertrauen ihrer frisch operierten Hüfte noch nicht, vor allem wenn es bei Belastung zu Schmerzen kommt. Schmerzen sind überhaupt ein häufiges Hindernis für eine gleichmäßige Gewichtsübernahme auf beide Beine.

Bei der **Prothesenschulung** ist der Gesichtspunkt der Gewichtsübernahme von zentraler Bedeutung. Ein Patient muß lernen, sein Gewicht gleichmäßig auf die Prothese und das intakte Bein zu verteilen.

Beim hemiparetischen Patienten ist die Gewichtsübernahme auf das betroffene Bein wichtig zur Spastikhemmung. Gewichtsübernahme hemmt Spastik und ermöglicht vermehrt selektive Bewegungen.

Ein **Gehwagen oder Gehstock** vergrößert die Unterstützungsfläche und damit die Stabilität. Im Kapitel über Stürze (S. 272 ff) erläutern wir die Gleichgewichtsreaktionen und die Körpersysteme, die am aufrechten Stand und Gang beteiligt sind, in größerer Ausführlichkeit.

Transfer

Das **Umsetzen aus dem Sitzen** (= Transfer) ist für nicht-gehfähige Rollstuhl-Patienten eine zentrale Mobilitätsstufe. Die Selbständigkeit beim Transfer ist oft, eine geeignete Wohnumgebung vorausgesetzt, wesentliche Voraussetzung zur Unabhängigkeit im Alltag. Zwischen dem passiven „Gehoben-Werden" und dem selbständigen Umsetzen besteht eine breite Palette verschiedener Grade an Hilfebedürftigkeit, je nachdem, welche Funktionen bei dem Patienten intakt sind. Das Umsetzen kann über den Stand gehen oder über ein „Rutschen", wenn z.B. die Sitzflächen von Rollstuhl und Bett auf eine Höhe gebracht werden können und die Armstütze des Rollstuhls entfernt ist. Hier kann eventuell ein Rutschbrett helfen (Abb. 9.**5**).

Physiologischer ist der **Transfer über den Stand,** der in der folgenden Zusammenstellung und Abbildungsserie am Beispiel eines rechtshemiparetischen Patienten beschrieben werden soll.

Einzelschritte beim Umsetzen aus dem Rollstuhl:

(Abb. 9.**6a-o**)
• Vorbereitung von Stuhl und Rollstuhl:
  Rollstuhl mit fixierten Bremsen ca. im rechten Winkel neben dem Stuhl
• Einnehmen der richtigen Sitzposition:
  Patient nach vorn gerutscht im „Schinkengang",

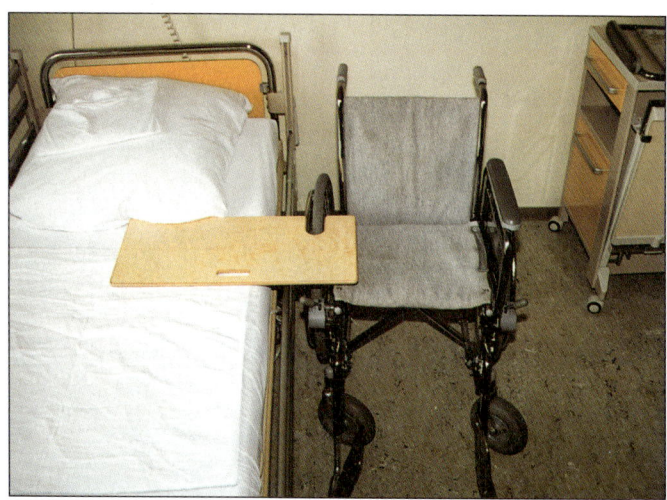

Abb. 9.**5**   Rutschbrett für den Transfer Rollstuhl/Bett

symmetrisch zentriert,
Becken leicht nach vorn gekippt,
Rumpf nach vorn gebeugt,
Füße zurück unter die Knie gestellt,
Arme variabel, z. B. hält die gesunde Hand die betroffene.

- Position und Haltung des Helfers:
Helfer steht vor dem Patienten,
geht in die Knie, um auf gleicher Höhe zu sein,
faßt an betroffener Seite ans Becken, *auf keinen Fall an die Schulter*,
faßt an nicht-betroffener Seite von außen ans Schulterblatt,
fixiert eventuell das Knie der betroffenen Seite mit seinen beiden
Knien.

- Aufstehen:
Helfer gibt mit seinen Händen Impuls zum Aufstehen,
Helfer gibt in der Phase der Kniestreckung leicht nach rückwärts
nach, um eine minimale Bewegung des Patientenknies nach un-
ten-vorn zu ermöglichen. Stabilisierung eines möglichst symmetrischen Stands mit beidseitiger Belastung.

- Drehen im Stand:
Abwechselnde Gewichtsverlagerung, dabei Drehen des jeweils
nicht-belasteten(!) Beines.

- Hinsetzen:
Umkehrung des Aufstehens, auf Vorbeugung des Rumpfes ist zu
achten, damit der Patient sich nicht „hinplumpsen" läßt.

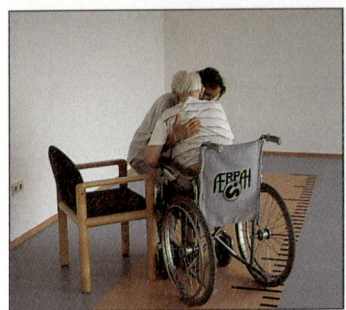
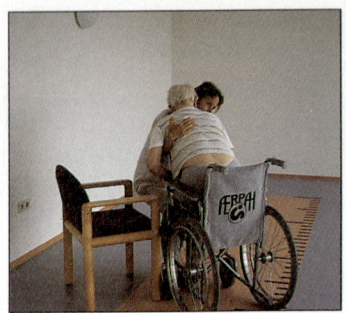
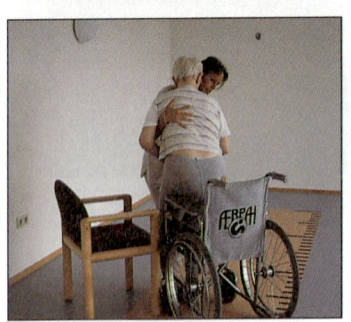
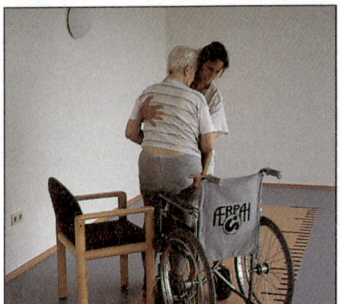
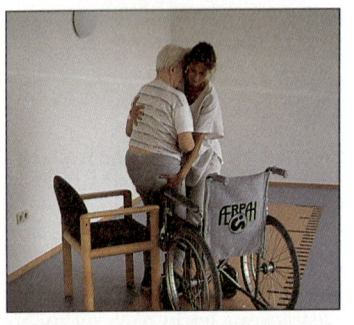
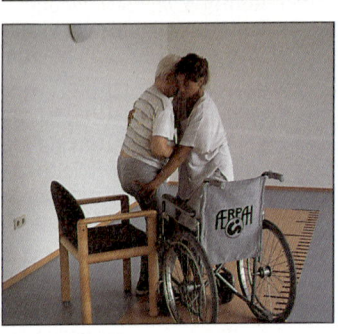
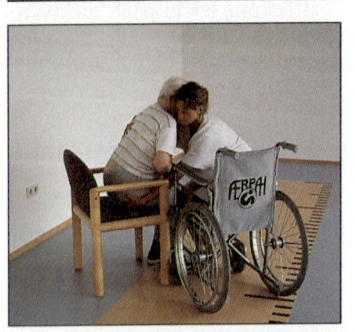

Abb. 9.**6a–g** Umsetzen einer post-apoplektischen Hemiplegiepatientin (linksseitige Hemiplegie)

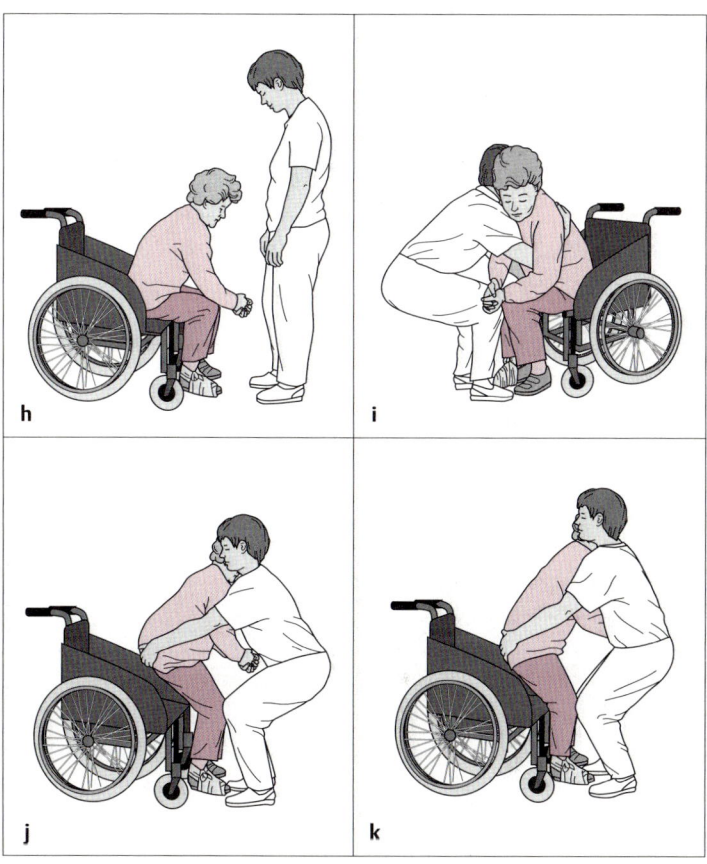

Abb. 9.**6h–k** Umsetzen einer postapoplektischen Hemiplegiepatientin (rechtsseitige Hemiplegie)

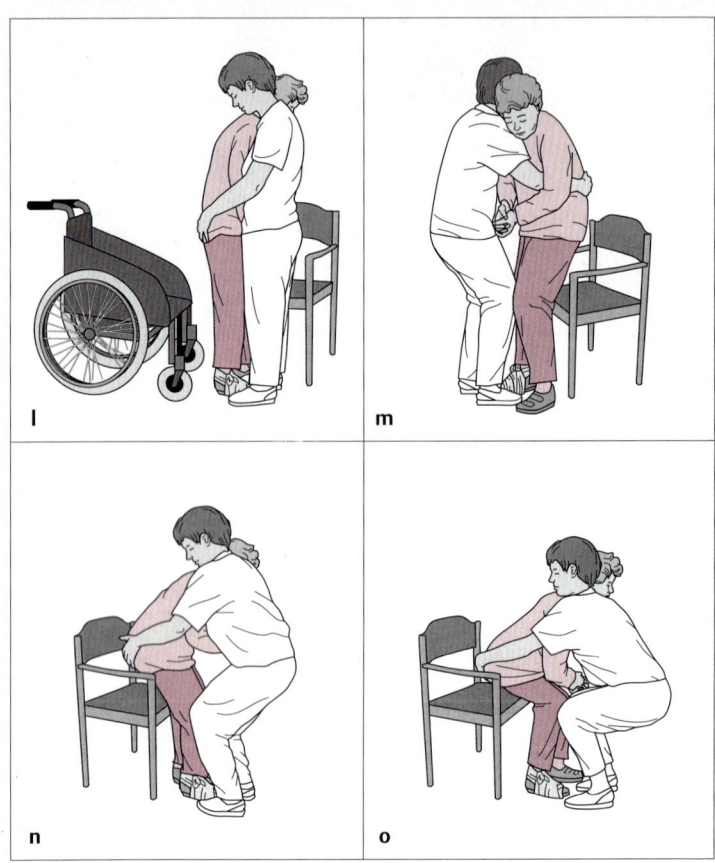

Abb. 9.6l–o (Fortsetzung) Umsetzen einer postapoplektischen Hemiplegie-patientin (rechtsseitige Hemiplegie)

Der **Transfer eines hemiparetischen Patienten** ist durch eine richtige Technik in hohem Umfang sicherer und schmerzfreier zu gestalten, als es einem Untrainierten oder einem in falscher Technik Instruierten möglich ist. Die hier beschriebene Variante schont die hemiparetische Schulter, vermeidet und vermindert Spastik und benötigt nur einen Helfer. Sie gibt dem Patienten ständige physiologische Impulse für einen Weg zum selbständigen Transfer.

Gehen

Für die **Hilfestellung bei Gehstörungen** gibt es kein immer und überall gültiges Gesetz. Zu unterschiedlich sind die Ursachen von Gehstörungen (Tab. 9.1). Generell soll personelle Hilfestellung Sicherheit vor

Tab. 9.1   Beispiele typischer Gangbilder

Gangtypus	Klinisch-funktionelles Bild
M. Parkinson	Verlangsamt, zögernder Beginn, Kopf und Oberkörper gebeugt, Hüften und Knie ebenfalls leicht gebeugt, kurze Schritte, geringe Schritthöhe (schlurfend), Schwerpunkt nach vorn verlagert, fehlendes Mitschwingen der Arme, kann nicht anhalten, evtl. Unfähigkeit, enge Stellen zu passieren.
Schmerzschonhinken	Asymmetrischer Gang, mit dem betroffenen Bein kürzere Schritte und kürzere Standbeinphase, das betroffene Bein weniger belastet, d. h. Gewichtsverlagerung zur gesunden Seite.
Trendelenburg-Gang	Bei Schwäche oder postoperativer mechanischer Verlängerung (dadurch verminderte Wirksamkeit) der Hüftabduktoren (vor allem Morbus glutaeus medius) sinkt das Becken während der Spielbeinphase der nichtbetroffenen Seite auf dieser gesunden Seite nach unten (s. S. 293 f)
Duchenne-Hinken bei Hüftschäden und u. Abduktorenschwäche	Gewichtsverlagerung auf das betroffene Bein entweder zur Schmerzvermeidung oder als Kompensation des Trendelenburg-Phänomens, weil die betroffene Seite als Standbein das Becken nicht waagrecht halten kann.
periphere Peronäuslähmung	Asymmetrischer Gang bei fehlender Dorsalflexion der Fußheber mit stärkerer Beugung von Hüfte und Knie, dadurch stärkeres Hochheben des betroffenen Beines (Schritthöhe vergrößert) mit Verlagerung des Oberkörpers zur gesunden Seite, Aufsetzen des Fußes mit der Spitze, kein Abrollen des Fußes.

Tab. 9.1 Fortsetzung

Gangtypus	Klinisch-funktionelles Bild
ataktischer Gang (z. B. Kleinhirnerkrankung)	Breitbasige (verbreiterte) Schrittführung mit verstärktem Schwanken des Rumpfes nach beiden Seiten, Schrittlänge verkürzt
Hemiparetiker-Gangbild (Streckspastik überwiegt an den Beinen)	Asymmetrischer Gang, das betroffene Bein bleibt in Hüfte, Knie und Sprunggelenk gestreckt, wird halbkreisförmig nach außen und wieder zurück geführt, Gewichtsverlagerung zur nicht-betroffenen Seite, betroffene Bein mit kürzerer Standbeinphase, Fuß setzt in Inversion mit Außenkante/Spitze auf, kein Abrollen des Fußes, vgl. S. 236 (unterschiedliche Varianten möglich, z. B. mit einseitig retrahiertem Becken und „durchschlagendem" Knie ohne Kniekontrolle).
beidseitige Beugekontrakturen in Hüfte und Knie	Ständig vermehrt gebeugt in Hüfte und Knie (Streckhemmung), Oberkörper und Becken dadurch nach vorn geneigt, verkürzte Schrittlänge.
senile Gehstörung	Verlangsamt, kurze Schritte mit niedriger Schritthöhe, leicht vermehrtes Schwanken des Rumpfes, oft Rumpf nach vorn gebeugt, dadurch Schwerpunkt nach vorn verlagert.

Stürzen geben, ohne Verletzungen zu setzen. Festhalten am hemiparetischen Arm ist Körperverletzung! Viele Patienten mit unspezifischen Gehstörungen (unspezifische senile Gehstörung) benötigen lediglich ein wenig Balancehilfe.

Generell bewährt hat sich die **Beckenführung**. Dabei faßt der Helfer das Becken von hinten (unter Umständen auch von vorn) beidseits mit seinen Händen und ist so in der Lage, körpernahe den Gehrhythmus des Patienten zu spüren oder auch die Gewichtsverlagerung anzubahnen. Es ist eine günstige Position, um einen Sturz zu ahnen und zu verhindern. Das Gangbild kann symmetrisch sein, wichtige Rumpfkorrekturen können angebahnt (fazilitiert) werden (s. Kapitel 7, Abb. **12a–d**, Seite 258 f). Diese Art der Hilfestellung ermöglicht dem Patienten und seinem Helfer die sensibelste Abstimmung zwischen Eigenaktivität und Hilfestellung.

Gebrauch medizinischer Hilfsmittel

Einführung

Bei einer **Untersuchung von Hilfsmittelverordnungen**, die wir 1994 bei 587 konsekutiv entlassenen Patienten der Geriatrischen Klinik Esslingen durchführten, erhielten 342 von 587 Patienten (= 58,3 %) eine Hilfsmittelverordnung (s. Tab. 6.**7** im Kapitel 6, S. 197).

Im Vordergrund der Verordnungen standen Rollstühle, Gehwagen und Gehstöcke sowie Hilfsmittel für den Bade- und Toilettenbereich. Postapoplex-Patienten mit Paresen des Armes erhalten ein Einhänder-Eßbrettchen und eine Anti-Rutschfolie.

„Hilfsmittel" werden bei Mobilitätsstörungen automatisch gesucht. Wenn ein Mensch bewegungsbehindert ist, sucht er in der Umgebung automatisch nach Haltemöglichkeiten. Armlehnen, Tische, Wände, Handläufe und Möbelstücke werden zum Abstützen beim Aufstehen und Gehen eingesetzt. Der Gebrauch von Stöcken beim Wandern ist sicher so alt wie die Menschheit.

Ein Hilfsmittel übernimmt oder unterstützt eingeschränkte Alltagsfunktionen. Hilfsmittel ermöglichen Aktivitäten, sie verändern aber auf jeden Fall den natürlichen Ablauf der Funktionen. Wer sich einseitig auf einen Stock abstützt, geht nicht mehr symmetrisch, wer in einem Rollstuhl sitzt, geht nicht mehr selbst.

Schädigungen durch Hilfsmittelgebrauch sind nicht selten:
1. Sie entlasten bestimmte Körperteile und führen damit zu einer Rückbildung. Was nicht benützt wird, das verkümmert. Wer im Rollstuhl sitzt (das gilt auch fürs Auto) und sich schieben läßt, übt nicht die Systeme, die er zum Gehen braucht.
2. Sie führen zu „unphysiologischen" Belastungen von Körperteilen, die von der Natur nicht für den Gebrauch der meisten Hilfsmittel eingerichtet sind. Fast alle Rollstuhlfahrer leiden z. B. nach Jahren an einem Carpaltunnelsyndrom, also an einer Verengung im Nervenverlauf des N. medianus im Handwurzelbogen.
3. Sie sind in ihrem Gebrauch oft kompliziert und können eine zusätzliche Unfallquelle darstellen.

> **!** Hilfsmittel unterbrechen oft den Restitutionsprozeß der Körpergebiete, die sie entlasten und führen oft zu Schäden von anderen Körperbereichen durch unphysiologische Belastungen.

Hilfsmittel erfordern eine präzise **Indikationsstellung.** Gefahren und Schäden sind immer gegen den Nutzen abzuwägen. Art, Umfang und Zeitpunkt ihrer Anwendung ist im Hinblick auf den vorliegenden Funktionsausfall und seine organischen und funktionellen Folgen festzulegen. Hilfsmittel signalisieren der Umgebung Hilfebedürftigkeit. Dieser Appellcharakter muß in seiner Wirkung miteinkalkuliert werden.

■■■■ **Krankengeschichte**

Dr. Körner betreut seine eigene Mutter (72 Jahre) nach einer Hüft-TEP in der Rehabilitationsklinik. Als relativ „junge" und fitte Patientin hat sie eine zementlose TEP bekommen, die sie anfangs noch nicht voll belasten darf. Für die Wege innerhalb der Klinik hat sie vorübergehend einen Rollstuhl bekommen. Nach einem gemeinsamen Mittagessen im Restaurant der Klinik sind Mutter und Sohn auf dem Rückweg zur Station. In weiser Voraussicht hat Dr. Körner möglichst beiläufig beim Essen noch einmal erzählt, daß man, um die Eigenaktivität der Patienten nicht zu unterdrücken, so wenig wie möglich helfen darf. Die Mutter, eine lebendige und keinesfalls passive Persönlichkeit, nickt geduldig zu den Erklärungen. Beim etwas problematischen und mühevollen „Einparken" des Rollstuhls in den voll besetzten Aufzug ohne Hilfe durch den dabeistehenden Sohn und unter den kritischen und teilweise verständnislosen Augen der anderen Passagiere kriegt der Sohn sein Fett weg: „Deinen Kinderwagen habe ich aber kilometerweit geschoben!"

Im Beispiel verleitet das Hilfsmittel zur Passivität, signalisiert Hilfsbedürftigkeit und appelliert an die Umgebung, der „armen Behinderten" doch zu helfen. Eigenaktivität muß also therapeutisch eingefordert werden. Vor allem der soziale Druck durch die Umgebung ist zu berücksichtigen, dem der rehabilitativ Helfende standhalten muß. Die Patienten müssen lernen, Hilfebedarf gezielt in konkreten Situationen einzufordern.

Assessment

Die **Auswirkungen der Hilfsmittel** auf Organe, Alltagsfunktionen, psychische Vorgänge und die Reaktionen der Umgebung müssen im Detail geklärt werden. Die Fragen, wann, wie lange und welches Hilfsmittel zum Einsatz kommen soll, erfordern eine präzise Organ- und Funktionsdiagnose, eine Beurteilung der seelischen Verarbeitung und der Umgebungsreaktionen. Je nach Störung muß unter den vorhandenen Hilfsmitteln das am besten geeignete herausgesucht werden. Zur diagnostischen Klärung gehört auch die Kenntnis von technischen Varianten und Anpassungs- und Umbaumöglichkeiten.

Die **Prognose** der Behinderung muß reflektiert werden, um Umfang und Zeitpunkt des Hilfsmitteleinsatzes festzulegen. Patient und Angehörige müssen im Gebrauch unterwiesen werden. Tab.9.**2** skizziert die Gedankengänge anhand einiger geläufiger Beispiele.

Grundsätzlich erfordert die **Hilfsmittelversorgung** die Klärung folgender Punkte:

– gestörte Organfunktion,
– funktioneller, psychischer und sozialer Ablauf ohne Hilfsmittel,
– funktioneller, psychsicher und sozialer Ablauf mit Hilfsmittel,
– Umgebung, in die das Hilfsmittel integriert werden soll,
– Klärung, ob Alternativverordnungen möglich sind.

Tabelle 9.2   Probleme und wichtige Gesichtspunkte bei der Hilfsmittelversorgung

Problemfeld	Konkrete Problemsituation	Überlegungen zur Problemlösung
Ergänzung eines Hilfsmittels erforderlich	Gehen auf kurzen Strecken mit Gehstock, länger Strecken nicht möglich	Rollstuhl für lange Strecken zusätzlich verordnen
Einschränkung der Eigenaktivität durch technische Hilfe	Treppensteigen nicht allein möglich, Scalamobil gewünscht	alternativ Treppensteigen mit geschulter Begleitperson üben
Dilemma Trainingseffekt versus Komfort/Bequemlichkeit	Leichtlauf-Adaptiv-Rollstuhl zum Rollstuhlgehen verordnet, Patient zieht den bequemeren Standardrollstuhl vor	Dilemma Bequemlichkeit/Komfort versus Übungseffekt durch Rollstuhlgehen thematisieren
Unsicherheitsgefühl des Patienten	Gehwagen verordnet, Patient fühlt sich unsicher	Gehbock oder reziprokes Gehgestell ausprobieren
Überforderung durch Hilfsmittel	Adaptiv-Leichtlauf-Rollstuhl verordnet, Patient kann nicht selbständig manövrieren (Kurven und Türen nicht bewältigen)	preisgünstigerer Standardrollstuhl ausreichend
Ablehnung wegen Außenwirkung	Patient lehnt notwendigen Gehwagen ab, weil dieser in der Außenwirkung sehr auf Behinderung hinweist	Krankheitsverarbeitung fördern, dem Patienten positive Effekte des selbständigen Gehens vermitteln oder dessen Verzicht darauf akzeptieren
Schädigung durch Hilfsmittel	4-Punkt-Stock bei spastischer Hemiplegie	4-Punkt-Stock verleitet zum Aufstützen und damit zur Tonuserhöhung und unphysiologischer, asymmetrischer Kompensation

Eine Orientierung allein am Organbefund und der Funktion ist nicht ausreichend. Der Patient und seine Umgebung müssen das Hilfsmittel innerlich in das Selbstbild einbauen und es muß in den realen Alltagsablauf passen.

Eine **Analyse der Wohnumgebung** ist deshalb bei komplexen Hilfsmittelverordnungen angezeigt. Im Idealfall muß zusammen mit dem Patienten der Einsatz des Hilfsmittels im Wohnumfeld erprobt und geübt werden. Daraus ergibt sich in der stationären geriatrischen Rehabilitation oft die Indikation zum Hausbesuch, in den auch diejenigen integriert werden müssen, die später im Alltag eine Rolle spielen (Familie, Freunde, Sozialstation, Hausarzt).

Auch **therapeutische Beurlaubungen** für 1–2 Tage sind gelegentlich erforderlich, um unter den realen häuslichen Verhältnissen zu überprüfen, ob eine häusliche Pflege oder ein selbständiges Leben mit den geplanten Hilfsmitteln zu Hause möglich ist.

Bei den Hausbesuchen und therapeutischen Beurlaubungen steht die **Vernetzung** und Abstimmung der Maßnahmen mit den ambulant versorgenden Stellen mit im Vordergrund. Man kann seine Kenntnisse zusammentragen, austauschen, findet in strittigen Punkten hoffentlich einen Konsens, kann absprechen, auf welche Punkte in Zukunft besonders geachtet werden soll. Der Patient erlebt dann keinen Bruch zwischen stationärer Rehabilitation und ambulanter Versorgung. Die Compliance von Hilfsmitteln ist dadurch deutlich zu steigern.

Interventionen – Einsatz einzelner Hilfsmittel

Rollstuhlverordnung

Ein **Rollstuhl** ist im Rahmen geriatrischer Rehabilitation kein passives Transportmittel, sondern ein Hilfsmittel, um die Mobilität eines nicht selbständig gehfähigen Patienten zu erhöhen und seine aktive Lokomotion zu ermöglichen. Deshalb sind neben anatomischen Vorgaben die individuellen Defizite und verbliebenen Funktionsressourcen des Patienten bei der Rollstuhlverordnung zu berücksichtigen.

Die Fortbewegung im Rollstuhl soll soweit wie möglich ohne fremde Hilfe erfolgen, soll erhaltene Bewegungsmöglichkeiten nutzen und darf nicht dazu führen, daß Fehlhaltungen des Körpers weitere Verschlechterungen begünstigen.

Diese Prinzipien sollen am **Beispiel eines Postapoplex-Patient**en erläutert werden. Ein funktionell günstiges Sitzen erfordert in Hüft-, Knie- und Fußgelenk eine Gelenkstellung von jeweils 90 Grad. Der gesunde Fuß des halbseitig spastisch Gelähmten soll in funktioneller Sitzhaltung flach mit der Fußsohle auf dem Fußboden aufliegen können, damit das nicht-gelähmte Bein im Sitzen eine Gehbewegung durchführen kann (Rollstuhlgehen) und damit eine wesentliche Antriebskraft bei der Fortbewegung im Rollstuhl darstellt (s. S. 256 f).

Damit ist die **Sitzhöhe** von zentraler Bedeutung. Die quasi physiologische Bewegung des nicht-betroffenen Fußes und des Rumpfes beim „Rollstuhlgehen" erfordert vom Rollstuhl eine große Variationsfähigkeit.

Auch **Sitztiefe und Sitzbreite** müssen so exakt auf den Betroffenen abgestimmt sein, daß zum einen die Stabilität der Körperhaltung gewährleistet ist, andererseits ein zu enges Sitzen mit den negativen Folgen von Bewegungseinschränkungen und Druckstellen auf der Haut vermieden wird. Ein zu breiter Rollstuhl erfordert auch einen zu hohen Kraftaufwand vom Rollstuhlfahrer. Dieser Punkt ist gerade in der Geriatrie von großer Bedeutung, da viele Patienten an der Grenze ihrer Leistungfähigkeit arbeiten.

Der **typische geriatrische Patient** hat geringe Ressourcen an Muskelkraft und neben den Störungen der Bewegungsfähigkeit oft noch andere Erkrankungen, die seine Aktivität limitieren, z. b. Gelenkerkrankungen oder kardiopulmonale Begrenzungen.

Ein Rollstuhl, der einem geriatrischen Patienten ein Stück selbständige Mobilität ermöglichen soll, muß also mit wenig Kraftaufwand zu manövrieren sein, muß besonders wendig sein und sollte auch von einer Hilfsperson leicht und sicher zu bedienen sein.

Ein **variabler Radstand** ermöglicht je nach momentaner Erfordernis eine Verkleinerung des Radstandes und demnach eine erhöhte Wendigkeit, oder bei Vergrößerung des Radstandes eine Erhöhung der Stabilität.

Als **krankheitsbedingte Besonderheit** muß hier berücksichtigt werden, daß bei einem Patienten nach Schlaganfall jede starke Belastung der gesunden Seite zu einer Erhöhung der Spastik führt. Damit wird die Prognose im Hinblick auf Selbständigkeit unter Umständen kritisch verringert. Deshalb müssen hemiparetische Patienten meist einen Leichtlauf-Adaptiv-Rollstuhl verordnet bekommen.

Die **Angehörigen** müssen durch technische Voraussetzungen in die Lage gebracht werden, leicht und sicher beim Bedienen des Rollstuhls zu helfen, z. B. durch Bremsen für eine Hilfsperson. Geriatrische Patienten haben oft helfende Angehörige, die ebenfalls aufgrund ihres Alters in Kraft und Geschicklichkeit reduziert sind. Auch aus diesem Grund muß ein Rollstuhl möglichst leicht zu manövrieren und zu bedienen sein. Die konkreten Daten des Wohnumfeldes und des personalen Umfeldes fließen in die Beurteilung des passenden Rollstuhles ein.

Es gibt folglich **keinen Einheitsrollstuhl** für alle Behinderten. Es gibt bei uns ja auch keine Einheitsprothese mehr beim Verlust einer Gliedmaße oder ein Einheitsmedikament bei allen Formen von Herzkrankheit.

Die **Bezeichnungen der Rollstuhltypen** ist uneinheitlich. Wir unterscheiden bei den Faltrollstühlen den *Standardrollstuhl*, der keine Anpassung kritischer Merkmale (Sitzhöhe!) zuläßt und im Vergleich schwer zu manövrieren ist, von den *Leichtlauf-Adaptiv-Rollstühlen*, die in der Sitzhöhe und in wichtigen anderen Punkten adaptierbar sind und bedeutend leichter zu manövrieren sind. Es gibt außerdem *Leichtgewichtrollstühle*, die in der Mitte zwischen diesen beiden Typen anzuordnen sind.

Berücksichtigt man neben den genannten Punkten noch externe Meßdaten der Rollstuhltypen wie Variationsfähigkeit durch Zubehör, Haltbarkeit des Materials und Ersatzteilbeschaffung, haben sich bei uns besonders die sogenannten Aktiv-Rollstühle der bekannten Markenfirmen bewährt, die auf der Basis eines Baukastensystems eine große Auswahl unterschiedlicher Zusammenstellungen und damit eine weitgehende Anpassung an den Einzelfall ermöglichen (= Leichtlauf-Adaptiv-Rollstuhl, s. S. 193).

Wer geschoben wird, erlernt kein **Rollstuhlmanövrieren**, dieser Merksatz soll innerlich wiederholt werden, wenn ein Rollstuhlfahrer bei einem schwierigen Manöver Probleme hat und es den Beistehenden in den Händen juckt. „Beistand" im wörtlichen Sinne zu leisten, also beobachtend in „Hilfs-Bereitschaft" dabei zu stehen und nicht aktiv Tätigkeiten zu übernehmen, die der Patient selber erlernen oder üben soll, ist rehabilitatives Prinzip.

Von **Rollstuhlbeherrschung** in vollem Sinne kann erst gesprochen werden, wenn ein Patient Kurven und Türen bewältigen kann, so sehen es auch die Anwendungsvorschriften der üblichen ADL-Skalen vor, z. B. der Barthel-Index.

Gehstöcke und Gehwagen

Der **klassische Gehstock** (Fritzstock) und die „Krücken" sind im Volksmund zum Symbol des alten und gebrechlichen Menschen schlechthin geworden. Bei der Verordnung ist darauf zu achten, ob eine Gewichtsübernahme erzielt werden soll oder ob der Stock als Balancierhilfe eingesetzt werden soll. Soll ein schmerzhaftes Knie oder Sprunggelenk entlastet werden, ist eine Gewichtsübernahme auf den Gehstock erforderlich. Bei einem Schlaganfallpatienten muß eine Kraftanstrengung der nicht-betroffenen Seite vermieden werden, um die Spastik nicht zu erhöhen.

Hier soll **Gewichtsübernahme** auf die nicht-betroffene Seite verhindert werden, der Stock soll Balancierhilfe sein. Ein niedriger Stock verleitet zur Gewichtsübernahme. Deshalb darf bei Schlaganfallpatienten der Stock auf keinen Fall zu kurz zugeschnitten sein. Auf jeden Fall ist die Stocklänge eine relevante Größe, die individuell entschieden werden muß. Als grobe Faustregel kann gelten, daß der Griff in Höhe des Trochanters sein sollte. Aus Sicherheitsgründen (Rutschgefahr) muß darauf geachtet werden, daß die Gummizwinge am Stockende noch genügend Profil hat.

Eine **Unterarmgehstütze und ein Vierpunktstock** verleiten besonders stark zur Gewichtsübernahme. Sie sollen bei einem Apoplex-Patienten also nur mit großer Zurückhaltung angewendet werden.

Ein **Gehstock verändert auf jeden Fall das Gangbild** und kann zu asymmetrischen Bewegungsabläufen führen. Er kann in Einzelfällen die Sturzgefahr sogar erhöhen, wenn der Patient mit der Koordination von Stock und Gehen überfordert ist. Eine genaue Ganganalyse mit und ohne Stock ist nötig. Nicht zu selten entwickeln sich durch die ungewohnte Belastung Schmerzen und Überlastungen in Hand, Arm oder Schultern.

Gehwagen in verschiedenen Modellen stehen als Alternative zu den Gehstöcken zur Verfügung. (Tab. 6.**6**, S. 189 u. S. 191 f). Unter der Bezeichnung Rollator oder Rollmobil gibt es Gehwagen mit 4 Rädern, die mit Handbremsen ausgerüstet sind und die man zusätzlich noch mit einer Ablagefläche oder einem Korb austatten kann. Auch eine Sitzfläche kann auf dem Rollator angebracht werden. Weniger stabil und standsicher (vor allem nicht in Kurven), aber dafür geeignet zum Zusammenfalten sind die Delta-Räder. Wenn der Patient nicht in der Lage ist, das Rollmobil oder Delta-Rad mit den Bremsen zu kontrollieren, bietet ein Gehbock (= Gehgestell ohne Räder) mehr Halt.

Der **Vorteil der Gehwagen** liegt in der bilateralen Unterstützung und Belastung. Sie bieten symmetrischen, stabileren Halt, und es gibt keine Verführung zur einseitigen Veränderung des Gangbildes. Bei der im Alter häufigen Verlagerung des Körperschwerpunktes nach vorne bieten sie Stütze und Halt und können Stürze verhindern. Sie können dem Patienten Angst nehmen und ihn dadurch motivieren, die wesentlichen Trainingseffekte, die das Gehen darstellt, zu nutzen.

Beinschienen

Die **Peronaeusschienen und die Valenser-Schienen** spielen in der geriatrischen Hilfsmittelversorgung die größte Rolle. Bei einer schlaffen Lähmung der Dorsalextensoren des Fußes verhindert die Peronäusschiene ein Absinken des Fußes.

Bei einer typischen spastischen Parese führt der Reiz, den die Schiene an der Fußsohle ausübt, zu einer Verstärkung der Streckspastik. Deshalb hat sich in der Rehabilitation des Schlaganfall-Patienten die Valenser-Schiene (s. S. 192) durchgesetzt. Bei dieser Schiene wird ein Metallbügel von medial seitlich in die Schuhsohle geführt und hält den Fuß in einer 90-Grad-Stellung und proniert ihn. Dadurch wird das Supinationstrauma verhindert, zu dem der invertierte Fuß des hemiparetischen Patienten sonst neigt.

Mit einem **Pronationsverband**, der so gewickelt wird, daß ebenfalls Pronation und 90-Grad-Stellung des Fußes erreicht werden, kann man prüfen, ob das Gangbild des Patienten von dieser Maßnahme profitiert. Das Hängenbleiben mit der Fußspitze kann ebenfalls verhindert werden, wenn im Bereich des Vorfußes ein Polyamidstrumpf („Damenstrumpf") über den Schuh gezogen wird.

Weitere Hilfsmittel

Die übliche **Betthöhe** ist für die pflegerischen Versorgung und den Erhalt eigenständiger Mobilität (!) oft nicht ausreichend. Ein zu niedriges Bett erschwert für den Patienten das Aufstehen. Eine Erhöhung des Bettes ermöglicht vielen Patienten erst das Aufstehen aus dem Bett und macht pflegerische und therapeutische Maßnahmen im Bett erst zumutbar. Meist ist ein höhenverstellbares Krankenbett, bei dem auch Kopfteil und Fußteil separat verstellt werden können, erforderlich. Wenn die Verordnung dazu dient, die Mobilität des Patienten zu erhalten und damit in einem therapeutischen Kontext zu sehen ist, ist auch eine Verordnung zu Lasten der gesetzlichen Krankenkasse möglich. Die Krankenkasse ist nicht leistungspflichtig, wenn die Verordnung des Krankenbettes lediglich der Pflegeerleichterung dient. Rehabilitative Pflege hat aber nicht in erster Linie passives Versorgtwerden zum Ziel, sondern Erhalt und Steigerung der Eigenaktivitäten.

Auch viele Hilfsmittel, die beim **Baden und Duschen** eingesetzt werden, haben die Zielsetzung, daß der Patient möglichst viel selber mitwirkt, und zwar nicht in erster Linie zur Erleichterung der Pflegenden, sondern zur Schulung der eigenen Fähigkeiten. Nur so ist auf Dauer ein ständiger Abbau und Funktionsverlust zu vermeiden. Für den Zeitbedarf der pflegerischen Handlungen gilt: je mehr das Pendel zur rehabilitativen Seite schwingt, desto größer ist der Zeitbedarf.

Die **Badewannenlifter** zählen zu den wichtigen Hilfsmitteln in Dusche und Bad. Sie bringen ihre Sitzfläche auf eine Höhe mit dem Badewannenrand und erleichtern so das Einsteigen in die Badewanne. Als Gegenstück zum Einsteigen „mit Selbstbeteiligung" muß der passive Transport in die Badewanne mit einem Lifter gesehen werden. Dabei wird dem Patienten kaum eine Möglichkeit zur eigenen Aktivität gegeben.

Das **Badezimmer und die Toilette** sind aus mehreren Gründen gefährlich. Das vegetative Nervensystem und damit die Kreislaufregulation sind bei den Ausscheidungsvorgängen und beim Baden und Duschen besonders labil, die Umgebung ist oft durch Hitze, schlechte Lichtverhältnisse und Nässe besonders unfallträchtig. Haltegriffe können die Unfallgefahr verringern.

Auch ein **Toilettenstuhl** in der Nähe des Patienten kann die Selbständigkeit beim Toilettengang erhöhen. In der Toilette sind oft Haltegriffe, eine Toilettensitzerhöhung oder ein Stützgestell hilfreich.

Beim **Umsetzen aus dem Rollstuhl** kann ein Rutschbrett helfen, wenn der Transfer über den Stand nicht möglich oder gewünscht ist (s. S. 431).

Wenn beim Transfer die **Drehung im Stehen** nicht durchführbar ist, weil dem Patienten die alternierende Gewichtsverlagerung nicht möglich ist, kann der Einsatz eines Drehbrettes überlegt werden. Vor allem die Gefahr einer Verdrehung im Kniegelenk kann mit dem Drehbrett vermieden werden (s. S. 195).

> ⚠️ Eine passive Drehung im Stehen birgt besondere Gefahren für eine Knieverletzung, wenn sie nicht gut mit der Gewichtsverlagerung des Patienten synchonisiert wird.

Akzeptanz von Hilfsmitteln

Die **Compliance** spielt auch bei den Hilfsmitteln eine große Rolle. Ähnlich wie bei den Medikamenten liegt ein weiter Weg zwischen ärztlicher Verordnung und Ankunft des Medikaments am Wirkort bzw. dem Einsatz des Hilfsmittels im Alltag.

Krankengeschichte

Frau Schneider kann sich nach einem Apoplex nicht selbständig mit einem Standardrollstuhl fortbewegen. Wir verordnen ihr nach Anpassung und Training einen (fast doppelt so teuren) Leichtlauf-Adaptiv-Rollstuhl, der ungeschickterweise mit seinem jugendlich-frischen

Namen (Fun) an eine bekannte Surfboardmarke erinnert. In der Klinik erlernt sie das Rollstuhlmanövrieren, sie hängt auch nicht mehr so in dem Rollstuhl wie zuvor, sondern sitzt aufrechter und damit aktiver. Wenige Tage nach der Entlassung ruft vorwurfsvoll ein Mitarbeiter der Krankenkasse an und berichtet, Frau Schneider habe den von uns verordneten Rollstuhl umtauschen wollen. Ihr alter Rollstuhl sei viel bequemer gewesen.

Der Patient muß das Hilfsmittel **innerlich akzeptieren**, sonst steht es zu Hause in der Ecke. Er muß in seinem Gebrauch unterwiesen und trainiert werden. Falls ein neu verordnetes Hilfsmittel ihm weniger Sicherheit vermittelt als ein ihm bekanntes, benötigt er eventuell eine Zeit der Anpassung und Gewöhnung. Manche spontane Ablehnung kann durch geduldiges Üben und aufklärende Gespräche überwunden werden.

Wie im Beispiel kann es Spannungen geben zwischen den Meinungen des therapeutischen Teams und dem Patienten und/oder seinen Angehörigen. Der Konsens, der erreicht werden muß, darf sich nicht auf die verbale Ebene beschränken. Dies ist natürlich nicht immer leicht zu erkennen. Der Patient wird und soll das Hilfsmittel benützen, mit dem er sich am sichersten fühlt und das er akzeptiert.

Manche Hilfsmittel vertragen sich nicht mit dem **Selbstbild** des Patienten. Gehwagen werden aus diesem Grund manchmal abgelehnt, sie zeigen doch sehr deutlich die Behinderung auf. Der hölzerne Gehstock (Fritzstock) wird gelegentlich als „Privatstock" bezeichnet und damit demonstrativ den medizinischen Hilfsmitteln gegenübergestellt. Er wird eher als übliches Requisit des Alters angesehen und signalisiert der Umgebung, daß hier ein älterer Mensch kommt, der Vorsicht und Rücksicht verdient.

Andererseits gibt es Patienten, die lieber zu Hause bleiben als sich in einem Rollstuhl in der Öffentlichkeit zu zeigen. Bequemlichkeit, Angst, Scham – diese inneren Vorgänge sind zu berücksichtigen. Wir müssen dem Patienten die Gelegenheit geben, sie uns zu zeigen, damit wir bei der Verarbeitung helfen können.

Die **Hilfsmittelanpassung** wird in Reha-Kliniken von Krankengymnasten und Ergotherapeuten vorgenommen. Wie bei vielen anderen therapeutischen Maßnahmen muß auch hier der „Prüfstand des Alltags" entscheiden. Die dem Alltag nächste Situation ist in der Klinik die Station, wo sich zeigt, was aus den Therapiestunden in den Alltag übertragen wird. In einem Reha-Team sind die Pflegedienstmitarbeiter besonders aufgerufen, den Pflegealltag auch als Prüfstand und Gradmesser des Erfolges zu sehen und zu beurteilen. Im ambulanten Bereich gilt dies noch in verstärktem Maße.

Medikation

Einführung

Die **Vielfachmedikation** ist Folge der Multimorbidität. Der geriatrische Patient hat auf seinem Verordnungsbogen meist eine Vielzahl von Medikamenten stehen. Ob und wie regelmäßig er sie einnimmt und wie er die Verordnungen selbständig verändert, steht auf einem anderen Blatt. Nach Compliance-Untersuchungen kann man damit rechnen, daß nur ein Drittel bis die Hälfte der Patienten die Medikamente genau nach Vorschrift einnehmen.

In einer **eigenen Untersuchung 1992/93** waren von 807 zur Rehabilitation eingewiesen Patienten gerade einmal 11 (= 1,3 %) ganz ohne Medikation. Der Altersdurchschnitt der untersuchten Gruppe lag bei 76,3 Jahren, die meisten Patienten nahmen 5 oder 6 verschiedene Medikamente ein (Abb. 9.7).

Nebenwirkungen sind beim alten Menschen häufiger als bei jüngeren. Die Ausscheidungskapazität der Nieren ist gesunken, Wechselwirkungen sind schon wegen der durchschnittlich höheren Zahl der gleichzeitig verabreichten Medikamente zahlreicher. Der Verteilungsraum vieler Medikamente im Körper hat abgenommen. Der Leberstoffwechsel und wichtige Stoffwechselgleichgewichte (Flüssigkeit, Elektrolyte) sind labiler und häufiger gestört. Hier addieren und multiplizieren sich negative Effekte, und das bei Menschen, die ein verändertes Bewußtsein für körperliche Störungen haben und oft dazu tendieren, Krankhaftes zu verschweigen. Nahezu 10 % aller akuten Krankenhauseinweisungen sollen auf Fehleinnahmen und Nebenwirkungen von Medikamenten zurückzuführen sein.

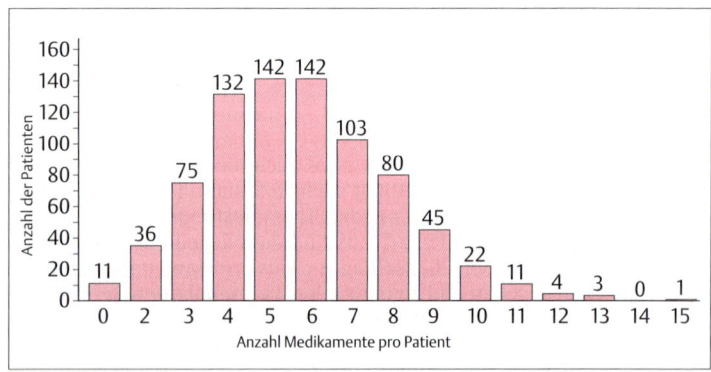

Abb. 9.**7**   Häufigkeitsverteilung der Medikamente bei den Patienten einer geriatrischen Klinik. Berechnet wurde die Anzahl der verschiedenen Medikamente, nicht die einzelne Medikamentengabe (eigene Daten).

▬▬ Krankengeschichte

Bei Frau Brinkmann ist seit Jahren ein Diabetes mellitus bekannt, der mit Glibenclamid 3,5 1x morgens und einer Diabeteskost gut eingestellt ist. Wegen eines Harnwegsinfektes bekommt sie zusätzlich 2 x 1 Tablette Cotrimoxazol. 2 Tage später fällt der Tochter auf, daß ihre Mutter stark schwitzt, unruhig ist und verwirrt redet. Der Notarzt mißt einen Blutzucker von 24 mg%. Sie muß Glukoseinfusionen erhalten, wird stationär eingewiesen, weil die blutzuckersenkende Wirkung von Glibenclamid länger anhalten kann und eine kontinuierliche Überwachung des Bewußtseinszustandes und des Blutzuckerspiegels erforderlich sind.

In der Krankengeschichte hat das wegen des Harnwegsinfektes erforderliche Medikament die Wirkung der blutzuckersenkenden Tabletten so verstärkt, daß es zu einer Unterzuckerung gekommen ist. Der ältere Mensch reagiert wegen eines oft grenzwertig vorgeschädigten Gehirns leichter mit kognitiven Störungen als der jüngere. Er ist gerade in der Unterzuckerung kognitiv oft nicht in der Lage, sich selbst zu melden. Die pathologischen Zeichen müssen also von den Personen seiner Umgebung erkannt werden, deren Schulung mit zu den Aufgaben der Betreuung zählt.

Assessment

Der geriatrische Patient dissimuliert. Wir können nicht mehr damit rechnen, daß er uns die Wirkungen und Nebenwirkungen der Medikamente von sich aus mitteilt. Dadurch wird die Rolle der Pflegenden lebenswichtig. In enger Zusammenarbeit mit dem behandelnden Arzt und den Angehörigen müssen die Pflegepersonen Wirkungen und Nebenwirkungen der Medikation beobachten und weitermelden.

Nur was man kennt, erkennt man – dies gilt generell in der Krankenbeobachtung. Theoretische und praktische Vorkenntnisse lassen pathologische Auffälligkeiten schneller und genauer erkennen. Dabei ist systematisches Vorgehen sinnvoll, um den Zufall so weit wie möglich auszuschließen.

! Die Medikation eines geriatrischen Patienten muß als besondere Gefahrenquelle betrachtet werden und deshalb regelmäßig einer Überprüfung unterzogen werden.

Dies ist nicht nur ärztliche Aufgabe. Die eingeschränkte Selbständigkeit führt zu einer pflegerischen Übernahme von Verantwortung bei der Verabreichung und Kontrolle der Medikamente.

Die **pflegerische Beobachtung** beginnt mit Überprüfung des Medikamentenplanes, nicht nur auf Lesbarkeit, sondern auch auf seinen Gebrauch im Alltag. Die professionellen Helfer müssen über die Einstellung des Patienten zu den Medikamenten und den Umgang mit ihnen informiert sein.

Schon bei der **Einnahme der Medikamente** ergeben sich Probleme aufgrund von Gedächtnisstörungen, Wahrnehmungsstörungen, Einschränkungen der manuellen Fertigkeiten und Schluckstörungen. Manche Kindersicherungen sind auch gleichzeitig Sicherungen gegen ältere Menschen. Blisterpackungen mit sehr kleinen Tabletten erfordern manuelle Geschicklichkeit, vor allem wenn Tabletten geteilt werden müssen. Große Tabletten machen Schwierigkeiten beim Schlucken. Eine Checkliste (Tab. 9.**3**) kann zur systematischen Beobachtung der Tabletteneinnahme herangezogen werden.

Neben der Einnahme sollten auch die **Wirkung und die möglichen Nebenwirkungen** im Aufmerksamkeitsbereich professioneller Pflege liegen. Die Tab. 9.**4** listet ohne Anspruch auf Vollständigkeit wichtige Medikamentennebenwirkungen auf. Die Kenntnis dieser häufigen Nebenwirkungen erleichtert die Einordnung von Beschwerden und Symptomen.

Auf **Allergien und individuelle Unverträglichkeiten**, die durch lange Pflege oft bekannt sind, muß generell geachtet werden. Es versteht sich hoffentlich von selbst, daß dieser Bereich kollegial von Arzt und Pflegenden abgedeckt wird. Der Arzt trägt die Verantwortung für die Verordnung, die Pflegenden tragen bei Hilfebedürftigen Mitverantwortung für die Einnahme. Sie sind es, denen Nebenwirkungen oft zuerst auffallen.

Tabelle 9.**3**   Checkliste zur Medikamenteneinnahme

Zu überprüfen	Konkrete Erläuterungen
Medikamentenplan	Zugänglichkeit, Lesbarkeit, Aktualität
Kenntnisse des Patienten	Wissen um Indikation, Einnahmezeit
Einstellung des Patienten	Ablehnung aus Angst/Eigenwillen etc.
Visuelle Fähigkeiten	Verwechselung von Tabletten
Akustische Fähigkeiten	Nichtverstehen von mündlichen Anweisungen
Kognitive Fähigkeiten	Vergessen, Nichtbegreifen
Manuelle Fähigkeiten	Öffnen von Packungen, Teilen von Tabletten
Eigenwillige Änderungen	Fehlinformation, Eigenwillen
Dissimulation bei Nebenwirkungen	Tendenz zum Dissimulieren?
Bekannte Allergien und Unverträglichkeiten	Auf Medikamentenplan vermerken
Schluckvorgang	Praktische Überprüfung
Tagesschwankungen	„Schlechte Tage" berücksichtigen
Zeitplan der Einnahme	Durchführbarkeit, Tagesrhythmus
Abstand zu den Mahlzeiten	Unterschiedlich bei einzelnen Tabletten
Wirkungen	Rücksprache wegen Wirkungen mit Patienten
Nebenwirkungen	Gezielt abfragen
Interaktionen	An diese Möglichkeit denken

Tabelle 9.4   Häufige Nebenwirkungen (eine subjektive Auswahl zur Erhöhung der Aufmerksamkeit)

Medikament	Nebenwirkung
ACE-Hemmer	Hüsteln, Räuspern
Antibiotika	Übelkeit, Verwirrtheit, Diarrhoe, Obstipation,
Antidepressiva	Harnverhalt, Glaukom, RR-Abfall, Tachycardien, Verwirrtheit
Cotrimoxazol	Verstärkung der blutzuckersenkenden Wirkung von Diabetestabletten (SH)
Codein	Obstipation
Digitalis	Übelkeit, Herzrhythmusstörungen (vor allem Bradykardie)
Diuretika	Austrocknung, Inkontinenz, Hypokaliämie
Eisenpräparate	Magenbeschwerden, schwarzer Stuhl
Heparin	Haarausfall nach einigen Wochen (reversibel)
Isoptin	Verstopfung, Ödeme, Hautrötung
Marcumar	Blutungen (zuerst der Harnwege), viele Wechselwirkungen mit anderen Medikamenten (keine i.m. Injektionen geben!)
Metoclopramid	Dyskinesien, vor allem perioral
Nitrate	Kopfschmerzen
Nifedipin	Ödeme, Hautrötung
Parkinson-Mittel (L-Dopa, Amantadin)	Übelkeit/Erbrechen, RR-Abfall, paranoide Symptome, Unruhe
Schlaf- und Beruhigungsmittel	„Überhang" am Morgen, Sturzgefahr, Veränderung des Tag-Nacht-Rhythmus
Schmerz- und Rheumamittel	gastrointestinale Ulzera, Magenblutung (Teerstuhl), Ödeme
Carbamazepin	Schwindel, Müdigkeit, Übelkeit

Interventionen

Eine vertrauensvolle **Offenheit im Gespräch über Medikamente** ist ein wichtiger Schutz vor unerwünschten Wirkungen und Fehleinnahmen. Arzt und Pflegedienstmitarbeiter müssen Patienten und Angehörige informieren, gegen welche Erkrankungen und Beschwerden die einzelnen Medikamente verordnet worden sind. Natürlich fällt diese Aufgabe zuerst in den Verantwortungsbereich des behandelnden Arztes. Da ihm aber in vielen Fällen ein vergeßlicher und kognitiv eingeschränkter Patient gegenübersteht, müssen die Pflegenden diese Funktion oft mitübernehmen. Professionell Pflegende sind immer wieder Ansprechpartner in Medikamentenfragen.

Besondere **Gefahren bestehen an den Schnittstellen** unseres Gesundheitssystems, also vor allem bei stationärer Aufnahme, Entlassung, Verlegung in ein anderes Heim.

Die Kontinuität der Behandlung hängt ab vom Informationsfluß. Gefährliche Komplikationen können eintreten, wenn ein Patient in institutionalisierter Umgebung plötzlich seine Medikation nach Vorschrift verabreicht bekommt, nachdem er sie vorher in eigener Regie unregelmäßig und nur teilweise eingenommen hatte. Jetzt bekommt er plötzlich die „volle Dosis" und entsprechend eher Nebenwirkungen, vor denen ihn die unregelmäßige eigene Einnahme geschützt hatte.

Gegen **Probleme beim Schlucken** werden oft eigenwillige Maßnahmen ergriffen.Nicht alle Medikamente darf man ohne Wirkungsveränderung in einem Mörser kleinstampfen. Es gibt Tablettenzubereitungen, die sich in Wasser als „Brausetabletten" auflösen (z.B. Kalinor Brause, Sostril Aqua Tabs etc.) und dann eventuell leichter verabreicht werden können. Zu andern wichtigen Medikamenten (Digitalis, Nitrate etc.) gibt es flüssige Darreichungsformen, eventuell kann man auch auf Kinderformen (z.B. bei Antibiotika) ausweichen. Besser als mit Flüssigkeit „rutschen" große Tabletten oft mit weicher Nahrung wie Joghurt oder Brötchenteig.

Im **stationären Bereich** sind fehlerhafte Zuordnungen von Tabletten unter Umständen lebensgefährlich. Immer wieder fällt auf, daß viele geriatrische Patienten schlucken, was ihnen an Medikamenten vorgesetzt wird, auch wenn sie merken, daß „etwas anders war als sonst". Irren ist menschlich, und hier kann es tödlich sein. Deshalb ist durch die Organisation und Struktur der Medikamentenverteilung dafür zu sorgen, daß systematische Fehlerquellen ausgeschlossen und Kontrollmöglichkeiten ausgeschöpft werden.

! Wenn ein Patient sich bei der Verteilung über bestimmte Medikamente wundert, ist eine sofortige Überprüfung erforderlich.

Der **Idealfall** ist ein Patient, der seine Medikamente genau kennt, weiß, wie er sie einnimmt und die Erfahrung gemacht hat, daß sie ihm guttun. Durch Medikamentenschulung können wir versuchen, den realen Patienten diesem Idealfall anzunähern.

In die **Medikamentenschulung** müssen Pflegende und Angehörige miteinbezogen werden. Bewährt hat sich ein Medikamentenblatt, auf dem die einzelnen Tabletten mit kurzen Erläuterungen aufgeklebt sind (Abb. 9.**8**). Die Medikation im Alter ist ein hochsensibles Gebiet, in dem es gar nicht genug Zusammenarbeit zwischen Patient, Angehörigen, Pflegenden und Ärzten geben kann.

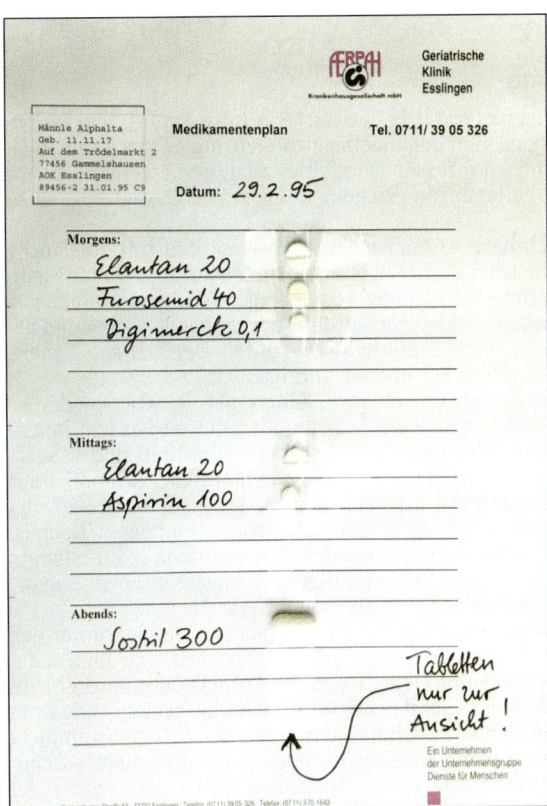

Abb. 9.8 Medikamentenblatt: statt tabellarischer Auflistung der Medikamente (Tageszeiten in Reihen, Medikamente in Spalten) Aufzählung aller Medikamente pro Einnahmezeitpunkt. Tabletten aufgeklebt zur sicheren Identifikation und Medikamentenschulung.

Schmerz

Einführung

Schmerz ist vielgestaltig in Ursache, Ausdrucksform und Bedeutung. Um ihn angemessen behandeln zu können, muß er im Rahmen eines diagnostischen Prozesses sorgfältig analysiert werden. Einige grundsätzliche Überlegungen erscheinen uns praxisrelevant und wichtig zu sein.

Akuter Schmerz ist zuerst ein Warnsignal und ruft zur Flucht, Schonung, zur Vorsicht und zu Gegenmaßnahmen auf. Er treibt den Patienten in medizinische Behandlung. Schmerz dient so dem Überleben. In einer poetischen Ausdrucksweise wurde er der „bellende Wachhund der Gesundheit" genannt (von Zumbusch). Dies gilt für den akuten Schmerz, der eine neu entstandene Schädigung anzeigt.

Wenn Schmerz **chronisch** wird, ändert sich Funktion und Wirkung. Wenn er seine Aufgabe als „Wachhund" geleistet hat und immer noch „bellt", zermürbt er den Menschen, raubt ihm Kraft und Lebensfreude, unter Umständen bis hin zum Suizid. Chronischer Schmerz führt zu Verhaltensänderungen, z. B. zu Fehlbelastungen nicht direkt betroffener Körperteile und so zu Folgeschäden und neuen Schmerzen. Dann ist er zur „Höllenstrafe" (= poena) geworden. Das englische „pain" stammt vom germanischen Pein ab und leitet sich aus dem lateinischen „poena", der christlichen Formulierung für die Höllenstrafe, ab.

Schmerzwahrnehmung hat eine besondere Stellung unter den anderen Sinneswahrnehmungen. Sie bildet im Gegensatz zu allen anderen Wahrnehmungen keine Objekte unseres Körpers oder unserer Umwelt ab. Ob ein Tumor zu Schmerzen führt oder eine schädigende Kraft von außen auf uns einwirkt, können wir durch den Schmerzsinn nicht unterscheiden. Auch wenn das schädigende Agens nicht mehr vorhanden ist, bleibt der Schmerz unter Umständen gleich oder wird sogar noch stärker.

Die **Definition der International Association of Pain** beschreibt den Schmerz als „unangenehme sensorische und emotionale Erfahrung, die mit akuten oder drohenden Gewebsschäden verknüpft ist." In dieser Definition wird deutlich, daß die Schmerzwahrnehmung nicht von ihrer emotionalen Verarbeitung zu trennen ist. Wir können deshalb nie die Erfahrung des Schmerzes mit einem anderen Menschen in der Form teilen, wie wir die objektive Komponente einer visuellen oder akustischen Wahrnehmung teilen können. So hat jeder Mensch im Laufe seiner Biographie seinen eigenen Umgang mit Schmerz erlernt.

> **!** Wir müssen den Schmerz zuerst in der Form akzeptieren, in der der Patient ihn uns präsentiert, wir können ihn nicht in dem Ausmaß objektiv nachprüfen wie die anderen sensorischen Erfahrungen.

Assessment

In der **Schmerzdiagnostik** überprüfen wir Schmerz auf nachvollziehbare Gründe, analysieren seine somatischen und psychischen Besonderheiten. Wir dürfen nicht in den Fehler verfallen, Schmerz zu bewerten als „angemessen" oder „nachvollziehbar" oder „bloß psychisch bedingt". Schmerz ist ein elementares individuelles Erleben, auf das wir in jedem Fall mit voller therapeutischer Ernsthaftigkeit eingehen müssen, auch wenn wir nicht sofort in unseren medizinischen Systemen eine adäquat erscheinende Ursache finden können.

Wir differenzieren **zwei Schmerzarten im physiologischen Bereich,** und zwar einen „hellen", gut lokalisierbaren *Oberflächenschmerz* (z. B. bei einer oberflächlichen Hautwunde) von einem „dumpfen", schlecht lokalisierten *Tiefenschmerz* (z. B. bei abdominellen Prozessen). Der letztere ist emotional stärker besetzt, läßt uns stärker leiden, ist stärker von vegetativen Reaktionen begleitet wie Übelkeit, Schweißausbrüchen und Blutdruckschwankungen. Anatomisch werden diese beiden Schmerzarten von zwei unterschiedlichen Nervenfasertypen weitergeleitet, der „helle" Oberflächenschmerz von myelinisierten schnellen Fasern, der Tiefenschmerz von langsameren nicht-myelinisierten Fasern.

Der **schnelle Oberflächenschmerz** führt zu reflexartigen Fluchtbewegungen weg vom schädigenden Agens, wenn wir zum Beispiel aus Versehen etwas Heißes angefaßt haben.

Der **Tiefenschmerz** (Eingeweideschmerz, viszerale Schmerz) hat nicht diese lokalisatorische Komponente, wir können oft den Ort der Schmerzentstehung in keiner Weise ausmachen. Das bekannteste klinische Beispiel ist der Schmerz bei Herzinfarkt, der hinter das Brustbein, in den linken Arm oder sogar in den Kiefer ausstrahlen kann. Der Neurologe Head hat festgestellt, daß bei schmerzauslösenden Schädigungen innerer Organe der Schmerz auch an bestimmten Hautarealen empfunden wird (Head- Zonen). Dies wird durch nervale Verbindungen zwischen inneren Organen und den Hautabschnitten (Dermatomen) erklärt, die in der Entwicklungsgeschichte des Individuums aus dem gleichen ringförmigen Körperabschnitt stammen. Klinisch wichtige Beispiele für diesen „übertragenen Schmerz" sind Schmerzen an der rechten Schulter bei Gallenentzündungen, die das Zwerchfell miteinbezogen haben, oder Nierenschmerzen, die in die Leisten ausstrahlen.

Im **innerpsychischen Kräftespiel** kann Schmerz zum Ausdruck von inneren Konflikten werden und zum Leitsymptom von Emotionen, die nur noch wenig oder nichts mehr mit Gewebsschädigungen zu tun haben.

Ob sich die **Schmerzwahrnehmung im Alter** regelhaft verändert, wird in der geriatrischen Literatur kontrovers diskutiert. Unsere bisherigen Ausführungen lassen schon erkennen, daß diese Frage in dem Geflecht von organischen Vorgängen und psychischen Verarbeitungen schwer zu klären ist. Fest steht, daß es im Alter seltener zu spontanen Schmerzäußerungen kommt, der Analgetikakonsum eher abnimmt und auch die vegetativen Begleitreaktionen von Schmerzereignissen abnehmen. Dies kann seine Ursache aber sehr wohl in der *Dissimulation* und der generell veränderten Symptompräsentation im Alter haben. Viele Patienten haben sich damit abgefunden, daß Schmerz zu ihrem Leben gehört, und leider scheint dies oft auch die Ansicht ihrer Umgebung zu sein.

! Schmerz wird beim alten Menschen oft inadäquat beurteilt und behandelt.

▬▬ Krankengeschichte

Der alte Jim geht zum Arzt. „Doktor, mir tut mein rechtes Knie so weh." Der Doktor untersucht das rechte Knie, kann nichts Aufregendes finden. „Was erwartest du, Jim, du bist bald 90 Jahre alt." „Das stimmt, Doktor, aber mein linkes Knie ist doch auch 90 Jahre alt."

Das Beispiel soll illustrieren, daß Alter allein kein hinreichender Grund für Schmerz ist. Das hat Jim seinem Doktor beibringen müssen. Und Alter ist auch kein Grund, Schmerz ertragen zu müssen.

Schmerz äußert sich **verbal und nonverbal**. Signale wie Mimik, Gestik, Körperhaltung, Funktionsdefizite, Sozialverhalten und vegetative Symptome können ebenfalls Schmerz mitteilen. Beim Assessment von Schmerz müssen wir folglich neben den verbalen Äußerungen somatische Befunde, Veränderungen des Funktionszustandes, diepsychischen Reaktionsweisen und die sozialen Verhaltensweisenmitberücksichtigen. Da viele ältere Menschen Schmerz im Alter als normal ansehen oder sich scheuen, ihn mitzuteilen, weil sie nicht als alt und gebrechlich angesehen werden wollen, müssen die nonverbalen Schmerzzeichen (Tab. 9.5) systematisch berücksichtigt werden.

Tabelle 9.**5**   Assessment von Schmerz – nonverbale Schmerzzeichen

Bereich	Anzeichen für Schmerz
Somatischer Bereich	Zeichen der Gewebsschädigung, ungewöhnliche Mimik, ungewöhnliche Bewegungsabläufe, Atmungsveränderungen
Funktionsbereich	Einschränkung von Organfunktionen und Alltagsfunktionen, Essensablehnung, Schlafstörungen
Psychischer Bereich	Ungewöhnliche Emotionen, Depression, Verzweiflung, Weinen, psychomotorische Unruhe, verändertes Kommunikationsverhalten
Sozialer Bereich	Sich-zurückziehen, ungewöhnliche Aggressionen gegen die Umgebung

! Der alte Mensch muß gezielt nach Schmerzen befragt werden, auch wenn er von sich aus keine Schmerzen angibt.

Zur **Schmerzanamnese** gehören
– der Zeitverlauf des Schmerzes,
– die Lokalisation,
– der Schmerzcharakter,
– Reaktion des Schmerzes auf Umgebungsbedingungen/Bewegungsabhängigkeit,
– Reaktion des Schmerzes auf schmerzlindernde Maßnahmen,
– Erfahrungen mit ähnlichen Schmerzen in der Vergangenheit.

Die **körperliche Untersuchung** richtet sich nach der Anamnese, muß aber oft eine Gesamtuntersuchung sein, da es keine festen und verläßlichen Beziehungen zwischen Schmerzangaben und Schmerzursachen gibt. Trotzdem ist es sinnvoll für eine gezielte weitere Diagnostik, verschiedene klinische Schmerzformen zu unterscheiden.

Der **peripher-nozizeptive Schmerz** entsteht, wenn Gewebe geschädigt werden, z.B. durch Verletzung, Sauerstoffmangel, toxische Stoffe, Kompression, Gewebsdehnung, Infektionen. Hierbei wird der Schmerzreiz durch Nervenbahnen zum Gehirn weitergeleitet.

Wir sprechen von einem **neuropathischen Schmerz,** wenn nervale Strukturen direkt geschädigt werden. Er entsteht z.B. durch Druck auf Nervengewebe, bei Nervenknoten nach Amputationen und Nervenverletzungen, ganz allgemein durch krankhafte Prozesse, die sich am Nervengewebe selbst abspielen.

Vom **psychogenen Schmerz** spricht man, wenn die organischen Anteile hinter der psychischen Verarbeitung des Schmerzerlebnisses zurücktreten. Hinweise dafür bieten sich, wenn ein Patient schnell sehr unscharfe, widersprüchliche oder wechselnde Lokalisationen und Schmerzereignisse schildert, die in Auftreten und Ausprägung stark von psychosozialen Randbedingungen abhängen. Der psychogene Schmerz wird sich meist auf organische Schmerzprozesse aufpropfen.

So vielfältig wie die Ursachen des Schmerzes sind die Möglichkeiten der Therapie.

Interventionen

Die **kausale Therapie,** also die Ausschaltung der Schmerzursache, ist natürlich der Königsweg der Schmerzbehandlung. Eine enzündete, steingefüllte Gallenblase wird operativ entfernt, ein schmerzhafter Abszeß wird eröffnet und saniert, eine arthrotisch veränderte Hüfte wird durch eine Endoprothese ersetzt, ein schmerzhafter Zahn wird gezogen.

Bei den eigentlichen **Schmerzmedikamenten** unterscheiden wir zwei große Gruppen, die peripher angreifenden Analgetika (nicht-steroidale Antirheumatika [= NSAR], Acetylsalicylsäure und Paracetamol) und die zentral wirksamen Opiate und opiatähnlichen Mittel. Man diskutiert heute, daß auch peripher angreifende Analgetica eine zentrale Wirkung haben. Es hat sich durchgesetzt, bei chronischen Schmerzen nicht „nach Bedarf" Analgetika zu verabreichen, sondern die Entstehung von Schmerzen oder Schmerzspitzen durch eine auf 24 Stunden angelegte gleichmäßige Medikation zu vermeiden.

Das Ziel ist **Lebensqualität trotz chronischer Schmerzen.** Die Scheu vor dem Thema „Schmerzmittelabusus" darf bei chronischen Schmerzen in der Geriatrie keine Rolle spielen. Durch gleichmäßige, auf den Schmerz abgestimmte Verabreichung von Schmerzmitteln ist eine soziale Abhängigkeit von demjenigen, der Analgetika verabreicht oder verordnet, am wenigsten gegeben. Dieses Vorgehen hat auch zweifellos die beste Dosis-Wirkungs-Relation.

Einige **Antidepressiva und Neuroleptika** sind in der Lage, Schmerzempfindungen zu dämpfen und die Wirkung von Schmerzmitteln zu verstärken. Neben den eigentlichen Analgetika gibt es einige andere Medikamente, bei denen man ebenfalls analgetische Wirkungen gefunden hat.

Carbamazepin, meist als Antiepilepticum eingesetzt, ist wirkungsvoll gegen neuropathische Schmerzen, z. B. bei Trigeminusneuralgie oder schmerzhaften Polyneuropathien.

Kalzitonin, ein im Knochenstoffwechsel wirksames Hormon der Nebenschilddrüsen, wurde bei osteolytischen und osteoporotischen Schmerzen als wirkungsvoll nachgewiesen. Es gibt auch Hinweise darauf, daß es bei Phantomschmerzen wirkungsvoll sein kann.

Kortison, das körpereigene Nebennierenrindenhormon, und seine Derivate bewirken eine Entzündungshemmung und sind bei entzündlichen und immunologisch ausgelösten Schmerzen von hoher Wirksamkeit. Hierzu zählen insbesondere die Erkrankungen des rheumatischen Formenkreises.

Die **Polymyalgia rheumatica,** eine Erkrankung des älteren Menschen, gehört zum rheumatischen Formenkreis und beginnt mit heftigen meist beidseitigen Schmerzen im Schulter- oder Beckengürtel. Die heftigen, anhaltenden Schmerzen reagieren so prompt auf Kortikoide, daß deren Wirksamkeit innerhalb von 24–36 Stunden als diagnostisches Zeichen verwertet werden kann.

Gegen **Gichtschmerzen** gibt es mit Colchicin, einem Stoff aus der Herbstzeitlosen, ein ganz spezifisches Mittel, das nur bei Gicht wirkt.

> **!** Die hohen Risiken der medikamentösen Schmerzbehandlung dürfen nicht dazu führen, dem älteren Menschen notwendige Schmerzmittel vorzuenthalten. Schmerz ist kein unausweichlicher Begleiter des Alters.

Die **Risiken** zwingen uns zum überlegten Einsatz, zur genauen kontinuierlichen Krankenbeobachtung, um Nebenwirkungen so schnell wie möglich zu erkennen.

Das größte Risiko der NSAR liegt in den ulzerösen Veränderungen im Magen und Duodenum, die im Alter oft atypisch schmerzfrei verlaufen. Müdigkeit, Blässe und Teerstuhl sind schon sehr späte Hinweise, daß es bereits zu blutenden Ulzera gekommen ist. Die Ulzera können Arterien arrodieren und so schnell zum Tode führen. Schwindel, Gehstörungen, Müdigkeit, Blutdrucksteigerungen und Wassereinlagerungen sind weitere mögliche Nebenwirkungen der NSAR. Viele Patienten vertragen diese Medikamente aber sehr gut und würden ohne sie ein unerträglich schmerzgeplagtes Leben führen.

Die **opiatähnlichen zentral wirkenden Pharmaka** können durch Reizung des Brechzentrums zur Übelkeit führen, zur Müdigkeit und zum Antriebsverlust. Eine Anhäufung der Mittel im Körper kann zu Stürzen führen. Die Opioide bewirken oft eine Verstopfung. Der ältere Mensch ist opiatempfindlicher als der jüngere, dies muß bei der Dosierung bedacht werden.

Ein **Stufenschema** ist sinnvoll, um die Nebenwirkungsquote so gering wie möglich zu halten. Die verschiedenen pharmakologischen Maßnahmen werden stufenweise gesteigert.

Man beginnt mit peripheren Schmerzmitteln und steigert sich, falls notwendig, über den *Zusatz* von opiatähnlichen Mitteln zur Verabreichung von Opiaten. Antidepressiva und Neuroleptika können auf jeder Stufe als sinnvolle Ergänzung eingesetzt werden. Sinnvoller als ein starres „Schema" ist beim multimorbiden geriatrischen Patienten die genaue Abstimmung der möglichen Nebenwirkungen auf den Patienten.

> **!** Für viele ältere Menschen ist eine Dauermedikation mit Schmerzmitteln erforderlich, um eine akzeptable Lebensqualität zu erreichen.

Zu oft werden mit dem Hinweis auf **„Suchtgefahr"** einem unter chronischen Schmerzen leidenden Menschen Schmerzmittel verweigert. Das ist in vielen Fällen fachlich falsch und menschlich lieblos. Wir müssen mit den Patienten die Risiken besprechen und sie in die Entscheidung für Analgetika einbinden.

Die **Lokalanästhetika** zählen zu den schmerzwirksamen Medikamenten. Sie werden lokal per Injektion an die schmerzenden Gewebe oder die schmerzleitenden Nervenbahnen herangebracht. Ihre pharmakologische Wirkung ist zeitlich eng begrenzt auf 15–45 Minuten. Wenn Schmerzen aber zu Daueranspannungen im Bereich der Sehnenansätze oder Muskulatur geführt haben, kann diese Daueranspannung den Schmerz steigern und perpetuieren. Die komplette Schmerzausschaltung durch Lokalanästhetika, wenn auch nur für kurze Zeit, kann dann diesen Schmerzkreislauf langfristig unterbrechen.

Im Bereich der **Neuraltherapie** werden noch andere Mechanismen diskutiert, aufgrund derer die Lokalanästhetika pathologische Gewebsveränderungen normalisieren und so zu Wirkungen auch weit außerhalb des Injektionsortes führen. Diese Wirkungen sind (noch?) nicht hinreichend wissenschaftlich untersucht und belegt, es gibt aber seriöse klinische Erfahrungen mit dieser Methode.

Operative Eingriffe zur Ausschaltung von Schmerzbahnen können überlegt werden, wenn alle Alternativen ausgeschöpft sind und die organische Ursache des Schmerzes feststeht. Bei der Trigeminusneuralgie können nervale Strukturen auf verschiedene Arten (chemisch, thermisch, operativ) ausgeschaltet werden. Man setzt heute in der anästhesiologischen Schmerztherapie auch ursprünglich intraoperativ eingesetzte Leitungsanästhesien ein, z. B. die Periduralanästhesie über Dauerkatheter.

Bei der **Therapie von Tumorschmerzen** hat je nach Tumorart die Bestrahlung eine große Bedeutung und kann schmerzauslösendes Tumorgewebe zerstören oder verkleinern.

Die **Röntgentiefenbestrahlung** ist bei entzündlichen Prozessen an Gelenken und periartikulären Weichteilen eine sehr effektive und nebenwirkungsarme, im Alter unbedenkliche Maßnahme.

Naturheilverfahren verdienen mit Recht auf der Suche nach nebenwirkungsarmen Maßnahmen große Beachtung. Pflanzliche und homöopathische Schmerzmittel werden wissenschaftlich und klinisch untersucht, zum Teil mit gutem Erfolg (Frischpflanzenauszüge aus Cortex et Folia Populi tremulae).

Die **Akupunktur** ist eine medizinische Methode, die auf eine jahrtausendalte Tradition zurückblickt. Sie ist mit unseren naturwissenschaftlichen Methoden noch nicht hinreichend untersucht, man kann aber eine Methode nicht ignorieren, die in der Geschichte der Menschheit in bezug auf die Häufigkeit ihrer Anwendung von keiner anderen medizinischen Maßnahme übertroffen wird. Es gibt ernsthafte naturwissenschaftliche Bemühungen, Wirksamkeit und Wirkungsweise zu erforschen.

Die **Wirkung der Akupunktur** wird manchmal im Zusammenhang mit den sogenannten Reflextherapien gesehen. Diesen ist gemeinsam, daß über Strukturen der Haut und des Unterhautgewebes auch innere Organe erreicht werden können (vgl. Head-Zonen). Das Konzept der Gegenirritation geht davon aus, daß sensible Reizungen von Hautarealen die Weiterleitung von Schmerz zum Gehirn modulieren und abschwächen. Dahinter steht die Erfahrung, daß Schmerzen gemildert werden können durch ein oft reflexhaftes heftiges Reiben oder Drücken von Haut und Unterhautgewebe. Viele physikalische Maßnahmen bauen auf dieser Grundlage auf.

Die **Wirksamkeit elektrotherapeutischer Maßnahmen** wird ebenfalls in diesem Kontext erklärt. Die schmerzlindernde Wirkung von elektrischem Strom ist nachgewiesen. Bereits in der Antike wurden Zitteraale zur Schmerzlinderung verwendet. Die heutigen Methoden sind demgegenüber deutlich verfeinert. Vom Stangerbad über Interferenzströme, diadynamische Ströme und die transkutane elektrische Nervenstimulation (TENS) steht eine ganze Palette von elektrischen Schmerztherapien zur Verfügung, die differenziert eingesetzt in Kombination mit anderen Maßnahmen oder allein nebenwirkungsarm und effektiv sind.

Kälteanwendung ist bei Weichteilverletzungen, Entzündungen und bei Prellungen und Verstauchungen von Muskeln, Bändern, Sehnen und Gelenken ein Mittel der ersten Wahl. Die Verletzlichkeit der Altershaut und ihre oft herabgesetzte Sensibilität erfordert besondere Vorsicht. Kälte ist abschwellend, entzündungshemmend und schmerzlindernd.

Auch **Wärme** kann in der chronischen Phase, natürlich nicht bei akut entzündlichen Vorgängen, über Entspannung und Durchblutungssteigerung zu Schmerzlinderung und Bewegungsförderung führen. Wärme kann in vielen Formen appliziert werden. Als feuchte Wärme bei der „heißen Rolle", als Fangopackung, als wärmende Strahlung von Mikrowelle oder Rotlicht und nicht zuletzt als heißes medizinisches Bad mit verschiedenen Zusatzstoffen, die physisch oder psychisch ihre Wirkung entfalten.

Auch **übende Therapien** und pflegerische Interventionen haben Einfluß auf den Schmerz. Dies gilt besonders für Schmerzen des Bewegungsapparates. Körperliche Anstrengung und damit Bewegung setzt körpereigene schmerzstillende Gehirnhormone frei. Bei Schmerzen, die durch Immobilität und Fehlbelastungen verursacht werden, sind Verfahren, die Bewegungsabläufe trainieren, von ursächlicher Wirkung. Beispielhaft sind die Wirkungen der Behandlungsmethode nach Bobath auf die durch spastische Fehlhaltungen und Fehlbewegungen hervorgerufenen Schmerzen. Auch andere Verfahren der Physiotherapie (PNF und Dehnungstechniken) wirken auf Schmerzen des Bewegungsapparates.

Durch die **Lagerung** von bewegungsbehinderten Patienten können nicht nur Schmerzen hervorgerufen, sondern auch effektiv gelindert werden. Bekannt ist die Stufenlagerung bei Ischialgie. Bei geriatrischen Patienten ist darauf zu achten, daß meist neben den Schmerzen durch die Ischialgie andere Fehlfunktionen bestehen, die mitbedacht werden müssen. Ein Bein mit arteriellen Durchblutungsstörungen darf nicht hochgelagert werden. Einseitige Hochlagerungen der Beine führen bei geriatrischen Patienten schnell zu Schmerzen anderer Körperbereiche.

Die **schmerzhafte Hemiplegieschulter** kann sehr gut durch entsprechende Lagerungstechniken schmerzfrei gemacht werden. Hier zeigt sich die therapeutische Kompetenz der Pflege, die also nicht nur Schäden durch Lagerung verhütet (s. Dekubiti), sondern auch bereits entstandene Schmerzen behandeln kann.

> **!** Übende Verfahren und pflegerische Maßnahmen können Schmerzen lindern und so das durch Analgetika verursachte Risiko mindern.

Die **seelische Verarbeitung** und Wahrnehmung von Schmerz ist sehr unterschiedlich. Wenn ständige Schmerzäußerungen und Klagen zur Abwendung der Umgebung führen, verschlimmert sich auch der Schmerz. Umgekehrt ist Zuwendung und soziale Einbindung ein Mittel gegen den Schmerz. Wenn der Schmerz dazu benützt wird, um Zuwendung zu erzwingen, muß die Hinwendung zum Patienten so organisiert und intensiviert werden, daß der Schmerz nicht mehr als Mittel zum Erzwingen sozialer Kontakte eingesetzt werden muß.

Eine ungünstige Schmerzverarbeitung kann durch psychische oder psychovegetative Verfahren verbessert werden. Entspannungstechniken wie Meditation, autogenes Training, Yoga, Biofeedback und andere können die Schmerzerfahrung so modifizieren, daß sie leichter erträglich wird.

Alle **Umwelteinflüsse**, die zur seelischen Entspannung beitragen (soziale Kontakte, körperliche Berührung, Wasser, Düfte, Farben und Musik), können gerade auch im pflegerischen Bereich therapeutisch eingesetzt werden. Die Schmerzbehandlung ist in der Geriatrie eine zentrale Maßnahme und oft eine Voraussetzung für Mobilisation und soziale Wiedereingliederung.

Die Fülle der möglichen medikamentösen und nichtmedikamentösen Mittel verlangt eine konzertierte Aktion vieler medizinischer Fachbereiche, vieler funktioneller Therapien und nicht zuletzt der Pflegenden.

Kontrakturen

Einführung

Kontraktur ist eine bleibende Einschränkung der Gelenkbeweglichkeit. Gelenke, die lange Zeit nicht angemessen bewegt werden, können „einsteifen", d.h. ihr normales Bewegungsausmaß ist bleibend reduziert. Kontrakturen sind entweder bindegewebig und/oder knöchern fixiert oder muskulär wie anfänglich bei der spastischen Hemiparese.

Kontrakturen engen den Bewegungsraum ein und wirken sich je nach Ausmaß oder betroffenem Gelenk sehr unterschiedlich auf Alltagsfunktionen aus.

Die **Bedingungen der Kontrakturentstehung** sind wissenschaftlich nicht vollständig geklärt. In einzelnen Fällen treten Kontrakturen schnell auf, in scheinbar ähnlich gelagerten Fällen aber nicht. Neurovegetative Vorgänge spielen unter Umständen eine Rolle, so beim Sudeck-Syndrom, das nach Frakturen oder Verletzungen meist an Hand und Unterarm entstehen kann. Zu einem ähnlichen Krankheitsbild (Algodystrophie) kann es an der Schulter eines Hemiplegie-Patienten kommen. Auf jeden Fall spielt die therapeutisch (Gips!) oder krankheitsbedingt (Lähmung, Schmerz, Arthrose, Arthritis) erzwungene Ruhigstellung eines Gelenkes eine Rolle. Gelenke brauchen Bewegung, sonst leidet ihr Stoffwechsel und ihre Funktion.

Die **Schulter** reagiert besonders sensibel auf Ruhigstellung. Schon eine Ruhigstellung wegen schulterfernen Verletzungen (z.B. bei Radiusfraktur) von einer Woche kann zu Kontrakturen führen. Die Mitella, das bekannte Dreieckstuch zur Ruhigstellung von Arm und Hand, wird nicht umsonst „Leichentuch der Schulter" genannt.

Ursachen einer Kontraktur können sein:
– Ruhigstellungen jeder Art,
– Arthrose,
– Gelenkentzündungen,
– rheumatische Erkrankungen,

– Verletzungen,
– Paresen,
– neurovegetative Erkrankungen (Morbus Sudeck, Algodystrophie).

Krankengeschichte

Frau Konerski bot das Extrembild einer eingesteiften arthrotischen Hüfterkrankung beidseits. Ihre Hüftgelenke waren nur 20 bzw. 25 Grad zu beugen, nicht ganz so extrem war die Beugehemmung in den Kniegelenken. Sie glich funktionell einer Holzpuppe mit steifen Hüften und Knien. Der Verschleiß- und Versteifungsprozeß war über viele Jahre abgelaufen. Eine Operation hatte sie immer abgelehnt, religiöse Gründe spielten dabei eine Rolle. Sie „saß" oder besser lag schräg in einem besonders hergerichteten Lehnstuhl. Um sich ins Bett zu legen, hatte sie eine eigene Taktik entwickelt. Sie bereitete das Bettzeug „als Nest" vor, stellte einen ihrer beiden Gehstöcke in Reichweite, ließ sich schräg ins Bett fallen, die notwendige Beugung des Rumpfes gegenüber den Beinen war ja nicht mehr möglich, und angelte sich dann mit dem Stock das Bettzeug. Beim Treppensteigen schwankte sie wie ein Schiff bei hohem Seegang, ein abenteuerlicher Anblick. Mit Hilfe ihrer Schwester, die 30 km entfernt wohnte, führte sie noch ein selbständiges Leben, ein Leben ohne Bücken und Beugen.

An diesem Extrembeispiel wird die Auswirkung der Kontraktur besonders deutlich, aber auch geringere Kontrakturen gewinnen funktionelle Bedeutung, wenn andere Behinderungen hinzukommen.

Assessment

In der Medizin dient die **Neutral-0-Methode** zur Beschreibung des Bewegungsausmaßes eines Gelenkes. Für eine bestimmte Bewegung, z. B. Beugung und Streckung in der Hüfte, werden die Winkelgrade angegeben, bis zu denen das Gelenk aktiv bewegt werden kann, die 0-Stellung ist definiert als Position eines aufrecht stehenden Menschen mit hängenden Armen, Handflächen nach innen (Abb. 9.**9a-b**). Die zum Körper gerichtete Bewegung wird zuerst genannt. Wenn der Nulldurchgang möglich ist, steht die „0" in der Mitte. 130/0/10 lautet z. B. die Angabe für ein normal bewegliches Hüftgelenk. Die Hüften der Patientin im Beispiel hatten Werte von 25/5/0, d.h. sie konnte sie nur zwischen 25 und 5 Grad beugen, eine komplette Streckung war nicht möglich.

Wer eine **Beugekontraktur** hat, also ein in Beugestellung versteiftes Gelenk, kann das Gelenk nicht vollständig strecken (= Streckhemmung, s. Abb. 9.**10a–c**). Dabei darf ein Gelenk nicht isoliert betrachtet werden. Patienten mit beidseitigen Hüftbeugekontrakturen haben meist auch Kniebeugekontrakturen, die ständige Beugung in der Hüfte muß quasi durch eine Kniebeugung ausgeglichen werden, damit der Oberkörper nicht vornüberfällt). Daraus resultiert ein gebückter Gang, der bei alten Menschen nicht selten ist. Bekannt ist der Spitzfuß als Fi-

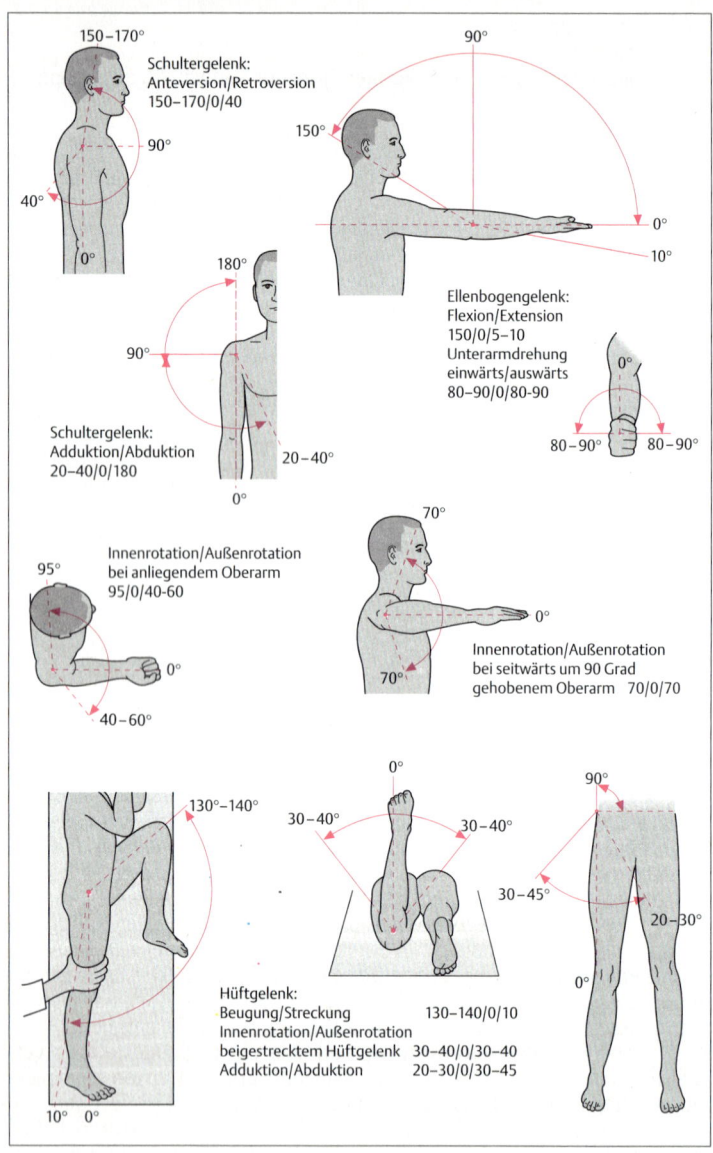

Abb. 9.9a Neutral-O-Methode zur Beschreibung der Bewegungsausmaße

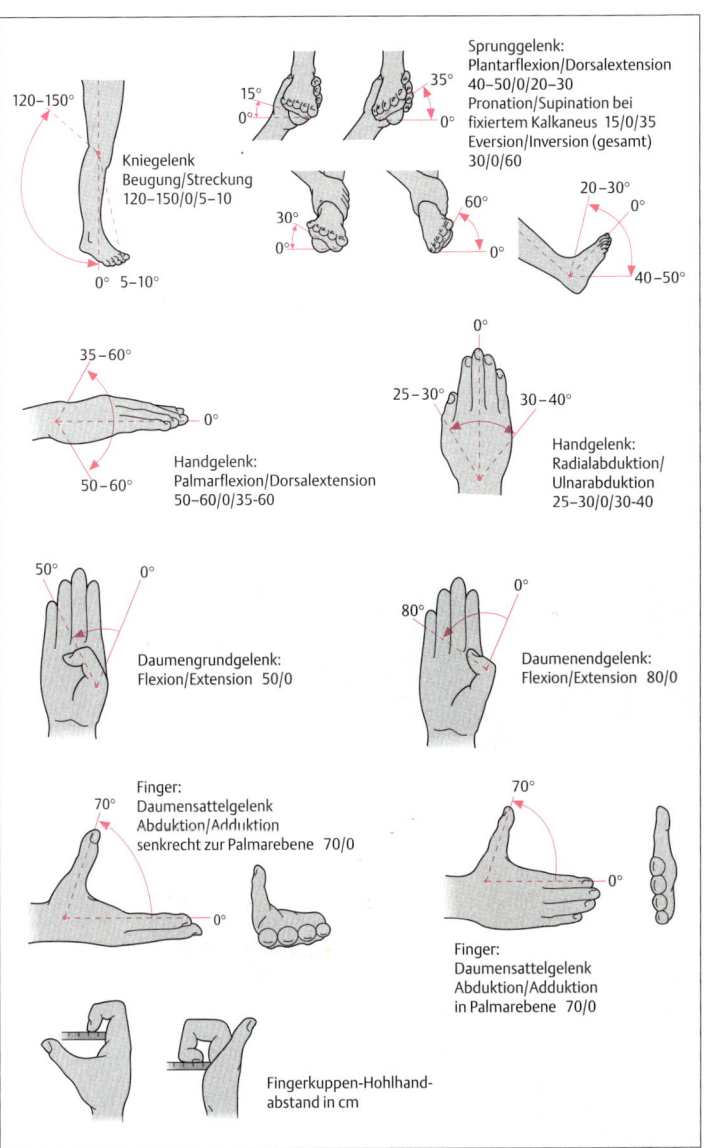

Abb. 9.**9b**   Neutral-O-Methode zur Beschreibung der Bewegungsausmaße

a

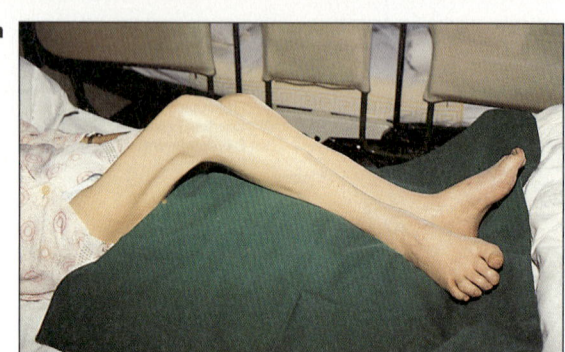

b

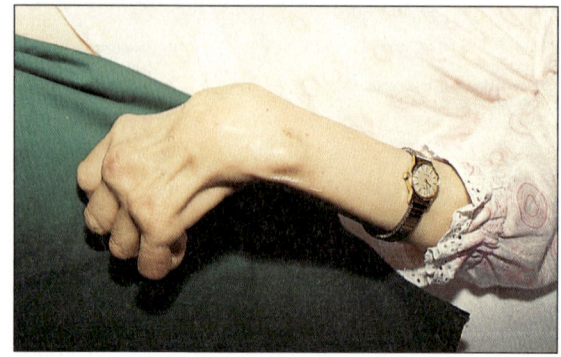

c

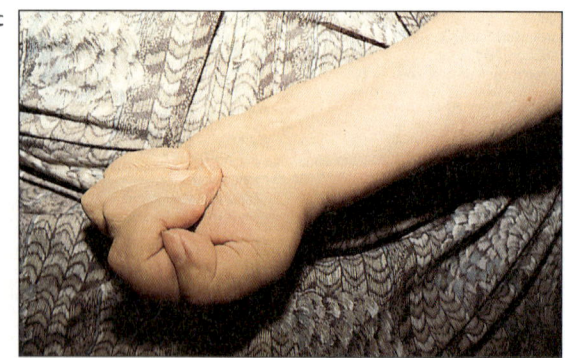

Abb. 9.**10a**   Lange Zeit bettlägerige Patientin mit massiven Kontrakturen an allen großen Gelenken der Beine
b Handgelenk- und Fingerkontrakturen derselben Patientin
c Fingergelenkkontrakturen einer Patientin mit langjähriger Spastik

xierung des Fußes in Plantarflexion. Die Auswirkungen auf das Gangbild sind leicht vorstellbar.

Bei **Oberschenkelamputationen** entwickelt sich leicht eine Beugekontraktur im Hüftgelenk. Der Stumpf kann dann nicht mehr senkrecht unter den Körper und nicht mehr senkrecht in die Prothese gebracht werden.

Durch **Beugeeinschränkungen in der Hüfte und im Knie** werden Sitzen und Aufstehenwerden behindert. Sie verhindern eine korrekte Sitzposition und ein physiologisches Aufstehen aus dem Sitzen. Die beim Aufstehen aus dem Sitzen notwendige Vorneigung des Oberkörpers und das Zurückstellen der Füße unter die Knie kann durch die Einschränkung der Beugung nicht hinreichend durchgeführt werden.

Eine ausgeprägte **Spastik**, die nicht mehr zu lösen ist, stellt eine muskulär bedingte Kontraktur dar. Neben den funktionellen Auswirkungen können durch Mazeration auch Hautveränderungen und Infekte auftreten (Abb. 9.**11**).

Beim Apoplex kann vor allem **im Bereich von Schulter und/oder Hand** ein Syndrom auftreten (Algodystrophie), das durch Schmerzen, Einschränkung der Beweglichkeit und vegetative Veränderungen von Temperatur und Hautfarbe geprägt ist. Es ist zu trennen von Schmerzen im Schulterbereich, die lokalisierbare schmerzhaft veränderte Strukturen aufweisen und mechanisch verursacht und lokal behandelbar sind. Die Algodystrophie führt zu Kontrakturen von Schulter, Ellbogen und Hand.

Interventionen

Die **Vermeidung von Kontrakturen** ist das oberste Prinzip. Dies geschieht durch richtige Lagerung und Sitzhaltung sowie durch passive oder aktive Bewegungen der betroffenen Gelenke. Dem Patienten müs-

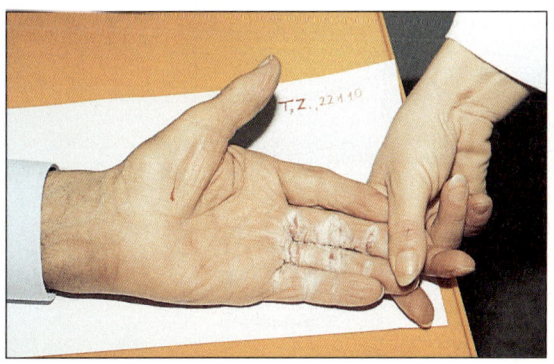

Abb. 9.**11** Superinfizierte Mazeration einer Hand, die postapoplektisch in Beugespastik gehalten wurde

sen die natürlichen Bewegungen soweit es geht ermöglicht werden, er muß zu aktiven Bewegungen angeleitet werden.

Bedingungen, die die Immobilität von Gliedmaßenabschnitten bedingen, müssen also auf das nötige Minimum beschränkt werden. Die Chirurgie hat ja aus diesem Grund mit der Osteosynthesetechnik Möglichkeiten entwickelt, um so früh wie möglich übungs- oder belastungsstabile Verhältnisse herzustellen.

Schmerzen können über eine Schonhaltung zu Kontrakturen führen. Deshalb ist durch Lagerung und Schmerzbehandlung in all ihren Formen für schmerzfreie oder schmerzarme Bewegungsmöglichkeiten zu sorgen.

Eine allgemein empfohlene Maßnahme ist das **passive „Durchbewegen"** eines Gelenkes. Dies ist in vielen Fällen sinnvoll. Es ist aber gefährlich bei bewußtseinsgetrübten Patienten und bei schlaffen Paresen, wenn die Schutzreflexe gegen Traumatisierung nicht funktionieren. Dabei können Mikrotraumen gesetzt werden, die zu chronischen Schmerzzuständen und dadurch wieder zu Kontrakturen führen.

Ein Oberschenkelstumpf mit Beugekontrakturneigung kann so wirkungsvoll behandelt werden – natürlich neben selbständig durchgeführten Streckübungen.

Die Bilder von **Stumpfwickelungen** zeigen oft eine Führung der Verbandstouren, die geradezu zu einer Beugekontraktur herausfordert (Abb. 9.**12**). Beim Wickeln eines Oberschenkelstumpfes muß streng darauf geachtet werden, daß die Touren des Verbandes den Stumpf nicht in die permanente Beugung ziehen.

Die **Lagerung von Arm und Schulter** beim hemiparetischen Patienten gehört ebenfalls zum wirkungsvollen therapeutischen Repertoire der Krankenpflege (in Zusammenarbeit mit dem gesamten Team).

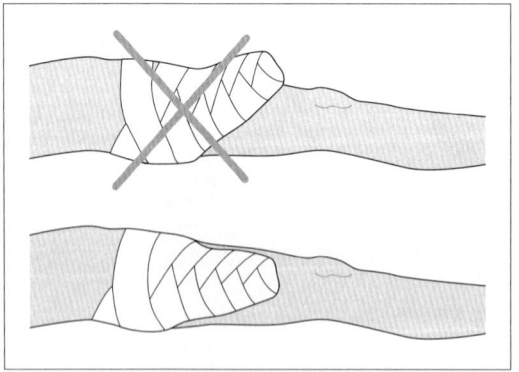

Abb. 9.**12** Gefahr der Provokation einer Beugekontraktur, wenn die Wickeltouren den Stumpf nach vorne ziehen

Sachgemäße Lagerung und **sachgemäßes pflegerisches Handling** der Schulter vor allem beim Transfer und beim Gehen sind erforderlich, um Traumatisierungen zu verhindern. Allzuoft wird die schutzlose hemiparetische Schulter vom Patienten selbst und von seinen Helfern (auch den professionellen!) sträflich mißhandelt. Es ist sicher nicht so, daß alle Schulterschmerzen durch den Patienten oder Helfer ausgelöst werden, ein großer Teil geht aber sicher auf Mikrotraumen zurück, die der Schulter von außen zugefügt werden. So entscheidet der therapeutische Umgang über das Schicksal der hemiparetischen Schulter.

Auch ein **Dekubitus** an ungünstiger Stelle kann die Beweglichkeit relevant einschränken. Ein schmerzender Dekubitus an der Ferse verhindert ein normales Abrollen des Fußes beim Gehen. Neben den Lokalmaßnahmen der Wundversorgung sind bei Infektion des umgebenden Gewebes unter Umständen systemisch Antibiotika erforderlich. Auch hier entscheidet die sachgemäße Lagerung über das weitere Schicksal. Eine ausreichende Schmerzbehandlung gehört ebenfalls zum therapeutischen Vorgehen.

Die **bei Apoplex-Patienten häufigen Kontrakturen** in Schulter- und Handbereich können durch krankengymnastische und ergotherapeutische Behandlungen oft, aber längst nicht immer vermindert werden. Das typische spastische Muster im Handbereich besteht in Pronation des Unterarmes und Beugung in Handgelenk und Fingern. Die spastische fixierte Beugung der Finger kann so stark sein, daß intertriginöse Hautveränderungen und Hautinfektionen entstehen (vgl. Abb. 9.**11**).

Wenn der Oberkörper die richtige **Sitzposition** hat, kann der Arm – eventuell unterstützt durch eine Anti-Slipping-Unterlage – im Sitzen so auf dem Tisch aufliegen, daß das spastische Muster im Bereich der oberen Extremität gehemmt wird.

Die „**Bethaltung**" der Hände, bei der der betroffene Daumen immer oben liegen muß (oder vergleichbare Haltungen), ist eine dynamische und aktive Maßnahme des Patienten gegen die Spastik und Kontrakturentwicklung (Abb. 9.**13**). Außerdem wird dadurch eine bilaterale Führung der Arme beim Handling gewährleistet, wodurch die hemiplegische Schulter geschützt wird.

Gegenstände, die dem Patienten passiv in die Hand gelegt werden, verstärken bei spastischer Hemiparese oft durch die Reize in der Handinnenfläche die Spastik. Auch mit Schienen, die gewaltsam gegen das spastische Muster angelegt werden, haben wir keine überzeugenden Erfahrungen gemacht.

Kraftübungen sind beim spastischen Arm streng kontraindiziert. Man findet immer wieder Tennisbälle und ähnliches bei Apoplex-Patienten, die damit ihre Spastik bis hin zur Kontraktur erhöhen. Vor einigen Monaten hat noch eine Krankenkasse elastische bunte Bälle an Apoplex-Patienten verteilen lassen, „zur Übung der Handkraft".

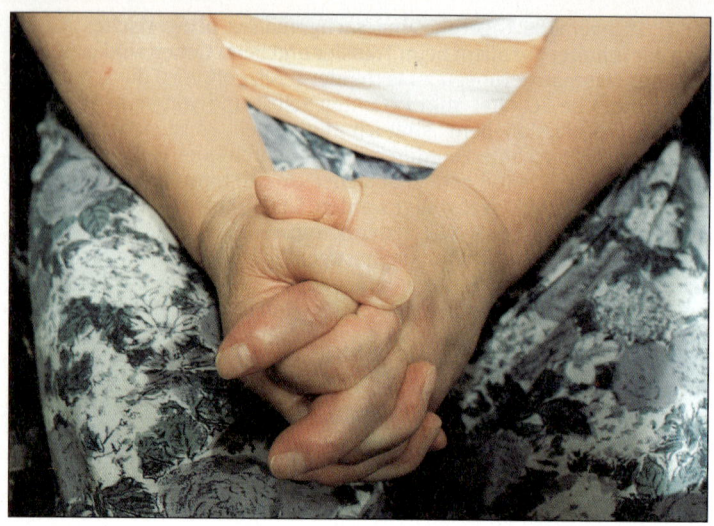

Abb. 9.**13** Sogenannte „Bethaltung" der Hände, um eine bilaterale Arm-
führung zu gewährleisten (Symmetrie, Schutz der hemiplegischen Schulter)

Venenerkrankungen und Ulcus cruris

Einführung

Ein **Hautgeschwür des Unterschenkels** (= Ulcus cruris) kann verschiedene Ursachen haben. Am häufigsten entsteht es auf dem Boden einer chronisch-venösen Insuffizienz (Ulcus cruris venosum). Typisch
dafür ist die Entstehung des Ulkus im Bereich des Innenknöchels. Dort
liegen Verbindungen zwischen oberflächlichem und tiefem Venensystem, und wenn es im tiefen Venensystem einen Rückstau gibt, meist
weil der Ventilmechanismus der Venenklappen nicht mehr funktioniert,
führt der chronische Druck aus der Tiefe zu Ödemen und Ernährungs-
und Abflußstörungen in der Haut.

Der **Druck** ist in den Venen der unteren Körperabschnitte höher
als in oberen Bereichen (hydrostatische Druck der Wassersäule). Der
wesentliche Motor für den Rückfluß des venösen Blutes zum Herzen ist
die Muskelpumpe. Wenn diese weniger wirksam ist, also im Stehen, Sitzen, besonders bei Rechtsherzinsuffizienz, Paresen und Inaktivität, verstärkt sich der Druck in Haut und Unterhautgewebe.

Ein **gestörter venöser Rückfluß** ist keine Bagatellerkrankung. Er
führt zu Schmerzen, Ödemen und Spannungen in den Beinen. Ulzera
cruris sind ein ständig drohender Infektionsherd.

Die gefährlichste **Komplikation** ist die tiefe Venenthrombose und als ihre Folge die Lungenembolie.

Krankengeschichte

Frau Gratner hat seit vielen Jahren an einer chronisch-venösen Insuffizienz gelitten. Wochenlang hatte sie „offene Beine", die durch Lokalbehandlungen und Kompressionsverbände jeweils zuheilten. Jetzt ist sie nach einer Schenkelhalsfraktur, die mit einer Endoprothese versorgt wurde, noch nicht selbständig gehfähig. Sie sitzt dementsprechend viel im Stuhl oder Rollstuhl. Das operierte Bein hat „Wasser" eingelagert, weil der Lymphabstrom durch die Fraktur und Operationswunden behindert ist, hat der Doktor ihr erklärt. Die Bewegungsübungen, die sie mit dem Bein machen soll, hat sie nicht sehr ernst genommen. Plötzlich wird das operierte Bein innerhalb von Stunden noch dicker und angespannter. Schmerzen hat sie keine. Deshalb versteht sie auch die Aufregung nicht, die entsteht, als die Schwester abends bemerkt, daß das Bein dicker geworden ist. Eine Ultraschalluntersuchung und eine Röntgen-Kontrastmitteluntersuchung ergeben eine tiefe Beinvenenthrombose, die mit Infusionen blutverdünnender Mittel behandelt werden muß.

Assessment

Die **klinisch sichtbaren Anzeichen** für eine chronisch-venöse Insuffizienz sind Hautveränderungen, erweiterte Venen und Ödeme.

Ödeme entstehen als typische Folge der chronisch-venösen Insuffizienz und führen über den Austritt von Eiweißen aus dem Gefäßsystem zur Neubildung von Bindegewebe. Dies führt neben den trophischen Hautveränderungen zu einer Einschränkung der Gelenkbeweglichkeit und damit zu einer Verminderung der Mobilität. Dies ist bei älteren Patienten immer eine folgenschwere Fehlentwicklung, die eine Kette von weiteren negativen Konsequenzen hat.

Die **Hautveränderungen** beginnen mit bräunlichen Farbeinlagerungen und bindegewebigen Verhärtungen und enden in Hautgeschwüren. Die Haut wird auf Trophik, Narben, Farbe, Temperatur und Venenzeichnung überprüft.

Auch der **Umfang der Beine** muß ständig beobachtet werden. Die exakte Kontrolle des Beinumfanges ist ohne Maßband nicht möglich. Bei der Messung des Beinumfanges ist die genaue Stelle der Messung von entscheidender Bedeutung. Schon eine Verschiebung der Messung am Oberschenkel um 3 oder 4 cm nach proximal oder distal verändert den Meßwert erheblich. Die Markierung der Haut an der Meßstelle mit einem Hautstift (bitte keinen Kugelschreiber verwenden, Markierung mit Mercurochrom ist eine bessere Notlösung) ermöglicht eine genaue Verlaufskontrolle eines geschwollenen Beines.

Bei Ödemen müssen **andere Ursachen** abgeklärt werden. Als erste Differentialdiagnose sind Ödeme kardialen Ursprungs auszuschließen. Diese sind in der Regel beidseitig. Nach den anderen Symptomen einer Herzinsuffizienz (Luftnot im Liegen, Nykturie, Belastungsdyspnoe, klinischer Lungenbefund, Röntgenuntersuchung) muß gezielt gesucht und gefragt werden.

Nach Frakturen von Oberschenkel und Knie kommt es regelmäßig zu gleichseitigen Lymphabflußstörungen. Diese müssen in ihrem Verlauf und genauen Ausmaß (Maßband!) verfolgt werden, um nicht zu übersehen, wenn sich eine tiefe Venenthrombose „aufpfropft" (s. Krankengeschichte).

Bei geriatrischen Patienten muß abgeklärt sein, ob nicht eine arterielle Verschlußkrankheit oder ein Diabetes mellitus vorliegen, die zusätzlich ein Unterschenkelgeschwür bewirken oder verstärken können.

Interventionen

Kompression und Bewegung sind die beiden wesentlichen therapeutischen Mechanismen in der Behandlung der chronisch-venösen Insuffizienz. Pflegerisches und therapeutisches Handeln muß darauf ausgerichtet sein, diese beiden Mechanismen und ihr Zusammenspiel zu fördern und zu gewährleisten.

❗ Bei venösen Ulzera gilt die Grundregel: Laufen und Liegen ist besser als Stehen und Sitzen.

Die **Muskelpumpe** muß betätigt werden, um den venösen Rückfluß zu fördern. Bei Patienten, die noch nicht selbständig gehen können, ist vielleicht ein selbständiges regelmäßiges Aufstehen aus dem Stuhl möglich. Im Liegen kann die Muskelpumpe durch Beugen und Strecken im Fußgelenk aktiviert werden. Zu solchen Übungen müssen Patienten anhaltend „verlockt" werden. Der schnelle Ruf nach „Wassertabletten" bei Beinödemen ist nicht immer sinnvoll und nicht ohne Gefahren. So wichtig das Sitzen für die Bewahrung und Steigerung der Rumpfkontrolle ist, es als Prinzip stur zu erzwingen, ist nicht richtig. Bei Beinödemen ist es hilfreich, immer wieder im Verlauf des Tages eine kurze Zeit (z.B. eine halbe Stunde) zu liegen. Der Langsitz mit hochgelegten Beinen ist passager auch eine Lösung, führt aber auch in der Leiste zu einer Abknickung und beeinträchtigt den venösen Rückfluß.

Beinödeme dürfen nicht dazu führen, daß Patienten in Eigenregie die tägliche Flüssigkeitsmenge reduzieren.

Die **Kompression** ist das zweite wichtige Prinzip. Die Muskelpumpe und als weiterer Mechanismus des Rückflusses die Pulswelle der an die Venen gekoppelten Arterien können nur wirksam werden, wenn sich dem Druck auf die Venen ein festes Widerlager bietet. Das sind für die inneren Venen die Muskelfaszien. Wenn der nach innen gerichtete Ventilmechanismus der Venenklappen der Verbindungsvenen zwischen tiefem und oberflächlichem Venensystem (= Vv. perforantes) nicht funktioniert, weicht der Blutstrom der inneren Venen nach außen aus. Ein fester Kompressionsstrumpf (mindestens Kompressionsklasse II) kann dann dieses Widerlager bilden. Die im klinischen Bereich benützten Anti-Thrombosestrümpfe sind zur Vorbeugung sinnvoll, reichen aber zur Behandlung eines Ulcus cruris oder einer manifesten chronisch-venösen Insuffizienz nicht aus.

Konfektionell vorgefertigte **Kompressionsstrümpfe** passen größenmäßig oft nicht. Strümpfe, die nicht richtig sitzen, sind nicht nur ein Problem im Hinblick auf den Tragekomfort. Sind sie zu locker, dann wirken sie nicht, sind sie zu stramm, führen sie zu Abschnürungen und erschweren damit den venösen Rückstrom. Außerdem entscheidet der Tragekomfort über die Compliance. In solchen Fällen ist die Maßanfertigung von Kompressionsstrümpfen nötig.

Lege artis angelegte **Kompressionsverbände** („Pütterverbände") sind als kurzfristige Maßnahme, vor allem wenn sich der Umfang des Beines in der Rückbildungsphase eines Ödems stark verändert, das Mittel der Wahl. Dabei ist streng darauf zu achten, daß Kurzzugbinden und keine elastischen Binden verwendet werden.

Die **manuelle Lymphdrainage** kommt als effektive Maßnahme in Frage, wenn keine Kontraindikationen vorliegen (Entzündung, relevante Herzinsuffizienz). Dabei wird durch entsprechende Massagetechniken der lymphatische Abstrom gesteigert. Der therapeutische Effekt muß nach der Massage durch Kompression aufrechterhalten werden. Der komplette Name der Methode lautet: manuelle Lymphdrainage und komplexe physikalische Entstauungstherapie = ML/KPE.

Bei einer **ausgeprägten AVK** kann sich eine Kompression verbieten. Für diese Entscheidung ist die Durchführung einer Doppler-Ultraschalluntersuchung erforderlich. Besteht zusätzlich zur chronisch-venösen Insuffizienz noch eine arterielle Verschlußkrankheit, dürfen die komprimierenden Maßnahmen nur nach genauer ärztlicher Diagnostik und auf genaue Anweisung durchgeführt werden. Eine engmaschige pflegerische Beobachtung muß gewährleiste sein, um Druckschädigungen durch die Kompression früh zu erkennen.

Demenz

Einführung

Demenz ist ein Syndrom, das auf dem Boden verschiedener Krankheiten entstehen kann. Die beiden häufigsten Erkrankungen, die zu einer Demenz im Alter führen, sind der Morbus Alzheimer und ein vaskulär bedingter Gehirnabbau. Da es einige wenige Fälle gibt, in denen die Demenz auf dem Boden einer behandelbaren Ursache entsteht (z.B. Normaldruck-Hydrozephalus), ist der erste Schritt im Umgang mit einem Demenzkranken die diagnostische Abklärung der Ursache, um die behandelbaren Demenzformen auszuschließen.

Bei der **Differentialdiagnose zwischen Morbus Alzheimer und vaskulärer Demenz** spielt die Entstehungsgeschichte der Erkrankung eine wichtige Rolle. Hierbei ist die Umgebung des Kranken gefordert, präzise Beobachtungen über den Krankheitsverlauf weiterzugeben.

▬▬▬▬ **Krankengeschichte**

Der Stationsarzt untersucht den neuaufgenommenen Patienten, bei dem offensichtlich eine Demenz vorliegt. Herr Kutschner (83 J.) ist desorientiert zu Zeit, Ort und Situation. Er ist dabei nicht unruhig oder abweisend, begreift aber die Untersuchungssituation nicht. Dementsprechend zeitraubend verläuft die Aufnahme. Der (damals noch junge) Stationsarzt verabschiedet sich mit der gereizten Bemerkung: „Vielen Dank für die gute Mitarbeit." Darauf sagt Herr Kutschner den einzigen ganzen Satz bei der Aufnahme: „Ironie ist die Herzlosigkeit der Gebildeten."

Die Krankengeschichte zeigt, daß es schwer zu erkennen ist, was ein dementer Patient versteht und was nicht. Sie zeigt auch, daß wir immer in der Versuchung sind, den Respekt vor diesen Patienten zu verlieren. Sie bieten geistig und körperlich ein Bild, hinter dem die Würde des Menschen oft schwer zu erkennen ist.

Assessment

Das **Leitsymptom** der Demenz ist die längerdauernde Gedächtnisstörung, die so ausgeprägt ist, daß der berufliche oder private Alltag beeinträchtigt ist. Nicht das harmlose Vergessen von Fakten oder Namen ist gemeint, sondern der Gedächtnisverlust von Inhalten, die zum normalen Bestand unseres Gedächtnisses gehören und zur selbständigen Alltagsbewältigung erforderlich sind.

Man spricht von **Desorientierung,** wenn der Patient Zeit und Ort vergessen hat und sich nicht mehr im Zeitgitter und der örtlichen Zuordnung zurechtfindet. Man teilt die Desorientiertheit in vier Stufen ein, die hierarchisch aufeinander aufbauen. Zeit, Ort, Situation und Person sind die Bereiche, zu denen die Orientiertheit in dieser Reihenfolge verlorengeht.

Einteilung der Desorientiertheit:

– Zeit	Verlust des Zeitgitters (falsche Datumsangabe genügt nicht als Kriterium). Patient macht grob falsche Angaben zu Monat, Tageszeit und/oder Jahreszeit.
– Ort	Aktueller Aufenthaltsort nicht bekannt, Patient kann z.B. die Stadt nicht nennen, in der er sich jetzt aufhält, oder weiß nicht, in was für einer Art von Institution er sich befindet.
– Situation	Patient erfaßt z.B. nicht, daß jetzt eine ärztliche Untersuchung stattfindet.
– Person	Ihm ist die Identität der eigenen Person (Name, Familie, Beruf) nicht mehr bewußt.

Da die Demenz laufend fortschreitet, wird die Beeinträchtigung im Alltag immer schwerer.

Die Desorientiertheit zur Situation drückt eine schwerere Störung aus, als wenn nur die zeitliche und örtliche Orientierung verloren gegangen ist.

Die betroffenen Patienten sind gestört in ihrer differenzierten Wahrnehmung, im logischen Denken, in ihrer Kritikfähigkeit und ihrer Urteilsfähigkeit.

Alltagsleistungen wie Waschen, normal Essen und Anziehen gelingen nicht mehr, wenn die Demenz stark ausgeprägt ist. Schließlich geht die Kontrolle über Stuhlgang und Wasserlassen verloren. Es kommt zu Gehstörungen mit Sturzgefahr. Auch im emotionalen Bereich und der Persönlichkeit kommt es zu Störungen. Die Patienten werden apathisch oder unruhig, mürrisch oder aggressiv, gleichgültig oder unangemessen heiter. Die Struktur der Persönlichkeit vergröbert oder verändert sich. Durch die zeitliche Desorientierung geht die Struktur des Tages und vor allem der Nacht verloren.

Diese **Leistungseinbrüche** sind jedoch nicht gleichmäßig, es gibt intakte Inseln. So können bestimmte Gedächtnisinhalte deutlich besser erhalten sein als andere. Der Abbau der geistigen und funktionellen Leistungen betrifft einige Gebiete mehr als andere. Auch im zeitlichen Ablauf der Symptome treten starke Schwankungen auf. Hierbei spielen gleichzeitig vorliegende Erkrankungen eine Rolle und die im Alter üblicherweise erhöhte Schwankungsbreite aller Funktionen.

Auf **Medikamente** reagiert das durch die Demenz vorgeschädigte Gehirn empfindlicher. Die Dosis-Wirkungs-Beziehungen sind schwer kalkulierbar und wechselhaft. Eine sorgfältige Beobachtung der Medikamentenwirkung ist die Basis für die erforderliche individualisierte Medikamentenverschreibung.

In der **Anfangsphase der Demenz** ist der Umgang mit den geistigen Lücken sehr unterschiedlich. Einige Patienten bleiben ruhig und freundlich, fragen um Rat und sprechen offen über ihre Defizite. Andere verbergen die Lücken, wehren Fragen, die sie nicht beantworten können, ab. Sie erleben den kognitiven Leistungsverlust als kränkend. In dieser Phase kommt es oft zu nächtlichen Verwirrtheitszuständen, an die sich viele Patienten nicht vollständig erinnern können.

Die **Krankenbeobachtung** spielt bei Demenz-Kranken eine zentrale Rolle, weil den Patienten der Überblick über die eigene gesundheitliche Situation fehlt. Deshalb dürfen nicht nur die unmittelbaren Demenzsymptome pflegerische Aufmerksamkeit finden, sondern alle vulnerablen Organ- und Funktionssysteme.

Interventionen

Die **Kenntnis der Lebensgeschichte** hilft uns im professionellen Umgang, einen dementen Patienten würdevoll und respektvoll zu behandeln. Ein Mensch, der viel von dem verloren hat, aus dem üblicherweise gesellschaftliche Achtung erwächst, muß von uns vor dem Hintergrund seiner Lebensgeschichte und Lebensleistung gesehen werden. Ein Mensch ist auch das, was er einmal war. Er trägt seine Biographie mit sich, und je mehr wir davon wissen, um so leichter fällt es uns, die krankheitsbedingten Verluste fachlich einzuordnen.

Die **Orientierung an den Bedürfnissen und Impulsen** des dementen Patienten ist ein Prinzip, das wir höher einstufen sollten als das Korsett der bürgerlichen Anstandsregeln und eines geordneten Tagesablaufes. Je mehr Zwangsmaßnahmen wir ausüben, desto mehr Widerstand haben wir zu erwarten. Da der Patient uns nicht versteht, reagiert er auf viele Anweisungen und Anleitungen mit Ablehnung. Je mehr Druck wir ausüben, desto unkalkulierbarer werden seine Reaktionen. Laisser-faire mit geschmeidiger Anpassung an seine Bedürfnisse und mit sorgfältiger Beobachtung möglicher Gefahren ist ein sinnvolles Prinzip.

In Schottland und Kanada wurden **neue Konzepte** für die institutionelle Versorgung von Demenz-Patienten entwickelt. In diesen Einrichtungen sind zeitliche und örtliche Strukturen an die Patienten angepaßt. Große freie Flächen innerhalb und außerhalb der Gebäude ermöglichen ein Ausleben des Bewegungsdranges mit geringen Restriktionen. Die Patienten bekommen ihr Essen, wenn sie es wünschen, sie gehen schlafen, wenn sie müde sind. Jeder lebt nach seinem eigenen zeitlichen Rhythmus. Die personelle Besetzung muß sich den Tag- und Nachtrhythmen der Patienten anpassen. Für ein solches Konzept braucht man viel Raum und Personal. Wenn diese Voraussetzungen nicht gegeben sind, können von diesem Konzept doch Anregungen und Impulse übernommen werden.

Kein Mensch kann **glücklich** sein, wenn auf ihn Zwänge ausgeübt werden, die er nicht versteht und damit auch nicht akzeptieren kann. Je mehr Bedürfnisse des dementen Patienten befriedigt werden, desto weniger verbaler, physikalischer und pharmakologischer Zwang ist nötig. Also gilt es, die Bedürfnisse zu erkennen und unter den gegebenen Verhältnissen so weit wie möglich zu stillen.

Auch bei dementen Patienten sind noch **Lernprozesse** möglich, sie erfordern nur viel mehr Zeit und Wiederholungen. „Die Wiederholung ist die Mutter der Weisheit", dieser von vielen Lateinlehrern mit Recht geliebte Satz hat auch im Bereich der Demenzversorgung seine Berechtigung. Es ist nicht sinnlos, dem Patienten bei einer Begegnung auf dem Flur freundlich, langsam und laut zu sagen: „Guten Tag, Frau Müller, es ist heute Sonntag, der 6. März, Sie sind hier im Pflegestift Teurershof, ich bin Schwester Doris."

Die **Informationen, die man dem Patienten regelmäßig gibt**, müssen genau auf seinen Wissensstand und Orientierungsgrad angepaßt sein. Es ist auch für einen dementen Patienten kränkend, zum zehnten Mal zu hören, daß jetzt Schwester Doris mit ihm spricht, wenn der das seit Wochen weiß.

Handlungen, die am Patienten ausgeführt werden, sollten mit kurzen, einfachen Erklärungen begleitet werden. „Ich messe jetzt Ihren Blutdruck, Herr Müller." „Ich bringe Ihnen jetzt das Abendessen. Es ist 18 Uhr." Selbst wenn der Patient den genauen Sinn der Erklärung nicht versteht, enthält eine solche Erklärung neben dem sachlichen Inhalt noch viel soziale und emotionale Information. Unser eigenes Verhalten wird auch respektvoller und freundlicher, wenn wir es mit Erklärungen begleiten.

Wegen der **zeitlich und inhaltlich unterschiedlichen Verständnislücken** ist es schwer, im Einzelfall konkret vorherzusehen, was ein Patient begreift. Diese Fluktuation ist ein zentrales Problem im Umgang mit dementen Patienten und muß auch den Angehörigen vermittelt werden. Aus der Wechselhaftigkeit der Leistungen kann eine Überforderung oder Unterforderung resultieren.

Das **Leistungsniveau der Patienten** ist fluktuierend und befindet sich in einem labilen Gleichgewicht. Schon geringfügige körperliche Störungen wie eine leichte Infektion, Verschlechterung einer Herzinsuffizienz, Austrocknung oder Ermüdung im Tagesablauf haben gravierende Auswirkungen. Dies ist vor allem ein Problem bei grenzkompensierten Patienten, die noch alleine leben. Wenn bei einer solchen Verschlechterung weitere Fehler z. B. bei der Tabletteneinnahme oder dem Trinken gemacht werden, entsteht der in der Geriatrie so typische Circulus vitiosus.

Medikamentöse Maßnahmen werden bei Unruhezuständen, Aggressionen, Weglauftendenzen und Störungen des Tag-Nacht-Rhythmus aus der pflegerischen Umgebung des Patienten oftmals schnell gefordert. Schlaf- und Beruhigungsmittel und Neuroleptika kommen zum Einsatz. Je schneller und härter die Wirkung sein soll, desto höher ist das Risiko von Nebenwirkungen. Die Zeitdauer der Wirkung ist nicht nach Belieben zu steuern. Der natürliche Tagesrhythmus von Aktivität und Ruhe wird auf jeden Fall gestört.

Die geistige Leistungsfähigkeit wird durch diese Medikamente vermindert. Das betrifft auch komplexe Alltagsleistungen wie Kontinenz und Gehen. Der Preis für die Sedierung kann also hoch sein.

Veränderungen in der Umgebung führen schnell zu einer Dekompensation. Bekannt sind die Verwirrtheitszustände bei Umgebungwechsel. Jeder Wechsel in eine neue Umgebung ist eine schwere psychische Belastung für einen älteren Menschen und besonders für einen kognitiv geminderten.

▬▬▬ Krankengeschichte

Frau Kressig kommt nach operativ versorgter pertrochantärer Femurfraktur links direkt aus dem Akutkrankenhaus zur geriatrischen Rehabilitation. Sie wehrt sich heftig gegen jede Untersuchung. Sie wolle nach Hause. Man könne sie doch nicht gegen ihren Willen hier in dieser „Anstalt" halten. Sie ist in ruhigen Phasen mit gewissen Einschränkungen zu einem sinnvollen Gespräch in der Lage, ist offenkundig stark reduziert in Gedächtnisleistungen und Auffassung, begreift auch nicht die häuslichen Probleme, die entstehen, weil sie noch nicht in der Lage ist, allein aufzustehen und zu laufen. Die beim Gespräch anwesenden Angehörigen versuchen sie mit drängenden suggestiven Fragen dazu zu bewegen, in der Klinik zu bleiben. Im Akutkrankenhaus sei sie noch ganz vernünftig gewesen, habe auch eingewilligt, in eine Rehabilitationsklinik verlegt zu werden. Die Fahrt und die neue Umgebung haben offenbar genügt, um emotional und kognitiv eine deutliche Verschlechterung zu bewirken. Wir erklären den Angehörigen, daß es für die geistige Verfassung am besten sei, sofort ihrem Wunsch nachzugeben. Die häusliche Umgebung würde mit hoher Wahrscheinlichkeit zu einer schnellen Rekompensation führen. Wir entlassen die Patientin nach einer Hilfsmittelversorgung noch am selben Tag nach Hause, die Pflege ist den Angehörigen zumindest vorübergehend unter Mithilfe und Anleitung durch die Sozialstation möglich. Drei Tage später rufen die Angehörige an und berichten, die Mutter habe sich zu Hause tatsächlich am Folgetag wieder gefangen und sei „wieder vernünftig". Ein Jahr später nehmen wir die Patientin nach einer Oberschenkelhalsfraktur rechts erneut zur geriatrischen Rehabilitation auf. Diesmal läuft alles gut, sie ist geistig klar, entschuldigt sich verlegen für ihr früheres Verhalten und macht gute funktionelle Fortschritte.

Regelmäßiges **körperliches und geistiges Training** ist sinnvoll. Eine körperliche Apathie führt auch zu einer Verringerung der Wahrnehmung und damit zu einem Verlust an geistiger Nahrung. Vielleicht ist es möglich, in früheren Phasen der Demenz den Prozeß zu verlangsamen.

Ein reger **Sozialkontakt** hilft dabei mit, geistig rege zu bleiben. Eine Depression würde sich negativ auf die geistige Aktivität auswirken, hier ist eventuell medikamentöse Behandlung nötig. Jede Minderung der Herzleistung wirkt sich schädlich auf die Gehirndurchblutung aus. Wenn also auch der eigentliche Abbauprozeß nicht aufzuhalten ist, so sind noch viele körperliche, psychische und soziale Rahmenbedingungen zu beeinflussen.

Die **Belastung der Angehörigen** verdient therapeutische Aufmerksamkeit. Nahezu 90 % von ihnen leiden nach längerer Pflege an einer Depression. Sie erleben die geistige und körperliche Zerstörung eines vertrauten Menschen, sind mit ihren eigenen Gefühlen konfrontiert, die lange nicht mehr nur Liebe, Zuneigung und Respekt sind, sondern oft hauptsächlich Pflichtgefühl, aber auch Ekel, Wut und der Wunsch, daß alles möglichst schnell vorbei sein möge. Die negativen Gefühle erwecken Schuldgefühle. Dieses Wirrwarr ambivalenter Gefühle ist in hohem Maße psychisch und körperlich schädigend. Die Angehörigen brauchen den betreuenden Arzt und die professionellen Pflegepersonen als Ansprechpartner, fachliche Informationsquelle und Ratgeber.

Probleme der Sicherheit

Einführung

Zu einer **Gefährdung im Alltag** kommt es durch Funktionsein-schränkungen von Wahrnehmung, Motorik und zentraler Verarbeitung (Denkvermögen). Dabei ist zwischen Eigen- und Fremdgefährdung zu differenzieren. Fremdgefährdung ergibt sich aus dem Umgang mit Feuer, Gas, technischen Geräten und Kraftfahrzeugen. Eigengefährdung ergibt sich aus Vernachlässigung der Nahrungs- und Flüssigkeitsaufnahme, der Fehlreaktion auf Krankheitszeichen, dem falschen Umgang mit Medikamenten und aus Unfällen. Bei den Unfällen spielen die Stürze statistisch die größte Rolle (s. S. 268 f).

Typische Gefahrenbereiche für den geriatrischen Patienten sind somit
– Ernährung und Trinken,
– Fehlreaktion auf Krankheitszeichen,
– Umgang mit Medikamenten,
– Stürze,
– Schwindel, Anfälle, Synkopen,
– Haushaltsunfälle durch
  • Feuer,
  • Gas und Strom,
  • Elektrizität,
  • scharfe Gegenstände,
  • giftige Stoffe,
– unvorsichtiger Umgang mit kriminellen Fremden,
– Straßenverkehr,
– autoaggressive Handlungen (Suizidalität) (s. auch Tab. 9.**6**).

Krankengeschichte

Frau Kowalski befindet sich nach einer Oberschenkelhalsfraktur in der geriatrischen Rehabilitation. Sie ist nach einer TEP bereits wieder selbständig gehfähig, Probleme ergeben sich aus einer massiven Ein-schränkung der Sehfähigkeit. Sie kann auf einem Auge lediglich hell und dunkel unterscheiden, mit dem anderen hat sie Mühe, Finger in 30 cm Entfernung vor dem Auge zu zählen. Zwei Töchter bieten an, sie aufzunehmen und zu versorgen, sie selbst beharrt aber auf der Rückkehr in die eigene Wohnung. Dort würde sie alles genau kennen. Sie ist eine starke Raucherin. Auf das Brandrisiko durch das Rauchen angesprochen, beteuert sie, sie würde nur rauchen, wenn jemand in der Wohnung wäre. Auch von elektrischen Geräten würde sie sich fernhalten.

Assessment

Bei der Patientin der Krankengeschichte ergibt sich die Gefährdung (Eigen- *und* Fremdgefährdung) aus einem Zusammenspiel von Sehbehinderung, ihrem Rauchen und ihrer Weigerung, die eigene Wohnung aufzugeben. Dieser Entschluß erscheint der Umgebung zu gefährlich zu sein, er ist aber nicht von vornherein als pathologisch einzustufen.

In der **Diagnostik** müssen äußere Gefahrenquellen und die Reaktion des Betroffenen aufeinander bezogen werden. Die genaue Art der Gefährdung und ihre nosologische und funktionelle Ursache sind herauszuarbeiten.

Wir unterscheiden zwischen **inneren und äußeren Gefährdungsursachen.** Die „inneren Gefahrenquellen" liegen in seelisch-geistigen und körperlichen Funktionsdefiziten, die ein selbständiges Leben in üblicher Sicherheit verhindern. Äußere Gefahrenquellen liegen in der personellen oder materiellen Umwelt.

Eine genaue **Untersuchung der Wohnungsumgebung** gehört zur Analyse der Sicherheit. Häufige Gefahrenquellen im häuslichen Umfeld werden im Kapitel 8 (S. 276 f) beschrieben. Zur Umgebung gehört auch das personelle Umfeld, das miteinbezogen werden muß.

Eine **ärztliche Untersuchung auf affektive und kognitive Störungen** ist unerläßlich, wenn die geistigen und seelischen Reaktionen ungewöhnlich und unvernünftig erscheinen.

Wenn der konkreten Gefährdung **behandelbare Krankheiten** zugrundeliegen, ist ein kausaler Ansatz durch Therapie der Grunderkrankung möglich. Alle behandelbaren Formen von Verwirrtheit, Demenz, Depression und produktiv-psychotische Erkrankungen fallen in diese Kategorie. Auch sensorischen und motorischen Gefahrenquellen kann eine behandelbare Grunderkrankung zugrunde liegen (Tab. 9.**6**).

Interventionen

Sicherheitsprobleme können durch **behandelbare Grunderkrankungen** verursacht werden (Tab. 9.**6**), so daß in diesen Fällen ein kausaler Therapieansatz möglich ist.

Die **emotionale und kognitive Verfassung** des Patienten ist entscheidend für die Frage, ob er selbstverantwortlich eingebunden werden kann in die Problemlösung oder ob die professionelle und private Umgebung ohne oder sogar gegen ihn eingreifen muß.

Bei **Patienten ohne Einsichtsfähigkeit,** bei denen unmittelbare Gefahren für sich oder andere bestehen, sind auf dem gesetzlich vorgeschriebenen Weg psychiatrische Zwangsmaßnahmen zu ergreifen. Im akuten Fall kann dies die notfallmäßige Einweisung in die zuständige psychiatrische Klinik sein. Ein Arzt muß nach entsprechender Diagnosestellung die Selbst- oder Fremdgefährdung attestieren. Die sozialpsychiatrischen Dienste stehen im ambulanten Bereich beratend und therapeutisch zur Verfügung.

Tabelle 9.6 Häufige Gefahrenquellen im Alter

Funktionelles Defizit	Gefährdungsbereich (Beispiele)	Nosologische Einordnung (Beispiele)
Sehbehinderung	Brandgefahr z. B. durch Rauchen, Sturzgefahr, Gefahr im Straßenverkehr, im Umgang mit Haushaltsgeräten	Diabetische Retinopathie, Katarkt, Glaukom, Makuladegeneration
Gleichgewichtskontrolle vermindert	Sturzgefahr	Zustand nach Schlaganfall mit Hemiparese, Kleinhirnerkrankungen, Erkrankungen der Basalganglien, Morbus Parkinson, Polyneuropathie
motorische Schwäche und Einschränkungen	Stürze, Immobilität	Paresen, allgemeine Erkrankungen des Bewegungsapparates, Herzinsuffizienz, Morbus Parkinson
Kognitive Reduktion	Medikation, Sturz, Nahrungsaufnahme, Kriminalität, Haushaltsgeräte, Feuer	Demenz, Intoxikation, Delir, Medikamente
Antriebsminderung	verminderte Flüssigkeits- und Nahrungsaufnahme, Medikamenteneinnahme	schwere Depression, Demenz, Intoxikation
Anfälle, Bewußtseinsverlust	Verletzung bei Sturz, Gefärdung im Straßenverkehr, Haushaltsgeräte, Feuer	TIA, Epilepsie, Herzrhythmusstörungen, Schwindel, Unterzuckerung, Blutdruckabfälle

Dem Gesichtspunkt der Fremdgefährdung ist besondere Aufmerksamkeit zuzuwenden. In diesem Bereich sollte die Auslegung der Gefahr ganz eng geschehen.

Wenn die Analyse der Gefährdung eine **ambulant behandelbare Erkrankung** ergeben hat, muß bis zum Ansprechen der Therapie eine Überwachung gewährleistet sein. Bei kognitiven Problemen ist die ambulante Behandlung deshalb erst einmal anzustreben, weil ein Umgebungswechsel eine erneute kognitive Belastung darstellen würde.

Ein engmaschiger **Erfahrungsaustausch im behandelnden Team** ergibt ein einheitliches Vorgehen und eine zuverlässige Verlaufskontrolle. Personen, die das Vertrauen des Patienten genießen, sollten einbezogen werden.

Veränderungsmöglichkeiten der Wohnumgebung müssen überprüft werden, wenn die Funktionsdefizite, die die Gefährdung begründen, nicht behoben werden können.

Bei der Patientin aus der Krankengeschichte gelang es, sie zu bewegen, ihre Wohnung aufzugeben und zu einer ihrer Töchter zu ziehen. Ein Ortswechsel, eventuell in ein Heim, ist natürlich ein gravierender Eingriff in das Lebensgefüge. Wohnungsveränderungen können Gefahren mindern, wenn auch nicht ganz ausschalten, einige typische Möglichkeiten wurden im Abschnitt über Hilfsmittel (S. 437 ff) genannt.

Wenn der Patient **entscheidungsfähig** ist und die zur Diskussion stehende Gefahr nur ihn allein betrifft (z.B. Sturzgefahr bei einem geistig klaren Patienten), muß der Selbstbestimmung mehr Raum gegeben werden als bei Gefahren für andere.

Ein **Hausnotruf** kann eingerichtet werden. Das verbreitete System, das vom Roten Kreuz angeboten wird, besteht aus einem „Funkfinger", einem kleinen Sender mit Notruftaste, den der Patient um den Hals trägt, und einem Gerät, das das Notsignal über das Telefon weiterleitet. Telefonketten und regelmäßige Anrufe oder Besuche können mindestens die Reaktionszeit zwischen Unfall und Hilfe verkürzen. Risikofreies Leben gibt es nicht, weder im Alter noch in jüngeren Jahren.

❗ Ein erhöhtes Risiko ist oft der Preis für mehr Autonomie und Selbstbestimmung.

Kommunikationsstörungen

Einführung

Kommunikation bedeutet das Aussenden und Empfangen von Signalen zwischen Menschen, im weiteren Sinne die Aufnahme und Pflege von sozialen Kontakten. Die übermittelte Botschaft wird dabei vom „Sender" nach individuellen und gesellschaftlichen Regeln kodiert (verschlüsselt) und vom „Empfänger" dekodiert (entschlüsselt). Nach Watzlawik hat jedes Verhalten in zwischenmenschlichen Situationen Mitteilungscharakter. Neben den verbalen und nonverbalen Äußerungen übermittelt auch der situative Rahmen Informationen.

Der Patient ist „Sender", wenn er uns verbal und non-verbal Beschwerden und Befunde übermittelt, er ist Empfänger, wenn er Informationen über seine gesundheitlichen Probleme erhält und Beratung zur Verhaltensmodifikation.

❗ Gelungene Kommunikation ist Voraussetzung für gemeinsames Handeln von Patient und personellem Umfeld.

Ausgetauscht werden nicht nur sachliche Informationen, sondern auch Gefühle, Einstellungen, Wertsetzungen, Ansprüche und Absichten. In einer Gesprächssituation ist nicht nur der Wortlaut des Gesagten Informationsträger.

Wir übermitteln Botschaften durch
– Worte,
– Auslassungen,
– Tonfall,
– Mimik und Gestik,
– Tempo und Lautstärke,
– unser gesamtes Erscheinungsbild,
– durch situative Elemente.

Gelungene Kommunikation ist Verstehen von dem, was im anderen vorgeht. Sie ist partnerschaftlich und geprägt vom Respekt dem anderen gegenüber, den ich als gleichwertig erleben und behandeln muß. Meine Wahrnehmung seiner Signale muß sensibel sein und darf das Wahrgenommene nicht verfälschen durch eigene Gefühle und Einstellungen.

Eine **möglichst objektive Wahrnehmung** ist das anzustrebende Ideal. Eigene kommunikative Eigenarten und Prägungen sind mögliche Störfaktoren. Sie können durch reflektierte Erfahrung und Training bewußt gemacht werden, um gemeinsames (communis = gemeinsam) Verstehen herbeizuführen.

Situative Faktoren können den verbalen Gehalt der Botschaft überdecken. Wenn eine Pflegeperson in weißem Kittel, mit lautem, energischem Schritt und vorgereckter Spritze in ein Krankenzimmer stürmt, enthält diese Situation auch ohne Worte viele Informationen.

Die Kommunikation wird nachhaltig gestört, wenn die Pflegeperson verbal höflich formuliert: „Bitte machen Sie das Gesäß frei, Herr Meyer, es tut nicht weh!", dabei aber im Dragonerton Macht demonstriert, indiskret und eilig die Entblößung vor dem Zimmernachbarn fordert und zudem noch so schnell spritzt, daß es bei ihr tatsächlich mehr weh tut als bei anderen.

Aus diesen Diskrepanzen zwischen Taten und Worten ergibt sich nachhaltiges Mißtrauen und Ablehnung gegen alles, was sie in der Folgezeit übermittelt.

Störungen von Kommunikation treten nicht nur im Rahmen von Krankheiten und Behinderungen auf, sie sind normaler Bestandteil menschlichen Lebens. Der Schriftsteller Antoine de Saint-Exupéry bezeichnet die Sprache sogar als eine „Quelle des Mißverständnisses". Professionelle Pflege kennt diese Gefahr und bezieht sie in Planen und Handeln ein. Alter, Behinderung und Krankheit machen Kommunikationsstörungen häufiger und schwerwiegender. Viele pathologische Prozesse schädigen die Organe der Kommunikation. Durch Krankheit und Alter entstehen Unterschiede im Erleben und Verhalten zwischen Patient und Umgebung.

▬▬▬ Krankengeschichte

Herr Stamm ist in der Praxis gut bekannt. Daß er geistig nicht mehr auf der Höhe ist, merkt jeder sofort. Aber mit geduldiger Rücksicht und entsprechenden Vorsichtsmaßnahmen kommt man in Alltagsdingen gut mit ihm zurecht. Zur Not hilft telefonisch bei komplizierten Sachverhalten die Ehefrau, die wegen Kniegelenksarthrosen, Übergewicht und einer schweren Herzinsuffizienz ans Haus gebunden ist. Diesmal hat er Schmerzen in beiden Füßen, die bei längerem Gehen zunehmen. Eine klinische Untersuchung mit Dopplerultraschall zeigt den eindeutigen Befund einer arteriellen Verschlußkrankheit. Um ihm den Weg zur Apotheke zu ersparen, gibt sein Hausarzt ihm eine Packung Pentoxifyllin-Tabletten mit. Dies sei für die schmerzenden Füße, erklärt er mit einer Geste in Richtung Fuß, und schreibt „2x1 täglich" auf die Packung. Wenige Tage später kommt Herr Stamm zum vereinbarten Kontrolltermin. Nein, es sei überhaupt nicht besser geworden, es täte jetzt sogar mehr weh. Er möge bitte noch einmal Füße und Beine frei machen. Auf beiden Großzehen ist ein sehr dick und stramm zirkulär gewickeltes braunes Pflaster zu sehen, unter dem jeweils ein merkwürdiger Höcker zu sehen ist. Beim Entfernen des Pflasters zeigen sich die dicken, harten Pentoxifyllin-Tabletten, die sich der Patient direkt auf die Großzehennägel gewickelt hatte.

Assessment

Zuerst muß ein **generelles Problembewußtsein** für Störungen der Kommunikation entstehen. Ohne die Erkenntnis, daß Kommunikation gestört ist, ergibt sich aus mangelndem Problembewußtsein nicht die Chance zu gezielten verbessernden Maßnahmen.

Bei Herrn Stamm führte die Überprüfung der Therapiewirkung zur Entdeckung, daß in der Kommunikation Probleme aufgetreten waren. Er hatte sich, wie es kognitiv eingeschränkte Menschen oft machen, an der Geste mehr orientiert als am Wortlaut.

Folgende Bereiche, aus denen sich **Kommunikationsstörungen** ergeben, können in einer kursorischen Annäherung unterschieden werden:

- **Persönlichkeitsmerkmale und individuelle Verhaltensmuster:**
  – fremde Sprache,
  – bildungs- und schichtspezifische Unterschiede,
  – unterschiedlicher kultureller Hintergrund,
  – unterschiedlicher religiöser Hintergrund,
  – geschlechtsspezifische Unterschiede,
  – familiäre und erziehungsspezifische Unterschiede,
  – generationsspezifische Unterschiede,

– krankheitsbedingte Rollenveränderung,
– Schamgefühle.

- **Störungen im situativen Rahmen und
  der sozialen Interaktion:**
– unruhiger Kommunikationsrahmen mit häufigen Unterbrechungen,
– Lärm und ungünstiges Licht,
– zeitlicher Rahmen unpassend oder unterschiedlich,
– unklare oder unterschiedliche Zielsetzungen eines Gespräches,
– Ignorieren eines unterschiedlichen Informationsstandes,
– ungünstige Anordnung/ Sitzordnung der Kommunikationspartner (Störung des Blickkontaktes),
– ungeklärte Rollenverteilung,
– falsche oder unerwünschte Gesprächspartner,
– fehlendes inneres Einverständnis des Patienten,
– Unsicherheit durch äußere Auffälligkeiten
  (Kleidung, Hygiene, Geruch, unästhetische Äußerlichkeiten).

- **Pathologische Entwicklungen als Störfaktor:**
  Körperliche:
– Schlecht sitzendes Gebiß,
– organische Veränderungen in Mund, Rachen, Kehlkopf,
– Lähmungen der beteiligten Muskeln (schlaff oder spastisch),
– Dyspnoe,
– Schmerzen,
– Drogen (Alkohol), Medikamente,
– Phonationsstörungen,
– Dysarthrien,
– Aphasien,
– Hörminderung,
– Sehbehinderung,
– reduzierter Allgemeinzustand.
  Psychische:
– Demenz,
– Depression,
– Aufmerksamkeitsstörungen,
– Neglect,
– paranoid-halluzinatorische Phänomene,
– pathologisches Weinen/Gähnen,
– aktuelle emotionale Belastungen,
– Angstzustände,
– aggressive Entgleisungen,
– Fixierung auf bestimmte Partner.

Kommunikation ist In-Beziehung-treten. Störungen treten also nicht nur beim Patienten auf, sondern auch bei seinem Gegenüber und in einer ganz bestimmten Konstellation zwischen Patient und Helfer.

❗ Eine Kommunikationsstörung betrifft immer beide Seiten, einseitige Ursachensuche beim Patienten geht am Problem vorbei.

Wir müssen uns durch systematische **Analyse der eigenen Erfahrungen** erarbeiten, in welche Kommunikationsfallen wir selbst gerne tappen, welche Schräglage wir selbst in der Wahrnehmung von verbalen und nonverbalen Signalen haben.

Das Verstehen des anderen wird auf unserer Seite häufig verfälscht durch
- fehlendes Fachwissen,
- vorfixierte Wünsche und Pläne,
- Angst, Zorn, Scham,
- Machtstreben,
- Fehlinformation und Unkenntnis,
- Vorurteile,
- Eile und Zeitnot,
- eigene Wertmaßstäbe und moralische Urteile,
- eigene seelische Fehlentwicklungen.

❗ Selbstkritische Erfahrungen mit eigenen Kommunikationsproblemen sind notwendig für professionelle Kommunikation.

Fachliche Kenntnisse verbessern Kommunikation. Ein simples Beispiel ist die Kenntnis der Dissimulationsneigung bei geriatrischen Patienten. Das klinisch bedeutsame Spektrum der Sprach- und Sprechstörungen wird in einem gesonderten Abschnitt behandelt (S. 103 ff).

Widersprüche zwischen Worten und Verhalten liegen z. B. vor, wenn ein Patient auf der verbalen Ebene immer wieder betont, wie selbständig er werden möchte, im täglichen Pflegeverhalten aber unübersehbar erhöhte Versorgungsansprüche stellt. Dann müssen wir die nonverbale Botschaft ernster nehmen als die verbalen Äußerungen, die sich gewöhnlich mehr am sozialen Erwartungsdruck orientieren.

❗ Diskrepanzen zwischen verbalen Äußerungen und körperlichem Ausdrucksverhalten sind von hoher diagnostischer Wertigkeit.

Ein Patient, der immer wieder nach denselben Fakten fragt, präsentiert hinter der sachlichen Oberfläche seelische Probleme als Gesprächsangebot. Dies ist oft der Fall bei Wünschen, Gefühlen, Ansprüchen und Erwartungen, die vor einem selbst oder der Umwelt als nicht akzeptabel eingestuft werden werden.

❗ Die ständige Wiederholung sachlicher Fragen ist gewöhnlich ein Hinweis auf ein psychisches Problem.

Die **Interpretation körperlichen Ausdrucksverhaltens** verlangt genaue Kenntnisse pathophysiologischer Zusammenhänge. Man muß wissen, daß es nach Hirnschädigungen pathologisches Lachen und Weinen oder Affektlabilität gibt, um von diesen Gefühlsäußerungen richtige Rückschlüsse auf die seelische Verfassung machen zu können. Die mimische Verarmung eines Parkinson-Patienten darf nicht fehlinterpretiert werden als Interesselosigkeit, Depression oder Demenz. Die Absichterklärungen und Planungen eines rechtshirngeschädigten Patienten können nur richtig eingeordnet werden, wenn man das Krankheitsbild des „Rechtshirnsyndroms" kennt. Altersbedingte Veränderungen im körperlichen Ausdrucksverhalten können ebenfalls Anlaß zu Täuschungen sein.

Interventionen

Die **therapeutische und pflegerische Intervention** ergibt sich aus der Analyse der Kommunikationsstörung .

Folgende Prinzipien gelten grundsätzlich:
- gelungene Kommunikation ist nicht selbstverständlich,
- Selbstreflektion des eigenen Kommunikationsverhaltens verbessert Verstehen,
- der persönliche Hintergrund des Patienten muß beachtet werden,
- der soziokulturelle Hintergrund muß Berücksichtigung finden,
- die fachliche Einordnung des Krankheitsbildes muß erfolgen,
- Diskrepanzen zwischen Verhalten und der Verbalebene müssen geklärt (nicht gewertet!) werden,
- die emotionale Ebene ist hinter der sachlichen Information zu suchen.

Kommunikation ist ein **Prozeß.** Fehler wirken nach, was ich gestern vermittelt habe, beeinflußt die heutige Ausgangslage. Kommunikation muß also als langdauernder kontinuierlicher Prozeß geplant und kontrolliert werden. Im therapeutischen Team wird der Informationsprozeß als gezielte Intervention besprochen und geplant.

Die konkrete **Durchführung eines Gespräches** muß geplant werden (Tab. 9.7). Dabei sind die möglichen Reaktionen des Patienten einzuplanen, um eventuelle krisenhafte Entwicklungen auffangen zu können.

❗ Wichtige und belastende Informationen dürfen nicht zwischen Tür und Angel vermittelt werden.

Tabelle 9.7 Checkliste für Vorbereitung und Durchführung eines Patienten-gespräches

Vorbereitung
- Indikation zum Gespräch reflektieren
- Gesprächstermin mit Patienten vereinbaren
- Ort und Zeitdauer festlegen
- weitere Gesprächspartner in Abstimmung mit dem Patient einladen
- gesprächsrelevante Daten über Gesprächspartner sammeln (somatische, psychosoziale, persönliche)
- eigenes Gesprächsziel festlegen
- Sitzordnung überlegen
- evtl. benötigte Materialien vorbereiten

Durchführung
- Vorstellung mit Funktionen der Teilnehmer
- Gesprächsordnung und Zeitrahmen erklären
- Patienten mit seinen Anliegen zu Wort kommen lassen
- Informationsstand und Ziele des Patienten eruieren
- Angehörige zu Wort kommen lassen
- deren Informationsstand und Ziele eruieren
- gemeinsames Gesprächsziel erarbeiten
- Informationsstand angleichen
- erreichten Zwischenstand zusammenfassen
- zwischen verbaler und emotionaler Ebene differenzieren
- non-verbale Signale beachten
- Zusammenfassung zum Abschluß
- eventuelle Absprachen/Entscheidungen eindeutig formulieren
- Frage der Fortsetzung klären
- Gesprächsverlauf dokumentieren
- Reaktionen des Patienten nach dem Gespräch beobachten

Harninkontinenz

Einführung

Die **Ausscheidungsvorgänge und ihre Kontrolle** sind von Kindheitstagen an von großer psychischer und sozialer Bedeutung. In diesen Bereichen die Kontrolle zu verlieren, bedeutet für den einzelnen eine tiefgreifende Verletzung seines Selbstbildes, ist verbunden mit Scham und Verzweifelung, führt zu seelischen Rückbildungsvorgängen, oft zu Ekel und Abwehr der Umgebung, zu sozialer Isolation und zur Diskriminierung.

! Inkontinenz wird oft verschwiegen und kann zum zum sozialen Rückzug führen.

Dieses Thema ist **gesellschaftlich tabuisiert** und kann nicht auf der rein sachlichen Ebene behandelt werden. Die Umgebung ist in Abwehr, Peinlichkeit und Ekel zu sehr beteiligt. Aus der fehlenden Verarbeitung dieser inneren Beteiligung kommt es zu einer Tabuisierung. Das Auftreten von Inkontinenz verändert die soziale Einstufung der Betroffenen. Daß die Inkontinenz und die Bereinigung ihrer Folgen zu den Aufgaben des Pflegeberufes gehört, hat negative Folgen für das Ansehen dieses Berufes.

Die **fehlende Ästhetik** des gebrechlichen alten Menschen, das Versagen gegenüber sozialen Normen, in konkreter Zuspitzung der Gestank von Urin und Kot, das alles gehört zum psychosozialen Rahmen, in dem Pflege stattfindet. Auch diese Probleme gehören in die Festtagsreden von Alter und Würde.

Im **Bereich der institutionalisierten Pflege** entfallen von den 400–600 Pflegeminuten bei Schlaganfall-Patients allein 130 Minuten auf die Inkontinenzversorgung und das Inkontinenztraining. Der Eintritt von Urin- und noch mehr von Stuhlinkontinenz ist oft der entscheidende Punkt, an dem sich die pflegenden Angehörigen der Situation nicht mehr gewachsen fühlen. Individuell, familiär und gesellschaftlich weitreichende Entscheidungen hängen an der Inkontinenz.

Krankengeschichte

Auf der Station werden an verschiedenen Stellen nasse Damenunterhosen gefunden. Offenkundig versteckt jemand die nasse Unterwäsche, um die Inkontinenz nicht zeigen zu müssen. In möglichst diskreter Detektivarbeit verdichten sich die Hinweise, daß Frau Teschke, eine 83jährige, kognitiv mäßig eingeschränkte Patientin, die Unterwäsche versteckt. In mehreren Gesprächen gelingt es, ein Inkontinenzproblem bei ihr anzusprechen und therapeutisch anzugehen. Dabei wird bewußt vermieden, sie als „Täterin" zu „überführen". Es gibt aber keine weiteren „Funde" mehr, nachdem ein Toilettentraining bei ihr erfolgreich durchgeführt wurde.

Assessment

Der erste Schritt ist die **Entdeckung** des oft bewußt versteckten Problems. Das Ausmaß der Inkontinenz, Ursache, Typ der Inkontinenz und die körperlichen und sozialen Folgen müssen zur weiteren Planung des Vorgehens festgestellt werden.

❗ Die Einschränkung der Selbstauskunft führt zur Notwendigkeit der systematischen Krankenbeobachtung.

Inkontinenz ist ein Symptom, das der weiteren Abklärung bedarf (vgl. im Kapitel 8, S. 379ff).

Das **Miktionsprotokoll** (Erfassungsblatt, Miktionsstundenplan) ist ein bewährtes Mittel, um Typ, Ausmaß und Häufigkeit der Inkontinenz zu erfassen (Abb. 9.**14**). Die Verlaufskontrolle enthält über positive Rückmeldungen an den Patienten auch therapeutische Elemente.

Unverzichtbar ist der **Ausschluß des Harnverhaltes** (Überlaufblase), der bei Männern meist durch Prostataveränderungen und bei Frauen oft durch die neuropathische Blasenentleerungsstörung bei Diabetes mellitus auftritt. Alle obstruierenden Prozesse des Blasenausganges und der Harnröhre (Strikturen, Raumforderungen) können natürlich ebenfalls zu einem Harnverhalt führen.

Praktisch bedeutsam ist der durch **anticholinerge Medikamente** hervorgerufene Harnverhalt bei

- trizyklischen Antidepressiva,
- Antihistaminica,
- Neuroleptika,
- Opiaten,
- Medikamenten gegen Tremor.

Die beiden **häufigsten Typen der Urininkontinenz**, die Streßinkontinenz und die Drang-Inkontinenz (Urge-Inkontinenz), können oft schon durch Anamnese und Krankenbeobachtung differenziert werden (Tab. 9.**8**). Oft bestehen jedoch Mischformen, die klinische und pathophysiologische Elemente beider Typen auf sich vereinen (vgl. S. 381 f).

Die typischen **geriatrischen Interaktionen** zwischen anderen Erkrankungen und der Inkontinenz gilt es zu erkennen, da sich hier oft diagnostische Fallstricke, aber auch wirkungsvolle therapeutische Ansätze ergeben. So kann z.B. eine Herzinsuffizienz die Inkontinenzsymptomatik verstärken oder verändern, ebenso ein Diabetes mellitus.

Datum: ....
Name: ....

Toilettentraining
Geriatrische Klinik Esslingen-Kennenburg

Uhr-zeit / Tag	7	8	9	10	11	12	13	14	15	16	17	18	19	20	21	22	23	24	1	2	3	4	5	6	Unter-schrift
1.																									
2.																									
3.																									
4.																									
5.																									
6.																									
7.																									
8.																									
9.																									
10.																									
11.																									
12.																									
13.																									
14.																									
15.																									

Legende: Plus + Erfolg /· Minus - Nass / Trocken o / Stuhl I

Abb. 9.**14** Formular für Miktionsprotokoll

Tabelle 9.8   Unterscheidungskriterien zwischen Streß- und Drang-Inkontinenz

Streß-Inkontinenz	Drang-Inkontinenz
Ausgelöst durch Bewegungen, Erhöhung des intraabdominellen Druckes (Husten, Nießen, Treppensteigen)	Nicht ausgelöst von Bewegungen und intraabdominellen Druckerhöhungen
Unwillkürlicher Urinabgang ohne vorherigen Harndrang, meist von geringen Mengen (Tröpfelform)	Intensiver, starker Harndrang mit „zu wenig Zeit", um Toilette zu erreichen
Nachts meist nicht	Nachts oft Urinabgang (Nykturie)
Bei Frauen häufiger als bei Männern	Bei Männern und Frauen gleichermaßen häufig

Bewegungseinschränkungen und psychomotorische Verlangsamungen können dazu führen, daß die Zeit zur regelrechten Miktion nicht mehr ausreicht und dann eine Urge-Inkontinenz sichtbar wird. Veränderungen des Bewegungsablaufes z. B. nach einer Hüftoperation können sich so auf den intraabdominellen Druck auswirken, daß dieser bei bestimmten Bewegungen (Aufstehen aus dem Bett) den Harnröhrenverschlußdruck übersteigt und es damit zur Streßinkontinenz kommt.

Diuretische Medikamente können ebenfalls die Miktion in Menge und Frequenz so erhöhen, daß Inkontinenzen auftreten.

Jede **Verminderung der Alltagskompetenz** beeinträchtigt den komplexen Vorgang der Kontinenzerhaltung. Umgebungsfaktoren und die Orientierung des Patienten in fremder Umgebung dürfen nicht außer acht gelassen werden. Hier kann das Auftreten einer Urininkontinenz Zeichen dafür sein, daß die funktionellen Leistungen aufgrund kognitiver oder körperlicher Behinderungen nicht mehr ausreichen, um sich in fremder Umgebung und bei verändertem Tagesablauf zurechtzufinden.

Man spricht von **funktioneller Inkontinenz,** wenn die auslösenden Faktoren nicht primär im Bereich der Ausscheidungsorgane liegen, sondern in einer Diskrepanz zwischen alltagsfunktionellem Leistungsvermögen und situativen Anforderungen.

Auch an sich positive **Umgebungsveränderungen** wie z. B. die korrekte Flüssigkeitsversorgung in institutionalisierter Umgebung kann die Kontinenzsituation verschlechtern. „Dem einen sin Uhl is dem annern sin Nachtigall." Es ergibt sich die Notwendigkeit einer Gratwanderung zwischen den verschiedenen Störungen.

Wir unterscheiden direkte **körperliche und psychosoziale Folgen** der Urininkontinenz.

Körperliche Folgen sind
– Milieuveränderung der Haut,
– Mazeration der Haut,

– Dekubitalgeschwüre,
– Hautinfektionen,
– Harnwegsinfektionen (aufsteigende Keime),
– Geruchsentwicklung,
– Schlafstörungen.

Psychosoziale Folgen sind
– Scham und Angst,
– freiwillige Flüssigkeitsrestriktion,
– Regression,
– Depression,
– Einschränkung des Bewegungsraumes,
– sozialer Rückzug,
– finanzielle Kosten,
– Respektverlust in der Umgebung,
– soziale Isolation.

Die **Flüssigkeitsrestriktion**, die sich viele inkontinente Patienten selber auferlegen, kann sich je nach Begleiterkrankungen sehr unterschiedlich auswirken. Bei einem diabetischen Patienten ist ein Flüssigkeitsdefizit gefährlicher, weil es sich direkt auf den Blutzuckerspiegel auswirkt und weil umgekehrt der Flüssigkeitshaushalt instabiler ist. Die trockene Haut ist infektionsanfälliger, ebenso kommt es besonders bei der Frau bei Exsikkose leichter durch aufsteigende Keime zu Harnwegsinfekten. Die entstehende Exsikkose führt zur Verminderung von kognitiven Leistungen, vor allem bei zerebralen Vorschädigungen.

Interventionen

Die Behandlung beginnt mit dem **Aufbau einer vertrauensvollen Beziehung**, in der es dem Patienten möglich ist, Inkontinenz als lösbares Problem zu präsentieren. Das diagnostische Ergebnis bestimmt das therapeutische Vorgehen.

Je nach auslösender **Grunderkrankung** kommen chirurgische, medikamentöse oder übende Verfahren in Frage. Die chirurgischen und medikamentösen Verfahren, die Katheterversorgung und die neuen Ansätze mit einem Harnröhrenregulator werden im Kapitel 8 (S. 384 ff) besprochen.

Das pflegerisch-therapeutische Verfahren ist das „**Toilettentraining**". Das Grundprinzip besteht im Bewußtmachen der Störung und dem Konditionieren auf einen Rhythmus des Toilettenganges, der der Person angepaßt ist und im häuslichen Alltag umgesetzt werden kann.

Auf einem **Miktionsprotokoll** (Abb. 9.**14**), das der Patient nach Möglichkeit selber führt, wird Frequenz und Erfolg des Toilettenganges erfaßt. Man wählt in Absprache mit Befund und Patienten ein geeignetes Miktionsintervall und veranlaßt schematisch einen Toilettengang zum festgelegten Zeitpunkt. Meist beginnt man mit zweistündlichen Intervallen und reduziert entsprechend dem Verlauf. Dabei wird der Toilettengang auch durchgeführt, wenn der Patient keinen Harndrang verspürt. Durch die Rhythmisierung des Miktionsverhaltens und verhaltenstherapeutische Effekte wie positive Rückmeldung sind gute Erfoge zu erzielen.

Die **Herstellung einer kontinenzfördernden Umgebung** gehört zum Toilettentraining. Der Weg zur Toilette muß deutlich erkennbar und kurz genug sein, eventuell verkürzt durch einen Toilettenstuhl. Die häuslichen Bedingungen müssen in den Behandlungsplan eingearbeitet werden.

Die Art der **Kleidung** beeinflußt stark die Auskleidezeit. Hier sind durch Kleidungsadaptationen Verbesserungen möglich. Die Toilettensitzhöhe und das Vorhandensein von Haltegriffen entscheidet über die Sicherheit und Geschwindigkeit des Toilettenganges (Hinsetzen und Aufstehen!).

Bauliche Voraussetzungen können den Toilettengang beeinflussen (Größe, Beleuchtung, Temperatur). Ein Bidet kann die Intimreinigung erleichtern, vor allem bei eingeschränkter Rumpfbeweglichkeit.

Vor allem bei Streßinkontinenz kann die **Beckenbodengymnastik** zu einer Erhöhung des Verschlußdruckes des Blasenausganges führen. Die Übungen müssen aber auf die oft reduzierten motorisch-funktionellen Möglichkeiten des geriatrischen Patienten angepaßt werden.

Eine **Verbesserung der Mobilität** führt unter Umständen zu einem physiologischeren Bewegungsablauf, der intraabdominelle Druckspitzen bei Streßinkontinenz verringert oder den Toilettengang bei Dranginkontinenz über die kritische Grenze hinaus beschleunigt.

Eine **Kombination verschiedener Maßnahmen** (z.B. medikamentöse Therapie plus Mobilitätsverbesserung plus Beckenbodenstärkung) ist immer zu erwägen.

Wenn Kontinenz nicht zu erreichen ist, vor allem bei körperlich oder geistig nicht kooperationsfähigen Patienten, ist die Entscheidung zwischen aufsaugenden oder auffangenden Maßnahmen oder Katheterableitung zu treffen.

Stuhlinkontinenz

Einführung

Wir bezeichnen mit **Stuhlinkontinenz** den unwillkürlichen Abgang von Stuhl, in einem weiteren Sinne auch das Absetzen von Stuhl zur unpassenden Zeit und am unpassenden Ort gegen übliche Konventionen. Das allgemein zur Urininkontinenz Gesagte trifft in noch stärkerem Ausmaß auf die Stuhlinkontinenz zu. Die Tabuisierung ist noch ausgeprägter. Die Stuhlkontrolle ist eng verbunden mit Sauberkeitserziehung, Machtausübung und sozialem Zwang.

Scham bei den Betroffenen **und Ekel** in der Umgebung spielen eine noch größere Rolle als bei der Urininkontinenz. Es gibt das Phänomen des „dirty protest" (dreckiger Protest), wenn ein Patient aus Protest heraus seinen Kot gezielt als Waffe gegen die Umgebung einsetzt.

In der ungehemmten Defäkation kann sich eine tiefe Regression in frühkindliche Verhaltensweisen zeigen.

Eine **tiefenpsychologische Deutung** dieses Verhaltens ist möglich. Diskutiert wird die Stuhlentleerung gegen alle Konventionen als Trotzreaktion und Ausdruck eines aggressiv formulierten Autonomiestrebens. Kot ist tiefenpsychologisch verbunden mit Machtausübung und Geld. Hergeben, Besitz, Produktion von etwas Eigenem wird mit Kot verbunden. Der Gesichtspunkt von aggressiver Distanzierung spielt auch in der Sprache eine wichtige Rolle, wenn wir sagen, daß uns etwas „scheißegal" ist oder wir „auf etwas scheißen". Die Aufzeichnungsgeräte abstürzender Flugzeuge zeichnen in allen Sprachen der Welt den Ausdruck „Scheiße!" als häufigstes letztes Pilotenwort auf.

Für die **Angehörigen** eines Pflegebedürftigen ist die Stuhlinkontinenz oft das Phänomen, das endgültig die häusliche Versorgung zum Scheitern bringt. Die Angehörigen schämen sich für den Patienten, dessen Gestank sie nicht ertragen oder nicht vor Nachbarn verheimlichen können. Der Leidensdruck kann so weit ansteigen, daß es zu aggressiven Handlungen kommt oder zu einer distanzierenden „Abschiebung" in ein Pflegeheim.

> ! Kein Symptom führt so stark zur Isolierung, Aggression und Demütigung wie die Stuhlinkontinenz.

Krankengeschichte

Frau Wortmann (79 Jahre) kann nach einer Schenkelhalsfraktur nicht nach Hause entlassen werden, weil sie nicht selbständig mobil ist und alleine lebt. Die kognitiv eingeschränkte Patientin erlebt dies als ungerechtfertigten Zwang. Sie hatte vor dem Unfall trotz eingeschränkter geistiger Möglichkeiten ihr Leben selbständig bewältigt. In ein Pflegeheim verlegt, gewinnt sie allmählich ihre selbständige Mobilität zurück. Sie erzwingt ihre Entlassung dadurch, daß sie willentlich ihren Kot in verschiedene Zimmerecken des Heimes absetzt. Ihr „dirty protest" führt zum Erfolg, sie wird nach Hause entlassen, akzeptiert die regelmäßigen Besuche der Sozialstation. Zu Hause verläuft der Stuhlgang unauffällig.

Assessment

Das Beispiel zeigt keine organisch bedingte Inkontinenz, belegt aber die große Bedeutung und Effektivität des Symtoms. Die Botschaft von Frau Wortmann war eindeutig und unübersehbar. Sie hat sich gleichsam selbst weggeekelt, Distanz aufgebaut, die anderen gezwungen, sich für sie zu bücken, und damit erfolgreich Macht eingesetzt. Bemerkenswert ist, daß man die Botschaft verstanden hat und den mutigen Entschluß gefaßt hat, dem Willen der kognitiv eingeschränkten Patientin zu entsprechen.

Eine Reihe von **anatomischen Strukturen** müssen strukturell und funktionell ausreichend sein, um eine kontrollierte Defäkation zu ermöglichen:
- Kolon/Rektum/Analkanal,
- anorektaler Winkel,
- Schleimhaut des Analkanales,
- Peristaltik,
- innerer und äußerer Analsphinkter,
- autonome und willkürliche Innervation der Sphinctermuskulatur,
- Muskulatur und Struktur des Beckenbodens,
- Rückenmark und Defäkationszentrum im Gehirn.

Man kann die organisch bedingte Stuhlinkontinenz in vier Formen einteilen (Tabelle 9.**9**). Immer muß diagnostisch abgeklärt werden, ob die Stuhlinkontinenz Ausdruck einer Grunderkrankung von Darm, peripherem oder zentralem Nervensystem oder der Muskulatur ist.

Sinnvolle diagnostische Maßnahmen sind:
Körperliche Untersuchungen mit
- digitaler Untersuchung von Anus und Rektum,
- Gewicht!
- Nervensystem, Verhaltensbeobachtung und psychopathometrische Tests,
- Tumorsuche.
Technische Untersuchungen mit
- Laboruntersuchungen (z.B. BB, okkultes Blut im Stuhl, BZ, Elektrolyte),
- Schilddrüsenhormonen,
- Röntgen des Magen-Darm-Traktes,
- Sonographie,
- endoskopische Untersuchungen (Rektoskopie, Koloskopie),
- evtl. manometrische Untersuchung der Druckverhältnisse.

Eine Reihe von **Grundkrankheiten** sind bei der Abklärung einer Stuhlinkontinenz zu erwägen:

– Demenz	bei Alzheimer, Multiinfarktdemenz
– Entzündungen von Darm und Analgebiet	Fisteln, Abszesse, Kolitis
– Gefäßerkrankungen	z.B. Hämorrhoiden
– Tumoren von Darm und Analgebiet	Karzinome von Anus und Darm
– sonstige anatomische Veränderungen	Prolaps des Enddarmes
– Schädigung der autonomen Nerven	Polyneuropathie, z.B. bei Diabetes
– Schädigung der willkürlichen Nerven	nach multiplen Geburten
– Schädigung des Beckenbodens	nach Operationen oder Geburten

Tabelle 9.9   Vier Hauptgruppen der Stuhlinkontinenz

Typ der Stuhlinkontinenz	Klinische Symptomatik
Überlaufinkontinenz bei Kotstauung	dauerndes Stuhlschmieren

anorektale Inkontinenz
   Schädigung des N. pudendus
   (z. B. nach Geburten)
   muskuläre Schwächung des Becken-
   bodens
   Verlust des Sphinktertonus
   Verlust des anorektalen Winkels
   Verlust des Analreflexes
	mehrmals täglicher Stuhlabgang

Neurogene Inkontinenz
   meist nach gastrokolischem Reflex
   bei Verlust der zerebralen Kontrolle
   (z. B. bei Demenz)
	geformter Stuhl 1–2 x/Tag

Symptomatische Inkontinenz entsprechend der Grunderkrankung	üblicherweise Diarrhoe, evtl. Blutbeimischung, Schleimabgang

Bei der **Überlaufinkontinenz** haben sich im Enddarm feste Stuhlmassen oder Kotsteine gebildet, oberhalb derer sich der Darminhalt verflüssigt. Durch die Dehnung des Enddarmes wird der für die Kontinenz wichtige anorektale Winkel zu steil (> 90 Grad), die Daueranspannung des Rektums führt zu einem Verlust des normalen Defäkationsreizes und zu einer Detonisierung des Sphinkterapparates. Daraus resultiert ein ständiges „Stuhlschmieren". Die digitale Untersuchung zur Feststellung von Stuhlmassen im Enddarm gehört also zur Abklärung jeder Stuhlinkontinenz (der Enddarm ist gewöhnlich leer!).

„Stuhlkontinenz" bei immobilen aphasischen Patienten ist wesentlich ein situatives und kommunikatives Problem und infogedessen anders zu bewerten.

 Stuhlinkontinenz ist oft Ausdruck eines fortgeschrittenen Abbaus und damit ein Indikator für ein geringes Rehabilitationspotential.

Interventionen

Symptomatische Stuhlinkontinenzen erfordern die Behandlung der Grunderkrankung.

Allgemeine Maßnahmen zur Stuhlregulierung sind Bewegung sowie ballaststoff- und flüssigkeitsreiche Nahrung. Diese drei Faktoren sind beim geriatrischen Menschen oft insuffizient. Jede Regelmäßigkeit in den Ausscheidungsvorgängen erleichtert die Beherrschung von Inkontinenzen.

Auch bei Stuhlinkontinenz ist ein **Toilettentraining** angezeigt, das ähnlich aufgebaut ist wie bei der Urininkontinenz (s. S. 490 f). Ein strukturiertes Programm ist erforderlich, um einen festen Rhythmus der Darmentleerung zu fördern. Persönliche Stuhlgangsgewohnheiten sollten berücksichtigt werden.

Eine **Ausnützung des gastrokolischen Reflexes** ist einen Versuch wert. Der gastrokolische Reflex ist der durch den Nahrungseintritt in den oberen Verdauungstrakt ausgelöste Defäkationsreiz.

Die **Überlaufinkontinenz** wird durch Ausräumung des Rektums und intensive Abführmaßnahmen behandelt.

Anorektale Inkontinenzen können mit Beckenbodenübungen behandelt werden, eventuell sind chirurgische Maßnahmen zu prüfen, so z. B. bei Rektalprolaps.

Bei neurogener Inkontinenz hilft vielleicht eine genaue Beobachtung der Defäkationsfrequenz und der Einsatz des gastrokolischen Reflexes mit Abstimmung auf Nahrungsaufnahme oder ein heißes Getränk.

Ein rhythmischer **Wechsel von verstopfenden und abführenden Maßnahmen** kann versucht werden, wenn die Stuhlinkontinenz auf einen kognitiven Abbau oder nicht behandelbare körperliche Ursachen zurückzuführen ist. Bewährt hat sich die tägliche Gabe von Tinctura opii oder Codein mit 2- bis 3maligen physikalischen Abführmaßnahmen (Klysmen) pro Woche. Die Abführmaßnahmen sollten im gleichen Rhythmus erfolgen.

Bei kooperationsfähigen Patienten ist die **Biofeedbackmethode,** bei der über visuell dargebotene Rückmeldung der Druckverhältnisse im Enddarm eine bewußte Kontrolle der Defäkationsmechanismen erreicht werden kann, eine mögliche therapeutische Alternative.

Vereinsamung

Einführung

Der Mensch lebt in **Gemeinschaften und Beziehungen,** in die er hineingeboren wird und die er im Laufe seines Lebens erweitert. Ein Mensch, der allein lebt und wenig soziale Kontakte hat, ist damit noch nicht einsam.

> **!** Erst wenn der Mensch sein Alleinsein als Mangel empfindet, wird aus sozialer Isolation Einsamkeit.

Chronische Krankheiten und Funktionsverluste bringen den Menschen in eine Situation, in der er auf Hilfe durch andere angewiesen ist. Er braucht Hilfe und muß lernen, diese anzunehmen.

Über die **Häufigkeit** der Vereinsamung bestehen häufig falsche Vorstellungen. Es ist ein Irrtum, davon auszugehen, daß Vereinsamung ein weitverbreitetes Phänomen im Alter ist. In der Bundesrepublik werden ca. 90 % aller Pflegebedürftigen unter häuslichen Verhältnissen meist von Angehörigen gepflegt.

Auch wenn ein älterer Mensch **alleine in seinem Haushalt** lebt, ist noch nicht von Isolation oder Einsamkeit auszugehen. Viele ältere Menschen leben in einem 1-Personen-Haushalt, haben aber Angehörige und Freunde in der Nähe wohnen, zu denen ein regelmäßiger Kontakt besteht und die auch zu Hilfeleistungen im Haushalt und bei der körperlichen Versorgung bereit und in der Lage sind.

Bei **Untersuchungen der sozialen Netzwerke** ist die Frequenz und die Qualität von Kontakten und Beziehungen zu unterscheiden. Nicht der Betrachter entscheidet über die Differenzierung zwischen Isolation und Einsamkeit, sondern der Betroffene selbst.

Krankengeschichte

Frau Lemke ist seit einigen Wochen im Pflegeheim untergebracht. Sie sitzt meist zurückgezogen in ihrem Zimmer und nimmt wenig Blickkontakt oder verbalen Kontakt auf. Da die Mitarbeiter annehmen, sie fühle sich einsam und leide unter der Kontaktarmut, setzen sie sie regelmäßig tagsüber in einen Aufenthaltsraum zu den anderen Bewohnern. Kurz darauf kommt es zu einer psychischen Dekompensation mit Weinen, Wutausbrüchen und Aggressionen. Im therapeutischen Gespräch wird deutlich, daß Frau Lemke unter ihrer vermeintlichen „Einsamkeit" nicht litt. „Ich brauche erst einmal meine Ruhe, um mich an die neue Lebenssituation zu gewöhnen. Ich bin seit 30 Jahren verwitwet und an Alleinsein gewöhnt."

Assessment

Die **sozialen Kontakte** eines Patienten müssen nach Frequenz und Qualität beurteilt werden. Dabei wird die Qualität einer Beziehung bzw. eines bestimmten Sozialverhaltens vom Betroffenen oft anders gesehen, als es die professionelle Umgebung einstuft. Das wird am Beispiel von Frau Lemke sehr deutlich. In der Krankengeschichte waren durch den Umgebungswechsel die gewohnten Strukturen des Soziallebens grundlegend verändert worden. Die Einschätzung des Alleinseins war unterschiedlich, die pflegerische Maßnahme war ohne Rückkoppelung mit der subjektiven Sichtweise erfolgt und führte deshalb zur psychischen Dekompensation.

Der **Patient selbst qualifiziert sein Alleinsein** als Einsamkeit und entscheidet über die Bedeutung seiner Beziehungen.

Dabei spielen folgende Faktoren eine Rolle:
– Freiwilligkeit der Beziehung,
– Gefühl der Zugehörigkeit und des Akzeptiert-Werdens,
– Austausch von Gedanken, Gefühlen und Erfahrungen,
– gemeinsame Aufgaben, Interessen und Ziele,
– Symmetrie von Geben und Nehmen in einer Beziehung.

Der letzte Punkt dieser Liste, die **Symmetrie einer Beziehung**, ist allerdings sehr subjektiv. Leistungen füreinander, Erwartungen und Ansprüche werden nach einer ganz persönlichen „Währung" verrechnet. Dabei spielt auch die Vergangenheit eine Rolle. Wenn in einer Beziehung ein Partner andauernd und deutlich mehr gibt als er empfängt, kann die Stabilität der Beziehung gefährdet sein, es sei denn, daß in der Vergangenheit ein reziprokes Gefälle vorlag, mit dem das jetzige Ungleichgewicht verrechnet wird. Ein Beispiel für diesen Zusammenhang ist die Versorgung der Eltern durch die Kinder, die im Pflichtgefühl und der Dankbarkeit bezogen wird auf das, was man von den Eltern im Laufe des Lebens empfangen hat. Um also die sozialen Beziehungen von Patienten und ihre Folgen richtig einschätzen zu können, muß die subjektive Sichtweise der Betroffenen im Verhalten und Gespräch festgestellt werden.

Bei den **Folgen der Vereinsamung** unterscheiden wir zwischen körperlichen, psychischen und organisatorischen Problemen. Bekannt ist eine erhöhte Anfälligkeit für Erkrankungen nach Verlust eines Lebenspartners. Verheiratete Ältere haben durchschnittlich einen besseren gesundheitlichen Zustand als allein Lebende. Dabei kann es im Einzelfall unterschiedlich sein, ob die Einsamkeit über psychosomatische oder organisatorische Wege zur gesundheitlichen Verschlechterung führt oder ob umgekehrt die gesundheitliche Beeinträchtigung soziale Kontakte rarefiziert. Letzteres tritt oft ein, wenn durch Mobilitäts- oder Kommunikationsstörungen von seiten des Patienten soziale Beziehungen nicht mehr gepflegt werden.

Depression und Medikamenten- und Alkoholabusus sind oft eine Folge von Einsamkeit, die Intervention erfordert. Soziale Isolation führt oft dazu, daß gesundheitliche Störungen zu spät erkannt und behandelt werden.

Interventionen

Wenn das Assessment der Störungen ergibt, daß diese in Entstehung oder Verlauf mit sozialer Isolation zusammenhängen, oder wenn der Patient Leidensdruck signalisiert, ist eine Intervention gerechtfertigt.

Maßnahmen sozialer Integration sind um so erfolgreicher, je mehr Freiwilligkeit vom Patienten herbeigeführt werden kann. Behandlungsbedürftige Störungen im Sozialverhalten erfordern eine regelmäßige, strukturierte Kontaktaufnahme durch professionelle Helfer. Die Dauer der einzelnen Kontaktaufnahmen ist weniger bedeutsam (gefühlsmäßige Überforderung vermeiden!) als die Regelmäßigkeit und Sicherheit der Kontakte.

Die Möglichkeiten zur Vermittelung von sozialen Beziehungen reichen von regelmäßigen pflegerischen Besuchen bis hin zu Kontakten mit Kirchengemeinden, Altenklubs, kulturellen Veranstaltungen und Selbsthilfegruppen.

Gelegentlich gelingt es auch im therapeutischen Gespräch, verschüttete familiäre Beziehungen zu beleben. Lebenslange Prägungen in unserem sozialen Verhalten im Alter können oft nicht entscheidend verändert werden.

Aggession, Depression und demonstrative Verweigerung können auch den Wunsch nach Zuwendung ausdrücken. Deshalb muß das Angebot zur Kontaktaufnahme dauerhaft, aber nicht aufdringlich aufrecht erhalten werden.

> **!** Professionelle Pflege reagiert auf Abweisung nicht mit gekränktem Rückzug, sondern mit konstantem Kontaktangebot.

In **Institutionen** muß der Beziehungsaufbau ohne Zwang ermöglicht werden. Die Maßnahmen dazu reichen von baulichen Strukturen bis hin zu Veranstaltungen, die auf Bedürfnisse eingehen, gezielt Interesse erwecken, Menschen zu gemeinsamem Tun und Gespräch zusammenführen. Die **Gestaltung des Tagesablaufes** kann Kontakte begünstigen oder erschweren. Oft sind Anreize zum gemeinsamen Gespräch nötig („conversation maker"), also bewußt eingesetzte Ereignisse oder Gegenstände, an denen sich das Gespräch entzünden kann. Respektiert werden muß aber die Entscheidung eines älteren Menschen, mit sich und seinen Gedanken allein zu bleiben.

Probleme der Pflegebeziehung

Einführung

Pflege ist eine Interaktion mit Menschen in einer Ausnahmesituation. Die Patienten sind bedroht in Gesundheit und Leben, sie haben Ängste, Erwartungen, eigene Ziele. Unausweichlich kommt es zu Konflikten, auch in der korrekten und fachlich richtigen Ausübung der Pflege.

> **!** Zielkonflikte sind in der Geriatrie und geriatrischen Rehabilitation normaler Alltag, nicht unerwartete Unterbrechung der Pflege, sondern typische Aufgabe.

Wir werden anhand **typischer Problemkonstellationen** versuchen, allgemeine Prinzipien im Umgang mit Konflikten in der Pflege darzustellen. Im Mittelpunkt stehen dabei die problematischen Beziehungen der Pflege zu Patienten und Angehörigen.
Zweifellos gibt es auch zwischen den beteiligten Berufsgruppen der professionellen Helfer häufige und typische Konflikte, und zwar nicht nur als bedauerliche Einzelfälle, sondern auch als strukturelle Probleme. Diese sind im Pflegealltag von großer Bedeutung, werden hier aber nur gestreift.

▬▬▬ Krankengeschichte

Frau Engelmaier und Frau Ortner liegen gemeinsam in einem 2-Bett-Zimmer. Frau Engelmaier hat vor 14 Tagen einen Schlaganfall überstanden, hat noch halbseitig eine schlaffe Lähmung, ist aber bewußtseinsklar, der Umgebung freundlich zugewandt. Sie hilft aktiv bei der pflegerischen Therapie und Versorgung mit, gibt viele positive Rückmeldungen. Sie ist als Mensch im Team warmherzig angenommen und steht als pflegerisch anspruchsvolle Aufgabe im Mittelpunkt vieler Bemühungen. Frau Ortner hat vor 4 Wochen eine Schenkelhalsfraktur erlitten, die mit einer TEP versorgt wurde. Sie ist bereits selbständig mobil, war bisher eine unkomplizierte Patientin ohne besondere Probleme. Jetzt fällt sie dadurch auf, daß sie nachts häufig läutet, ohne daß ein nachvollziehbarer Grund zu erkennen ist. In einer Teambesprechung wird deutlich, daß sie sich vernachlässigt und in ihrer Krankheit gegenüber der schwerer erkrankten Zimmernachbarin nicht ernstgenommen fühlt. Eine gezielte, unauffällige Verhaltensänderung des gesamten Teams versucht, Frau Ortner mehr ins Gespräch einzubeziehen. Ihr wird vermittelt, daß ihre Gesundung eine eigene Leistung ist, die von den Mitarbeitern anerkannt wird. Ihr wird deutlich, daß die Pflegemitarbeiter auch an ihr interessiert sind. Die nächtlichen Rufe hören auf.

Assessment

Die Krankengeschichte zeigt eine typische Konfliktsituation. Unter den Patienten spielen sich sachliche und emotionale Interaktionen ab, in die die Pflegenden miteinbezogen werden. In Mehrbettzimmern kommt es zu Gruppenbildungen, Interessenkonflikten, Gefühlen von Zurücksetzung und zur Ausgrenzung von einzelnen (besonders in 3-Bett-Zimmern).

Patienten und Pflegende sind eingebettet in ein **Beziehungsnetz** von Angehörigen, Freunden und Bekannten und von professionellen Helfern anderer Institutionen. In diesem Netzwerk finden viele Interaktionen statt, werden unterschiedliche Meinungen, Erfahrungen, Wertungen und Erwartungen ausgetauscht. Probleme in der pflegerischen Beziehung entstehen also nicht nur zwischen Pflegeperson und Patient. Wenn etwas schiefläuft, entstehen Schuldzuweisungen, die nicht immer offen ausgesprochen werden, aber das weitere Vorgehen bestimmen.

Es gibt sachlich unbegründete **Schuldvorwürfe** für unvermeidbare Ereignisse. Viele Menschen haben unrealistische Erwartungen in das, was Medizin und Pflege zu leisten imstande sind.

Ein weitverbreitete Fehlreaktion ist die **Personalisierung**, wenn etwas schief läuft. Statt die oft komplexen schicksalhaften, strukturellen oder organisatorischen Zusammenhänge zu sehen, die zu einem Problem führten, wird kurzschlüssig und oberflächlich ein Schuldiger gesucht, ein „Sündenbock". Dies geschieht auch bei Selbstvorwürfen oder Schuldgefühlen, um Schuld von sich wegzulenken.

❗ Personale Schuldzuweisung geschieht oft aus einer kognitiv oder emotional begründeten Vergröberung heraus.

Unvermeidlich kommt es immer wieder zu **fachlichem Fehlverhalten:**

- Übersehen von Symptomen,
- Fehlreaktionen auf Beschwerden,
- Fehldiagnosen,
- fehlende Prophylaxen (Thrombose, Pneumonie, Dekubitus),
- fehlerhafte Medikamentengabe,
- Ablehnung eines Patienten aus Ekel, Aggression, Vorurteil,
- fehlerhafte Information,
- Mißbrauch von Macht.

Der Patient kann bewußt fachlich sinnvolle und notwendige Maßnahmen ablehnen, die zur Erhaltung von Leben oder Gesundheit notwendig sind. Dieses Verhalten ist in bestimmten Fällen auch als Todeswunsch (Suizidäquivalent) einzuschätzen und verlangt dann entsprechende Verbalisierung und Klärung mit dem Patienten, seinen Angehörigen und dem übrigen therapeutischen Team.

Manche Konflikte entstehen primär aus dem seelischen Erleben der Beteiligten und haben ihre Ursache nicht in erster Linie im Bereich der objektiven Ereignisse. Nicht selten kommt es zu Übertragungen. Damit bezeichnet man ein seelisches Geschehen, bei dem Gefühlsbeziehungen aus der Vergangenheit in die jetzige Situation und auf die aktuell handelnden Personen übertragen werden. Die Pflegeperson wird dabei in eine Rolle gedrängt, die in der persönlichen Entwicklungsgeschichte des Patienten enge Bezugspersonen hatten. Solche Vorgänge laufen unterbewußt ab und werden nicht ohne weiteres erkannt.

Manche Mißverständnisse und **Konflikte entstehen zwangsläufig** aus unterschiedlichen Informationen und Vorgehensweisen im Therapeutischen Team oder aus unterschiedlichen Ansprüchen und Wünschen im Umfeld des Patienten. Nicht zu selten gibt es dort Diskrepanzen unter den Angehörigen, die nicht offen unter den Beteiligten ausgetragen werden. Wenn eine Mutter krank und behindert ist, nicht mehr allein leben kann, entstehen enorme Spannungen in der Familie. Es ist nicht zu erwarten, daß alle Angehörigen einmütig gleiche Pläne und Vorstellungen haben.

Das **Spannungsfeld zwischen versorgender und rehabilitativer Pflege** wird an anderer Stelle abgehandelt (S. 172 ff). Oft sehen Patienten Pflegende in einer reinen Servicefunktion und stellen entsprechende Forderungen. Dies führt zu Kränkung und Aggression.

Interventionen

Eine **kritische Auseinandersetzung mit dem eigenen Verhalten** und mit den Strukturen, in denen es zu dem Konflikt kam, ist notwendig. Pflegerische Fehler dürfen nicht versteckt und nicht verschwiegen werden. Die meisten Patienten und Angehörigen reagieren erstaunlich positiv, wenn ein Fehler offen eingestanden wird und dabei Maßnahmen eingeleitet werden, um diesen oder ähnliche Fehler in der Zukunft zu vermeiden.

❗ Strukturelle Problem der Einrichtung (Personalmangel etc.) dürfen dem einzelnen Patienten gegenüber nie als Erklärung für Fehlleistungen angeboten werden.

Eine „Entschuldigung" mit personellem Notstand oder ähnlichen „Begründungen" wird selten als entlastend erlebt. Kein Patient begreift, warum gerade er unter Systemmängeln leiden muß.

Wenn der **Patient lebens- und gesundheitserhaltende Maßnahmen verweigert**, muß unter Einbeziehung aller Beteiligten geklärt werden, inwieweit medizinische und pflegerische Maßnahmen gegen seinen erklärten Willen ausgeführt werden dürfen. Ein ethisch begründeter Konsens ist anzustreben. Die Einzelfälle sind zu unterschiedlich, als daß sie hier summarisch abgehandelt werden können.

Grundsätzlich muß das **Gespräch über die Diskrepanzen** zwischen den Pflegepersonen und den Patienten gesucht werden. Der Patient muß kognitiv die Gründe für ein pflegerisches Verhalten nachvollziehen können, das gesamte Therapeutische Team muß erkennen, daß es autonome Entscheidungen eines Patienten gegen fachlich richtige Maßnahmen gibt, die akzeptiert werden müssen.

Auch im **Verhältnis zwischen Pflegepersonen und Angehörigen** gilt als erste Devise, daß angemessene Information und Abgleichung der Zielvorstellungen notwendig ist. Dabei darf der Informationsfluß nicht nur einseitig von der fachlichen Seite an die Angehörigen verstanden werden, sondern sie müssen in ihrer Erfahrung mit dem Patienten als Informationsquelle ernstgenommen werden. Das gilt vor allem für pflegende Angehörige, die oft mit Recht auf ihre pflegerische Leistung stolz sind und sich als Helfer mit professionellem Standard verstehen.

Der Angehörige muß im Bereich der institutionalisierten Altenpflege soweit verantwortbar in seiner Entscheidung unterstützt werden, den Patienten jetzt „abgegeben" zu haben. Dabei muß die bisherige Pflegeleistung deutlich anerkannt werden.

Viele Patienten und ihre Angehörigen sparen mit **Dankbarkeit** und sind schnell mit Kritik bei der Hand. Wir haben als Leiter einer Reha-Klinik Beschwerdebriefe vorliegen, in denen sich Kritik in objektiv nicht nachvollziehbarer Weise an Kleinigkeiten entzündet, während gleichzeitig gute Leistungen von Pflege und Therapie als selbstverständlich hingenommen werden. Dieser Effekt scheint im Rahmen der Rehabilitation, wo die dramatischen Ereignissse selten sind, stärker zu sein als im Akutbereich, wo die Menschen eher geneigt sind, im Helfer den Retter zu sehen. In der Rehabilitation dominieren oft Ansprüche und hohe Erwartungen.

❗ Viele Patienten sind in ihrer Krankheitssituation auf sich und ihre Erwartungen fixiert und damit überfordert, auf andere und deren beruflichen und menschlichen Einsatz zu achten.

Der Umgang mit chronisch Kranken und Behinderten ist mit vielen **Gefühlen** verbunden. Diese nicht zuzulassen, ist nicht der richtige

Weg. Professionell ist es, zu seinen Gefühlen zu stehen, sie zu ordnen und sich über ihre Entstehungsmechanismen und ihre Auswirkungen klarzuwerden. Statt emotionale Reaktionen auszuleben müssen problemorientierte Lösungen gesucht werden.

Pflegerische Probleme sind im Team oft am **Sprachgebrauch** zu erkennen. „*Die* muß auch immer über das Essen meckern!" „*Der* hat heute nacht schon wieder so oft geläutet." In der Verweigerung des Namens liegt die emotionale und fachliche Zurückweisung des Menschen und seiner Krankheit.

Neben allen Einzelproblemen muß grundsätzlich die **Gruppe der Pflegepersonen** und im erweiterten Sinne das gesamte Therapeutische Team in der Lage sein, eigenes Verhalten und Erleben angstfrei zu reflektieren, sich gegenseitig fachlich und menschlich zu unterstützen und sich gemeinsam weiterzuentwickeln.

10. Organisation und Ablauf stationärer geriatrischer Rehabilitation

Einführung

Organisation bedeutet Erfassung, Planung, Herstellung und Kontrolle von Strukturen und Abläufen. Die Strukturen und Abläufe im Gesundheitswesen sind durch traditionelle, politische und verwaltungstechnische Rahmenbedingungen weitgehend festgelegt.

Rehabilitativ orientierte Geriatrie bietet die Chance zu neuen Strukturen im Gesundheitswesen, ein Vorgang, der nach dem Urteil vieler Fachleute längst überfällig ist. Um das Problemfeld überschaubar zu halten, werden wir uns hier auf die stationäre geriatrische Rehabilitation konzentrieren, die diskutierten Prinzipien und Probleme sind aber übertragbar auf den Akutbereich mit der dort möglichen Ausgliederung einer eigenständigen Akutgeriatrie.

Der **Patient** ist das verbindende Element aller Felder des Gesundheitswesens. Ein gesundheitlicher Einbruch mit bleibenden Folgen führt zu einer Reihe von Problemen, für die jeweils verschiedene Instanzen zuständig sind. Unterschiedliche Zuständigkeiten und unterschiedliche Organisationsformen der einzelnen Institutionen bergen Gefahren. Deshalb sind bei der Strukturierung eines neuen gesundheitlichen Gebietes die Kontaktstellen mit den etablierten Gebieten von besonderer Bedeutung.

An den sogenannten **„Schnittstellen"**, den Übergangsstellen von einem Zuständigkeitsbereich zum nächsten, kommt es zu personellen und strukturellen Wechseln, zu Informationsverlusten und unterschiedlichen Zielsetzungen. Die Kontinuität ist gefährdet. Eine häufige und häufig folgenreiche Schnittstelle in der medizinischen Betreuung liegt im Übergang vom ambulanten zum stationären Bereich. Informationsdefizite und Verzögerungen können hier zur gesundheitlichen Schädigung bis hin zu Lebensgefahr führen.

> Ein gesundheitlicher Teilbereich muß seine Ablauforganisation so gestalten, daß eine reibungslose Vernetzung an den Schnittstellen die Kontinuität der durchgeführten Maßnahmen gewährleistet.

Strukturelemente der stationären Akutmedizin als Hintergrund

Die Strukturen, Handlungsabläufe und Organisationsformen der etablierten **Akutmedizin** ergeben sich aus ihrer typischen Aufgabenstellung und aus historischen Entwicklungen. Die traditionellen Krankenhäuser sind geprägt von der Behandlung akuter Erkrankungen mit wissenschaftlich und technisch erprobten Methoden. Aufgrund Ausbildung und fachlicher Kompetenz ist die Rolle des Arztes im Aufgaben- und Entscheidungsspektrum der Akutmedizin von zentraler Bedeutung.

Die **Akutsituation** ist geprägt durch unmittelbar drohende gesundheitliche Gefahren, die ein sofortiges Handeln erforderlich machen. Zielsetzung ist die Abwendung der akuten Gefahr. Schnelle Entscheidungen und Aktionen müssen einheitlich und koordiniert durchgeführt werden, oft auf einer schmalen, unzureichenden Datenbasis, die mehrere Alternativen zuläßt. Der Arzt diagnostiziert, entscheidet und leitet die Therapie. Der Patient ist weitgehend passiv.

❗ Der Arzt ist in einer hochtechnisierten und spezialisierten Medizin auf die beruflichen Kenntnisse und Fertigkeiten vieler anderer Berufsgruppen angewiesen, diese stehen aber nicht primär im Zentrum der handlungssteuernden Entscheidungen. Ihre berufsspezifischen Entscheidungen sind in der Akutsituation den ärztlichen Maßnahmen zeitlich und in ihrer *aktuellen* Bedeutung *nachgeordnet*.

Die **Betonung der traditionellen Dyade Arzt – Patient** (Dyade= Zweierbeziehung) ist ein weiteres prägendes Element der üblichen Krankenhaussituation. Dies ist ein kulturell verwurzeltes Phänomen in unserer Gesellschaft. Das Gesetz schützt diese Beziehung in besonderer Weise, teilt dem behandelnden Arzt aber auch besondere Verantwortung zu.

Die **Auswahl eines Arztes** ist eine ganz persönliche Entscheidung. Sie ist im Krankenhaus zwar an institutionelle Vorgaben geknüpft, die Beziehung zum Arzt hat aber auch hier eine besondere Bedeutung mit starker emotionaler, persönlicher Komponente. Es ist zwar oft von einer partnerschaftlichen Beziehung zum Arzt und vom mündigen Patienten die Rede, de facto dominiert bei den meisten Menschen in der Krankheitssituation aber die vertrauensvolle Hingabe an den „Heiler". Allmachtserwartungen werden nicht nur von intellektuell einfachen Menschen gepflegt.

❗ Fragen und Erwartungen des akut kranken Patienten richten sich vordringlich an den Arzt. Vom Arzt erwartet der Patient Diagnose und Therapie und letztlich die Heilung.

Konfliktfelder zwischen ärztlichem und pflegerischem Bereich

Die **dominierende Rolle des Arztes** bei allen behandlungsbezogenen Entscheidungs- und Informationsprozessen überträgt sich auf die informelle und institutionalisierte Machtposition in der Klinik.

Diese **Machtverteilung** hat konkrete Auswirkungen im Alltag: Der Tagesablauf einer akutmedizinischen Station ist bestimmt vom Ablauf der ärztlichen Maßnahmen. Aufnahme und Entlassung werden allein vom ärztlichen Dienst bestimmt. Der Arzt bestimmt, was gemacht wird und wann es gemacht wird. Die Mitwirkung anderer Berufsgruppen an diesen Entscheidungen ist sehr begrenzt.

Konflikte können in dieser asymmetrischen sozialen Situation nicht ausbleiben. Sie werden in der medizinischen Literatur auffallend wenig systematisch untersucht und meist auf persönlichen und informellen Wegen ausgetragen. Dabei sind die Konflikte zwischen ärztlichem und pflegerischem Bereich von direkter Auswirkung auf die Versorgung der Patienten.

> **Beispiel**
> In der urologischen Abteilung eines nordrhein-westfälischen Krankenhauses steigerten die Leitenden Ärzte die Operationsfrequenz so weit, daß eine angemessene postoperative Pflege der operierten Patienten nach Einschätzung des Pflegepersonals nicht mehr möglich war. Die pflegerischen Probleme wurden von der ärztlichen Leitung ignoriert oder bagatellisiert. Daraufhin kündigte die Mehrheit der Pflegedienstmitarbeiter, der Betrieb der Abteilung war nicht mehr aufrechtzuerhalten. Die Leitenden Ärzte reagierten mit dem Versuch, mit hohen privat finanzierten Prämien Pflegedienstmitarbeiter zur Arbeit in der Abteilung zu bewegen.

Dieses Beispiel zeigt neben den grundsätzlichen Problemen in den Beziehungen der einzelnen Berufsgruppen ein Versagen der Krankenhausleitung, also des Direktoriums. Die entstandenen Probleme wurden nicht rechtzeitig erkannt oder nicht ernstgenommen, eine abteilungsübergreifende allgemein akzeptierte Zielsetzung des Krankenhauses schien nicht zu existieren.

Autoritative Eingriffe von Ärzten in Arbeitsabläufe der Pflegemitarbeiter sind weithin üblich. Die Notwendigkeit, den multiprofessionellen Arbeitsablauf in gemeinsamer Abstimmung und Interessenabwägung zu organisieren, wird zu wenig gesehen. Es wird nicht hinreichend unterschieden zwischen fachlichen Anordnungen, bei denen ärztliches Handeln pflegerisches Tun bestimmen muß, und Anweisungen für den Arbeitsablauf, für die keine ärztliche Weisungsbefugnis besteht.

Die **Pflegewissenschaft** beginnt sich auch in Deutschland in auffälligem Rückstand zu den angelsächsischen Ländern allmählich zu etablieren. Es wird gemeinsame Aufgabe von Medizin und Pflegewissenschaft sein, ihre Zusammenarbeit theoretisch aufzuarbeiten und deren praktisches Bild zu bestimmen. Bei den zweifellos vorhandenen Interessenkonflikten darf es in dieser wichtigen Phase der Entwicklung nicht nur zur Konfrontation kommen. Im Interesse der jeweiligen eigenen Arbeit, die ohne die Beteiligung der anderen Berufsgruppe nicht gut möglich ist, muß das lange ignorierte Problemfeld gemeinsam bearbeitet werden.

Strukturelle Besonderheiten der geriatrischen Rehabilitation

Die **Ausgangslage** ist in der geriatrischen Rehabilitation in wesentlichen Punkten anders als im Akutbereich. Es besteht im Regelfall keine unmittelbare Gefahr und dementsprechend auch kein sofortiger Handlungsbedarf.

Für die Rehabilitation **entscheidungsrelevante Daten** kommen im Vergleich zum Akutbereich zu einem ungleich größeren Teil aus dem nichtärztlichen Bereich. Funktionelle Selbständigkeit oder Verringerung des Pflegebedarfs ist das allgemeine Ziel, damit gewinnen Pflegediagnosen und Pflegeentscheidungen eine große Bedeutung. Therapeutische Interventionen kommen zum großen Teil aus funktionell-übenden Therapieformen wie Krankengymnastik, Ergotherapie und Sprachtherapie. Die ärztliche Tätigkeit besteht neben den eigenen diagnostischen und therapeutischen Maßnahmen in Verordnung von Interventionen anderer Fachbereiche, der Überwachung der Ergebnisse und Kontrolle der Begleitkrankheiten und Belastbarkeitsgrenzen. Informationssammlung und Koordination rücken als ärztliche Maßnahmen in den Mittelpunkt und erfordern eine andere Vorgehensweise als in der Akutmedizin.

> **!** Aufgabenstellung und Ausdehnung des Problembereiches über den ärztlichen Zuständigkeitsbereich hinaus erfordern die Koordination eines multidisziplinären Reha-Teams und damit eine dialogische Struktur der Entscheidungsprozesse.

Aus der Dyade Arzt – Patient ist ein komplexes Beziehungsnetz zwischen Patient, Angehörigen und Therapeutischem Team geworden.

Kontinuierliche Kommunikation als Kernelement des Therapeutischen Teams

„**Team**" bedeutet für jedes Teammitglied, daß die Erkenntnisse und Entscheidungen der anderen Teammitglieder unmittelbaren Einfluß auf das eigenes Tun am Patienten haben, daß das eigene Vorgehen kontinuierlich und im Detail entsprechend dem gemeinsamen Plan und den gemeinsamen Erkenntnissen modifiziert wird.

❗ Die Organisation geriatrischer Rehabilitation hat dafür zu sorgen, daß das Team mehr ist als die Summe seiner Mitglieder.

Damit die Beziehungen des Patienten zum Team sich nicht zerfasern in bilaterale, unverbundene Einzelteile, ist eine einheitliche Konzeption erforderlich.

Voraussetzung einer dialogorientierten, multiprofessionellen Struktur sind
  – einheitliche Fachsprache,
  – einheitliche diagnostische und therapeutische Konzepte,
  – gemeinsame Zielfestlegung,
  – kontinuierliche Abstimmung der einzelnen fachspezifischen Interventionen.

Ambivalente Bestrebungen im System Patient – Angehörige und grenzwertige Belastbarkeit des Patienten erfordern eine laufende Kommunikation, oft mehrfach täglich. Beim gesundheitlich multipel eingeschränkten und jederzeit gefährdeten geriatrischen Patienten genügt es nicht wie bei einer „Kurbehandlung", zu Anfang eine Reihe von Therapiesitzungen zu planen, die der Patient dann in Eigeninitiative durchführt.

❗ Rehabilitation erfordert eine ständige (tägliche) Anpassung an Defizite und Leistungsvermögen des Patienten.

Das **„case management"** (= Koordination der Gesamtbehandlung) erfordert tägliche Reaktionen und Adaptationen, es muß eine Instanz geben, die täglich den Gesamtüberblick über die körperliche, kognitive und emotionale Situation hat und kontinuierlichen Einblick in alle pflegerisch-therapeutischen Interventionen hat. Ohne diese Voraussetzung ist die Rehabilitation gefährlich und weniger effektiv.

Eine **gemeinsame Zielfindung** muß die multiplen Beziehungen ordnen. Das Netzwerk der Beziehungen und Interventionen, die sich sämtlich gegenseitig beeinflussen, darf sich nicht zu einem gordischen Knoten verwickeln. Das Therapeutische Team muß einen gemeinsamen Standard von Sprache, fachlichem Wissen und Können und Wertsetzungen haben.

▬▬ Krankengeschichte

Frau Pantek (78 Jahre) befindet sich wegen zunehmender Gehunsicherheit in der stationären geriatrischen Rehabilitation. Die medizinischen Diagnosen lauten Polyarthrose mit Betonung von Gon- und Koxarthrose beidseits sowie Zustand nach Schenkelhalsfraktur vor 6 Monaten. Nach dem Sturz, der zur Schenkelhalsfraktur führte, war die Patientin zu Hause noch mehrfach gestürzt. Es hatten sich zwar keine körperlichen Folgeschäden ergeben, die Stürze hatten aber zu einer zunehmenden Immobilität geführt. „Aus Angst" verbrachte Frau Pantek die meiste Zeit ihres Tages in einem weichen Lehnstuhl und ließ sich von der Schwiegertochter versorgen. Eine zunehmende muskuläre Schwäche war die Folge. Bei vielen Anforderungen des täglichen Lebens klagte sie über Schmerzen in wechselnden Gelenken. Die völlige Immobilität drohte.

Die Krankengeschichte macht schnell deutlich, daß in einer solchen Situation nicht eine isolierte therapeutische Maßnahme erfolgversprechend ist, nach dem Motto: Schmerzmittel und zweimal Krankengymnastik pro Woche werden die Patientin wieder zur selbständigen Lokomotion befähigen. Angst, Schmerz und sekundärer Krankheitsgewinn bilden eine wirkungsvolle psychosoziale Barriere gegen jede Bemühung zur Mobilisierung. Eine isolierte funktionell-übende Therapie würde an der Situation wenig ändern. In solchen Fällen ist eine temporäre Auflösung der häuslichen Pflegesituation sicher von Nutzen. Professionelle rehabilitative Pflege ist in der Lage, das Ausmaß helfender Zuwendung so zu steuern, daß notwenige Hilfe geleistet wird, inaktivierende Überversorgung vermieden wird. Ärztliche Kontrolle der Schmerzzustände, psychotherapeutische und eventuell pharmakologische Behandlung der Angst müssen funktionell-übende Verfahren ergänzen. Die Angehörigen benötigen Hilfestellung und Schulung im Umgang mit den bleibenden Behinderungen, nachdem in fremder, nicht überversorgender Umgebung ausgelotet wurde, zu welchen Alltagsleistungen die Patientin hingeführt werden kann. Hilfsmittel müssen angepaßt und ausprobiert werden, dabei muß dauernd überprüft werden, in welchem Umfang die Patientin die therapeutischen Impulse in ihren Alltag integriert.

! Der Alltag (temporär der Stationsalltag) ist das eigentliche Übungsfeld. Die therapeutischen Maßnahmen erfolgen in einzelnen Therapiesitzungen und kontinuierlich im Stationsalltag. Verhaltensänderung im Alltag ist das Ziel.

Thesen zu einer eigenständig strukturierten Geriatrie

Geriatrie braucht andere Strukturen und Organisationsformen als die etablierte Akutmedizin, braucht Strukturen und Methoden, die von ihren spezifischen Inhalten her bestimmt sind. Sonst degeneriert sie zu einer technisch abgespeckten Variante der Inneren Medizin mit einigen aufgepropften Ersatzteilen aus dem Repertoire der anderen Fächer.

! Geriatrie bedeutet gewichtende und wertende Synopse (Zusammenschau) vieler Fachgebiete im Dialog mit dem Patienten unter Vermeidung von fachspezifischer Aufsplitterung.

Geriatrie hat die **Chance und die Pflicht**

- rein organbezogene Strukturen der etablierten Medizin zu überwinden,
- Handlungsabläufe in der Medizin bewußt neu zu gestalten,
- Organisationsformen zu entwickeln, die die neuen Inhalte durchsetzen,
- zu multidimensionalem, prozeßhaftem, vernetzendem Denken zu erziehen,
- Patienten und ihre Angehörigen zu Wort kommen zu lassen,
- die Zweiteilung und traditionelle Zuordnung Medizin und Pflege neu zu gestalten,
- ganzheitliches fachübergreifendes Denken gegen partikuläres Denken durchzusetzen.

Organisation kann zur Erreichung dieser Ziele beitragen, sie kann mehr sein als verwaltungstechnische Ausgestaltung traditioneller medizinischer Verfahrensweisen. Organisation kann als Ausdruck neuer Konzepte ein neues Paradigma (Bezugssystem) medizinischen Denkens gestalten. Organisation gestaltet sehr konkret Abläufe in Krankenhäusern und ist deshalb geeignet, theoretische Ansätze in die Praxis umzusetzen.

! Eine geriatrische Abteilung sollte eine organisatorisch unabhängige Einheit sein mit eigener ärztlicher, pflegerischer und therapeutischer Leitung. Die Entscheidung über Aufnahme und Entlassung muß unabhängig von anderen Abteilungen in eigener Regie erfolgen. Die Ausbildung der Mitarbeiter muß in eigener Regie ermöglicht werden. Es muß weitgehende Autonomie bei der Besetzung und Verteilung der Stellen bestehen. Ziel ist es, die Eigenständigkeit zu ermöglichen und Zusammenarbeit sachgerecht zu strukturieren.

Geriatrisches Denken ergibt sich nicht von allein: die meisten Ausbildungsgänge tendieren zu Ausgrenzung und segmentalen Denken. Den Mitarbeitern muß spezifisch geriatrisches Denken und entsprechender Umgang mit den Patienten und ihrem Umfeld vermittelt werden. Die geriatrischen Kliniken müssen intensiv und extensiv geriatrische Fortbildung durchführen, dabei ist die Vermittlung von Inhalten leichter als die Vermittlung des teamorientierten, ganzheitlichen, integrierenden Denkansatzes.

Planungen für **geriatrische Ausbildungsstätten** laufen zur Zeit an, z.B. an der Geriatrischen Klinik Bethanien (Heidelberg). An verschiedenen Stellen in Deutschland gibt es für Pflegedienstmitarbeiter die Möglichkeit der Weiterbildung zur „Geriatrischen Fachkraft" so z.B. in Hamburg (Albertinenhaus) oder in Stuttgart (Paul-Lempp-Stiftung).

! Eigene Weiterbildung ist erforderlich zum Erwerb geriatriespezifischer Inhalte und Denkansätze, zur Modifikation und Adaptation vorhandenen Fachwissens an den geriatrischen Patienten.

Organisatorische Elemente zur Aus- und Fortbildung neuer Mitarbeiter sind z. B.

– ausgearbeitete Einführungen in das Konzept,
– Einführung in Fachsprache und spezifische Diagnostik,
– Hospitationen in den jeweils anderen Teilbereichen,
– kontinuierliche interne Fortbildungsreihen,
– regelmäßige externe Fortbildung (finanziell durch die Klinik gefördert),
– Ausbildungsreferent in der Klinik,
– zur Ausbildung besonders geschulte Mitarbeiter,
– schriftliches Material zur Orientierung neuer Mitarbeiter.

Ablauf geriatrischer Rehabilitation

Die **Indikationstellung** zur geriatrischen Rehabilitation erfolgt durch ein geriatrisches Assessment. Geriatrische Rehabilitation wählt Patienten aus, schlagwortartig diejenigen, die rehabilitationsbedürftig und rehabilitationsfähig sind. Es findet eine „Triage" (diagnostische Einteilung in drei Gruppen) statt: Eine Gruppe ist „zu gut", benötigt keine Rehabilitation, weil die Defizite zu gering sind, eine weitere Gruppe hat so starke Ausfälle, daß keine Hoffnung auf relevante Verbesserung besteht, und die mittlere Gruppe hat Ausfälle, die eine *Rehabilitation notwendig und aussichtsreich* machen.

Der **übliche Weg** führt nach einer Akuterkrankung vom Akutkrankenhaus über eine frühe Anmeldung zur stationären geriatrischen Rehabilitation. Natürlich kann auch aus dem ambulanten Bereich heraus ohne vorherige Akuterkrankung eine geriatrische Rehabilitation sinnvoll sein, z. B. bei einer allmählichen funktionellen Verschlechterung.

Das erste **Assessment im Akutbereich** (oder im ambulanten Bereich) muß eine funktionelle Diagnose über die vorhandenen Defizite und Ressourcen beinhalten sowie eine Prognose über die funktionellen Entwicklungsmöglichkeiten und Therapiemöglichkeiten. Einem Patienten, der zur stationären Rehabilitation geschickt wird, wird damit zugesprochen, daß sich seine Selbständigkeit und Lebensqualität unter therapeutischem Einfluß verbessern kann.

Die Kriterien, die zu dieser Entscheidung herangezogen werden können, sind Thema geriatrischer Forschung. In der nicht-geriatrischen Rehabilitation wird Selbständigkeit auf Stationsebene als Eingangsvoraussetzung verlangt.

> ❗ In geriatrischen Rehabilitationskliniken ist Selbständigkeit auf Stationsebene keine notwendige Voraussetzung. Gerade die Patienten, die auf der Ebene des Stationslebens nicht selbständig sind, sind eine wesentliche Zielgruppe.

Die geriatrischen Kliniken bemühen sich um eine Zusammenarbeit und einen Erfahrungsaustausch mit den Akutkliniken in ihrem Einzugsbereich. Meist erfolgt die Anmeldung zur Rehabilitation auf einem klinikeigenen Anmeldebogen. In Problemfällen erfolgt telefonische Rücksprache mit den zuweisenden Ärzten.

Administrative Probleme sind noch zahlreich vorhanden. Bei den geriatrischen Rehabilitationskliniken, die innerhalb des Krankenhausbedarfsplanes ihre geriatrische Behandlung und Rehabilitation durchführen, gibt es keine administrativen Unterschiede zu den Akutkliniken.

Anders ist es bei den **Rehabilitationseinrichtungen nach § 111 SGB V.** Hier ist eine vorherige Kostenübernahmeerklärung der Krankenkasse erforderlich. Bei der geriatrischen Rehabilitation handelt es sich um eine Maßnahme, die sich vom „Kurbetrieb" und der nicht-geriatrischen Rehabilitation tiefgreifend unterscheidet. Die geriatrischen Patienten sind funktionell stärker eingeschränkt, jede Verzögerung vermindert die therapeutischen Möglichkeiten und birgt die Gefahr, daß aus dem Akutkrankenhaus die Einbahnstraße in die institutionelle Pflege führen kann.

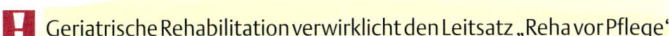

Geriatrische Rehabilitation verwirklicht den Leitsatz „Reha vor Pflege".

In **Baden-Württemberg** hat sich unter der organisatorischen Koordination des Ministeriums für Arbeit, Gesundheit und Sozialordnung eine Arbeitsgruppe konstituiert, in der die sechs zuerst etablierten geriatrische Rehabilitationskliniken zusammenarbeiten, um den Anmeldevorgang und das geriatrische Assessment zu vereinheitlichen.

In einem ersten Schritt wurde ein **einheitlicher Anmeldebogen** entwickelt, der sich zur Zeit in der Erprobungsphase befindet (Abb. 10.**1a** u. **b**). Der Anmeldebogen soll über die üblichen medizinischen Diagnosen hinaus den Blick auf den Funktionszustand und andere pflegerisch-therapeutische Befunde richten, damit Ausgangslage und Zielsetzung besser beurteilt werden können.

Eine geriatrische Rehabilitationsklinik sollte unserer Meinung nach sicherstellen, daß Pflegedienst und therapeutischer Dienst in die Entscheidung zur Rehabilitation gleichberechtigt einbezogen sind.

Wir beziehen uns im folgenden als konkretes Beispiel auf das Vorgehen in der **Geriatrischen Klinik Esslingen.** Die Leitung des ärztlichen Bereiches entscheidet gemeinsam mit der Leitung des pflegerischen und therapeutischen Bereiches über die Aufnahme. Als Grundlage der Entscheidung dient der Anmeldebogen. In Zweifelsfällen erfolgt eine telefonische Rücksprache mit den anmeldenden Ärzten, die den Zweck hat, sich über Zustand des Patienten, dessen Pläne und die Reha-Ziele konkret zu verständigen. Überzogene Erwartungen können manchmal im Vorfeld auf ein realistisches Maß reduziert werden.

Informationsdefizite und Fehleinschätzungen im Hinblick auf geriatrische Rehabilitation sind im Akutbereich nicht selten. Man muß berücksichtigen, daß Denken und Handeln im akutmedizinischen Bereich von anderen Zielsetzungen geprägt sind als die Rehabilitation. Gerade in der funktionellen Prognose haben viele akutmedizinische Ärzte

Anmeldende/s Stelle bzw. Krankenhaus:
(mit Tel.Nr.)

**An die
Geriatrische Klinik Kennenburg
Kennenburger Str. 63**

73732 Esslingen

ANMELDUNG ZUR GERIATRISCHEN REHABILITATION

Name der Patientin/ des Patienten:

geb.:

Anschrift:

Tel.:

Krankenkasse:
Kostenübernahme für Reha-Maßnahme: liegt vor ☐   ist beantragt ☐
Besonderes: Patient/in mit Wahlleistungen ☐   1-Bett-Zimmer ☐

Frühere Reha-Maßnahme (wo/wann):

Geklärte weitere Versorgung: nein ☐   ja ☐
Anmeldung im Pflegeheim/Altenheim: nein ☐   ja ☐ ggf. wo?

Kontaktadresse Patient (mit Tel.-Nr.):

Anmeldende/r Arzt/Ärztin (mit Tel.-Nr.) :

Hausarzt/-ärztin (mit Tel.-Nr.)

Diagnosen mit Datum der Akuterkrankung (einschl. wichtige Begleiterkrankungen resp. OP):

Notizen zum Verlauf (ggf. auf Zusatzblatt):

Komplikationen:................................nein ☐	Wundheilungsstörungen ☐	Kontraktur ☐
Schluckstörungen ....nein ☐	PEG ☐	andere Sonde ☐
Blasenkatheter......................................nein ☐	transurethral ☐	suprapubisch ☐
Neuropsychologische Störungen.........................z.B. Aphasie ☐	Neglect ☐	Dysarthrie ☐ / Pusher ☐
Vorhandene Hilfsmittel...............Rollstuhl ☐ / Gliedmaßenproth. ☐	Gehwagen ☐ / Gehstock ☐	Hörgerät ☐ / Sonstige ... ☐

Abb. 10.1a Landeseinheitlicher Anmeldebogen (Baden-Württemberg) zur geriatrischen Rehabilitation

Essen	☐ Unabhängig, benutzt Geschirr und Besteck
	☐ Braucht Hilfe, z.B. beim Schneiden
	☐ Total hilfsbedürftig
Baden	☐ Badet oder duscht ohne Hilfe
	☐ Badet oder duscht mit Hilfe
Waschen	☐ Wäscht Gesicht, kämmt, rasiert bzw. schminkt sich, putzt Zähne
	☐ Braucht Hilfe
Ankleiden	☐ Unabhängig, incl. Schuhe anziehen
	☐ Hilfsbedürftig, kleidet sich teilweise selbst an
	☐ Total hilfsbedürftig
Stuhlkontrolle	☐ Kontinent
	☐ Teilweise inkontinent
	☐ Inkontinent
Urinkontrolle	☐ Kontinent
	☐ Teilweise inkontinent
	☐ Inkontinent
Toilette	☐ Unabhängig bei Benutzung der Toilette/ des Nachtstuhls
	☐ Braucht Hilfe für z.B. Gleichgewicht, Kleidung aus-/ anziehen, Toil.papier
	☐ Kann nicht auf Toilette/ Nachtstuhl
Bett-/Stuhl-Transfer	☐ Unabhängig (gilt auch für Rollstuhlfahrer)
	☐ Minimale Assistenz oder Supervision
	☐ Kann sitzen, braucht für den Transfer jedoch Hilfe
	☐ Bettlägerig
Bewegung	☐ Unabhängiges Gehen (auch mit Gehhilfe) für mind. 50 m
	☐ Mind. 50 m Gehen, jedoch mit Unterstützung
	☐ Für Rollstuhlfahrer : Unabhängig für mind. 50 m
	☐ Kann sich nicht (mind. 50 m) fortbewegen
Treppensteigen	☐ Unabhängig (auch mit Gehhilfe)
	☐ Braucht Hilfe oder Supervision
	☐ Kann nicht treppensteigen

Orientiertheit zu Ort und Situation ☐ vollständig gegeben ☐ tagelang leicht gestört ☐ zeitweise gestört ☐ tagelang wesentlich gestört

Verhalten ☐ ruhig ☐ unruhig

Mitwirkung bei Therapie und Pflege ☐ entwickelt Eigeninitiative ☐ passiv ☐ aktiv nach Aufforderung ☐ unwillig

Sehen ☐ unbeeinträchtigt ☐ beeinträchtigt ☐ stark beeinträchtigt

Gehör ☐ unbeeinträchtigt ☐ beeinträchtigt ☐ stark beeinträchtigt

cardio-pulmonale Belastbark. ☐ keine Einschr. ☐ leichte Einschr. ☐ wesentl. Einschränkunger

Belastbarkeit der Fraktur (in kg): **Körpergröße:** **Körpergewicht:**

Telefonische Rückfragen: Geriatrische Klinik Kennenburg 0711/ 39 05 326 Fax 0711 / 3 70 16 43

....
(Ort und Datum)

....
(Unterschrift der behandelnden Ärztin/ des behandelnden Arztes)

Abb. 10.1b Landeseinheitlicher Anmeldebogen (Baden-Württemberg) zur geriatrischen Rehabilitation (Rückseite)

wenig Erfahrungen. Ihnen sind reha-relevante Befunde aus dem funktionellen Bereich (z. B. Rumpfstabilität, Inkontinenz von Urin und Stuhl, Kooperation bei Pflege) meist weniger geläufig und weniger wichtig als Laborwerte und technische Befunde. Deshalb ist eine enge Zusammenarbeit zwischen Akutklinik und Rehabilitatonsklinik nötig.

Gemeinsam muß die **Indikation zur Rehabilitation** geklärt werden. Die Reha-Klinik muß die angelegten Maßstäbe zur Aufnahmeentscheidung oder Ablehnung vermitteln und erklären. Der akutmedizinische Kollege muß akzeptieren, daß nicht jeder Patient, der keine akutmedizinische Behandlung mehr benötigt und nicht direkt nach Hause entlassen werden kann, ein Fall für die Rehabilitation ist. Es muß herausgearbeitet werden, welches konkrete Ziel die Beteiligten mit der Rehabilitation im Auge haben. Die Risiken der Rehabilitation müssen abgeschätzt werden, vor allem die Sturzgefahr, kardiopulmonale Belastung und die kognitive und emotionale Dekompensation in fremder Umgebung. Die Kooperationsfähigkeit des Patienten muß besprochen werden.

Eine regelmäßige **Rückmeldung**, z. B. in Form eines aussagekräftigen Arztbriefes über den Ablauf der Rehabilitation an die anmeldende Klinik, hilft sicher, im Laufe der Zeit gemeinsame Kriterien zur Indikationsstellung zu erarbeiten.

Vor der Ankunft des Patienten in der Klinik sind oft telefonisch mit dem Patienten oder seinen Angehörigen Fragen zu klären, was in der Reha-Klinik gebraucht wird, z. B. Badezeug, Trainingsanzüge, bereits vorhandene Hilfsmittel. Bereits bei diesen Gesprächen wird vermittelt, daß Rehabilitation etwas anderes ist als Behandlung im Akutkrankenhaus, daß Eigenaktivität und Mitwirkung von Patient und Angehörigen gewünscht und erwartet werden. Die Mitarbeiter, die diese Telefongespräche führen, sollten auch fachliche Kenntnisse über Rehabilitation haben.

Das **Aufnahmegespräch** wird in der Geriatrischen Klinik Esslingen von besonders ausgebildeten Mitarbeitern des Pflegedienstes geführt. Möglichst im Beisein der Angehörigen werden Informationen über Ablauf und Zielsetzung der Klinik gegeben, werden pflegerische Diagnosen erhoben und die persönlichen Reha-Ziele des Patienten und der Angehörigen erfragt. Die Analyse der häuslichen Pflegeressourcen ist ein wichtiger Teil der pflegerischen Diagnostik. Die Planungen des Patienten und seiner Angehörigen müssen bereits zu Beginn der Rehabilitation dem Team bekannt sein. Zum einen muß diese Planung auf Realisierbarkeit geprüft werden, zum anderen müssen die eigenen Maßnahmen konkret auf diese Planung hingeordnet sein. Das gilt z. B. für Treppensteigen, Hilfsmittelversorgung, Angehörigenschulung, Haushaltstraining, um nur einige Punkte zu nennen.

Die **ärztliche Aufnahmeuntersuchung** enthält neben der üblichen klinischen Untersuchung eine ausführliche psychosoziale Anamnese und vor allem die Erfassung des Funktionsstatus. Dabei werden wie bei der pflegerischen Diagnostik normierte Skalen und Funktionsindices eingesetzt. Selbstverständlich geschehen pflegerisches Aufnahmegespräch und ärztliche Untersuchung in enger Abstimmung. Jeder weiß, was der andere untersucht und erfragt. Zur ärztlichen Untersuchung gehört auch die psychopathometrische Diagnostik der allgemeinen kognitiven Funktionen (Gedächtnis und Aufmerksamkeit) und der spezifischen neuropsychologischen Störungen (Neglect, Apraxie, Aphasie, räumlich-konstruktive Störungen). Aus den Daten muß ein erster Eindruck von der körperlichen Belastungsfähigkeit und der Kooperationsfähigkeit gewonnen werden.

Die **ärztlichen Verordnungen** ergeben sich aus der Synopse (Zusammenschau) der ärztlichen und pflegerischen Befunde. Der Stationsarzt setzt die medikamentöse Weiterbehandlung fest und entscheidet, welche funktionell-übenden und physikalischen Maßnahmen durchzuführen sind.

Die **Therapeuten** der funktionell-übenden und physikalischen Verfahren suchen in den nächsten Tagen den Patienten auf und führen ihre fachspezifischen Untersuchungen und ersten Therapien durch. Ihre Befunde sind zwar auf ihren Fachbereich beschränkt, aber wie die ärztliche und pflegerische Diagnostik auf den Alltag des Patienten bezogen.

Die **rehabilitative Pflege** hat in den ersten Tagen ihre Erfahrungen mit dem Patienten gemacht und festgestellt, welche Möglichkeiten und Defizite er in der täglichen körperlichen Selbstversorgung hat, inwieweit er Eigenaktivität in den Pflegealltag einbringt oder ob er einen erhöhten Versorgungsanspruch hat. Auch das Verhalten der Patienten im Umgang mit den Angehörigen gehört hierzu. Entscheidend ist, in welchem Umfang die Angehörigen Hilfe anbieten, ob sie zur Überversorgung neigen und in welchem Umfang der Patient von ihnen Hilfe annimmt oder anfordert. Diese Daten sind für die rehabilitativen Entscheidungen genauso wichtig wie medizinische oder funktionelle Befunde. Gerade die Pflegedienstmitarbeiter übersehen einen Zeitraum von 24 Stunden und nicht nur die Ausnahmesituationen der Therapiestunden oder der ärztlichen Untersuchung. Ohne diesen Teil der Diagnostik besteht die Gefahr, sich aufgrund von Ausnahmesituationen ein Bild zu machen. Gemeinsam entscheidet das Team im weiteren Verlauf, welche Art der Pflege auf dem Spektrum zwischen versorgender und rehabilitativer Pflege durchgeführt wird.

In **täglichen Teambesprechungen auf Stationsebene** werden die Daten und Erfahrungen ausgetauscht und zu einem Gesamtbild integriert. Aus den Teambespechungen ergibt sich ein Rehabilitationsplan, der dem Patienten vermittelt werden muß. Ärzte, Pflegedienstmitarbeiter und Therapeuten tauschen ihre Erfahrungen aus und stimmen ihr Vorgehen täglich aufeinander ab. Die wechselhafte körperliche und psychische Verfassung der geriatrischen Patienten gestattet oft keine längere Planung. Körperlich belastende Therapien müssen abgesetzt oder reduziert werden, wenn z.B. kardiale Dekompensationen erkennbar werden. Schmerzen am Bewegungsapparat durch Überbelastung oder durch Stürze verlangen Therapieänderungen, Angstzustände oder Verwirrtheitszustände müssen beachtet werden. Der Patient muß erkennen, daß ihm nicht verschiedene Einzelpersonen mit unterschiedlichen Meinungen gegenüberstehen, sondern eine Gruppe von Fachleuten, die ein einheitliches Ziel und kompatible (= miteinander vereinbare) Methoden haben. Von wichtigen Erkenntnissen eines einzelnen soll das ganze Team profitieren. Das Team ist außerdem ein Korrektiv, das subjektive Eindrücke überprüft. Der „klinische Blick" des einzelnen wird erheblich korrigiert, abgesichert und erweitert, wenn er sich in offenen Gesprächen auf den Erkenntnisprozeß der gesamten Gruppe einläßt.

Die **Abstimmung der Ziele** muß innerhalb des Teams und mit dem Patienten und seinen Angehörigen geschehen.

> Die vom Patienten formulierten „Ziele" sind oft mehr Wünsche und Hoffnungen als konkrete, realisierbare Therapieziele.

Trotzdem müssen sie ernst genommen werden, sind sie doch der eigentliche Maßstab, an dem der Patient die Rehabilitation mißt. In einem kontinuierlichen Prozeß muß mit dem Patienten und seinen Angehörigen gleichsam „ausgehandelt" werden, auf welche konkreten Teilziele zunächst hingearbeitet wird.

Eine **funktionelle Prognose** gehört zur Planung der Rehabilitation. Ohne sie ist nicht abzuschätzen, woraufhin und wie lange stationär behandelt werden soll. Eine konkrete, schriftliche Festlegung, was der einzelne Patient voraussichtlich erreichen kann, dient im weiteren Verlauf als Meßlatte. Konkrete prognostische Festlegungen helfen dabei, daß jeder im Team lernt, was üblicherweise zu erreichen ist. Auf dem Hintergrund einer solchen prognostischen Festlegung, die unbewußt ja immer bei jedem einzelnen geschieht, können Besonderheiten des Verlaufes schneller erkannt werden. Die prognostische Aussage muß operationalisiert sein, um planerischen Wert zu haben. Es genügt nicht, allgemein zu formulieren, daß bei einem bestimmten Patienten „eine deutliche Besserung" zu erreichen ist. Die Prognose muß so konkret sein, daß sie im weiteren Verlauf objektiv bestätigt oder widerlegt werden kann.

Einmal pro Woche findet bei uns eine **Teambesprechung mit der ärztlichen Leitung** statt, dabei werden besondere Problemfälle besprochen und einzelne Fälle paradigmatisch behandelt. Diese sehr ausführlichen Fallbesprechungen sollen dazu dienen, beispielhaft am Einzelfall die Prinzipien und Standards aufrechtzuerhalten, weiterzuentwickeln und an neue Mitarbeiter weiterzuvermitteln.

Ebenfalls einmal pro Woche findet eine **Leitungsvisite** statt, das Pendant zur „Chefvisite". Der Leitende Arzt und die Leitung des Pflegebereiches gehen zusammen mit dem Stationsarzt und der Stationsleitung zu jedem einzelnen Patienten. In der Leitungsvisite wird die Arbeit des Stationsteams überprüft und ergänzt. In der Geriatrischen Klinik Esslingen liegt die Leitung des Pflegebereiches und des therapeutischen Bereiches führungstechnisch in einer Hand. Dadurch ist die fachliche Koordination zwischen ärztlichem und nichtärztlichem Bereich auf der Führungsebene der Klinik auf zwei Personen konzentriert. Die gemeinsame Leitungsvisite repräsentiert also das gesamte Therapeutische Team der Klinik. Eine Koordination von Pflege, Therapie und medizinischem Bereich ist damit organisatorisch vorgegeben.

Die **Zeitdauer der stationären Rehabilitation** ergibt sich aus den Erfahrungen und Ergebnissen der ersten Tage und Wochen. Tauchen Rehabilitationshindernisse auf, die nicht in den Griff zu bekommen sind, wird der möglichst schnelle Abbruch der Rehabilitation mit dem Patienten und seinen Angehörigen zusammen geplant. Die häufigsten Gründe für einen Abbruch sind kognitive Defizite, die Lernvorgänge in fremder Umgebung nicht gestatten. Ebenso häufig gibt es Diskrepanzen zwischen verbalen Beteuerungen, man wolle funktionelle Besserungen anstreben, und der beobachteten Unfähigkeit im Alltag, die notwendigen Anstrengung dazu aufzubringen. Das kann organische Gründe haben, z. B. eine sehr begrenzte kardiale Belastbarkeit, kann aber auch im Lebensstil und Charakter des Patienten und seiner Angehörigen begründet sein. Wer hohe Ansprüche an den Service durch die Umgebung hat und insgeheim pflegerische Versorgung wünscht, übernimmt nicht die erforderliche Eigenaktivität, die für Rehabilitationserfolg unerläßlich ist. So entscheidet die Kooperationsfähigkeit wesentlich über den Verlauf.

> **!** Wir führen die Rehabilitation so lange fort, wie alltagsrelevante Fortschritte festzustellen sind und die Bedingungen der stationären Rehabilitation erforderlich sind, um diesen Fortschritt herbeizuführen.

Nach 10–14 Tagen wird routinemäßig ein **Standortgespräch** durchgeführt. Der Teilnehmerkreis besteht aus dem Patienten, denjenigen Angehörigen, die der Patient dabei haben möchte, dem Stationsarzt und einem Vertreter der Station. Bei besonderen Problemen nimmt auch ein Therapeut am Gespräch teil oder jemand von der Klinikleitung. Natürlich haben bereits vorher viele einzelne Gespräche stattgefunden, es gibt ja eine Fülle von täglichen Problemen, die immer wieder auch die Kontaktaufnahme mit den Angehörigen erfordern.

Das Standortgespräch hat aber seine besondere Bedeutung für die weitere Planung und die Abstimmung zwischen den Zielen und Wünschen des Patienten und seinen Angehörigen und den fachlichen Zielen des Teams. Nach dieser Zeit ist spätestens ein fachlich fundiertes Urteil über die Prognose möglich. Die Reaktionen des Patienten auf die erste Zeit der Rehabilitation liegen vor und können den Angehörigen mit genauen Beobachtungen und Urteilen präsentiert werden.

Konflikte ergeben sich vor allem in den Fällen, in denen Erwartungen auf der Patientenseite und erste Ergebnisse und abgeschätzte Möglichkeiten auf Klinikseite stark differieren.

Jetzt liegt eine **fundierte funktionelle Prognose** vor, die eine konkrete Planung der weiteren pflegerischen Versorgung ermöglicht. Oft geht es ja um die Frage, ob die nach der Rehabilitation verbleibenden Defizite unter häuslichen Verhältnissen bewältigt werden können, ob und in welchem Umfang professionelle ambulante Hilfen in Anspruch genommen werden müssen.

Die **Bedeutung für das familiäre Umfeld**, die in dieser Situation liegt, kann gar nicht hoch genug eingeschätzt werden. Mit der vollen fachlichen Autorität wird jetzt die Situation präsentiert, die die nahe und mittlere Zukunft der Familie bzw. der Lebensgemeinschaft bestimmt. Jetzt gelten zumindest auf der verbalen Ebene keine Ausflüchte mehr, die auf einer überhöhten Erwartung beruhen. In Anbetracht dieser Bedeutung für die Zukunft ist eine Zeitdauer von 14 Tagen bis zu diesem Gespräch nicht zu viel. Negativ empfundene Urteile und Prognosen können von den Betroffenen leichter akzeptiert werden, wenn der Rückgriff auf die erste Zeit der Rehabilitation möglich ist.

Die **Akzeptanz des fachlichen Urteils** entscheidet sicherlich mit über die weiteren Aktionen des Patienten und seiner Angehörigen. Eine fehlende Akzeptanz wird oft zu weiteren frustranen Therapieversuchen führen, die den Patienten belasten, ihm vielleicht sogar schaden und überflüssigerweise Ressourcen des Gesundheitssystems binden. Es ist ein individuell und volkswirtschaftlich bedeutsames und erfolgreiches Rehabilitationsergebnis, wenn Patient und Angehörige bleibende Defizite akzeptieren und nicht in ständige Versuche abgleiten, Unabänderliches ändern zu wollen.

Die **Entlassungsplanung** beginnt wie dargestellt bereits mit der Aufnahme, eigentlich sogar schon mit der Anmeldung. Akut wird die Planung, wenn das Ende der Rehabilitation abzusehen ist. Natürlich kommt es immer wieder überraschend zu Akutereignissen, die eine sofortige Verlegung ins Akutkrankenhaus erforderlich machen. Manchmal ergeben sich auch Situationen, in denen der Patient ohne ersichtlichen Konflikt nach Hause drängt, obwohl die Rehabilitation in funktioneller Hinsicht erfolgreich oder erfolgversprechend verläuft. Hinter diesem „Heimweh" stehen viele mögliche Gründe, nicht zu selten auch der Wunsch, von der verbleibenden Lebenszeit so viel wie möglich zu Hause zu verbringen. Auf jeden Fall muß neben der Hilfsmittelversorgung und der Planung der pflegerischen Versorgung die ambulante Weiterbehandlung bereits von der Klinik aus in die Wege geleitet werden. Es muß entschieden werden, was ambulant erforderlich ist und ob im Umfeld des Patienten diese Möglichkeiten auch zur Verfügung stehen.

Kontinuität über die Schnittstellen unseres Gesundheitssystems hinweg ist erforderlich, um erzielte Erfolge zu halten oder auszubauen oder bei Mißlingen stationärer Maßnahmen ambulante Möglichkeiten zu erwägen. Diese können in bestimmten Fällen erfolgreich sein, auch wenn stationär wenig erreicht wurde. Manche Patienten brauchen das häusliche Umfeld für ihre Besserung.

Im folgenden sollen die ambulanten professionellen und ehrenamtlichen Ansprechpartner der stationären geriatrischen Rehabilitation aufgeführt werden.

Zusammenarbeit mit ambulanten Stellen

Der **Hausarzt** hat eine zentrale Bedeutung für die medizinische und pflegerische Weiterbetreuung. Neben den Aufgaben im medizinischen Bereich verordnet und koordiniert er pflegerische und funktionell-übende Maßnahmen. Er berät und begutachtet bei sozialmedizinischen und versicherungsrechtlichen Fragen. Zu wenig beachtet ist seine Funktion als Koordinator der einzelnen medizinischen Teilbereiche. Keine andere ärztliche Funktion ist im ambulanten Bereich so sehr auf Integration und Zusammenschau körperlicher, psychischer und sozialer Faktoren sowie von Umwelteinflüssen ausgerichtet wie ein Hausarzt, der eine Familie oder einzelnen Patienten längere Zeit betreut.

Eine **frühe Kontaktaufnahme** ist erforderlich. Sie findet bei der Zielabstimmung der Rehabilitation statt, falls der Hausarzt den Patienten angemeldet hat. Wenn der Patient von einem Akutkrankenhaus aus in die Rehabilitation geschickt wurde, ist eine Kontaktaufnahme mit dem Hausarzt in problematischen Fällen schon während der Rehabilitation nötig. Angehörige und Patient müssen die ärztliche Betreuung als einheitlich und geradlinig auch über die Grenze stationär-ambulant hinaus erleben. Der Hausarzt muß genügend Informationen von der Rehabilitation erhalten, um Maßnahmen ambulant fortführen zu lassen. Vor allem bei Maßnahmen, die kontrovers beurteilt werden können, ist eine Abstimmung mit dem Hausarzt anzustreben. Dies gilt vor allem, wenn die Akzeptanz der stationär eingeleiteten Maßnahme auf Dauer unsicher ist.

❗ Ein rehabilitierter Patient befindet sich in der steten Gefahr, zu Hause überversorgt zu werden. Oft sind die neuerlernten selbständigen Handlungen den häuslich Pflegenden zu langsam oder zu unordentlich. Diese Gefahr muß vom Hausarzt und der Sozialstation erkannt und aufgefangen werden.

Die **Sozialstation** übernimmt ganz oder teilweise pflegerische Handlungen, die der Patient oder seine pflegenden Angehörigen nicht allein ausführen können. Häufigkeit und Art der ambulanten pflegerischen Versorgung müssen schon während des stationären Aufenthaltes abgesprochen werden. Eine Planung, die erst am Tag der Entlassung beginnt, ist zum Scheitern verurteilt. Pflegerisch-therapeutische Maßnahmen, z.B. die Lagerung nach Bobath oder Techniken beim Umsetzen oder Waschen und Ankleiden, werden im günstigen Fall gleichartig oder vergleichbar durchgeführt. Gerade auch das Ausmaß der Eigenbeteiligung des Patienten ist kritisch für den Erhalt der Selbständigkeit. Hausbesuche von der Klinik aus, an denen Mitarbeiter der Sozialstation teilnehmen, oder Besuche der später Pflegenden in der Klinik zur Abstimmung sind möglich und sinnvoll.

Die **Aktivitäten der Nachbarschaftshilfe** sollten von der Sozialstation aus koordiniert und fachlich überwacht werden. Hauswirtschaftlicher und pflegerischer Bereich sind ja im Alltag weniger scharf zu trennen als es versicherungstechnisch und formal üblich ist.

Auch weitere **ambulante Dienste** sollten nicht isoliert nebeneinander arbeiten. Die Sozialstation ist auch hier die geeignete Instanz, um zu koordinieren. Essen auf Rädern, Fahrdienste, sozialpsychiatrische Dienste und ähnliche Einrichtungen sind bereits von der stationären Rehabilitation aus in Abstimmung mit dem Patienten, seinen Angehörigen und der Sozialstation zu planen.

Ambulante Therapeuten werden in kritischen Fällen ebenfalls bereits von der Klinik aus informiert, um bisherige Therapieerfahrungen mitzuteilen. Schriftliche Informationen von der Klinik und die telefonische Kontaktaufnahme sind Möglichkeiten zur Zusammenarbeit. Dadurch können die Erfahrungen bei der Betreuung der Patienten gemeinsam reflektiert werden.

Besondere Therapieverfahren, z. B. eine ergotherapeutische oder krankengymnastische Behandlung nach dem Bobath-Konzept, sollten über den stationären Bereich hinaus ambulant fortgeführt werden. Neben dem Informationsaustausch zu einem einzelnen Patienten können in gemeinsamen Fortbildungen Erfahrungsaustausch und Angleichung von Konzepten erreicht werden.

Eine **Vernetzungsarbeit verschiedener Institutionen** im ambulanten Bereich ist zu leisten, um ein ineffektives Nebeneinander und Reibungen zu vermeiden. Spezielle Koordinierungsstellen erscheinen sinnvoll. In Baden-Württemberg sind zu diesem Zweck sogenannte IAV-Stellen eingerichtet worden. IAV bedeutet Informations-, Anlauf- und Vermittlungstelle. Sie leisten entweder im direkten Kontakt mit den Patienten ihre Beratungs- und Koordinierungsarbeit oder verstehen sich als „Dienst für die Dienste", indem sie strukturelle Vermittlungs- und Koordinierungsarbeit außerhalb der Betreuung von Einzelfällen leisten. Der regelmäßige Kontakt und die strukturierte Zusammenarbeit mit diesen ambulanten Stellen gehört zur Organisation stationärer geriatrischer Rehabilitation.

11. Dokumentation

Einführung

Ohne **Dokumentation** ist rationales medizinisches Handeln nicht möglich. Die Dokumentation ist wesentliches Element der Zusammenarbeit und neben den direkten persönlichen Kontakten die zweite tragende Säule der Kommunikation im Team.

Kontinuität in Behandlung und Pflege ist nicht möglich, wenn Ereignisse und Maßnahmen der Vergangenheit nicht in gegenwärtiges Handeln einfließen. Ohne Dokumentation fängt medizinische, pflegerische und therapeutische Arbeit immer wieder bei „Null" an.

> **!** Multidisziplinäre Medizin erfordert eine einheitliche Dokumentation als Grundlage der Kommunikation im Team.

Fachsprache und diagnostische Methoden sollten einheitlich sein. Ein Dokumentationssystem kann Krankenbeobachtung und geriatrische Diagnostik einheitlich strukturieren. Im Rahmen der Qualitätssicherung ermöglicht die Dokumentation Evaluation der geriatrischen Arbeit und damit eine Beurteilung der Prozeß- und Ergebnisqualität.

Aufgaben und Ziele der Dokumentation

Dokumentation dient zuerst der **Behandlung des einzelnen Patienten.** Sie ist Bestandteil von Diagnostik und Therapie, um bei aktuellen Entscheidungen und Maßnahmen Erfahrungen aus der Krankengeschichte des Patienten zu nutzen. Es genügt in der Medizin nicht, allgemein gültige Regeln auf Krankheitsbilder hin anzuwenden. Die individuellen Reaktionen des einzelnen Menschen werden dann nicht berücksichtigt. Sie sind nicht regelhaft vorhersehbar und spielen eine oft entscheidende Rolle. Aktuelle Therapie erfordert Berücksichtigung bisheriger Ereignisse.

> **!** Dokumentation ermöglicht, daß die persönliche Krankengeschichte berücksichtigt wird. Aus der Behandlung einer Krankheit wird durch Berücksichtigung der individuellen Krankengeschichte die Behandlung eines kranken Menschen.

Für eine **Qualitätssicherung** medizinischen Handelns ist die Dokumentation unabdingbar. Ohne Dokumentation ist eine Überprüfung der Behandlung nicht möglich. Ob vom einzelnen Arzt, Pflegenden oder Therapeuten der Standard seines Faches eingehalten wird, ist nur mit einer detaillierten Dokumentation zu überprüfen. So hebt die Dokumentation die Medizin aus den Regionen individueller Beliebigkeit in den Bereich überprüfbaren Fachwissens.

Wissenschaftliche Untersuchungen erfordern ebenfalls eine exakte Dokumentation. Die in der praktischen geriatrischen Arbeit erhobenen Daten sollten so weit wie möglich wissenschaftlichen Kriterien genügen, damit sie sinnvoll und allgemeingültig ausgewertet werden können. Erfahrungen aus der klinischen Praxis haben nur wissenschaftlichen Erkenntniswert, wenn sie nachvollziehbar dokumentiert sind.

Im Rahmen **juristischer Fragestellungen** ist zu belegen, daß Diagnostik und Therapie nach anerkannten medizinischen Maßstäben erfolgten. Wenn der Vorwurf von Fehlern oder Versäumnissen im Raum steht, rückt die Dokumentation in den Mittelpunkt.

Für **gesundheitspolitische Entscheidungen** ist ebenfalls von Bedeutung, was in Praxen und Kliniken passiert. Das Datenmaterial für politische Entscheidungen und Entscheidungen der Kostenträger stellt allerdings andere Anforderungen an die Dokumentation als praktisch-klinische Notwendigkeiten.

Die **Ziele der Dokumentation** sind zusammenfassend:
- Individualisierung der Behandlung,
- Planung und Verlaufskontrolle von Behandlungen,
- Qualitätssicherung medizinischen und pflegerischen Handelns,
- wissenschaftliche Forschung,
- Antwort auf juristische Fragestellungen,
- Grundlagen schaffen für gesundheitspolitische Entscheidungen.

Eine **Beschränkung auf traditionelle Formen** medizinischer, d.h. bisher meist ärztlicher Dokumentation ist unzureichend. In der Geriatrie und besonders in der geriatrischen Rehabilitation werden andere Daten verlangt als in der Akutmedizin. Außerdem ist die pflegerische Dokumentation selten in die ärztliche integriert.

Analyse akutmedizinischer Arztbriefe

Eine **Analyse akutmedizinischer Arztbriefe** belegt die Behauptung, daß sich die Geriatrie ergänzend zur bisher üblichen ärztlichen Dokumentation eine eigene, neue Art der Dokumentation erarbeiten muß.

Die **bisherige ärztliche Sprache** und Diagnostik bedarf der Ergänzung, weil sie viele Punkte ignoriert oder weitgehend vernachlässigt, die in der Geriatrie eine entscheidungsrelevante Rolle spielen. Eine Berücksichtigung der Alltagsfunktionen und des psychosozialen Umfeldes oder der Lebensumgebung findet in der üblichen ärztlichen Berichterstattung weithin nicht statt.

In einer **Untersuchung der Autoren** wurden 200 konsekutiv eingegangene Arztbriefe aus Akutkrankenhäusern analysiert. Untersucht wurden 1994 die nacheinander eingehenden Arztbriefe von jeweils 100

Patienten mit Zustand nach Apoplex und mit Zustand nach proximaler Femurfraktur.

Es wurde überprüft, wie oft in den akutmedizinischen Arztbriefen reha-relevante Befunde aufgeführt wurden. Diese wurden nicht auf Richtigkeit hin untersucht, es wurde lediglich überprüft, ob die entsprechenden Probleme überhaupt *erwähnt* wurden.

Unterrepräsentiert in akutmedizinischen Arztbriefen waren folgende reha-relevante Befunde (Tab. 11.**1** und 11.**2**):
- Funktionsstatus in den ADL,
- genaue Beschreibung lokomotorischer Fähigkeiten,
- Urininkontinenz,
- Stuhlinkontinenz,
- Dekubitalgeschwüre,
- Kontrakturen,
- Störungen von Kognition, Affekten, Kooperationsfähigkeit,
- neuropsychologische Störungen,
- familiäre Probleme und Versorgungsprobleme,
- Sturzursache bei Patienten mit Fraktur.

Depressionen oder allgemeine kognitive Einschränkungen bzw. Desorientiertheit wurden bei insgesamt 45 Patienten von 200 akutmedizinischen Arztbriefen erwähnt, in der Reha-Klinik wurde bei 89 Patienten ein hirnorganisches Psychosyndrom oder eine Depression diagnostiziert.

Tabelle 11.1   Erwähnung von Inkontinenz und Decubitalgeschwüren in akutmedizinischen Arztbriefen:
Untersuchung 1994 in der Geriatrischen Klinik Esslingen von 200 konsekutiv eingegangenen Arztbriefe aus Akutkrankenhäusern, jeweils 100 von Patienten nach Apoplex und nach proximaler Femurfraktur.
Registriert wurde die Erwähnung der folgenden reha-relevanten Daten:

	Stuhlinkontinenz	Urininkontinenz	Dekubitus
Erwähnung in externen Arztbriefen	4 von 200 = 2%	17 von 200 = 8,5 %	3 von 200 = 1,5 %
positive Befunde in der Klinik-dokumentation	22 von 200 = 11%	57 von 200 = 28,5 %	24 von 200 = 12 %

Tabelle 11.2   Erwähnung motorisch-funktionell relevanter neuropsychologischer Störungen in akutmedizinischen Arztbriefen bei 100 Postapoplex-Patienten: (Hemineglect-Syndrom, Pusher-Syndrom, räumlich-konstrukive Störungen, ideatorische Apraxie)

Erwähnungen in externen Arztbriefen	5 von 100
Positive Befunde in der Klinikdokumentation	36 von 100

Fragen der pflegerischen Versorgung nach der Akutphase wurden nur in 33 der 200 Arztbriefe erwähnt.

Der **Funktionsstatus vor dem Akutereignis** (Sturz mit Fraktur bzw. Apoplex) wurde in 5 von 200 Arztbriefen erwähnt.

Die **Sturzursache** wurde bei den 100 Patienten mit Frakturen nur in 33 Fällen erwähnt oder diskutiert (dabei mitgezählt 4 Fälle, in denen gesagt wurde, daß die Sturzursache nicht geklärt werden konnte).

> **!** Die Analyse der akutmedizinischen Dokumentation (Arztbriefschreibung) belegt, daß sich die Geriatrie eine eigene Dokumentation erarbeiten muß, weil geriatriespezifische Probleme nur eingeschränkt in der Akutmedizin Beachtung finden.

Eigenständigkeit geriatrischer Dokumentation

Eigenständige geriatrische Dokumentation muß vier Bereiche (Dimensionen) erfassen, und zwar den
1. somatischen,
2. psychischen,
3. sozialen Bereich und
4. den Bereich der physikalischen Umweltbedingungen.

In allen vier Bereichen müssen folgende diagnostischen Ebenen bedacht werden:
1. Diagnosen und Befunde (Strukturebene bzw. nosologische Ebene),
2. Alltagsbezüge und Verhalten (Funktionsebene),
3. Prognose (Zukunftsbezug),
4. Ziele (Planung und Steuerung durch die Beteiligten).
Erforderlich ist auf jeden Fall die Berücksichtigung der Zeitachse, und zwar im Hinblick auf den „natürlichen" bzw. medizinisch zu erwartenden Ablauf der Dinge und die Zielvorstellungen des therapeutischen Teams und des Patienten. Kernpunkt geriatrischen Denkens und damit auch der Dokumentation sind die Wechselwirkungen der verschiedenen Bereiche miteinander.

Das **Herausarbeiten der Wechselwirkungen** muß bereits durch die Art der Dokumentation begünstigt und herbeigeführt werden. Werden alle Informationen lediglich aufgelistet und wahllos notiert, entsteht ein Datenfriedhof, der nur Arbeit schafft und nicht hilfreich ist bei Entscheidungen. Die *geriatrische Matrix* , die sich aus dieser Forderung ergibt, ist im Kapitel 3 (S. 136 f) dargestellt.

> **!** Geriatrische Dokumentation ist multiprofessionell und fächerübergreifend. Sie verhindert damit die Engführung auf einen Teilbereich der Patientenwirklichkeit und begünstigt das Erkennen von Wechselwirkungen.

Dokumentation pflegerischer Arbeit

Pflege, die sich als eigenständiges Fachgebiet versteht und sich nicht reduziert auf die Ausführung ärztlicher Anweisungen, muß eine eigene Diagnostik und Planung durchführen und dokumentieren.

Die **Planung von Pflege bzw. Rehabilitation** steht bei einem geeigneten Dokumentationssystem von vornherein im Blickpunkt. Informationen werden nicht willkürlich oder primär aus administrativen oder juristischen Gründen gesammelt, sondern um die Maßnahmen zu planen und durchzuführen, deren der Patient bedarf.

! Dokumentation ist kein Selbstzweck und nicht primär Verwaltungszweck, sondern ein Instrument zur Planung und Verlaufskontrolle von Interventionen.

Pflegediagnostik und Pflegedokumentation hängen eng zusammen. Dokumentation muß auf eine einheitliche Sprache und Kategorisierung zurückgreifen.

Versuche zu einer **einheitlichen Kategorisierung und Sprachregelung** werden heute vielerorts durchgeführt, z. B. durch die North American Nursing Diagnosis Association (NANDA). Es ist sicher noch ein weiter Weg zu einer allgemein anerkannten Systematisierung. Der Gedanke, daß pflegerisches Handeln auf einer spezifischen Diagnostik beruht, hat sich aber bereits durchgesetzt.

! Pflegediagnosen und Strukturierung pflegerischen Handelns durch den Pflegeprozeß sollten der Pflegedokumentation zugrunde liegen.

Der **Pflegeprozeß** ist ein Konzept der Pflegewissenschaft und ursprünglich eine Methode der Krankenpflege, um pflegerische Aufgaben patientenorientiert und strukturiert zu lösen. Er soll die Bedürfnisse des Patienten erfassen und zu pflegerisch eigenständigen Urteilen und Handlungen führen. In Anlehnung an Fiechter und Meier kann der Pflegeprozeß als Regelkreis dargestellt werden.

Der **Regelkreis des Pflegeprozesses** umfaßt sechs Schritte :
1. Informationssammlung,
2. Pflegediagnose mit Bewertung von Problemen und Ressourcen,
3. Zielsetzung,
4. Planung,
5. Intervention/Durchführung,
6. Beurteilung der Wirkung.

Eine **Adaptation an die geriatrische Rehabilitation** muß den „*Pflege*"prozeß erweitern auf die anderen beteiligten Berufsgruppen. Der Prozeß sollte den gesamten Rehabilitationsablauf erfassen und Diagnosen, Planungen und Ziele aller Berufsgruppen integrieren. Er wird so zum *Rehabilitationsprozeß* (Abb. 11.**1**).

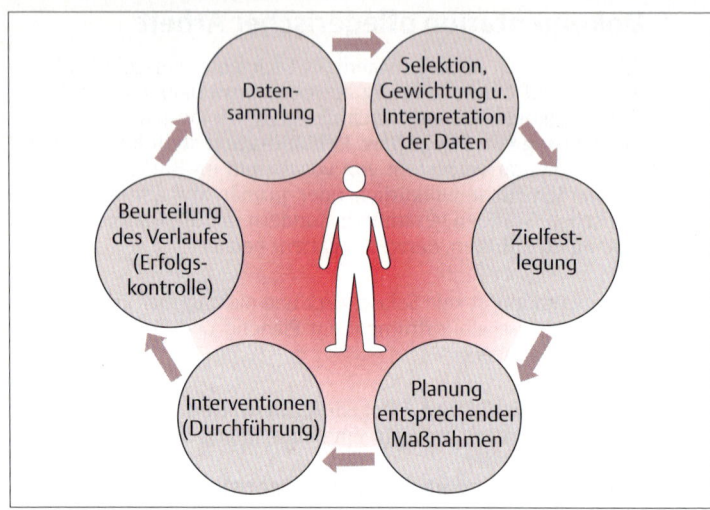

Abb. 11.**1**   Schemazeichnung des Reha-Prozesses

Der **Rehabilitationsprozeß** besteht also aus einer Reihe von formal trennbaren Entscheidungs- und Handlungsschritten, die über strukturierte Informationssammlung zu rehabilitativen Diagnosen führen, zu einer Zielsetzung kommen und über Planung und Durchführung von verschiedenen Interventionen eine neue Situation schaffen, die erneut analysiert und mit den vorliegenden Zielen verglichen werden muß.

Der **Rehabilitationsprozeß beim geriatrischen Patienten** führt selten in einem einmaligen Durchlaufen der sechs Schritte zu einem zufriedenstellenden Endzustand. Nach einem Durchlauf des Regelkreises erfordert die neue Situation erneut die Anwendung desselben Prinzips. Formal ergibt sich eine Spirale, in der sich die einzelnen Schritte fortlaufend wiederholen (Abb. 11.**2**).

Das **Resident Assessment Instrument** (RAI) ist ein wichtiges Beispiel für Pflegedokumentation. Es handelt sich bei dem RAI um ein System zur Klientenbeurteilung und Dokumentation in Einrichtungen der Langzeitpflege. Es besteht aus zwei Komponenten: dem „Minimum Data Set" (= MDS) zur Beschreibung und Beurteilung der Klienten und den „Abklärungshilfen" (= Resident Assessment Protocols = RAP). Im Minimum Data Set werden nach genauen Operationalisierungsvorschriften die funktionellen Ressourcen und Defizite der Klienten multidimensional und graduierend beschrieben, die „Abklärungshilfen" leiten über von den identifizierten Problemen zur Planung weiterer pflegerischer, medizinischer und therapeutischer Maßnahmen. Das Instrument ist in den USA bereits weit verbreitet, auch in der Schweiz bereits eingeführt und stößt auch in Deutschland auf zunehmendes Interesse.

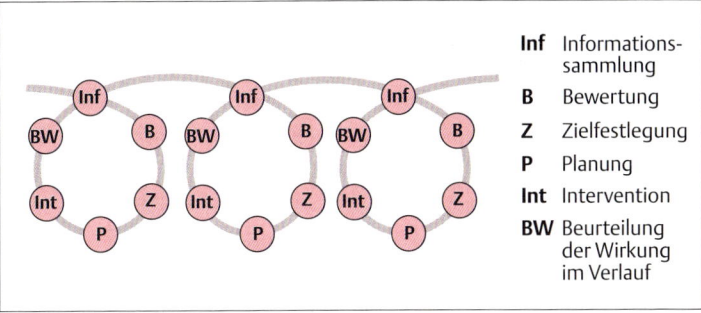

Abb. 11.**2**   Reha-Prozeß als kontinuierliche Abfolge

In deutschen Kliniken ist die Dokumentation noch uneinheitlich. Entsprechend den jeweiligen Zielsetzungen und vorhandenen Strukturen haben viele Kliniken eigene Systeme entwickelt. In den Abbildungen 11.**3a-e** stellen wir Teile der Dokumentation vor, wie sie in unserer Klinik entwickelt wurde.

Der **Pflegebereich** erfaßt in der Dokumentation
- Funktionseinschränkungen und Ressourcen im Bereich der ADL,
- Beobachtung und Kontrolle der Vitalparameter,
- psychosozial relevante Lebensbedingungen,
- pflegerische Versorgungssituation,
- Verhalten und Reaktionen des Patienten bei pflegerischen Interventionen,
- edukative Einwirkung auf die Patienten,
- Angehörigenschulung,
- organisatorische und koordinierende Maßnahmen,
- ärztlich angeordnete Maßnahmen, v.a. Medikation, Wundversorgung, Prophylaxen.

a

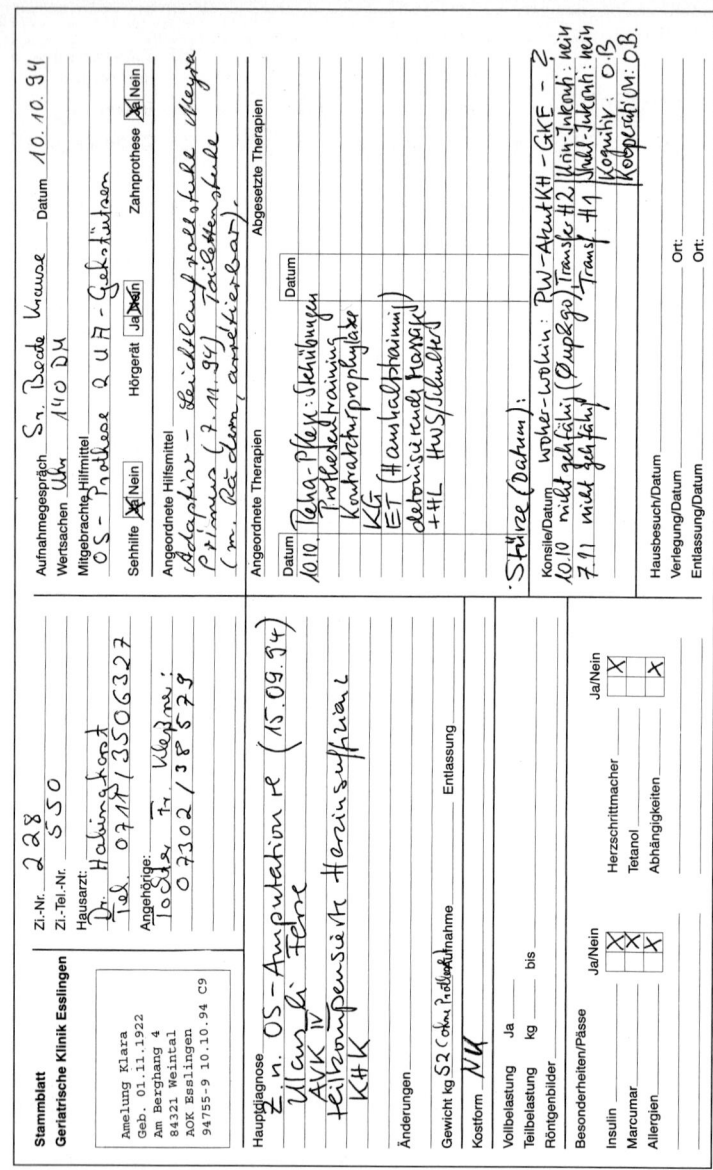

Abb. 11.**3** Ausschnitte aus der Dokumentation der Geriatrischen Klinik Esslingen-Kennenburg: a) Stammblatt der Krankenakte

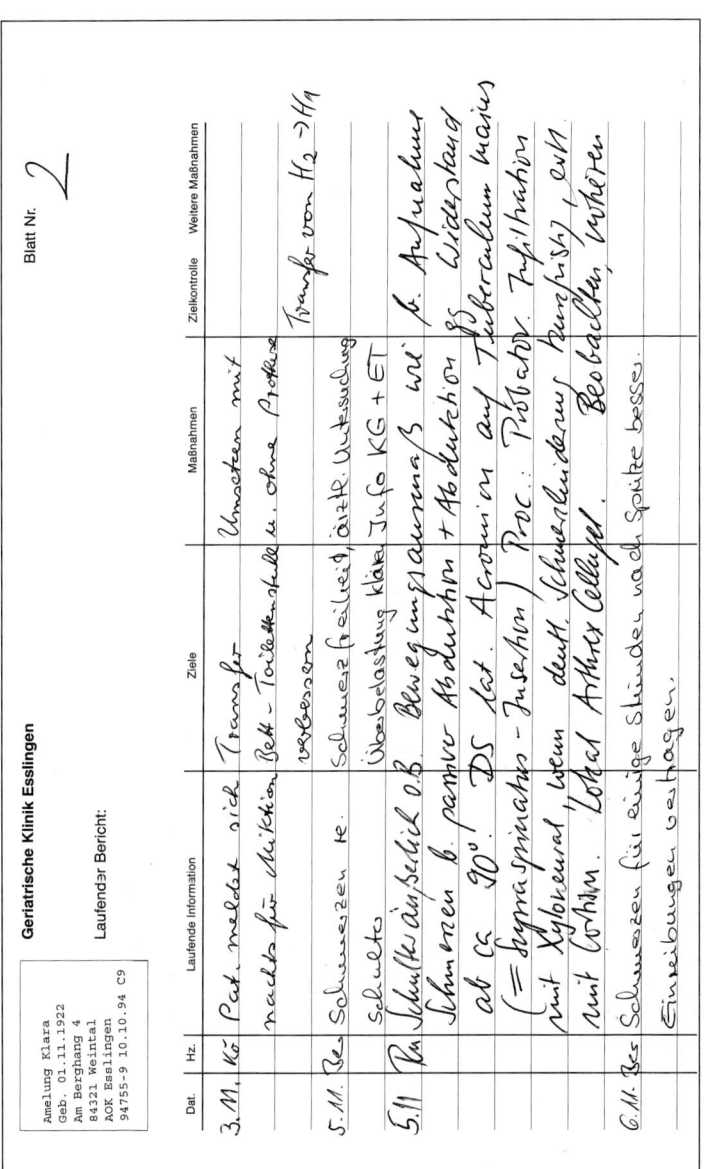

Abb. 11.3 Ausschnitte aus der Dokumentation der Geriatrischen Klinik Esslingen-Kennenburg: b) Laufender Bericht für die Einträge aller Berufsgruppen

c

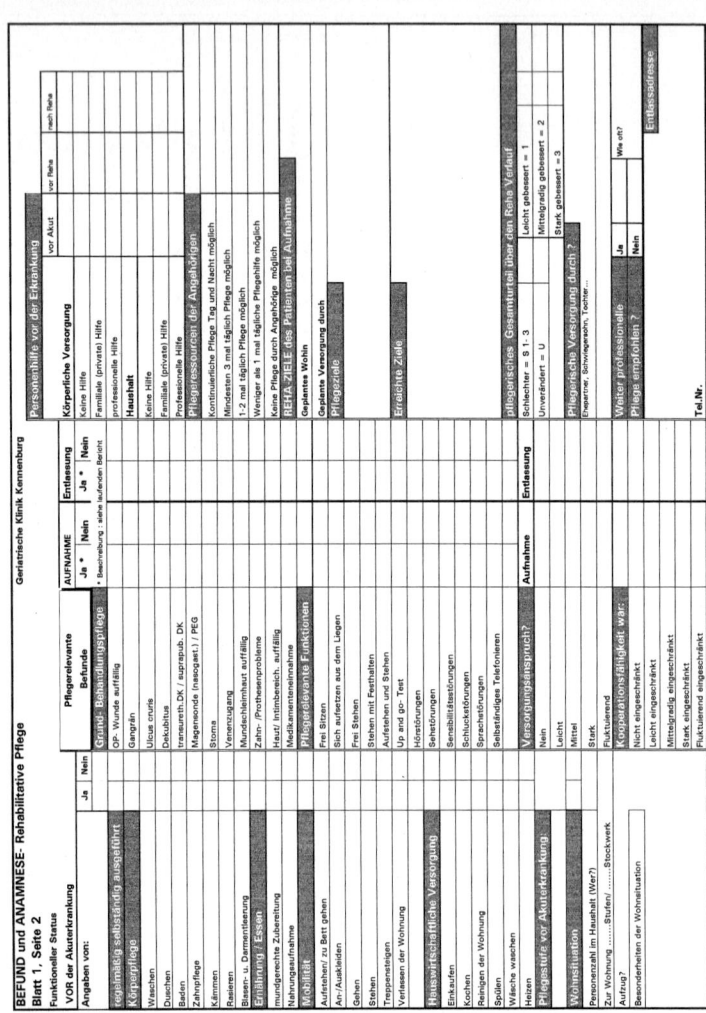

Abb. 11.**3** Ausschnitte aus der Dokumentation der Geriatrischen Klinik Esslingen-Kennenburg: c) Teil der Pflegedokumentation

d

Geriatrische Klinik Kennenburg
Krankengymnastik

Platz für
Patienten
Etikett

| Aufnahmebefund am: | Therapeut/In: |

Gesamteindruck

Mobilität — Hilfestufe 0-4 — Bemerkungen
Lagewechsel i. Liegen:
Aufsitzen:
Frei Sitzen:
Aufstehen:
Stehen:
Transfer:
Gehen:
Gehen auf wechselndem Untergrund:
Treppensteigen:
Rollstuhlmanövrieren:

Obere Extremitäten

Untere Extremitäten	rechts			links		
Bewegungsausmaß	aktiv	passiv	Kraft	aktiv	passiv	Kraft
Hüfte Flex. / Ex.						
Add. / Abd.						
IR / AR						
Knie Flex. / Ex.						
OSG PFlex. / DEx.						

Beinlänge rechts .... links um ...... cm

Trendelenburg-Zeichen rechts / links positiv

| Entlassbefund am: | Therapeut/In: |

Gesamteindruck

Mobilität — Hilfestufe 0-4 — Bemerkungen
Lagewechsel i. Liegen:
Aufsitzen:
Frei Sitzen:
Aufstehen:
Stehen:
Transfer:
Gehen:
Gehen auf wechselndem Untergrund:
Treppensteigen:
Rollstuhlmanövrieren:

Obere Extremitäten

Untere Extremitäten	rechts			links		
	aktiv	passiv	Kraft	aktiv	passiv	Kraft

Abb. 11.**3** Ausschnitte aus der Dokumentation der Geriatrischen Klinik Esslingen-Kennenburg: d) Teil der Dokumentation der Krankengymnastik

e

Geriatrische Klinik Kennenburg

ERGOTHERAPIE

Platz für
Patienten
Etikett

Aufnahmebefund am: Untersucher/in:

Entlassungsbefund am:

Diagnose:

Gesamtbeurteilung:

Transfer : Aufnahme

Transfer : Entlassung

Rumpf

OBERE EXTREMITÄTEN

	selektiv / Massenbewegungen				
Aussehen Hand					
Schulter					
Ruhehaltung / Trophik					
Schmerzen					
Tonus					
assoz. Reaktionen					

WILLKÜRAKTIVITÄT

SCHULTER

Anteversion / Retroversion					
Abduktion					

ELLBOGEN

Flexion / Extension					
Pronation / Supination					

HANDGELENK

Flexion / Extension					
Opposition					
Faustschluß					
Fingerextension					
Tapping					VHV

Abb. 11.**3** Ausschnitte aus der Dokumentation der Geriatrischen Klinik Esslingen-Kennenburg: e) Teil der Dokumentation der Ergotherapie

Dokumentation anderer Berufsgruppen

Die Dokumentation anderer Berufsgruppen ist bestimmt von der jeweiligen Aufgabenstellung und dem speziellen Zuständigkeitsbereich. Hier werden vielerorts eigene Dokumentationssysteme geschaffen, um den speziellen Bedürfnissen der einzelnen Berufsgruppen gerecht zu werden. Sollen die verschiedenen Fachbereiche nicht in der Dokumentation auseinanderlaufen, ist auf Abstimmung und Koordination zu achten. Zur Vermeidung von Kommunikationsstörungen müssen gemeinsame Sprachregelungen und kompatible Kategorisierungen erarbeitet werden.

Im Bereich der **Krankengymnastik** steht die Motorik und Lokomotion im Vordergrund. Neben der graduierten quantitativen Beschreibung der lokomotorischen Funktionen müssen die Befunde auch ätiologisch und neurophysiologisch eingeordnet werden. Die quantitative Funktionsbeschreibung geschieht nicht nur organbezogen, sondern von vornherein mit Bezug auf die Alltagsbewältigung (vgl. S. 50 ff u. S. 61 ff).

Traditionelle Beurteilungssysteme wie die Beschreibung der Bewegungsausmaße im Neutral-Null-System und Beurteilung der Muskelkraft in 5 Kraftgraden werden ergänzt durch inhaltlich-qualitative Gesichtspunkte.

Erfaßt wird z. B. **bei der Hemiparese** das Vorliegen von:
- Selektivität von Bewegungen,
- spastischen Massenbewegungen,
- Muskeltonusveränderungen,
- Muskelkraftveränderungen,
- assoziierten Bewegungen,
- Störungen der Feinmotorik (Dysdiadochokinesen),
- Schmerzen,
- trophischen und vegetativen Störungen,
- Wahrnehmungsstörungen.

Andere Berufsgruppen des therapeutischen Teams greifen auf andere diagnostische Methoden und damit auf andere Dokumentationselemente zurück, die zum Teil standardisiert sind. Im Bereich der Logopädie und Sprachtherapie wird in unserer Klinik der Aachener Aphasietest verwendet, im Bereich der Ergotherapie unter anderem ein EDV-gestütztes Verfahren zur Diagnostik räumlich-konstruktiver Störungen (VS-Test), das von der Münchener Entwicklungsgruppe Klinische Neuropsychologie entwickelt wurde. Die ergotherapeutische Befunderhebung im Bereich der zentralen Bewegungsstörungen muß natürlich exakt der krankengymnastischen Systematik entsprechen.

Koordination der Dokumentation

Der **ärztlichen Bereich koordiniert** die Befunde und ergänzt sie durch die übliche klinische und apparative Diagnostik, durch sozialmedizinisch wichtige Daten und durch die Diagnostik der psychischen Funktionen (Affekte und Kognition). Dabei werden zum Teil psychopathometrische Testverfahren benützt.

Psychischer Status:

Vigilanz	ungetrübt	getrübt	somnolent	comatös	wechselnd
Orientiertheit	o.B.	desorientiert zu	Zeit	Ort	Situation	Person
Gedächtnis	o.B.	reduziert	stark reduziert		alltagsrelevant reduziert	Punkte

KMS: Dat. ... Worte... Wiederholg. ... Rechenschritte ... Worte mit F ... erinnerte Worte = ...

Stimmung	o.B. adäquat	ängstlich	depressiv	euphorisch	dysphorisch	gereizt	aggressiv
Affekte	o.B.	Affektinkontinenz		path. Weinen		abgeflacht	wechselnd
Antrieb	o.B. entwickelt Eigeninitiative	aktiv n. Aufforderung	passiv nach Aufforderung		apathisch	psychomot. Unruhe	wechselnd
Denken	o.B. formal Inhalte	verlangsamt zwanghaft Urteilsfähigkeit	weitschweifig hypochondrisch Auffassung	Denkhemmung phobisch	Zerfahrenheit paranoid	Perseveration Halluzinationen

Einschätzen der eigenen
Situation: realistisch aktiv / realistisch passiv / unrealistisch / nicht zu beurteilen

Neuropsycholog. Störungen

Aufmerksamkeit	o.B.	fluktuierend	Aufmerksamkeit vermindert	wechselnd
Pusher-Syndr.	o.B.			
Neglect	o.B.	reduzierte Exploration nach Linienhalbierung lateralisiert nach		doppelte simultane Stimulation Sonstig.:

Sprache o.B.
Sprachverständnis
Verständigung über Alltagsdinge: möglich /nicht möglich
Ja-/Nein-Codierung: zuverlässig / nicht zuverlässig
ideomotor. / ideatorisch / bucco-facial
Spontansprache flüssig /nicht flüssig
Gesprächspartner trägt Hauptlast der Kommunikation: Ja /Nein
Agrammatismus /semantische Paraphasien /phonemat. Paraphasien
Sprechapraxie

Apraxie o.B.
räumlich-konstruktive Störungen:

Krankheitsverarbeitung

angemessen (adäquate Anpassung an Behinderung/ angemessene Planung)
Anosognosie
Ablehnen/ Vermeiden von Konfliktformulierung   Dissimulation
Coping-Probleme: leicht/ mittelstark/ /stark /sehr stark

Sozialverhalten   angemessen   Kooperation   Versorgungsanspruch   Regression

Zeichen: fehlend = Item durchgestrichen oder – · herabgesetzt = ↓ · schwach = ↘ · vorhanden = Item in Klammern oder (+) · vorhanden oder + · stark ausgeprägt = Item umkreist mit † oder ++ · nicht untersucht = n u · altersentsprechend = a e

Um/Ru 04/95

Abb. 11.4   Teil der Dokumentation der ärztlichen Aufnahmeuntersuchung

Im **ärztlichen Befundbogen** müssen sich die verschiedenen Dimensionen der gesundheitlichen Situation widerspiegeln. Abb. 11.**4** zeigt Ausschnitte aus unserem Ärztlichen Befundbogen. Die ärztliche Dokumentation muß gekoppelt sein mit den Dokumentationen der anderen Berufsgruppen. In einer organisatorisch und konzeptionell abgesprochenen Aufgabenverteilung müssen sich die Dokumentationen zu einer einheitlichen Darstellung zusammenfügen.

Die **elektronische Datenverarbeitung** ermöglicht eine deutliche Verbesserung bei der Sammlung und Auswertung der Dokumentation.

Tabelle 11.**3** **E**sslinger **D**atenbank für **G**eriatrisches **A**ssessment und **R**ehabilitation = EDGAR

Die Datenbank enthält
- alle krankenhausrelevanten administrativen Daten
- Zeitangaben der stationären Behandlung inkl. des Abstandes zwischen Rehabilitation und auslösendem Akutereignis
- Diagnosen inkl. ICD-Nr. der funktionell führenden Diagnose
- Medikation vor und nach Rehabilitation
- Anamnese inkl. persönlicher Formulierung des Rehabilitationszieles
- Befunde der körperlichen Untersuchung
- standardisierte Beschreibung der Lokomotion und wesentlicher Aktivitäten der körperlichen Selbstversorgung
- standardisierte Erfassung neuropsychologischer Defizite
- Angaben zur Kontinenz (Urin und Stuhl)
- alle durchgeführten Laboruntersuchungen
- alle pathologischen Laborparameter
- EKG-Befunde, gegebenenfalls unidirektionale Doppler-Befunde und Ergebnisse abdomineller Sonographie
- Befunde anderer technischer Untersuchungen und Konsiliaruntersuchungen
- alle mitgebrachten und verordneten Hilfsmittel
- alle durchgeführten Therapien
- Empfehlungen zur ambulanten Fortsetzung der funktionell-übenden und physikalischen Therapien
- Epikrise
- weitere statistische Angaben zu
  Wohnverhältnisse vor und nach Rehabilitation
  standardisierte Beurteilung der Rehabilitation durch den Patienten
  standardisierte Beurteilung der Rehabilitation durch das Therapeutische Team
  gegebenenfalls Ergebnisse psychopathometrischer Testverfahren
  graduierte Beurteilung der Lokomotion vor und nach Rehabilitaiton
  ADL-Status vor und nach Rehabilitation

In der Geriatrischen Klinik Esslingen besteht seit Mitte 1991 eine elektronische Datenbank, in der jeder Patient mit allen arztbriefrelevanten Daten erfaßt wird (**E**sslinger **D**atenbank für **G**eriatrisches **A**ssessment und **R**ehabilitation = *EDGAR*, Tab. 11.**3**). Die Datenbank enthält bereits die Daten zu mehr als 3000 stationären Rehabilitationen.

12. Evaluation des Rehabilitationsverlaufes

Einführung

Unter **Evaluation** versteht man die Auswertung und Beurteilung der Ergebnisse medizinischen Handelns. Im Rahmen der Qualitätskontrolle bedeutet dies die Beurteilung der *Ergebnis*qualität. Im Vorher-Nachher-Vergleich wird beurteilt, welche Veränderungen („Erfolge") sich *während der* oder *durch die* Rehabilitation ergeben haben.

Erfolgsmessung und ihre Probleme

„**Erfolg**" in der Rehabilitation kann auf verschiedene Weise gemessen werden. Im weitesten Sinne bezeichnen wir mit „Erfolg" das Erreichen eines Zieles. Wie immer wieder betont, sind die vom Patienten und vom Therapeutischen Team angestrebten Ziele vielfältig, liegen in verschiedenen Bereichen und stimmen auch nicht immer überein. Sie werden von den Patienten eher in Form allgemein formulierter Wünsche geäußert: „wieder gehen können", „wieder gesund werden", „wieder sprechen können", „wieder nach Hause können". Aus einem Wunsch wird ein Ziel, wenn die realen Möglichkeiten geprüft werden, ihn zu verwirklichen, und konkrete Maßnahmen geplant werden. Die Erfolgsmessung ist immer ein Vergleich des Erreichten mit dem Ziel. Wenn dieser Vorgang in einer objektiv nachprüfbaren Weise vor sich geht, findet damit formal gesehen ein Meßvorgang statt. Meßvorgänge erfordern zuerst die Festlegung eines Merkmales, das ich messen will.

Mögliche **Erfolgsmerkmale für Rehabilitation** sind:
- Verbesserung der Mobilität,
- Verbesserung der Selbständigkeit bei Alltagsverrichtungen,
- Verbesserung der Kommunikationsfähigkeit,
- Verringerung von Pflegebedarf,
- Vermeidung von stationärer Pflege,
- größere subjektive Zufriedenheit,
- Verbesserung des Gesundheitszustandes,
- Anpassung an die Behinderungen,
- psychische Verarbeitung der Lebenssituation,
- Verbesserung psychischer Einschränkungen (z. B. Angst, Schmerz, Depression),
- Verbesserung des sozialen und materiellen Umfeldes,
- Verbesserung der Lebensqualität,
- Vermeidung gesundheitlicher Verschlechterung,

aber auch
- diagnostische Klärung mit prognostischen Aussagen,
- persönliche Klärung der Lebenssituation.

Die **Objektivierung** einiger dieser Merkmale ist nicht selbstverständlich, weil nicht immer geeignete Meßinstrumente zur Verfügung stehen. Außerdem muß noch festgelegt werden, ob von Erfolg erst gesprochen werden darf, wenn ein bestimmtes Ziel komplett erreicht ist, oder ob als Erfolg auch akzeptiert wird, wenn eine Annäherung an ein Ziel erreicht wurde. Abhängig von dieser Entscheidung kann die „Erfolgsbilanz" sehr unterschiedlich ausfallen.

Zwei **formale Möglichkeiten, Erfolg zu messen**, müssen also unterschieden werden**:**
1. Erfolg als Erreichen einer definierten Ziellinie, wie z.B. in der Fahrprüfung oder bei der Versetzung in eine höhere Schulklasse. Etwa 70 % aller Patienten definieren „wieder gehen lernen" als ihr persönliches Rehabilitationsziel. Das Erreichen dieses Zieles ist für sie der maßgebliche Erfolg.
2. Die zweite Möglichkeit ist der relative Fortschritt im Vergleich zum Ausgangspunkt. Hier gibt das Ziel die Richtung vor, und die relative Annäherung an das Ziel ist der Erfolg.

Um die **Annäherung an ein Ziel** zu beurteilen, braucht man ein abgestuftes („graduiertes") Merkmal. Allgemeine Ausdrücke wie „Verbesserung der Selbständigkeit" oder „besser gehen können" sind zwar alltagssprachlich taugliche Formulierungen, aber für genaue Messungen nicht geeignet. Für eine Evaluation genügt es nicht zu sagen: „Der Patient ist selbständiger geworden." Oder: „Der Patient braucht weniger Pflege." Um Rehabilitationseffekte zu vergleichen, werden quantifizierte (operationalisierte) Daten benötigt (vgl. S. 86 ff).

„**Wieder gehen können**" ist das häufigste Rehabilitationsziel, das von Patienten genannt wird. Dabei ist der Alltagsbegriff „gehen" vieldeutig. Die meisten Patienten und auch viele professionelle Helfer bezeichnen etwas als „gehen", das höchstens als „geschleppt werden" beurteilt werden darf. Die Zuteilung eines Patienten zur Kategorie „gehfähig" bzw. „nicht gehfähig" ist in dem besprochenen formalisierten Sinn ein Meßvorgang. Eine brauchbare Operationalisierung kann mit dem „Up-and-go-Test" (Podsiatlo u. Richardson 1991) durchgeführt werden (vgl. S. 63).

Untersuchung von motorisch-funktionellem Rehabilitationserfolg mit dem „Up-and-go-Test"

Im Rahmen der **internen Qualitätskontrolle** wird dieser Test in unserer Klinik seit 1992 bei jedem Patienten angewendet. Die Tab. 12.**1** stellt die Ergebnisse einer Untersuchung von 807 konsekutiv aufgenommenen Patienten mit dem „Up-and-go-Test" (ohne Zeitnahme) dar. Den Daten ist zu entnehmen, daß ca. 48 % der Patienten zu Beginn der Rehabilitation „nicht gehfähig" waren, also die Bedingungen des Testes nicht erfüllen konnten. Von diesen 390 primär nicht gehfähigen Patienten erreichten 146, d.h. 37,4 %, im Laufe der Rehabilitation die Gehfähigkeit. Die Tabelle zeigt die signifikanten Unterschiede der Postapoplex-Patienten zu den Patienten nach Femurfraktur. Eine differenziertere Aufteilung der Patienten in unterschiedliche Gruppen läßt genauere Rückschlüsse auf motorisch-funktionellen Reha-Erfolg zu. Der Test ist sehr zuverlässig, d.h. seine Wiederholung zu einem anderen Zeitpunkt oder durch einen anderen Untersucher ergibt hohe Übereinstimmungen in der Beurteilung. Meßtechnisch gesprochen sind also Retest-Reliabilität und Interrater-Reliabilität hoch. Seine Validität, also die Frage, ob der Test das mißt, was er zu messen vorgibt, ist ebenfalls als hoch anzusehen.

Die **Sensibilität des „Up-and-go-Tests"** ist jedoch gering. Er ist nicht geeignet, motorischen Fortschritt zu messen, wenn ein Patient nicht zur selbständigen Gehfähigkeit kommt. In der untersuchten Pa-

Tabelle 12.**1**   Evaluation des motorisch-funktionellen Rehabilitationsverlaufes mit dem „Up-and-go-Test"
N= 807, 533 Frauen, 274 Männer, arithmetisches Mittel des Alters 76,4 Jahre, Altersmedian 78 Jahre, Altersrange 47–97 Jahre.
Verteilung der Reha-Diagnosen: 503 Postapoplex-Patienten, 138 Patienten nach Schenkelhals- und schenkelhalsnahen Femurfrakturen, 54 sonstige Frakturen, 29 Amputationen, 83 sonstige Erkrankungen. „Nicht gehfähig" = nicht selbständig in der Lage, die Bedingungen des „up-and-go-Testes" zu erfüllen

	gesamt	nicht gehfähig vor Reha-bilitation	nicht gehfähig nach Reha-bilitation	Gehfähigkeit erreichten
Post-Apoplex	503	277 von 503 = 55,1 %	196	81 von 277 = 29,2 %
Femurfraktur	138	53 von 138 = 38,4 %	17	36 von 53 = 67,9 %
alle Patienten	807	390 von 807 = 48,3 %	244	146 von 390 = 37,4 %

Unterschied im Erreichen der Gehfähigkeit zwischen Patienten mit Apoplex und Femurfraktur, hochsignifikant (p<0,001 Chiquadrat-Test Chiquadrat= 29,0)

tientengruppe gab es 244 von vorher 390 nicht gehfähigen Patienten, die die selbständige Gehfähigkeit nicht erreichten (= 62,6 %). Diese Patienten haben aber zum Teil beachtliche alltagsrelevante motorisch-funktionelle Fortschritte erreicht.

Untersuchung von motorisch-funktionellem Rehabilitationserfolg mit der Esslinger Transfer-Skala

Der **Transfer**, das Umsetzen aus dem Sitzen, wird für die nicht-gehfähigen Patienten zur entscheidenden Phase der Lokomotion. Bei vielen dieser Patienten wurde der Transfer im Laufe der Rehabilitation „leichter", d.h. *sie benötigten weniger Hilfe beim Transfer.* Um diese pflegerelevanten Fortschritte zu erfassen, erfolgte eine graduierende Beurteilung der Transferfähigkeiten mit der „Esslinger Transferskala" (Kapitel 3, S. 64). Der Transfer wurde auch deshalb als Zielmerkmal gewählt, weil er im Pflegealltag eine dominierende Rolle spielt. Der Transfer spielt eine Hauptrolle beim Verlassen des Bettes, beim Toilettengang, bei der Körperhygiene und bei vielen anderen täglichen Aktivitäten. Seine Durchführung ist oft limitierend für die pflegerische Versorgung unter häuslichen Bedingungen. Die Angaben zum Hilfebedarf beim Transfer sind somit planungsrelevant für die Entscheidung, ob und mit welchen Hilfen ein lokomotorisch behinderter Patient zu Hause versorgt werden kann.

Die Tabelle 12.**2** gibt Auskunft über die **Transferveränderungen** der oben bereits beschriebenen Gruppe von 807 geriatrischen Patienten und belegt die Sensibilität der Skala. Von 807 Patienten waren zu Beginn der Rehabilitation 363 (= 45 %) nicht zum selbständigen Transfer in der Lage. Aus dieser Gruppe von 363 Patienten brauchten 273 nachher weniger Hilfe beim Transfer als zuvor (273/363 = 75,2 %). 166 (166/363 = 45,7 %) haben die Fähigkeit zum selbständigen Transfer erreicht, 80/363 (= 22,0 %) Patienten blieben lokomotorisch unverändert, 10 (10/363 = 2,8 %) haben sich während der Rehabilitation lokomotorisch verschlechtert (inkl. Todesfälle).

Um die **Lokomotion komplett zu erfassen**, sind noch weitere Meßverfahren als der „Up-and-go-Test" und eine Transferskala erforderlich. Wenn ein Patient den „Up-and-go-Test" bereits zu Beginn des Beobachtungszeitraumes schnell und sicher beherrscht, ist auch durch eine Zeitnahme der entscheidende lokomotorische Fortschritt oft nicht exakt festzustellen. Zielgrößen wie Ausdauer oder Sturzgefahr zum Beispiel benötigen andere Meßverfahren, auf die hier nicht näher eingegangen wird. Die geschilderten Testverfahren sollten deutlich machen, daß bereits für den Teilbereich Lokomotion ein Testverfahren allein nicht ausreicht. Eine Gesamtbeurteilung von Rehabilitationserfolg benötigt in wechselnder Zusammensetzung mehrere Testverfahren.

Tabelle 12.**2**   Evaluation des motorisch-funktionellen Rehabilitationsverlaufes mit der Esslinger Transferskala
Transferfähigkeiten vor und nach Rehabilitation, 807 konsekutiv aufgenommene Patienten 1992/93 (11 verstorbene Patienten als H4)

		vorher					
		H0	H1	H2	H3	H4	
nach her	H0	437	62	59	35	10	603
	H1	1	10	15	23	8	57
	H2	1	1	16	31	14	63
	H3	1	1	0	26	16	44
	H4	4	1	0	7	28	40
		444	75	90	122	76	807

H0 – H4 bezeichnet die Transferstufen entsprechend der Esslinger Transferskala. Die Kreuztabelle ist spaltenweise zu lesen. Die zweitletzte Spalte z. B., die im Spaltenkopf mit H4 beginnt, enthält die Patienten, die vor der Rehabilitation in die Hilfestufe 4 einzuordnen waren. Es sind 76 Patienten (letzte Zeile). Von diesen 76 Patienten blieben 28 in Stufe H4, 16 Patienten erreichten in der Rehabilitation die Stufe H3, 14 die Stufe H2, 8 die Stufe H1 und 10 brauchten zuletzt keine Personenhilfe mehr beim Umsetzten aus dem Stuhl oder Rollstuhl.
Entsprechend sind die anderen Zeilen zu lesen. Von den Patienten mit dem anfänglichen Hilfebedarf der Stufe H3 (insgesamt 122) erreichten 35 Patienten die Stufe H0 = Transfer ohne fremde Hilfe

Rehabilitationserfolg außerhalb der Lokomotion

Geriatrische Rehabilitation hat **mehr Ziele als „gehen können".** Als Beispiele seien nur die Sprache, die Ausscheidungsfunktionen, Anziehen und Ausziehen und Schluck- und Eßstörungen erwähnt. Diese Ziele liegen noch sämtlich im funktionellen Bereich, sind also auf Alltags*leistungen* bezogen.

! Als ganzheitliche Medizin hat geriatrische Rehabilitation auch Ziele, die über den funktionellen Bereich hinausgehen.

Beispiele hierfür sind Anpassung psychischer und familiärer Strukturen an die Behinderung, die Auseinandersetzung mit Krankheit und Tod, mit dem Verlust der Selbständigkeit, der Umgang mit Hilfe in intimen Lebensbereichen.
Diese Dimensionen menschlichen Lebens können meßtechnisch nur unzureichend erfaßt werden. Der Verlauf der Rehabilitation spiegelt sich zusammengefaßt im Urteil der Beteiligten wieder: im Urteil des Therapeutischen Teams, der Angehörigen und des Patienten.

Diese Instanzen werden sich in ihren Zielen und Bewertungen oft unterscheiden. Das unvermeidliche Resultat sind Konflikte und Spannungen. Was anderes ist denn zu erwarten in einer Lebenssituation, in der Heilung nicht möglich ist, in der Abhänigigkeit und Pflege droht, sich unrealistische Hoffnungen gegen den unabänderlichen Lauf der Zeit stemmen, in der das Erreichte fast zwangsläufig hinter dem Erhofften zurückbleibt?

Es ist ein kundiges Auge und ein gereiftes Urteilsvermögen nötig. Angesichts des Alters versagt offensichtlich ein naiver Allmachtsglaube an die Machbarkeit der Gesundheit. Geriatrische Rehabilitation kann nicht bestehen gegenüber unreifen, unrealistischen Heilserwartungen. Sie ist kein Bollwerk gegen Behinderung, Krankheit, Abhängigkeit, Verfall und Tod. Sie ist aber in der Lage, Erleichterung und Hilfe in behinderte Jahre hineinzutragen und damit das Alter würdevoller zu gestalten. Wie aber ein Mensch seine letzten Lebensjahre erlebt und gestaltet, ist letzlich Resultat seiner eigenen Entwicklung, seiner eigenen geistigen, emotionalen und moralischen Reife.

Die zukünftigen Alten – also hoffentlich auch wir – müssen die Form der Medizin gestalten, die ihnen gemäß ist.

> Bin jung gewesen,
> kann auch mitreden,
> und alt geworden,
> drum gilt mein Wort.
> E. Mörike, Rat einer Alten

Literatur

Abrams, W.B., R. Berkow: The Merck Manual of Geriatrics. Merck, Rahway, N.J. 1990

Blankenhahn, R.: Hörgeräte-Ratgeber mit Übungsprogramm. Fischer, Stuttgart 1993

Bobath, B.: Die Hemiplegie Erwachsener, 4. Aufl. Thieme, Stuttgart 1985

Bobath, B.: Abnorme Haltungsreflexe bei Gehirnschäden, 4. Aufl. Thieme, Stuttgart 1986

Brocklehurst, J.C., R.C. Tallis, H.M. Fillit: Textbook of Geriatric Medicine and Gerontology, 4. Ed. Churchill Livingstone, Edinburgh 1992

Brookshire, R.H.: Aphasie. Fischer, Stuttgart 1983

Bünte, H., W. Domschke, T. Meinertz, D. Reinhardt, R. Tölle, W. Wilmanns: Therapie-Handbuch. Urban & Schwarzenberg, München 1994

Bundesarbeitsgemeinschaft für Rehabilitation: Die Rehabilitation Behinderter. Deutscher Ärzte-Verlag, Köln 1984

Bundesministerium für Familie und Senioren: 1. Teilbericht der Sachverständigenkommission zur Erstellung des 1. Altenberichtes der Bundesregierung (ohne Herausgabedatum)

Bundesministerium für Familie und Senioren: Erster Altenbericht. Die Lebenssituation älterer Menschen in Deutschland. Drucksache 12/5897, Bonn 1993

Classen, M., V. Diehl, K. Kochsiek: Innere Medizin. Urban & Schwarzenberg, München 1991

Collegium Internationale Psychiatriae Scalarum: Internationale Skalen für Psychiatrie Beltz, Weinheim 1986

Corr, D.M., C.A. Corr: Gerontologische Pflege. Huber, Bern 1992

Cramon, D. von, J. Zihl (Hrsg.): Neuropsychologische Rehabilitation. Springer, Berlin 1988

Davies, P.M.: Hemiplegie. Springer, Berlin 1986

Davies, P.M.: Im Mittelpunkt. Springer, Berlin 1991

de Beauvoir, S.: Das Alter. Rowolth, Reinbek bei Hamburg 1991

Deutscher Bundestag, Referat Öffentlichkeitsarbeit: Zwischenbericht der Enquete-Kommission „Demographischer Wandel" – Herausforderung unserer älter werdenden Gesellschaft an den einzelnen und die Politik. Bonn 1994

Eggers, O.: Ergotherapie bei Hemiplegie. Springer, Berlin 1991

Evans, J.G., T.F. Williams: Oxford Textbook of Geriatric Medicine. Oxford University Press, Oxford 1992

Fiechter, V., M. Meier: Pflegeplanung. 4. Aufl. Recom, Basel 1985

Fischer, G.C.: Geriatrie für die hausärztliche Praxis. Springer, Berlin 1991

Füsgen, I.: Der inkontinente Patient. Huber, Bern 1992

Füsgen, I.: Demenz, 2. Aufl. MMV, München 1992

Füsgen, I.: Der ältere Patient. Urban & Schwarzenberg, München 1995

Füsgen, I., M. Gadomski: Der geriatrische Patient. MMV, München 1990

Gelmers, H. J., G. Krämer, W. Hacke, M. Hennerici: Zerebrale Ischämien. Springer, Berlin 1989

Godwin-Austen, R., J. Bendall: The Neurology of the Elderly. Springer, London 1990

Gordon, M.: Nursing Diagnosis, 3. ed. Mosby, St. Louis 1994

Görres, S.: Geriatrische Rehabilitation und Lebensbewältigung. Juventa, Weinheim 1992

Heckl, R.W., G. Ade, W. Schell: Rehabilitation und Krankenpflege. Thieme, Stuttgart 1991

Henderson, V.: Grundregeln der Krankenpflege. Weltbund der Krankenschwestern, Genf 1963

Juchli, L.: Krankenpflege, 7. Aufl. Thieme, Stuttgart 1994

Katz, S., A. B. Ford, R. W. Moskowitz et.al.: Studies of illness in the aged. The index of ADL: a standardized measure of biological and psychosocial function. JAMA 185: 914–919, 1963

Kielholz, P., C. Adams: Der alte Mensch als Patient. Deutscher Ärzte Verlag, Köln 1986

Kipp, J., G. Jüngling: Verstehender Umgang mit alten Menschen. Fischer, Frankfurt/Main 1994

Knauth, K., B. Reiners, R. Huhn: Physiotherapeutisches Rezeptierbuch. 5. Aufl. Verlag Volk und Gesundheit, Berlin 1991

Kolb, B., I.Q. Whishaw: Neuropsychologie. Spektrum Heidelberg 1993

Kruse,W., Th. Nikolaus: Geriatrie. Springer, Berlin 1992

Kürten, C.: Texte zur Patienten-Wirklichkeit. CK-Verlag, München 1987

Kuratorium Deutsche Altershilfe: Resident Assessment Instrument – RAI – Trainingsmanual und Abklärungshilfen. Robert-Bosch-Stiftung, Stuttgart 1994

Lang, E.: Praktische Geriatrie. Enke, Stuttgart 1988

Lehr, U.: Psychologie des Alterns, 7. Aufl., erg. und bearb. von Hans Thomae. Quelle & Meyer, Heidelberg 1991

Lehrl, S., W. Kinzel, B. Fischer, W. Weidenhammer: Psychiatrische und medizinpsychologische Messverfahren des deutschsprachigen Raumes. Vless, Ebersberg 1986

Leischner, A.: Aphasien und Sprachentwicklungsstörungen. Thieme, Stuttgart 1979

Lindenberger, U., P. Baltes: Kognitive Leistungsfähigkeit im hohen Alter: Erste Ergebnisse aus der Berliner Altersstudie. Z Pschol 203: 283–318, 1995

Luria, A.R.: Die höheren kortikalen Funktionen des Menschen und ihre Störungen bei örtlichen Hirnschädigungen. VEB Berlin 1970

Luria, A.R.: Romantische Wissenschaft. Rowolth, Reinbek bei Hamburg 1993

Lutz, L.: Das Schweigen verstehen. Springer, Berlin 1992

Mahoney, F. I., D. W. Barthel: Functional Evaluation: The Barthel Index. Maryland State Med. J. 14: 61–65, 1965

Mäurer, H.C.: Schlaganfall. Thieme, Stuttgart 1989

Marcea, J.T.: Das späte Alter und seine häufigsten Erkrankungen. Springer, Berlin 1986

Mauritz, K.H.: Rehabilitation nach Schlaganfall. Kohlhammer, Stuttgart 1994

Mauritz, K.H., V. Hömberg: Neurologische Rehabilitation 1. Huber, Bern 1991

Meier-Baumgartner, H.P.: Geriatrische Rehabilitation im Krankenhaus. Quelle & Meyer Heidelberg 1991

Menninger, D.: Lerne Abschied nehmen. Fischer, Frankfurt 1992

Ministerium für Arbeit, Gesundheit und Sozialordnung Baden-Württemberg: Geriatriekonzept. Politik für die ältere Generation, B. 8. Ministerium für Arbeit, Gesundheit und Sozialordnung Baden-Württemberg, Stuttgart 1992

Möcks, K., A. Schmitt: Alles, was man über Pflegeversicherung wissen muß. Falken, Niedernhausen/Ts. 1995

Nikolaus, T., P. Oster, G. Schlierf, M. Gnilka: Geriatrisches Konsil. Eine Handlungsanleitung. Ministerium für Arbeit, Gesundheit und Sozialordnung Baden-Württemberg, Gesundheitspolitik 24, Stuttgart 1992

Olbrich, E., K. Sames, A. Schramm (Hrsg.): Kompendium der Gerontologie. Ecomed, Landsberg/Lech 1994
Oster, P.: Geriatrie. In Kruse W., G. Schettler (Hrsg.): Allgemeinmedizin. De Gruyter, Berlin 1995
Oswald,W.D., W.M. Herrmann, S. Kanowski, U.M. Lehr, H. Thomae: Gerontologie, 2. Aufl. Kohlhammer, Stuttgart1991

Parker, M.J., G.A. Pryor: Hip Fracture Management. Blackwell, Oxford 1993
Pathy, M.S.J.: Principles and Practice of Geriatric Medicine, 2. Ed. John Wiley & Sons, Chichester 1991
Platt, D. (Hrsg.): Handbuch der Gerontologie, B. I: Innere Medizin. Fischer, Stuttgart 1983
Platt, D. (Hrsg.): Handbuch der Gerontologie, B. III. Augenheilkunde. Fischer, Stuttgart 1989
Platt, D. (Hrsg.): Handbuch der Gerontologie, B. V. Neurologie, Psychiatrie. Fischer, Stuttgart 1989
Platt, D. (Hrsg.): Handbuch der Gerontologie, B. IV/1. Anästhesie, Chirurgie, Neurochirurgie. Fischer, Stuttgart 1990
Podsiadlo, D., S. Richardson: The Timed „Up & Go": A test of basic functional mobility for frail elderly persons. J Am Geriatr. Soc 39: 142–148, 1991
Poeck, K.: Klinische Neuropsychologie. Thieme, Stuttgart 1989
Poeck, K.: Neurologie, 8. Aufl. Springer, Berlin 1992

Rancho Los Amigos Medical Center: Observational Gait Analysis Handbook. Los Amigos Research and Education Institute, Downey 1993
Reifferscheid, M., S. Weller: Chirurgie. 8. Aufl. Thieme, Stuttgart 1989
Remschmidt, H.: Psychologie für Pflegeberufe, 6. Aufl. Thieme, Stuttgart 1994
Roper, N., W.W. Logan, A.J. Tierney: Die Elemente der Krankenpflege. 3. Aufl. Recom, Basel 1991
Rothstein, J.M., S.H. Roy, S.L. Wolf: The Rehabilitation Specialist's Handbook. Davis, Philadelphia 1991

Sacks, O.: Der Mann, der seine Frau mit einem Hut verwechselte. Rowolth, Reinbek bei Hamburg 1990
Sacks, O.: Awakenings – Zeit des Erwachens. Rowolth, Reinbek bei Hamburg 1991
Saup,W.: Konstruktives Altern. Hogrefe, Göttingen 1991
Schneider, E.: Diagnostik und Therapie des Morbus Parkinson. De Gruyter, Berlin 1991
Stachowiak, F. J. u.a. (Hrsg.): Developments in the Assessment and Rehabilitation of Brain Damaged Patients. Gunter Narr, Tübingen 1993
Stösser, von A.: Pflegestandards. Springer, Berlin 1992

Tinetti, M.: Performance oriented assessment of mobility problems in elderly patiens. J Am Geriatr Soc, 34: 119–126, 1986
tum Suden-Weickmann, A. (Hrsg.): Physiotherapie in der Geriatrie. Pflaum, München 1993

Urbas, L.: Die Pflege des Hemiplegiepatienten nach dem Bobath-Konzept. Thieme, Stuttgart 1994

Vellas, B., M. Toupet, L. Rubenstein, J. L. Albarède, Y. Christen (Hrsg.): Falls, Balance and Gait Disorders in the Elderly. Elsevier, Paris 1992

Villiger, B., K. Egger, R. Lerch, H. Probst, W. Schneider, H. Spring, T. Tritschler: Ausdauer. Thieme, Stuttgart 1991

vom Bruch, H.: Bewegungsbehinderungen. Thieme, Stuttgart 1994

Wais, M., H. Köster-Wais: Zur Therapie der Raumanalysestörung bei rechtshemisphärisch Hirngeschädigten. VML, Dortmund 1986

Wais, M.: Neuropsychologie für Ergotherapeuten. 3. Aufl. VML, Dortmund 1990

Weitbrecht, W.U.: Zerebrovaskuläre Erkrankungen. Fischer, Stuttgart 1992

Wettstein, A.: Senile Demenz. Huber, Bern 1991

World Health Organisation: International Classification of Impairments, Disabilities, and Handicaps. World Health Organisation, Genf 1980

Wirhed, R.: Sport – Anatomie und Bewegungslehre. Schattauer, Stuttgart 1984

Yatsu, F.M., J.C. Grotta, L.C. Pettigrew: Stroke. Arnold, London 1995

Sachverzeichnis

Arteria dorsalis pedis 324
– tibialis posterior 324
Abbau, dementieller 115
– intellektueller 379
Abdomen, Organveränderungen 143
Abduktionsschwäche 293
Abführmaßnahmen 495
Abgrenzung der Geriatrie zur Akut-
medizin 28
– der geriatrischen Rehabilitation von
der nicht-geriatrischen 166
Abklärungshilfen 526
Ablauf der geriatrischen Rehabilitation
503 ff
– – – beim Schlaganfallpatienten
254 ff
Ablauforganisation 503
Abschätzung der individuellen Pro-
gnose 264
Abstraktionsvermögen 100
Abteilung, geriatrische 509
Abwägung von Aufwand und Nutzen
129
– von Kosten und Nutzen 129
Acetylcholin 340 f
Acetylsalicylsäure (Aspirin) 264
– bei AVK 329
Activities of Daily Living (ADL), Basis
81 ff
– – – instrumentelle 81
– – – Skala, instrumentelle, von
Lawton und Brody 84
– – – Skalen 80 ff
Affektlabilität 251
Agrammatismus 103
Akinese, Definition 342
Akinese-Rigor-Typ 344
Akkomodation 367
Akren bei AVK 322
Aktivierung der Rumpfmuskulatur 257
Aktivrollstühle 198 f
Akupunktur 458
Akuterkrankungen des älteren Men-
schen 28
Akutes Nierenversagen 387 ff
Akutgeriatrie 1, 3, 29
Akutmedizin 1, 504

Akutphase einer Krankheit 29 f
Akutsituation, Strukturen 504
Algodystrophie 296 f
Alkoholismus als Risiko für Apoplex
263
Alleinsein 495 f
Allgemeinmedizin 159
Alltag, Fragen zur Klärung 42
– als Übung 261
Alltagsbewältigung, selbständige 6
Alltagsebene 37
Alltagsfunktionen 37, 80 ff
Alltagskompetenz, Definition 24
Alpträume in der Parkinson-Therapie
352
Alter, biologisches 7 f
– kalendarisches 8
– bei Operationsindikation 200
– als Risiko für Apoplex 262 f
Altern, differentielles 15
Alters-Stereotyp, negatives 133
Altersdiabetes 146
Altersgrenze, kalendarische 9
Altersmiosis 363
Alterspolypathie 9
Altersschwerhörigkeit 372 f
Alterssichtigkeit 368
Altersveränderung 8, 11, 13
Altersvergeßlichkeit, benigne 100
Alterungsprozesse 8, 15
– im visuellen System 362
Amantadin, Monotherapie 349
Amantadine 351, 353 f
Ambivalenz 126, 173
Amputation 326 ff
– negative Sichtweise 327
– statistische Daten 336
Amputationsstumpf 328
Analbereich, Organveränderungen 143
Analgetika, peripher angreifende 455
Analkanal 493
Analreflex 494
Angehörige, Mitwirkung 180 ff
– Umfang der Pflegeleistungen 127
– primär pflegende (= Hauptpflege-
person) 127
Angioplastie, perkutane transluminale
(PTA) 330